内科で役立つ

一発診断から迫る

皮膚疾患の鑑別診断

出光俊郎［編］
自治医科大学附属さいたま医療センター皮膚科

謹告

　本書に記載されている診断法・治療法に関しては，発行時点における最新の情報に基づき，正確を期するよう，著者ならびに出版社はそれぞれ最善の努力を払っております．しかし，医学，医療の進歩により，記載された内容が正確かつ完全ではなくなる場合もございます．

　したがって，実際の診断法・治療法で，熟知していない，あるいは汎用されていない新薬をはじめとする医薬品の使用，検査の実施および判読にあたっては，まず医薬品添付文書や機器および試薬の説明書で確認され，また診療技術に関しては十分考慮されたうえで，常に細心の注意を払われるようお願いいたします．

　本書記載の診断法・治療法・医薬品・検査法・疾患への適応などが，その後の医学研究ならびに医療の進歩により本書発行後に変更された場合，その診断法・治療法・医薬品・検査法・疾患への適応などによる不測の事故に対して，著者ならびに出版社はその責を負いかねますのでご了承ください．

序
見ためで選んで検証する

　診断の第一歩はsnap diagnosis，いわば一発診断にある．最初に見て，わかるか，わからないか，皮膚科はそこから始まるのである．

　昨今，画像診断や内視鏡などの医療機器や血液検査の進歩により置き去りにされたものがある．それは視診や触診，聴診，打診などの身体所見を丁寧にとることではないだろうか．内科や外科の診断学も視診が第一歩であり，病理解剖におけるマクロの検索（肉眼的所見）は，ミクロではわからないこともわかる．考えてみれば，画像所見や内視鏡所見もいわば視診ということができる．視診や肉眼的所見からの判断はとかく，軽視されがちであるがどの科でも重要である．

　診断の難しい発疹に遭遇すると「見れども見えず，君の眼は節穴か？」といわれているような気がしてならない．いわば，骨董品の鑑定にも近いが，骨董品の鑑定と違うのは疾患の診断は治療や生命に密接につながる点である．

　皮膚科の診断は絵合わせでもいいので視診から診断，あるいは診断に近いところにもっていく自分なりの手法が見つかればいいのではないかと思う．皮膚科の名医といわれる人々は困難な症例の診断をつけるそれぞれのパターンをもっている．本書は診断へのプロセスについて，直感的な診断（暗黙知）をいかに客観的な言葉でおきかえていくか（形式知），わかりやすく解説したつもりである．

　日常みられる多くの症例に，絵に描いたような典型例というのはあまりない．診断の実際は警察や検察の捜査と似ている．直感で診断し，それをどれだけ客観的な証拠で確定診断に持ち込むか（ウラを取るか）である．当然，ひとつの診断に有利な情報や不利な情報も出てくる．誤診の確率を減らすには分析的な手法は欠かせない．要するに行き詰まったら原点にかえって考え直すこと，強引に診断を決めつけないことが大事である．一発診断，snap diagnosisの極意は，新しい事実が見つからなければ，謙虚に当初の診断を検証してみることにある．皮膚疾患の誤診は必ずある．誤診確率を下げる，そのためには鑑別すべき疾患とそのバリエーションを知っておく必要がある．書籍で伝えられないことは触診である．実際に発疹を触ってみて，体験していくことが重要である．

　一発診断から鑑別診断へ……柔道でいえば連続技，剣道（剣術）でいえば，一之太刀，二之太刀とはずれたら，次々と新たな技を繰り出すことも必要であろう．執筆陣は皮膚科の臨床に精通した先生を選ばせていただいた．本書を活用して，皮膚疾患をみることが楽しくなって欲しいと切に願っている．姉妹編である『内科で出会う　見ためで探す皮膚疾患アトラス』と一緒に利用していただければうれしいかぎりである．

2013年4月

自治医科大学附属さいたま医療センター皮膚科
出光俊郎

内科で役立つ 一発診断から迫る 皮膚疾患の鑑別診断

序 ··· 出光俊郎

疾患名別もくじ ·· 10

総論：皮膚診療の基本

1. 診断の考え方 ·· 出光俊郎　12
2. 治療の考え方 ·· 出光俊郎　22
3. 上手なコンサルテーションのしかた ············· 出光俊郎　30
4. 困る紹介状，よい紹介状 ······························· 梅本尚可　32

▶ Topics　iPhoneの活用とダーモスコピー ··········· 成田多恵　36

ケーススタディ

Level 1　初級編
これだけは押さえておきたい！遭遇頻度の高い疾患

Case 1　下口唇の浮腫　38
矢上晶子，松永佳世子

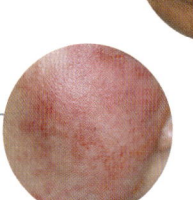

Case 2　浮腫性紅斑，漿液性丘疹　44
中村晃一郎

| Case 3 | 顔の紅斑，頸部，肘窩の瘙痒　50
宮川　史

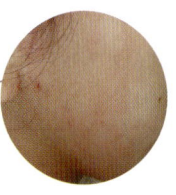

| Case 4 | 顔面の紅斑，落屑　58
那須めい，角田孝彦

　症例1　丹毒を既往にもつ男性の顔面に生じた紅斑

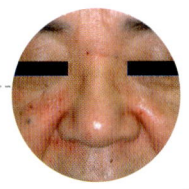

　症例2　顔面に紅斑，鱗屑のみられる精神科通院中の男性

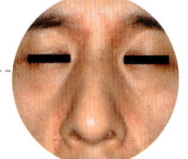

| Case 5 | 臀部の紅斑，びらん，潰瘍　64
齋藤　京

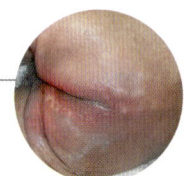

| Case 6 | 再発する顔面の水疱　70
小野文武

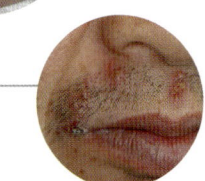

| Case 7 | 片側性の水疱，紅斑，びらん，潰瘍　76
成田多恵

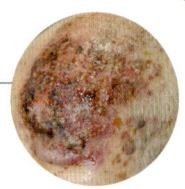

| Case 8 | 瘙痒を伴い多発する足の水疱　82
加藤卓朗

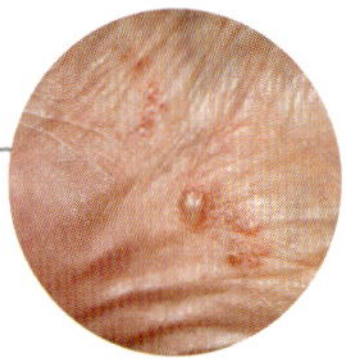

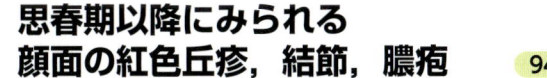

| Case 9 | 抗ヒスタミン薬，ステロイド外用薬で改善しない瘙痒性皮膚疾患　88
片桐一元

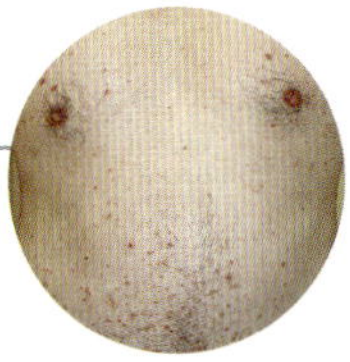

| Case 10 | 思春期以降にみられる顔面の紅色丘疹，結節，膿疱　94
菊地克子

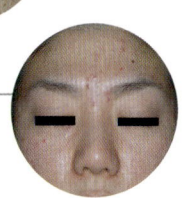

| Case 11 | 瘙痒，皮膚の乾燥，湿疹病変　102
米田耕造

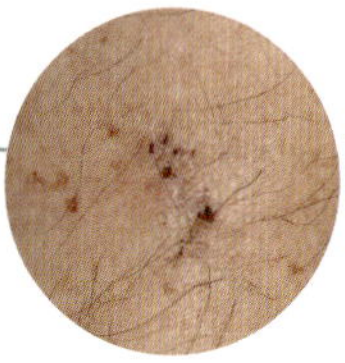

| Case 12 | 頭部の脱毛　107
山田朋子

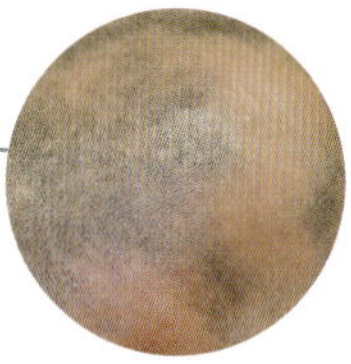

| Case 13 | 手足の指の腫脹，紅斑　114
加倉井真樹

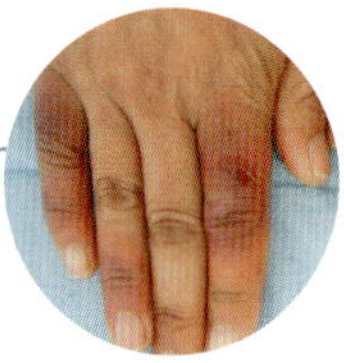

| Case 14 | 項部から背部の紅色腫瘤　120
原田和俊

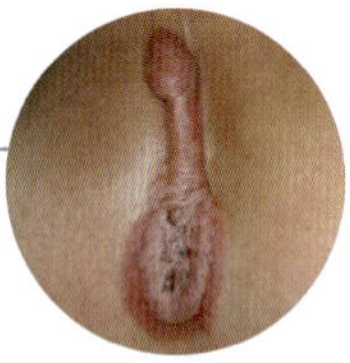

▶Topics　肥厚性瘢痕，ケロイドの外科的治療 ……………… 堂本隆志　126

| Case 15 | アトピー性皮膚炎患者の拡大するびらん・痂皮　129
野口奈津子，梅林芳弘

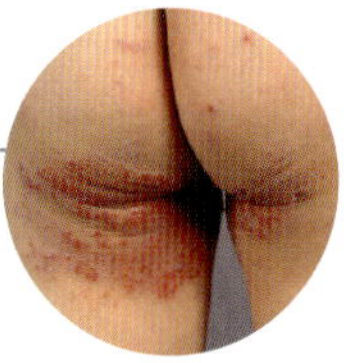

| Case 16 | 角化性結節（丘疹），点状出血　135
若旅功二

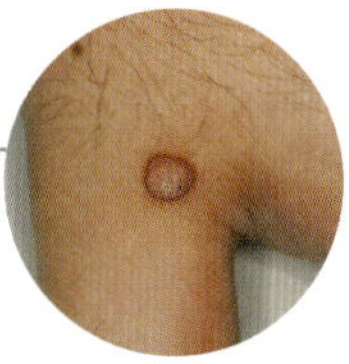

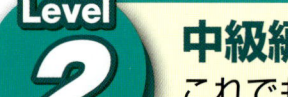
中級編
これでもう困らない！鑑別でつまづきやすい疾患

| Case 17 | 四肢を中心とした円形紅斑，発熱　141
蓮沼直子，梅林芳弘

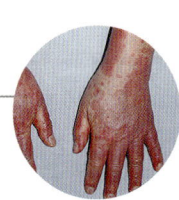

| Case | 18 | 下肢の有痛性の紅斑，硬結 | 148 |

前川武雄

| Case | 19 | 角化，境界明瞭な紅斑 | 154 |

横倉英人

| Case | 20 | 多発する境界明瞭な落屑性紅斑 | 158 |

小宮根真弓

| Case | 21 | （顔の）しみ | 164 |

秋田浩孝

| Case | 22 | 寒冷時の手指の腫脹，皮膚硬化 | 170 |

大塚　勤

| Case | 23 | 体幹・四肢に散在，融合する浸潤性紅斑 | 175 |

梅本尚可

| Case | 24 | 長期間続く口内炎と全身に多発する水疱 | 180 |

鈴木正之

▶Topics　四肢の浮腫にみられる類天疱瘡様の多発性緊満性水疱 ……… 梅本尚可　187

| Case | 25 | 成人の発熱，頸部リンパ節腫脹，発疹 | 188 |

飯澤　理

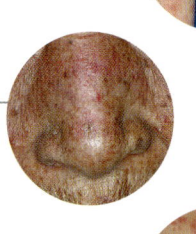
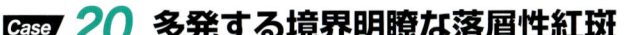
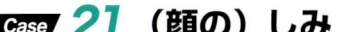
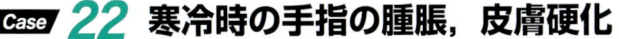
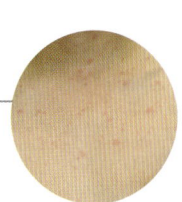
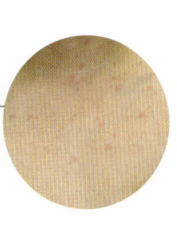

Level 3 上級編
これで完璧！緊急性が高い疾患，鑑別が難しい疾患

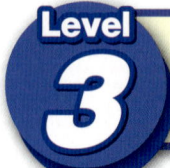

Case 26 発熱，急速に拡大する紅斑，臓器障害　　194
飯島茂子

- **症例1** 薬剤内服歴がなく，眼・口・外陰部の紅斑，びらんを呈した小児例

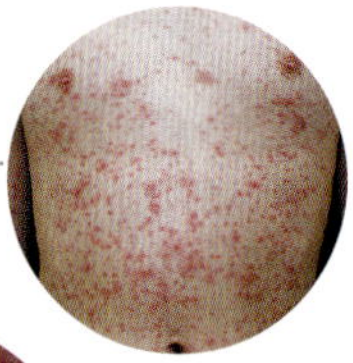

- **症例2** 内服薬の開始後，全身の皮疹と発熱，意識障害を呈した糖尿病患者

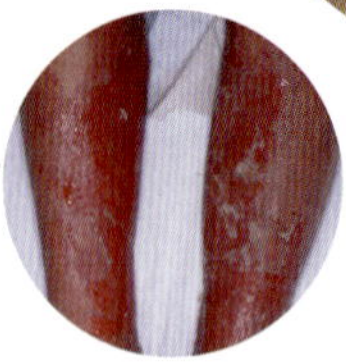

- **症例3** 内服薬の開始後，発熱と全身の紅斑，肝障害などを呈した女性

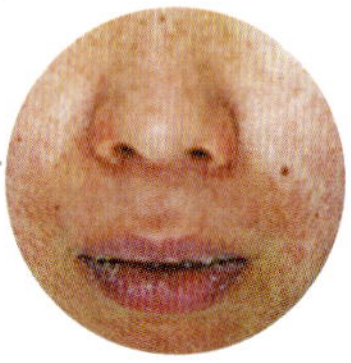

Case 27 小児の発熱，咽頭痛，腋窩・陰股部の紅斑　　205
日野治子

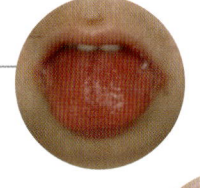

Case 28 発熱，顔面の境界明瞭な紅斑，腫脹　　210
梅本尚可

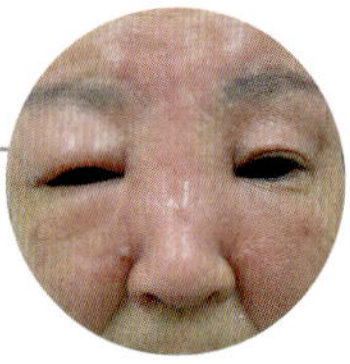

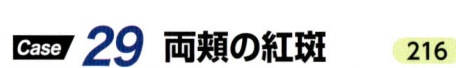

Case 29 両頬の紅斑　　216
村田　哲

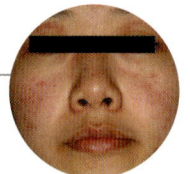

Case 30 環状の紅斑，凍瘡様皮疹　　223
中村哲史

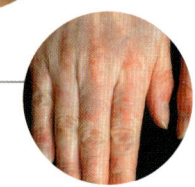

Case 31 顔面と手，そのほか多彩な皮疹　　230
永井弥生

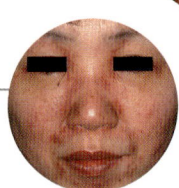

Case 32	発熱，意識障害，紫斑	236
	出光俊郎	

Case 33	高齢者陰部の難治性紅斑	244
	梅林芳弘	

Case 34	露光部の紅斑，痂皮	251
	笹井 收	

Case 35	顔面の黒色の結節，腫瘤	257
	高橋和宏	

Case 36	3〜4年前より拡大する黒色斑	262
	安齋眞一	

Case 37	感冒様症状，発熱，発疹	267
	寺木祐一	

Case 38	陰部の紅斑，硬結	272
	飯田絵理	

Case 39	発熱，頸部リンパ節腫脹を伴う発疹	279
	出光俊郎	

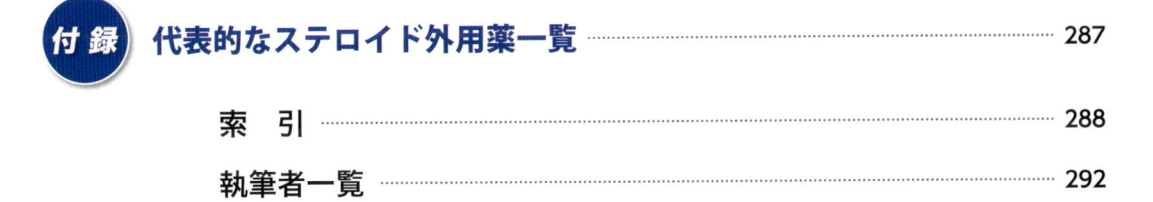

付録　代表的なステロイド外用薬一覧 ……… 287

索　引 ……… 288

執筆者一覧 ……… 292

疾患名別もくじ（本書で解説している疾患を50音順で並べています）

欧文

AIDS関連皮膚病変	279
Sjögren症候群	223
Stevens-Johnson症候群	194

和文

あ

悪性黒色腫	262
足白癬	82
アトピー性皮膚炎	50
壊死性筋膜炎	236
円形脱毛症	107
おむつ皮膚炎	64

か

疥癬	88
乾癬	158
基底細胞癌	257
菌状息肉症	175
血管性浮腫	38
結節性紅斑	148
ケロイド	120

さ

痤瘡	94
自己免疫性水疱症	180
しみ	164
しもやけ	114
猩紅熱	205
脂漏性皮膚炎	58
尋常性疣贅	135
蕁麻疹	38
水痘	188
接触皮膚炎	44
全身性エリテマトーデス	216
全身性強皮症	170

た

帯状疱疹	76
多形滲出性紅斑	141
単純ヘルペス	70
丹毒	210
中毒性表皮壊死症（TEN）	194
天疱瘡	180
伝染性膿痂疹	129
凍瘡	114
とびひ	129

な

にきび	94
日光角化症	154
乳房外Paget病	244

は

梅毒	272
皮脂欠乏性湿疹	102
皮膚筋炎	230

ま

麻疹	267
水虫	82
毛包炎	94

や

薬剤性過敏症症候群（DIHS）	194
有棘細胞癌	251
溶連菌感染症	205

ら

類天疱瘡	180
類天疱瘡様多発性緊満性水疱	187
老人性色素斑	164

内科で役立つ
一発診断から迫る
皮膚疾患の鑑別診断

総論 皮膚診療の基本

1. 診断の考え方

出光俊郎

1 はじめに

皮膚科診断学の基本は視診，そして触診である．数多くのデータから診断をつける総合内科医とくらべて皮膚科の診断は簡単かつ安易にみられがちであるが，発疹の分布や性状にかなりの多様性があり，どの発疹を固有の発疹ととらえるか，皮膚のどの深さでどんな反応が起こっているのかなど診断過程としては内科も皮膚科も大きな差はない．宮田[1]によれば，診断の思考過程には①**仮説演繹法**，②**徹底的検討**，③**最悪ケースシナリオの除外**，④**パターン認識**，⑤**ヒューリスティクス（近道思考）**があり，一般的には①仮説演繹法が妥当と思われているが，実際には④パターン認識や⑤ヒューリスティクスなど非分析的な直感的診断を行っていると述べている．この非分析的な直感的診断こそが皮膚科でのsnap diagnosis（スナップ診断）と考えてよいものである．

筆者は**直感的な診断をさらに客観的，分析的な方法で補強（理論武装）をしていくことが，まさに皮膚科診断の基本**と考えている（図1）．まず，snap diagnosisでわかるか，わからないか，皮膚科の診断はそこから始まる．

2 snap diagnosis—経験と直感から診断する場合

疣贅，伝染性軟属腫，蕁麻疹，黒子（色素性母斑）やメラノーマなどの典型例では直感的に診断することが可能である（図2）．つまり，目で見て「あっ，モナリザの絵画だ」と思うのと同様である．しかし，疣贅であれば，詳細にみて角化や点状の出血を確認したり，足白癬と思えばKOH直接

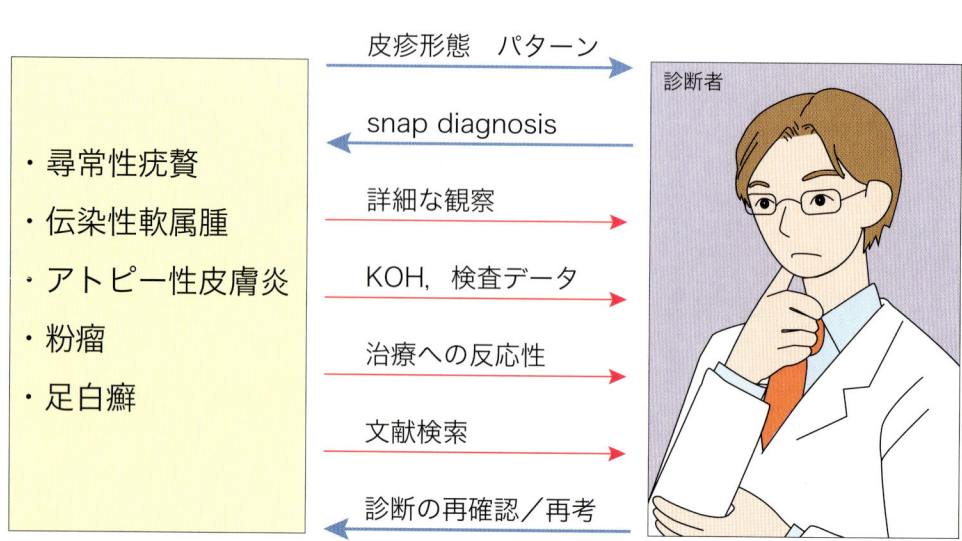

図1 皮膚科医の診断
最初のsnap diagnosisで結論がつかなければ次々と情報を仕入れて診断をつける．
仮に最初で診断がついても確認作業をする．

鏡検などで診断仮説を証明する作業をするのである．仮説を証明する作業段階で「この診断は違う」と思ったら，躊躇せずに診断を考え直すことが最も重要である．

実際には手の汗疱と思ったら，手白癬であったり，足の色素性母斑と思ってよくみたら，ブラックヒール（出血）であったりすることもある．仮説の証明に用いる手法としては，詳細な病歴聴取（薬剤歴など），KOH直接鏡検，ダーモスコピー，皮膚生検（病理診断），画像所見，細菌培養，真菌培養などがある．

3 今までの経験から可能性のある鑑別診断グループをつくって診断する場合

これはある種のパターン診断，パターン鑑別診断というべきものであり，顔面の黒色結節であれば，色素性母斑，基底細胞癌，メラノーマ，脂漏性角化症などを瞬時に鑑別すべき疾患と想定し，詳細な観察を行う手法である．基本的にはこれらの思考作業は内科，外科など，どの科にも共通のものである．腹痛であれば，便秘から，胃腸炎，腹膜炎，腸間膜血栓症などを考えて検査をすすめるのと同様であり，仮説演繹法の要素もある．梅林[2]は診断仮説を想起する方法はパターン認識の一種であり，その意味で**パターン認識**と**仮説演繹法**は一連の手法であると述べている．以下にいくつかの例をあげる．

◆ パターン1　顔面の腫脹
1）皮膚筋炎
2）丹毒／蜂窩織炎
3）帯状疱疹
4）接触皮膚炎
5）血管肉腫／悪性リンパ腫／上顎癌
6）肉芽腫性眼瞼炎
7）木村病（軟部好酸球性肉芽腫症）

◆ パターン2　顔面と手に限局する皮疹
1）光線過敏症
2）接触皮膚炎
3）膠原病（全身性エリテマトーデス，皮膚筋炎など）
4）ウイルス性発疹症

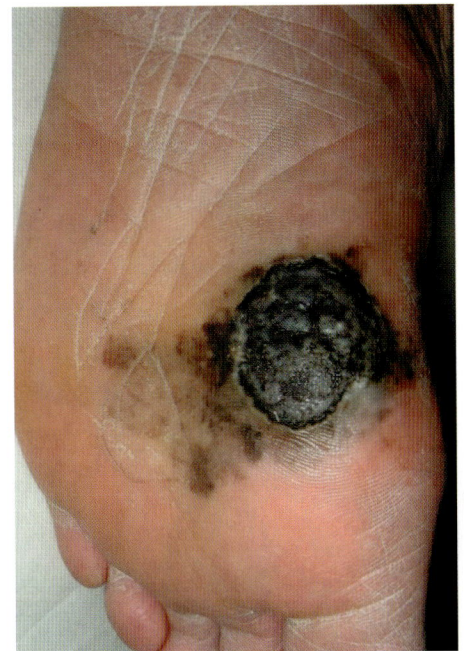

図2 snap diagnosisによる診断
足底メラノーマ．
診断根拠としては漆黒色の結節，色調の不均一性，辺縁不整，染み出しなどをあげるが，すべて後付けの理由であり，最初から一見してメラノーマと考えうる臨床所見である．

◆ パターン3　難治性潰瘍
1）皮膚悪性腫瘍（有棘細胞癌，基底細胞癌，菌状息肉症）
2）感染症〔細菌（壊疽性膿瘡），真菌（スポロトリコーシス），抗酸菌（結核，非結核性抗酸菌感染症）〕
3）血行障害（血管炎，血流障害）
4）神経障害
5）代謝障害
6）外力／圧迫／熱（褥瘡や低温熱傷）
7）異物（外傷や形成外科的治療による挿入物）
8）不適切治療（ピオクタニン®潰瘍，アクリノールの刺激など）
9）Crohn病などに伴う壊疽性膿皮症など

◆ パターン4　下腿の腫脹と疼痛
1）蜂窩織炎
2）うっ滞性脂肪織炎
3）壊死性筋膜炎
4）深部静脈血栓症
5）結節性紅斑
6）コンパートメント症候群

◆ パターン5　足底の黒色斑
1）色素性母斑
2）青色母斑
3）メラノーマ
4）異物
5）ブラックヒール

4　発疹から理論的にその病像を考えつつ診断していく場合

　本法はsnap diagnosisとは180度異なるが，snap diagnosisを検証する1つの手法でもある．これは診断学の上級編であるが，皮膚科の面白みの1つでもあるので解説する．個々の発疹をとらえて，記載し，鑑別診断群をしぼりこんでいく方法で，実験的手法に似ている．臨床のみならず，皮膚の生態や病理組織所見にも精通していないと考えが進まないところが初学者には難しい．発疹をスケッチして記載することを反復していくと理解が深まってくる．

◆ 1　腫瘍のみかた
　表皮，真皮由来のもの，皮下のものなどをその局在の見当をつけて，診断を考えていく．

①表皮由来腫瘍
　隆起の立ち上がりが急峻で，表皮ケラチノサイト由来では角化を有する．表面が粗造である（図3）．

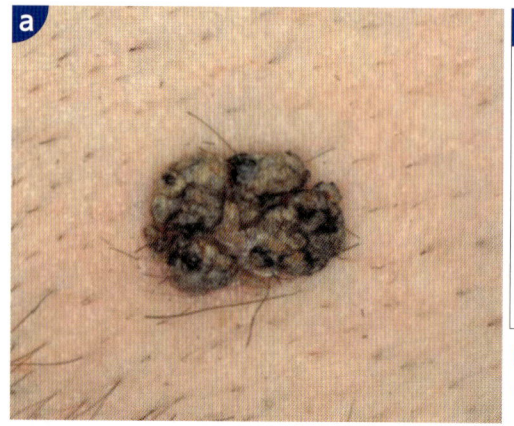
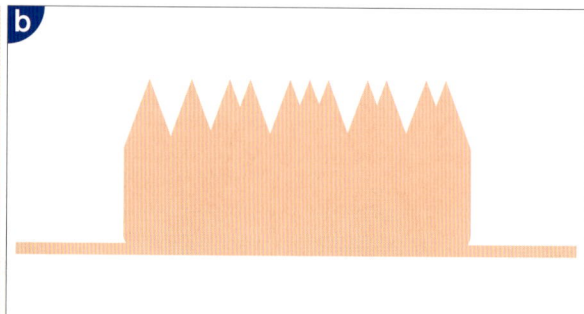

図3　表皮ケラチノサイト由来の腫瘍
a 脂漏性角化症．ケラチノサイト（角化細胞）由来の腫瘍は角化を伴っており，立ち上がりも急峻である．路傍の石そのものである．

②真皮由来腫瘍

　ドーム状，半球状に隆起する．表面は平滑である．メラニンやヘモジデリン色素が増強していれば黒色を呈する．血管が拡張していればそれを透見することができる．血管が増加していれば紅色を呈する（図4）．

③皮下腫瘍

　大きなものではなだらかに隆起する．下床との可動性により，腱や血管とつながる腫瘍ではgiant cell tumor of the tendon sheath（腱鞘巨細胞腫）や静脈血栓などを考えている．軟らかく，分葉しているように触れるものでは脂肪腫を考える（図5）．

　腫瘍の記載はCMSTEP（CMステップ）で表現するともれがない．
　C：color（色調），consistency（硬さ），M：mobility（可動性），S：shape（形状），surface（表面の性状），size（大きさ），T：tenderness（圧痛），E：enlargement〔拡大性（しみ出し）〕，P：position（部位），pulsation（拍動）

◆2　紅斑のみかた

　炎症の主体が真皮の上層にあれば，境界明瞭な紅斑（多形滲出性紅斑や蕁麻疹など）を呈し（図6a），真皮の深層から皮下脂肪組織に炎症があるものは辺縁が不明瞭となる（結節性紅斑など）（図6b）．古いものでは暗赤色となり，また，出血を伴う紅斑は紫紅色を呈する．

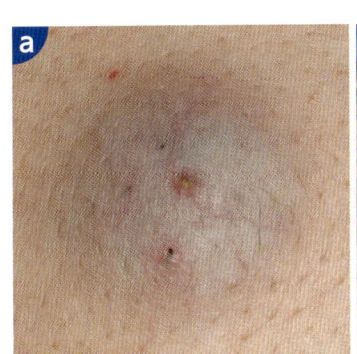
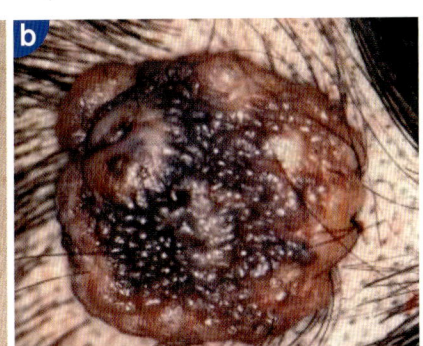
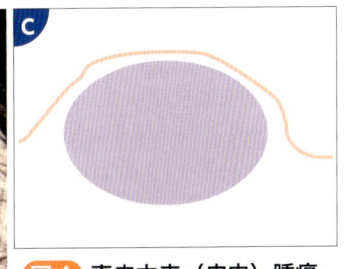

図4　真皮由来（皮内）腫瘍
a 表皮嚢腫（粉瘤）．b 頭部色素性母斑．
c 石の上にシーツをかけたような外観．

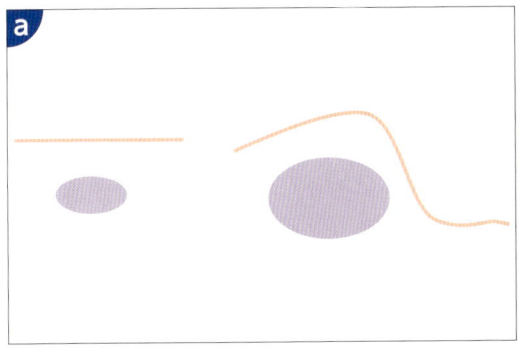
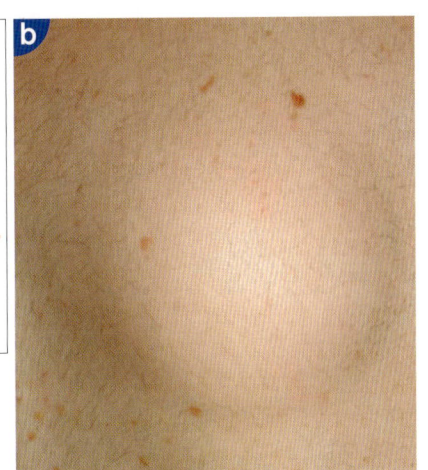

図5　皮下腫瘍
a ちょうど石の上にふとんをかけたような外観である．小さいものでは触らないとわからない．腫瘤の上の皮膚を容易につまむことができる．b 背部脂肪腫．

◆ 3　丘疹のみかた

　丘疹は皮膚科診断においては重要であり，最も有名な湿疹は①点状状態（丘疹要素），②多様性，③瘙痒の3つからなる．直径1 mm大以下の頂点に小水疱をもつ丘疹や，それが破れた環状鱗屑，点状痂皮の集まった局面（図7 a）は表皮の海綿状態（図7 b）を示すもので，湿疹，なかでもアレルギー性接触皮膚炎の診断の手がかりとなることがある．むしろ漿液性丘疹などがないと湿疹とはいえない[3]．

◆ 4　紫斑のみかた

　血液あるいは血管の病変により，赤血球の血管外漏出が起こるのが紫斑である．大きく不規則な紫斑は血管の脆弱性によるもので，老人性紫斑（図8 a）や全身性アミロイドーシスでみられる．これらは隆起した紫斑とはならない．一方，下腿に一様の大きさで豆をばらいまいたような紫斑は真皮上層が病変の主体であり，均一な病変は同じ太さの血管が侵されていることを意味する．盛り上がった細かい紫斑（出血性丘疹）は白血球（好中球）の浸潤によるものである（図8 b）．

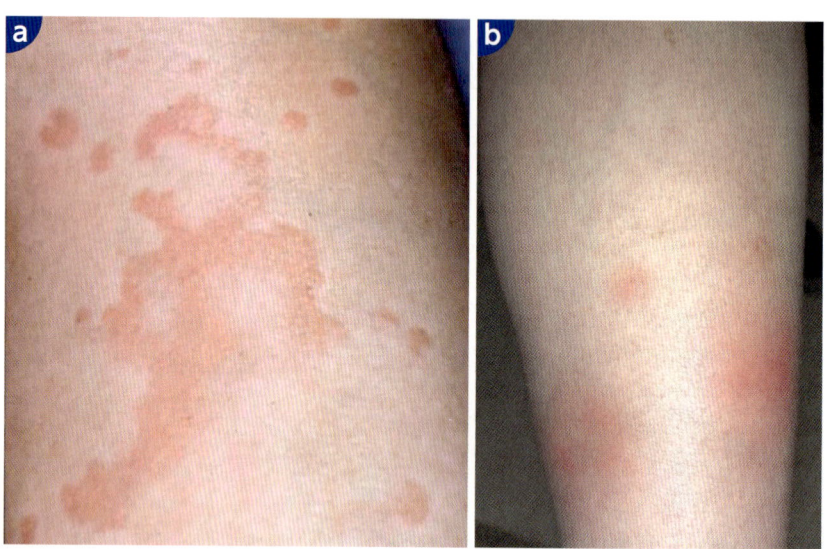

図6　紅斑
a 蕁麻疹の紅斑．真皮上層の血管拡張と浮腫のために紅斑の境界が明瞭である．肥満細胞が次々と脱顆粒してヒスタミンを放出するため地図状に拡大している．b 結節性紅斑．真皮深層から皮下脂肪組織の炎症であり，紅斑の境界は不明瞭になっている．

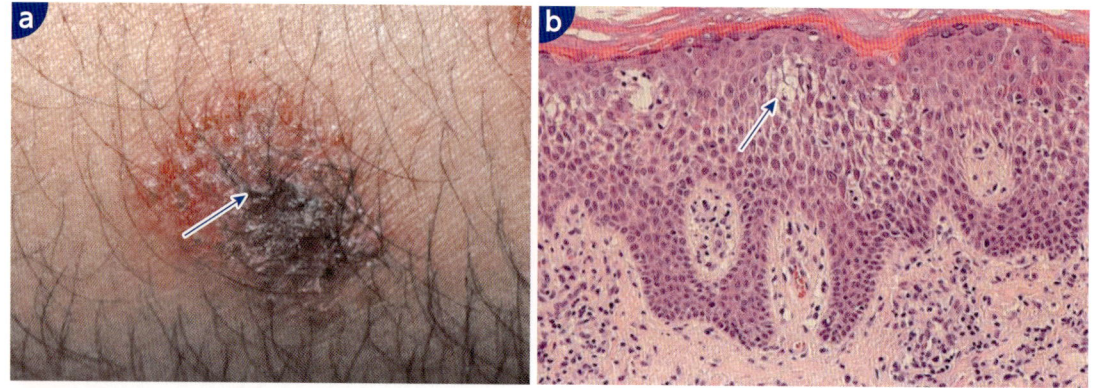

図7　湿疹の丘疹（漿液性丘疹）
a 漿液性丘疹（→）．b 組織所見における表皮内水疱・海綿状態（→）．湿疹状態の基本となる**漿液性丘疹（小水疱）**は組織学的に表皮内の小さな水疱であり，これを見つけることが湿疹の診断につながる．

◆ 5　鱗屑のみかた

　リング状の鱗屑（鱗屑縁）が存在する場合には，これは表皮内水疱があったと考えられる（図9 a）．手掌，足底で鱗屑縁がみられたときは汗疱や足白癬（汗疱状白癬）を考える．厚い角質（鱗屑）は表皮ケラチノサイトの異常増殖（乾癬など）（図10），あるいは角質脱落の遷延化（魚鱗癬など）から疾患群を類推していく．層状の鱗屑の外縁が蓮の葉のようにめくれているものは角化異常の疾患である（図11）．

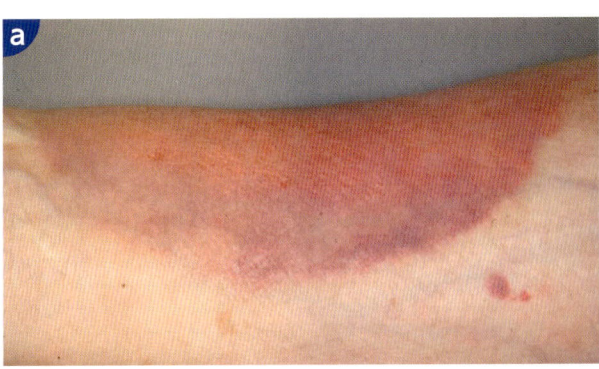 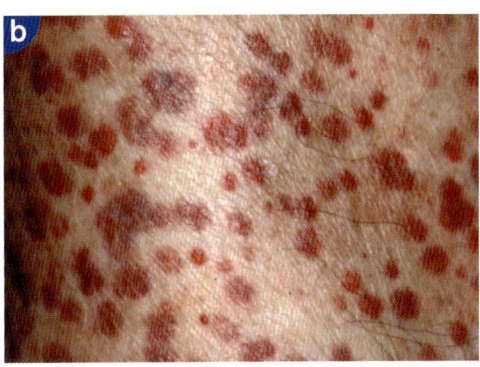

図8　紫斑
a 老人性紫斑．斑状の出血で隆起はない．b アナフィラクトイド紫斑．両下腿の均一な**出血性丘疹**は真皮上層の血管炎である．

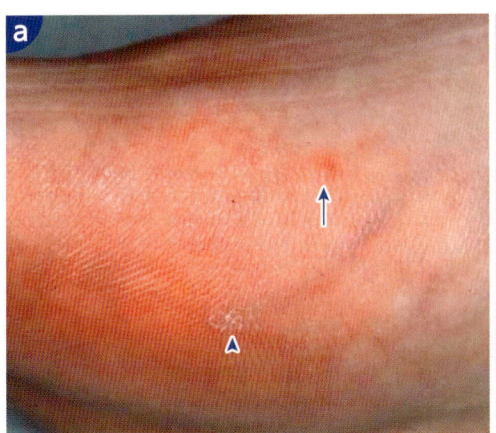 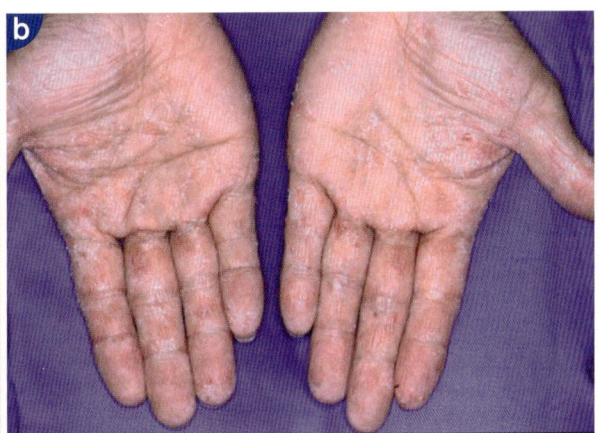

図9　環状の鱗屑
a 水疱（→）の破れたあとは，内側を向いた環状鱗屑（▶）となる．b 両手掌の環状鱗屑．

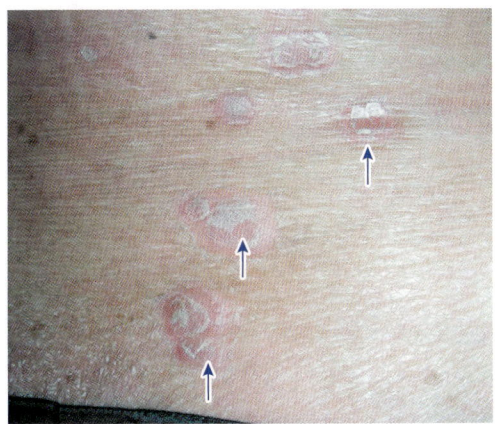

図10　乾癬の紅斑と付着する雲母状の厚い鱗屑

外側から剥がれる厚い鱗屑（→）．表皮の増殖スピード（ターンオーバー）が亢進して角質が増殖して剥がれ落ちるという乾癬の病態を表現している．

5 症例写真と見比べていくことで診断に至る方法「絵合わせ」

皮膚科医の診断も過去の記憶，経験，文献で絵合わせ診断をしているといっても過言ではない．絵合わせは診断の第一歩であるが，その際に使用する類似の写真（絵）が豊富でないと正しい診断には近づかない．絵合わせの前に発疹の基本用語（紅斑，紫斑，白斑，丘疹，水疱，鱗屑など）は理解しておきたい．

◆ 絵合わせ診断の欠点・注意点

①発疹の一部しか合わせられない（写真は等身大ではない）．
②個々のスキンタイプ（色白〜色黒）で色調が違う．
③立体感のない絵では触感が得られない．
④白色の鱗屑にみえても水疱蓋や壊死組織だったりする．
⑤中毒疹は鑑別すべき疾患が多いので特異的な診断はしにくい．
⑥疾患それ自体のバリエーションや皮疹の経過による変化がわかりにくい．
⑦パターン診断を知らないと乾癬と菌状息肉症などの悪性腫瘍を見落とす（最悪ケースも考えておく）（図12）．

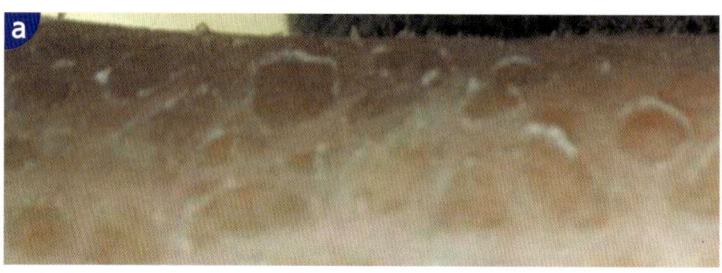

図11 蓮の葉状の鱗屑は角化症
a 蓮の葉状に剥がれる鱗屑．外縁がめくれた鱗屑の魚鱗癬．角質の剥離遅延による過角化がみられる．
b 鱗状毛包性角化症（土肥）．毛包の黒点を中心に蓮の葉鱗屑がみられる．

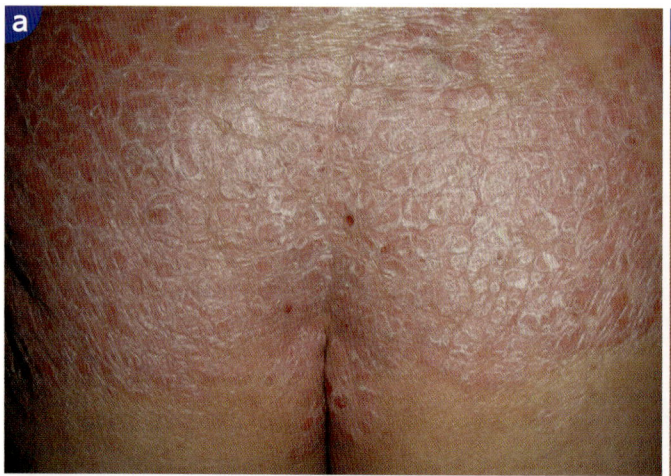
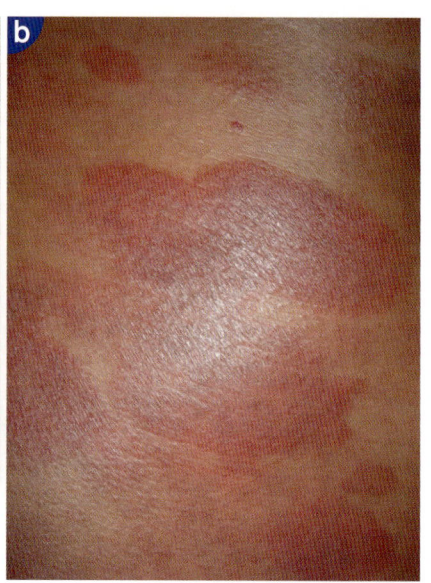

図12 絵合わせで間違いやすい実例
a 尋常性乾癬．b 菌状息肉症．aの尋常性乾癬も治療による修飾を受けてbの菌状息肉症に類似することもある．

6 これだけは見逃してはいけない，「危険」な徴候

(1) 薬疹で粘膜疹があるもの
→Stevens-Johnson症候群・中毒性表皮壊死症の可能性があるのでステロイド大量投与，眼科的精査を検討すべきである．
(2) 顔面の腫脹の強い蕁麻疹
→窒息の危険がある．また，遺伝性血管神経浮腫の可能性もある．
(3) 下肢の疼痛と腫脹
→蜂窩織炎，壊死性筋膜炎，深部静脈血栓症，コンパートメント症候群（前述）の可能性があるため，造影CTなど精密検査が必要である．
(4) 若年者の反復する帯状疱疹，口腔カンジダ症
→エイズの可能性があるのでスクリーニング検査を行う．
(5) 原因不明の皮膚潰瘍
→悪性腫瘍や特異な感染症の可能性があるので生検や細菌（抗酸菌も含めて），真菌培養を行う．

7 診断の実例

実例1：非典型的皮疹の帯状疱疹（図13）

①上腕に痛みのある皮疹→②虫さされ？帯状疱疹？→③経験的に帯状疱疹の可能性を考える→④病歴聴取で痛みの先行確認，痛みは発疹のないところにもあるか？→⑤さらによくみると前腕と手掌にも丘疹が1個ずつあり→⑥やっぱり帯状疱疹

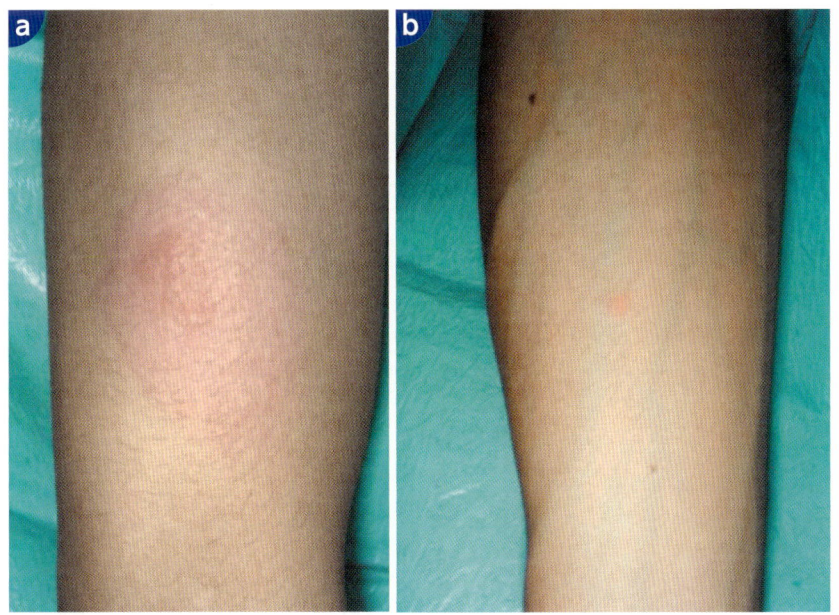

図13 実例1：右上腕の予防注射後のような紅斑と前腕の紅色丘疹
a 右上腕の紅斑とその上の丘疹（小水疱）．b 前腕にも痛みと1個の紅色丘疹．snap diagnosisではわからないので痛みの性状や範囲，さらには詳細観察，他の部位の皮疹から帯状疱疹という診断（仮説）を立てて，検証していくと帯状疱疹とわかる．

実例2：ネコを飼っている子どもの脱毛斑（図14）

①小児脱毛斑→②厚い鱗屑と周囲の毛も容易に抜ける所見→③ネコから感染した白癬？→④KOH直接鏡検で菌糸検出→⑤Celsus禿瘡の診断→⑥後日毛髪の真菌培養で人畜共通感染症の原因菌の1つである*Microsporum canis*を分離

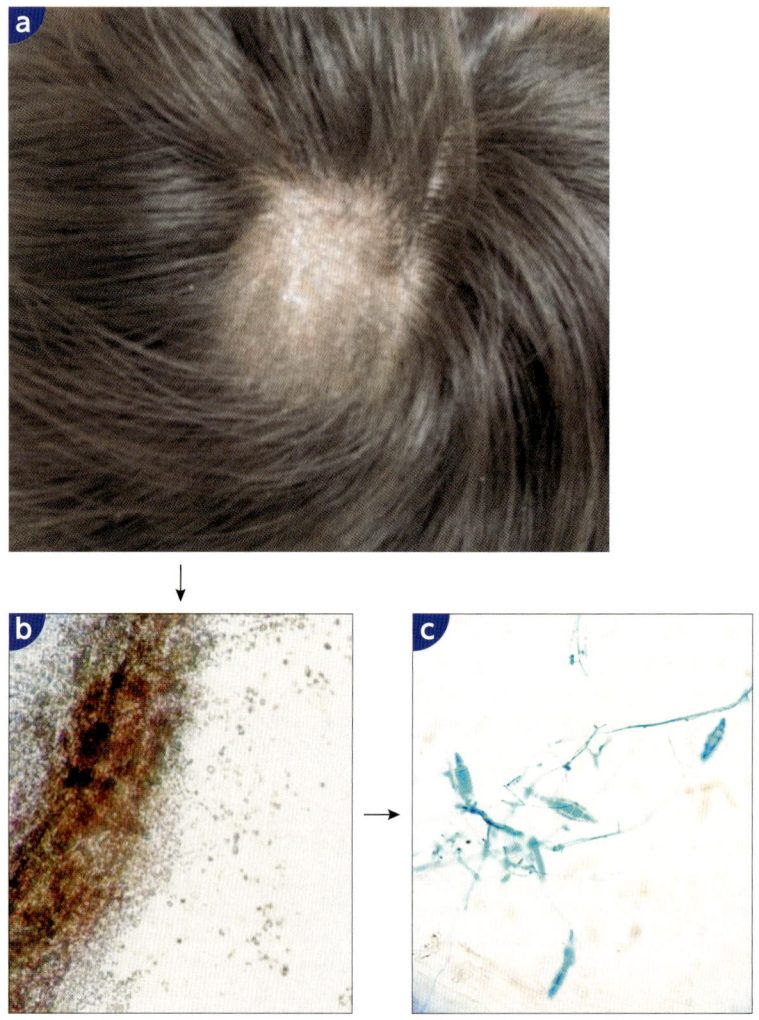

図14 実例2：10歳男児の頭部脱毛斑
a 小児の脱毛斑で，周囲の毛も容易に抜ける． b KOH直接鏡検で真菌要素を確認．頭部白癬である． c 培養で検出された*Microsporum canis*の大分生子．

実例3：にきびに類似の水痘（図15）

①にきびか？→②水疱がある→③接触皮膚炎か？→④中心臍窩がある→⑤ヘルペス？→⑥水痘と診断．

顔面の発疹はにきびや接触皮膚炎に間違いやすい．よくみると水疱の中央に臍のような陥凹（中心臍窩）がある．

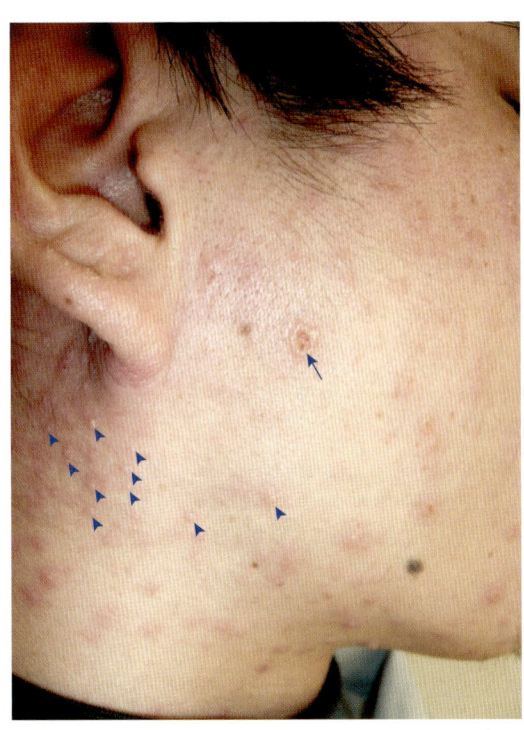

図15 実例3：にきび様発疹だが小水疱

一見，にきび様の紅色丘疹だがよくみると小水疱（▶）であり，さらに一部は中心臍窩（→）がある．全身の水疱をみると水痘という診断に至る．

文献

1）宮田靖志：診断エラーをしないための思考法．迷いやすい症例から学ぶ ジェネラリストの診断力，p.14，羊土社，2011
2）梅林芳弘：皮膚科診断学における snap diagnosis. Visual Dermatology, 10：554-557, 2011
3）北島康雄：特集 北島康雄レクチャー皮疹を因数分解してみよう．Visual Dermatology, 9（12），2010
4）出光俊郎：「内科で出会う 見ためで探す皮膚疾患アトラス」，羊土社，2012

2. 治療の考え方

出光俊郎

1 皮膚科治療戦略の基本と実際

多くの皮膚疾患の治療戦略として重要なものは下記の4項目である．
治療戦略①原因や悪化因子の除去
治療戦略②外用治療
治療戦略③内服治療
治療戦略④スキンケア・生活指導
＊このほか，凍結治療，紫外線治療，外科的治療などがある

疾患によって，①〜④どの項目に重きを置くかは異なるが，皮膚疾患独特，かつ重要な位置を占めるのが外用治療である．皮膚病変は目に見えるために，治療効果が容易に確認できる．外用，内服が適切に行われているか，治療は効いているかを評価するために，少なくとも，**初回診察から1，2週間以内に再度，診察をすることが基本である**．

◆ 原因や悪化因子の除去

食物アレルギーや接触皮膚炎で原因物質（アレルゲン）が明確な場合にはそれを避けることで皮膚症状の発症を予防することができる．膠原病や内臓疾患と関連する皮疹では原疾患の治療が戦略上必要である．熱傷潰瘍や褥瘡などでは表面を被う壊死組織をまず除去することからその治療が始まる（図1）．

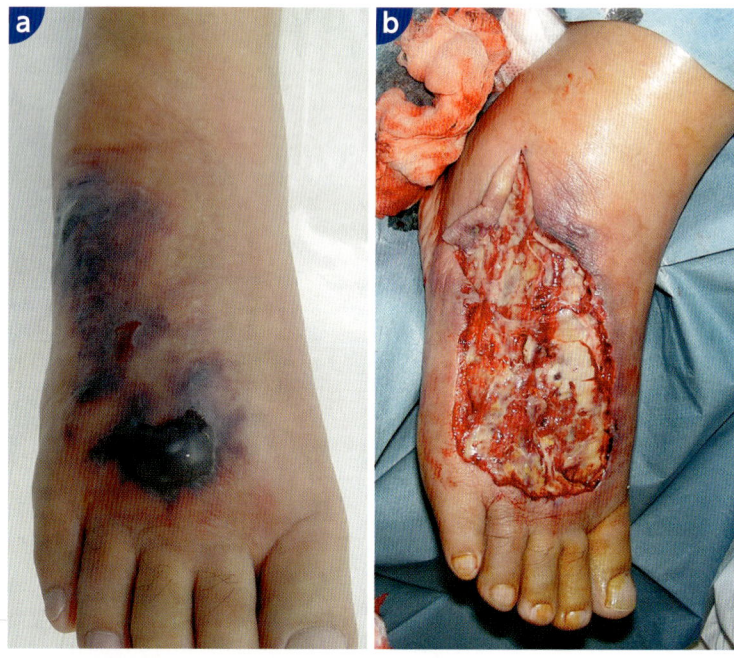

図1 治療戦略①：原因や悪化因子の除去（デブリドマン）
感染した病変や壊死組織が原因になっている場合には切開，デブリドマンを行う．
a 壊死性筋膜炎の症例．b 壊死組織の除去術（デブリドマン）．

◆ 外用治療
① 皮膚科でよく使う外用治療薬
①ステロイド外用薬（表1）
顔面，頸部にはウィーク（weak），ミディアム（medium）rank，体幹，四肢にはストロング（strong）rank以上の製剤を年齢や症状に応じて使用する．**不必要に弱いrankのステロイドをこわごわ，しかもときどき使用していては効果がない**．アトピー性皮膚炎患者では誤った情報によるステロイド忌避患者もいる（column参照）．

②タクロリムス外用薬
本剤はアトピー性皮膚炎のみに保険適応のある特徴的な外用薬で0.1％製剤（16歳から使用可能）はステロイド外用薬のstrong rankに匹敵する．また，0.03％小児用製剤（2歳から使用可能）はステロイド外用薬のmedium rankに相当する．アトピー性皮膚炎の顔面，頸部の湿疹病巣に対してきわめて有効性が高い．

③外用抗真菌薬（表2）
白癬にしか有効でない薬剤，白癬以外にもカンジダ症，癜風にも有効であるもの，脂漏性皮膚炎にも適応のある製剤など各種あるので適応症を確認して選択する必要がある．

④外用抗菌薬
化膿性皮膚疾患のびらんや潰瘍に使用する．本外用薬の多用，乱用により耐性菌も出現するので感受性検査にも留意する．

⑤保湿剤
ワセリンやヘパリン類似物質（ヒルドイド®ソフト軟膏），尿素製剤（ケラチナミンコーワ軟膏やパスタロン®クリーム）のほか，市販のものが多数ある．

表1 ステロイド外用薬の分類

rank	濃度	一般名	製品名
strongest	0.05％	クロベタゾールプロピオン酸エステル	デルモベート®
	0.05％	ジフロラゾン酢酸エステル	ジフラール®，ダイアコート®
very strong	0.10％	モメタゾンフランカルボン酸エステル	フルメタ®
	0.05％	ベタメタゾン酢酸プロピオン酸エステル	アンテベート®
	0.05％	フルオシノニド	トプシム®
	0.64％	ベタメタゾンジプロピオン酸エステル	リンデロン®-DP
	0.05％	ジフルプレドナート	マイザー®
	0.1％	アムシノニド	ビスダーム®
	0.1％	ジフルコルトロン吉草酸エステル	テクスメテン，ネリゾナ®
	0.1％	酪酸プロピオン酸ヒドロコルチゾン	パンデル®
strong	0.3％	デプロンプロピオン酸エステル	エクラー®
	0.1％	デキサメタゾンプロピオン酸エステル	メサデルム®
	0.12％	デキサメタゾン吉草酸エステル	ボアラ®，ザルックス®
	0.12％	ベタメタゾン吉草酸エステル	ベトネベート®，リンデロン®-V
	0.025％	ベクロメタゾンプロピオン酸エステル	プロパデルム®
	0.025％	フルオシノロンアセトニド	フルコート®
medium	0.3％	プレドニゾロン吉草酸エステル酢酸エステル	リドメックス
	0.1％	トリアムシノロンアセトニド	レダコート®
	0.1％	アルクロメタゾンプロピオン酸エステル	アルメタ®
	0.05％	クロベタゾン酪酸エステル	キンダベート®
	0.1％	ヒドロコルチゾン酪酸エステル	ロコイド®
	0.1％	デキサメタゾン	グリメサゾン®，オイラゾン®
weak	0.5％	プレドニゾロン	プレドニゾロン

文献1をもとに作成

表2 治療戦略③：内服治療 代表的な外用抗真菌薬

系統	一般名	商品名	会社	クリーム	外用液	軟膏	スプレー	適応症
チオカルバミン酸系	リラナフタート	ゼフナート®	鳥居	○	○			白癬：足白癬，体部白癬，股部白癬
イミダゾール系	ケトコナゾール	ニゾラール®	ヤンセンファーマ	○	○			白癬：足白癬，体部白癬，股部白癬 皮膚カンジダ症：趾間びらん症，間擦症（乳児寄生菌性紅斑を含む） 癜風 脂漏性皮膚炎
	ラノコナゾール	アスタット®	マルホ	○	○	○		白癬：足白癬，体部白癬，股部白癬 カンジダ症：間擦疹，指間びらん症，爪囲炎 癜風
	ルリコナゾール	ルリコン®	ポーラファルマ	○	○			白癬：足白癬，体部白癬，股部白癬 カンジダ症：指間びらん症，間擦疹 癜風
	ビホナゾール	マイコスポール®	バイエル	○	○			白癬：足部白癬，体部白癬，股部白癬 カンジダ症：指間びらん症，間擦疹，皮膚カンジダ症 癜風
	ネチコナゾール塩酸塩	アトラント®	鳥居／久光／田辺三菱	○	○	○		白癬：足白癬，体部白癬，股部白癬 皮膚カンジダ症：指間びらん症，間擦疹 癜風
アリルアミン系	テルビナフィン塩酸塩	ラミシール®	ノバルティスファーマ	○	○		○	白癬：足白癬，体部白癬，股部白癬 皮膚カンジダ症：指間びらん症，間擦疹（乳児寄生菌性紅斑を含む） 癜風
ベンジルアミン系	ブテナフィン塩酸塩	メンタックス®／ボレー®	科研／久光	○	○		○	白癬：足部白癬，股部白癬，体部白癬 癜風
モルホリン系	アモロルフィン塩酸塩	ペキロン®	ガルデルマ／佐藤／杏林	○				白癬：足白癬，手白癬，体部白癬，股部白癬 皮膚カンジダ症：指間びらん症，間擦疹（乳児寄生菌性紅斑を含む），爪囲炎 癜風

Column ステロイド忌避患者への説明

　ステロイド外用薬をこれほどに恐れる国は先進国では日本だけのようである．その背景にはマスコミの視聴率を上げるためのセンセーショナルな報道，アトピー商法といわれるステロイド外用薬以外の生活用品や食品を売りつける商業主義，インターネットによる無責任な書き込みなどがある．

　一般的には，ステロイド忌避患者は2つのタイプに大別される．1つはしっかりとガイドラインやエビデンスをもとに説明すればわかってもらえるタイプ，もう1つは，いくら説明してもステロイドは悪魔の薬と思って頑にステロイド外用薬を忌避するタイプである．前者は時間をしっかりとって説明する必要がある．特に，ガイドラインにしたがって，**適切なステロイド外用薬を適切な量使用すれば，十分コントロール可能な疾患であること**，全身的・局所的な副作用はきっちり観察していけば心配ないこと，さらによくなればステロイドをオフにして保湿剤によりコントロールすることも可能であることを強調する．

　後者のタイプは時間をかけて説明しても別の医療機関に流れてしまうためかなり面倒である．患者に共感し，傾聴的な態度で病歴聴取を行うことが重要であるが，通常，ステロイド外用薬忌避の患者を説得するのは容易ではない．むしろ，心身医学的アプローチに慣れた皮膚科専門医に紹介した方が無難であろう．また，せっかく，ステロイド忌避からステロイドを適切に使用しかけたときに，院外薬局の薬剤師に「これは強い薬ですから，あまり塗らないように」などと苦労が水の泡になるようなことをいわれた患者もいる．なかなか難しい問題である．

② 外用治療の方法

外用治療には**単純塗布**，**貼布**，**閉鎖密封療法**などがある．2種類の外用薬を重ねて塗る重層塗布法（図2）や1つを塗った後でもう1つを貼る**重層貼布法**（図3）もある．患者は医療者が期待するほどしっかり外用しているとはいえないことが多い．ステロイド外用薬やタクロリムス外用薬は事前に外用方法やその薬剤の特性，副作用について，しっかりと説明する必要がある．

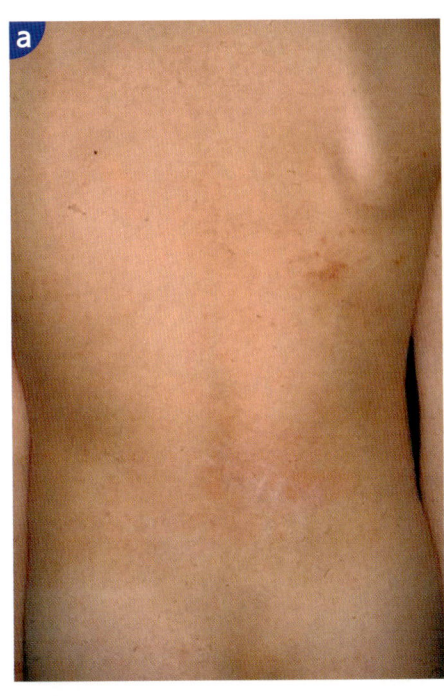
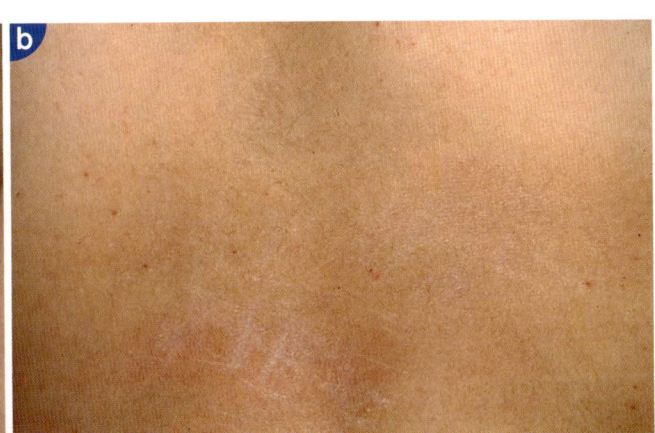

図2 治療戦略②：外用治療─重層塗布─アトピー性皮膚炎のステロイドと保湿剤

a 基盤にドライスキンがあり，湿疹病変が混在している．まず，保湿剤を全体に塗る．
b 湿疹病変や痒みのある部位にはステロイド外用薬を重ねて塗る．バリア異常と免疫異常の両方が起きている→保湿剤とステロイド外用薬で治療する．

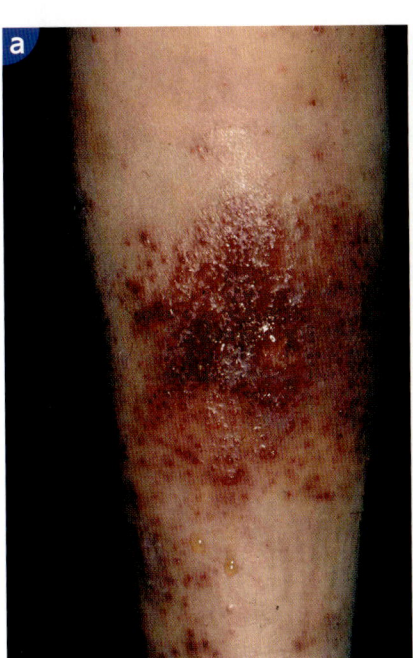
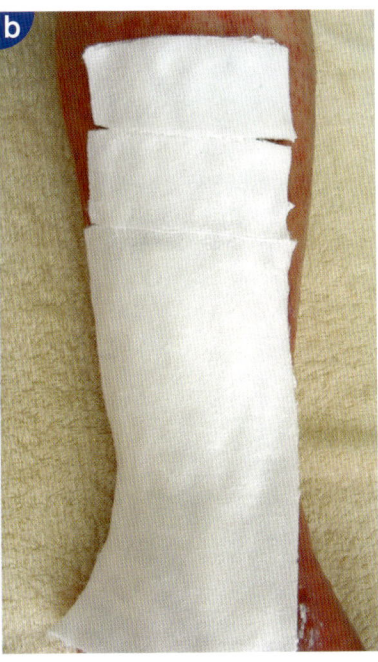

図3 治療戦略②：外用治療─重層貼布─湿潤した湿疹病巣へのステロイドと亜鉛華軟膏

掻破と湿疹の増悪という悪循環を断つことが重要である．湿潤した湿疹局面（点状状態）であるので，ステロイド外用薬と亜鉛華軟膏の貼布を行う．点状びらんに対してイソジン®などの消毒を行うと刺激性皮膚炎をきたす．また，抗菌薬の外用を行っても感作をきたし，アレルギー性接触皮膚炎を発症して病態が複雑になる．

a ステロイド外用薬を塗布する．
b 亜鉛華軟膏を貼布する．

③ 外用治療の実際・Q & A

Q どのくらいの量を何回塗ればいいのか？

1 finger tip unit（1 **FTU** ＝ 0.5 g＝手のひら2枚分）を理解し，十分量を通常，1日1回または2回外用する（図4）．5 gチューブ1本で大人の手のひら20枚分をカバーすることができる．

Q どの範囲にいつまで塗ればいいの？

アトピー性皮膚炎などの反復湿疹性病変では患者自身が治ったと思っていても，実は痒みや炎症（紅斑）がとれただけで，皮膚のザラザラ（丘疹）や苔癬化が残存していることが多々みられる．**治ったと思っていてもザラザラしているところや痒いところにはステロイド外用薬やタクロリムス外用薬を外用させる．**アトピー性皮膚炎の顔面によく用いられるタクロリムス外用薬はよくなった後でも週に2，3度外用する予防的使用（プロアクティブ療法，**proactive treatment**）が勧められている．

足白癬では広めに，また趾間にも外用する．例えば，最初の2週間は両足底全体と全趾間に外用することを勧める．本人の気づかない反対側の足にも白癬がみられることがあり，再発の原因ともなる．**治ったと思ってからも数カ月間は継続治療することが必要である．**

Q 眼の周囲の湿疹はなにを塗ればいいの？

眼瞼は皮膚が薄く，弱いrankのステロイド，ステロイド眼軟膏，タクロリムス軟膏を使用する．ネオ メドロール®EEなどでは含有されている抗菌薬のために接触皮膚炎を起こしていることも多々ある．湿疹性眼瞼炎であればプレドニゾロン眼軟膏を使用する．アトピー性皮膚炎の眼瞼湿疹では眼瞼にもプロトピック®軟膏外用を勧める．

Q 痒みの強い，難治性湿疹への効果的な外用は？

湿潤面や苔癬化した湿疹局面にはステロイド塗擦と亜鉛華軟膏の貼布が有効である（図3）．貼布することにより局所の安静と掻破を防止することができる．

◆ 内服治療

①抗ヒスタミン薬（表3）：ヒスタミンを抑制し，痒みを抑制する

非鎮静性抗ヒスタミン薬を使用することが勧められている．

アトピー性皮膚炎では外用治療を主体に補助的治療として抗ヒスタミン薬を使用する．**成人型の重症アトピー性皮膚炎では悪化時に内服するよりも継続して内服する方が治療効果は高い．**

慢性蕁麻疹では非鎮静性抗ヒスタミン薬が治療の主役である．単剤治療で効果不十分の場合には多剤併用よりも，まずは増量を行う．また，**症状が寛解しても治療を中止せず，抗ヒスタミン薬を**

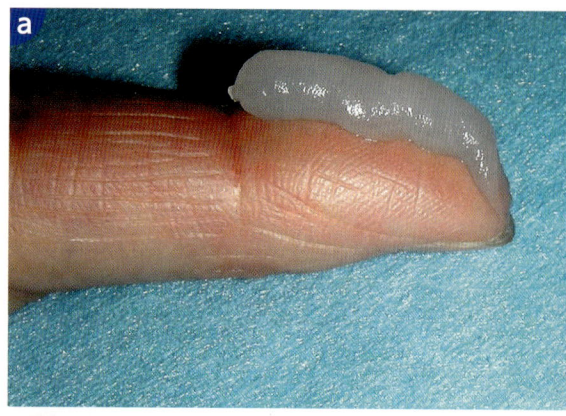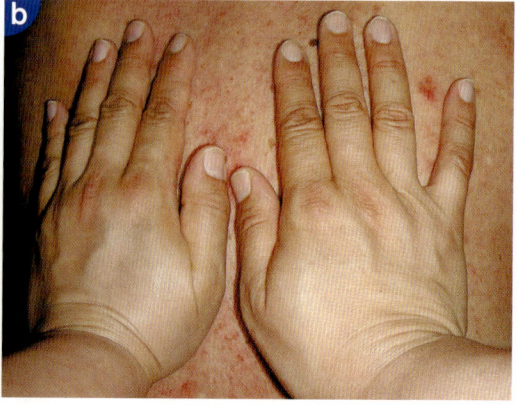

図4 治療戦略②：外用治療 finger tip unit（FTU）理論
a 1 finger tip unit＝0.5 gである．
b 1FTU（0.5 g）で両手分の面積をカバーできる．

漸減していく治療が推奨されている．まずは多少の発疹があっても日常生活を苦痛なく過ごせる状態をめざす．

②ステロイド：炎症抑制，免疫抑制に作用する

天疱瘡や膠原病などで使用される．アトピー性皮膚炎や慢性蕁麻疹では例外的に少量使用されることがあるが，その効果が一定でなく，中止することができずに長期投与になってしまうことが多いために安易に使用しない方がよい．

③シクロスポリン：炎症抑制，免疫抑制に作用する

本剤はTリンパ球をはじめとする免疫反応を抑制することを目的に重症の乾癬および成人型アトピー性皮膚炎で使用されることが多い．

乾癬患者では3〜5 mg/kg/日使用されるが，本疾患は中高年者に多いために血圧の上昇例や血中クレアチニン値の上昇が少なくない．低用量の治療も推奨されている．

アトピー性皮膚炎は他の治療で効果の不十分な最重症例（16歳以上）の症例に対して体重あたり3 mg/kg/日の投与を行う．原則として8週間投与する．痒みは劇的に改善するために外用を怠りがちとなるが，この時期にしっかりと外用して，皮疹を改善させることが重要である．

④抗真菌薬：真菌の殺菌，増殖抑制作用がある

爪真菌症に対して使用される．爪白癬ではテルビナフィン，イトラコナゾールパルス治療，爪カンジダ症ではイトラコナゾール連続投与が行われる．基本的には爪の伸びるスピードによって治癒までの期間が異なる．爪白癬に対するイトラコナゾールパルス治療では長期間，薬剤が爪甲内に滞留している．

爪白癬と誤診されて長期間不必要な抗真菌薬を投与されている例が少なくないので，爪白癬は真菌をKOH直接鏡検で確認して診断しないといけない．

◆ スキンケアと生活指導の基本

一般に保清，保湿，保護といわれるが，①洗浄・清潔保持，②遮光，③保湿，④刺激の少ない肌着，⑤室内環境がスキンケアでは重要である．

石鹸を用いてよく洗うことは重要である（図5）．サンスクリーン剤は成人のみならず，幼児期から使用する．また，ナイロンタオルを使用しないことも指導する．高齢者の皮脂欠乏性湿疹や小児のアトピー性皮膚炎（小児乾燥型湿疹）では，保湿剤の使用も勧められる．夜の痒みは冷却することにより抑える．刺激の少ない肌着を着用することや夏には汗をかかないような温度設定，冬場の電気毛布，暖房で乾燥しすぎないような湿度環境も必要である．規則的な生活，睡眠も皮膚症状の悪化や痒みを抑えるには重要である．こうしたスキンケアは悪化因子を除去するということにもなっている．

表3 治療戦略③：内服治療　非鎮静性抗ヒスタミン薬

一般名	商品名	小児使用	顆粒 ドライシロップ	1日内服 回数（小児）
フェキソフェナジン塩酸塩	アレグラ®	7歳から	無	2回
エピナスチン塩酸塩	アレジオン®	1歳から	有	1回
オロパタジン塩酸塩	アレロック®	2歳から	有	2回
エバスチン	エバステル®		無	1回
ロラタジン	クラリチン®	3歳から	有	1回
レボセチリジン塩酸塩	ザイザル®	7歳から	無	1回（2回）
セチリジン塩酸塩	ジルテック®	2歳から	有	1回（2回）
ベポタスチンベシル塩酸塩	タリオン®		無	2回

文献2より引用

2 実例で示す治療のべからずPOINT

①頸部にクリーム基剤（乳剤性軟膏）は使用しない方がよい（図6）．
ワセリン基剤（油脂性軟膏）とクリーム基剤（乳剤性軟膏）ではワセリン基剤の方が，刺激が少なくびらん面を含めあらゆる病変に対応できる．頸部はステロイド外用薬の吸収がよいため，皮膚萎縮などの局所的な副作用が出やすい部位である．また，クリームに含まれる界面活性剤により，女子頸部鱗屑疹（オロナイン皮膚症），ちりめん皺様の潮紅を生じることが知られている．夏場はクリームの方が使用感がよいが，長期連用する場合にはしっかりと観察していくことが重要である．

②伝染性膿痂疹や手の湿疹にいわゆるキズバンなどの絆創膏類は角層を傷めるためになるべく使用しない（図7）．

③足白癬の不適切外用薬による接触皮膚炎に抗真菌薬は使用しない．ステロイド外用薬を使用する（図8）．

3 治療実施とコンサルテーションの境界線

緊急を要する皮膚疾患としては広範囲熱傷，重症薬疹（Stevens-Johnson症候群など），壊死性筋膜炎などがあり，これらはコンサルテーション必須である．非専門医が見落としやすいのは，まず，湿疹に似た悪性腫瘍で，Bowen病，陰部Paget病，乳房Paget病がある．湿疹としてステロイド外用を2週間行っても変化のない場合はコンサルテーションすべきであろう．また，白癬，皮膚カンジダ症，疥癬などはステロイド外用薬で悪化，拡大するので2週間以内にコンサルテーションを検討する．また，難治性皮膚潰瘍も悪性腫瘍から真菌症（スポロトリコーシスなど），抗酸菌感染症，血管障害まで原因が幅広く，原因不明の潰瘍を1カ月以上，漫然と治療するのは問題がある．

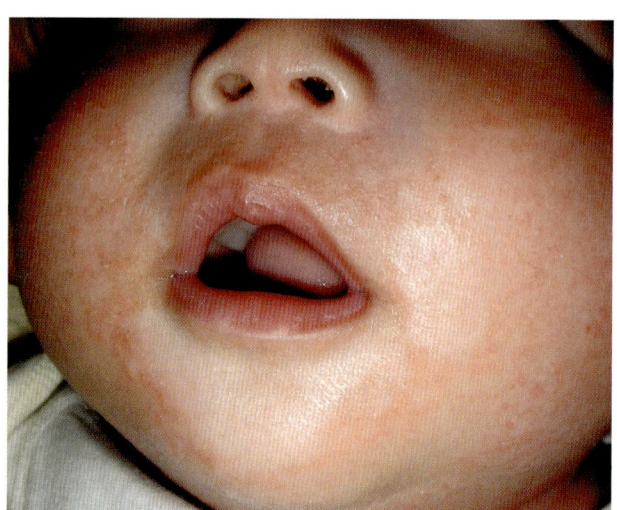

図5 治療戦略④：スキンケア 乳児の顔も石鹸で洗う
乳児湿疹．石鹸できれいに洗ってステロイド軟膏外用で1週間で治癒．

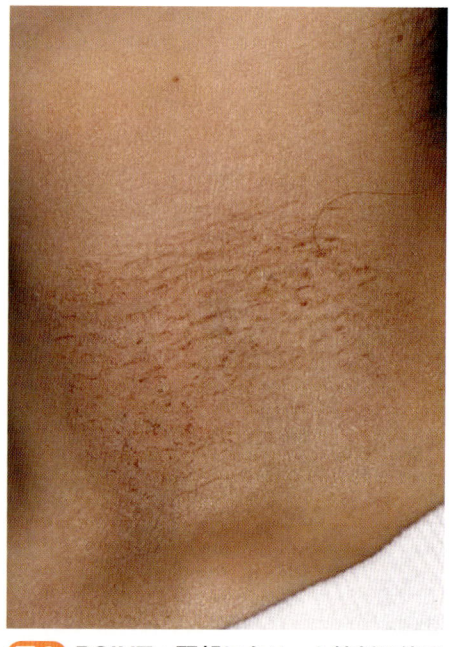

図6 POINT：頸部にクリーム基剤は使用しない
女子頸部鱗屑疹．市販のクリーム基剤外用による皮膚炎．

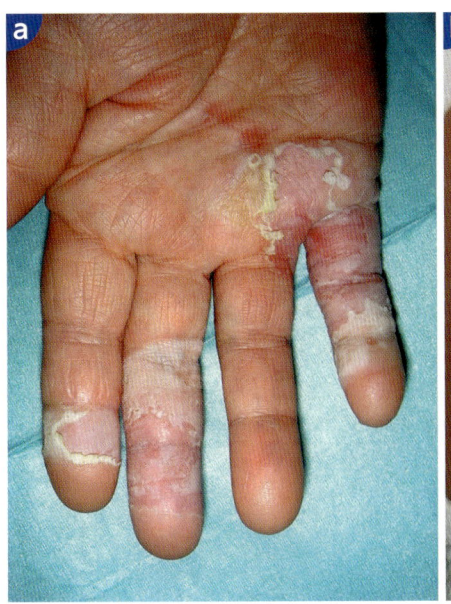
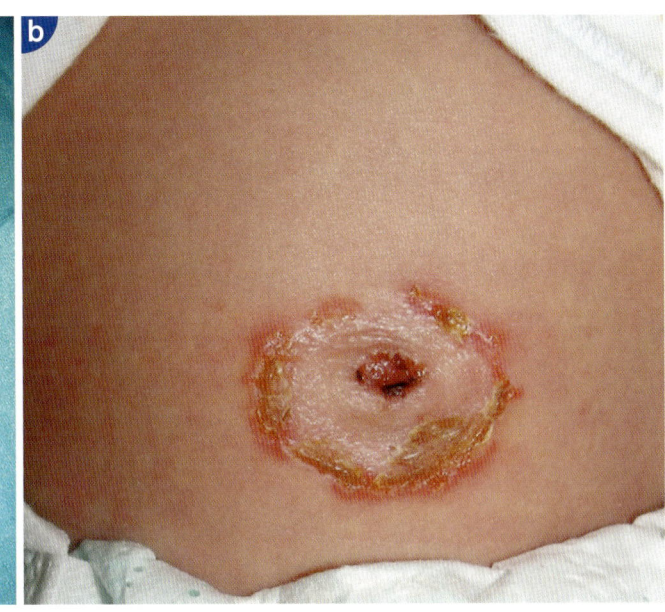

図7 POINT：絆創膏は皮膚を傷める
a 80歳女性．手の皮膚カンジダ症．不適切な絆創膏の使用により発生．
b 生後16日．絆創膏周囲に拡大した膿痂疹．

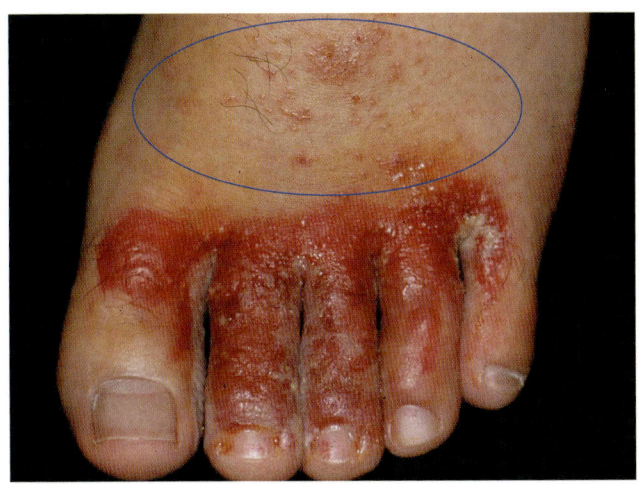

図8 POINT：消毒薬は皮膚を傷める
市販の抗真菌外用薬と消毒薬による接触皮膚炎．足背の小水疱（○）が接触皮膚炎の証明である．ステロイド外用薬と亜鉛華軟膏貼布で治癒した．

文 献

1) 日本皮膚科学会アトピー性皮膚炎診療ガイドライン作成委員会：アトピー性皮膚炎診療ガイドライン．日本皮膚科学会会誌，119，(8) 1515-1534，2009
2) 加倉井真樹：1．蕁麻疹．「内科で出会う 見ためで探す皮膚疾患アトラス」（出光俊郎 編），p.13，羊土社，2012

総論 皮膚診療の基本

3. 上手なコンサルテーションのしかた

出光俊郎

コンサルテーションには，主として院内各診療科から皮膚科へのコンサルテーション，診療所から病院皮膚科へのコンサルテーションなどがある．その理由は**表1**のように多々あるが，基本的には皮膚科に限らず，担当の医師と顔見知りになっておくとコンサルテーションはスムーズにいく．

1 まずは自分の目でしっかりみて依頼する

依頼状の皮疹がどこにもないこともある．2日前のナースの話をたよりに，さも自分でみたかのように依頼状を書くと現実の皮膚の状態と依頼状の記載との間に大きな隔たりが生じる．しっかり自分でみて何を知りたいのか，何を考えているのかも含めて依頼状を書くとよい．

2 皮膚科医に何をしてほしいかを明確に伝える

どんなときにコンサルテーションを行うかを**表1**に示したが，実際に何を知りたいのか，何をしてほしいのかなど依頼目的を簡明に書くことが必要である．

3 薬疹の疑い例では被疑薬とその使用期間をしっかりと書く

薬疹の場合には現在使用している薬剤は余すところなく，情報として伝える必要がある．種類と同時に内服期間も重要である．数年内服している薬剤で薬疹をきたすこともある．坐薬や頓服薬にも留意する．

4 皮膚生検依頼では，生検の必要性のほかに，梅毒や肝炎ウイルス検査結果などを記載しておく

皮膚生検でサルコイドーシスなど内科的診断を確定させたいなど，生検で何を知りたいかを依頼状に記載する．血液データ，抗凝固薬内服の有無，RPR，TPHA，HCV抗体，HB抗原などの情報を書き加える．

5 コンサルテーションに略語は使用しない

略語は他科では思ったほど通用しないので，依頼状には使用しない．皮膚科でもAP（アナフィラクトイド紫斑），MM（悪性黒色腫），DM（皮膚筋炎）などがあり，内科疾患と紛らわしい．思わぬ誤解を招きかねない．

表1 コンサルテーションするパターン

1) 診断が全く見当つかない
2) 原疾患とのかかわりを知りたい（アミロイドーシス，サルコイドーシスなど）
3) 中毒疹　薬疹かウイルス感染症か
4) 他の皮膚科で治療しているがよくならない
5) アナフィラキシーなどアレルギーの原因検索
6) 生検や手術の依頼
7) 自分で皮膚の腫瘍をとってみたら悪性であった
8) 皮膚科の病気かどうかみてほしい（境界領域）
9) 皮膚潰瘍について外用処置を教えてほしい

6 緊急疾患はまず第一報を入れる

緊急疾患（表2）は他科との兼ね合いや画像検査などの必要もあり，とかく他科への依頼が遅れたり，躊躇しがちであるが，まずは緊急疾患，緊急手術の可能性がある疾患をみたら第一報を入れておく．

7 病理組織のある場合にはプレパラートとレポートを添える

外来で切除したらメラノーマであったため，他施設へ紹介するという場合などは病理組織標本や病理レポートがあれば添付する．

8 ついでの皮膚科受診は避ける

大病院であれば診断群分類包括評価制度（DPC）を考慮して，院内入院患者の乾皮症や爪白癬などついでの外来受診は避ける．

9 もし皮膚科領域の疾患でなかった場合のことも書く

皮膚科疾患でなかったら，コンサルテーションをした科にいったん戻すことについても最初から「戻してかまわない」としてあるとありがたい．

10 "治らない"と再度皮膚科へコンサルテーションする前に考えること

「皮膚科の外用薬はしっかり使用しているか？」「今の治療で本当に治っていないか？」については考える必要がある．2週間前に処方した外用薬がほとんど減っていないこともある．

患者がいう「治っていない」にもいろいろある（表3）．

ここまでコンサルテーションで重要なポイントを述べてきたが，次項ではより具体的に紹介状の書き方を説明する．

表2 皮膚科でみる緊急疾患
1) Stevens-Johnson症候群・中毒性表皮壊死症・薬剤性過敏症症候群
2) 壊死性筋膜炎・ガス壊疽
3) 広範囲熱傷
4) toxic shock syndrome
5) 電撃性紫斑

これらのほとんどは境界領域疾患であり，関連する診療科の協力体制のもとに診療を行う

表3 患者が"治らない"というパターン
1) 外用薬の使用が不十分，不適切
2) いったん，治癒したが，薬の使用をやめたらまた再燃した
3) 診断や治療が適切でなく，本当に治らない

文献
1) 梅本尚可 ほか：紹介：皮膚腫瘍．治療，92（増刊号）：1164-1173, 2010

総論 皮膚診療の基本

4. 困る紹介状，よい紹介状

梅本尚可

1 紹介状に書くべき情報

皮膚科に限らず他科に診察を依頼する紹介状には次の2つは記載してほしい．

① 依頼の目的を明確にする

紹介状の内容と患者の訴えが一致せず，何を診てほしいのかわからないことさえある．何を知りたいのか，何をしてほしいかを明示する．

② 診断，治療に必要な情報を提供する

合併症とその状態，特に薬疹を疑う場合には皮疹出現時に使用していた薬剤をすべて記載する．
以下に，筆者の体験をもとに，"困る紹介状""よい紹介状"とはどのようなものか紹介する．

2 実例でみる　困る紹介，よい紹介

◆ 困った例1（図1）

> 依頼：慢性腎不全と高血圧があります．1カ月前から両下肢の浮腫が出現，利尿薬も投与していますが悪化しています．表皮剥離が著明です．ご高診お願い申し上げます．

問題点：紹介の目的があいまい

浮腫の原因について皮膚疾患の可能性を考えているのか？ 表皮剥離の原因を尋ねているのか？ 皮膚潰瘍の治療法についてアドバイスがほしいのか？ 何を求められているのかわかりづらい．

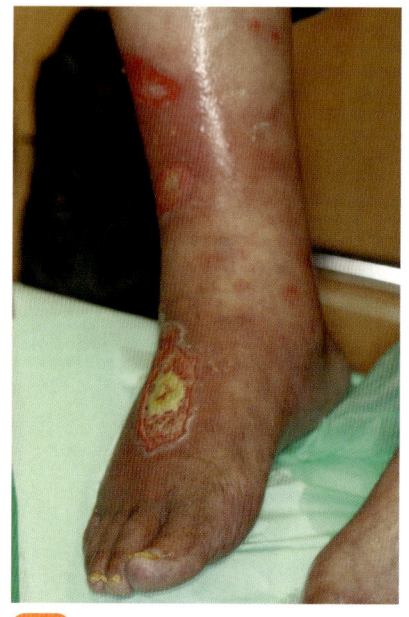

図1 困った例1：下腿の浮腫と潰瘍

返信内容：浮腫の原因は皮膚科的な疾患は考えにくく内科的に検索する必要がある．皮膚潰瘍は浮腫に伴い二次的に生じたと考えられ，浮腫の改善をはかり，ユーパスタ®外用を行う．

経過：浮腫は骨盤内腫瘍によるリンパ管圧迫によるものと判明した．ベッド上での下肢挙上とユーパスタ®外用で浮腫の改善は乏しいものの皮膚潰瘍は比較的すみやかに上皮化した．

◆ 困った例2（図2）

最初の依頼：潰瘍性大腸炎で通院中ですが，今回急性胆囊炎で緊急入院されました．スルペラゾン®を投与中，紅斑が出現，徐々に広がっています．好酸球増多もあり薬疹を疑いメロペン®に変更し，デルモベート®軟膏を外用していますが改善しません．10日前からウルソ®を開始，腹痛時にはレペタンを頓用で使用しています．またケフラール®による薬疹の既往があります．よろしくお願い致します．

返信：原因としては薬剤が最も考えられます．経過からはスルペラゾン®の可能性が高いですが，ウルソ®やレペタンも否定はできないので中止し，デルモベート®軟膏外用を継続して下さい．

2週間後の依頼：スルペラゾン®，ウルソ®，レペタンを中止し，デルモベート®軟膏外用を継続していますが改善傾向が認められません．再度ご高診お願い申し上げます．

問題点：薬歴が不完全

薬歴を見直したところ，依頼文に記載された薬剤は皮疹が出現した頃に使用開始した薬剤のみで，実際には2カ月前からサラゾピリン®内服を継続していた．

薬疹は長期間投与後に出現することもある．開始時期にかかわらず皮疹出現時に投与していた薬剤はすべて列挙し，開始時期を伝えてほしい．長期間投与している薬剤に関しては「数年前から」で十分である．

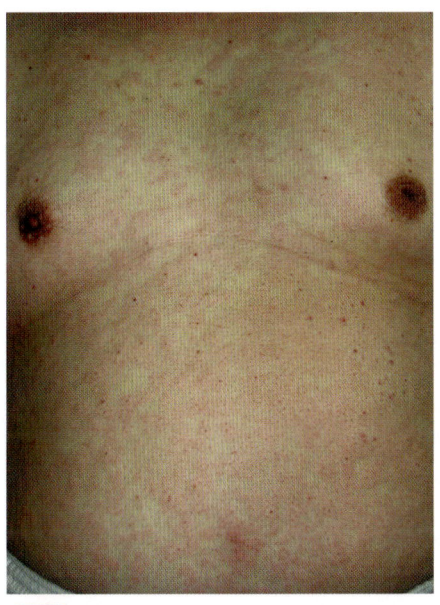

図2 困った例2：体幹に出現した紅斑

> 返信内容：遷延する皮疹，好酸球増多症から現在も使用している薬剤による薬疹の可能性がある．特にサラゾピリン®は薬剤過敏性症候群の原因薬剤であり中止が望ましい．デルモベート®軟膏外用が徹底されていないので，1日2回看護サイドで外用するように指示した．

経過：サラゾピリン®をペンタサ®に変更，皮疹は改善した．

それでは，よい紹介状とはどのようなものだろうか．以下にスムーズにコンサルテーションが行われた2例を提示する．

◆ **よい例1**（図3）

> 依頼：5年前にぶどう膜炎を発症，サルコイドーシスを疑われ精査するも確定診断に至りませんでした．今回不整脈を指摘され受診されましたが，顔面に皮疹を認めます．サルコイドーシスの可能性があれば生検をお願い致します．抗凝固薬の使用はなく，感染症もマイナスです．

よい点：
①依頼の目的はサルコイドーシス診断確定のための生検とわかる．
②生検時に知りたい抗凝固薬内服の有無，感染症などの情報が記載されている．

> 返信内容：臨床像はサルコイドーシスの皮膚病変の可能性があり，皮膚生検を施行した結果，サルコイドーシスと診断確定できた．

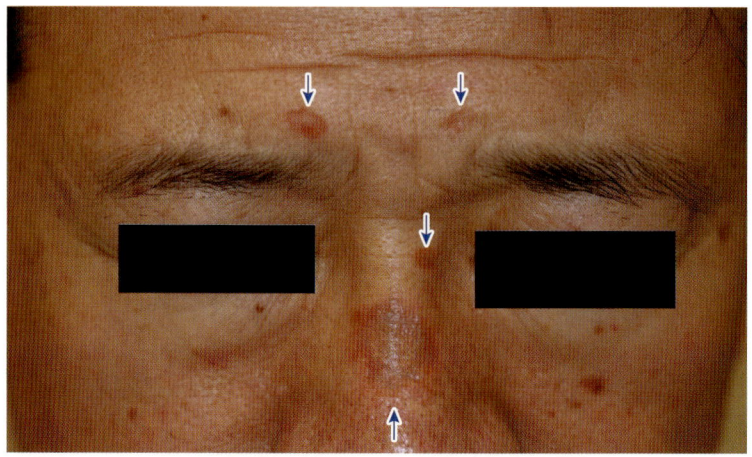

図3 よい例1：中央は萎縮性陥凹し辺縁が隆起する紅斑

◆ よい例2（図4）

> 依頼：糖尿病と心筋梗塞術後でフォロー中の患者さんです．現在，糖尿病のコントロールは良好です．右側頭部の黒色結節が増大してきたそうで，悪性でないか心配されています．バイアスピリン®を内服中ですが，1週間程度の休薬可能です．ご高診お願い申し上げます．

よい点：
①依頼の目的は治療（切除）ではなく，悪性の可能性の有無を知りたいのだとわかる．
②切除術をする可能性がある場合，感染，出血，創傷治癒に影響を与える疾患，薬剤の使用について記載がほしい．皮膚科手術の多くは抗凝固薬を投与したまま行えるが，念のために抗凝固薬を中止できるかの情報はありがたい．

> 返信内容：臨床所見から脂漏性角化症と診断可能だった．悪性の心配はないこと，今後の選択肢としては局所麻酔での切除，液体窒素療法，経過観察と説明したところ，無治療で経過をみることとなり，依頼元にもその旨を報告した．

3 まとめ

　皮膚疾患は身近にあふれており，皮膚科以外の医師が皮膚病変に頭を悩ませる機会も少なくないであろう．多くの皮膚疾患は皮膚病変自体が何よりの情報源であり，紹介状に病変について詳しい説明は必要ない．主治医が何を診てほしいのか，何を知りたいのか，主治医の意思が伝わる紹介状をつけていただければ，どんな病変でも意見を求められるのは歓迎である．本稿の事例が参考になれば幸いである．

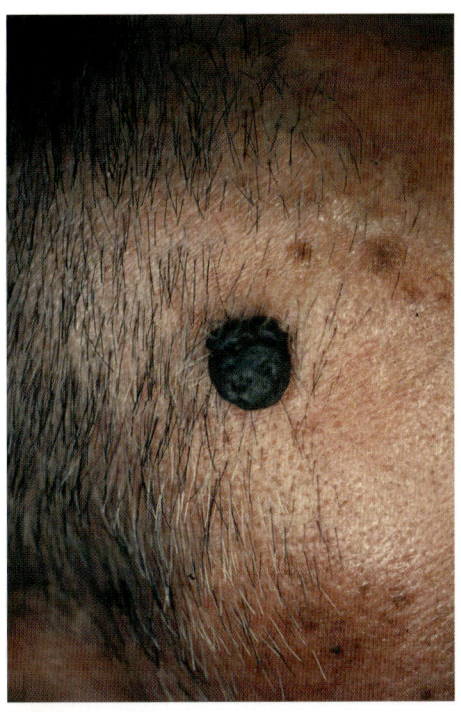

図4　よい例2：右側頭部の角栓を伴う黒色結節

Topics

iPhoneの活用と
ダーモスコピー

成田多恵

　近年急速に普及しているiPhoneやAndroid等のスマートフォンは，携帯電話としての機能の他に，医療現場においてもその場ですぐに活用できるアプリケーションや電子書籍等が充実しており，普段頻繁に参照する書類等もPDFや画像ファイルで保存しておき，ベッドサイドですぐに参照することができる．さらにiCloud，EvernoteやDropboxなどのクラウドサービスを利用するとスマートフォン，タブレット端末，パーソナルコンピューター（PC）上のデータを外部サーバを経由して同期し利用することができ，多忙な臨床医のデータ管理に非常に便利である．

　筆者はポケットにはiPhone，診察室にはiPadを常備しているが，ボタン1つですみやかに起動し場所をとらない．撮影した画像を皮膚科専門医に直接相談するときには，iPad上に画像を表示させれば瞬時に拡大，縮小，移動でき非常にスピーディーだ．本項では，iPhoneに装着してダーモスコピー画像を撮影できるhandyscopeというダーモスコピー機器の利用に関して述べる．

　handyscopeはドイツのサイトhttp://www.handyscope.net/を通じて購入可能であり，筆者の場合はPaypal経由の支払いで65,000円程度（2011年12月時点），約2週間で日本に配達された．わが国では医療機器として承認されていないので，handyscope単独使用ではダーモスコピーの保険請求はできない．handyscopeはiPhone4，iPhone4Sのみに装着可能（iPod touchでは使用できない）で（図1），FotoFinderというiPhone専用アプリケーションで写真撮影，写真管理を行う（図2）．接触型ダーモスコピーだが，ゼリー等を用いなくても撮像可能である．筆者は使用の都度接触面をアルコール綿で清拭しているが，感染の危険性のあるびら

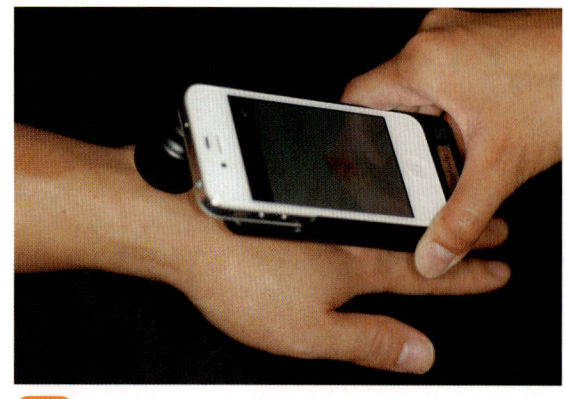

図1 handyscopeの使用例
iPhoneで画像を確認しながら撮影する．

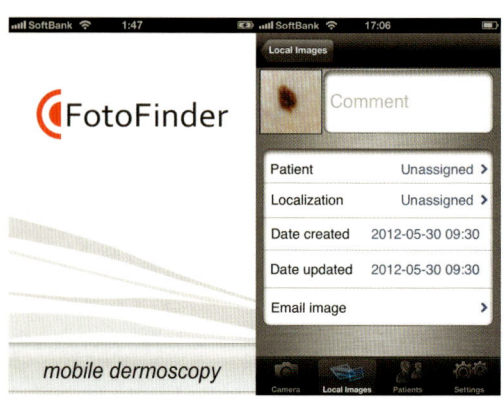

図2 handyscope専用アプリケーション
（FotoFinder）
起動画面（左）と写真管理画面（右）．

ん面の撮影では，接触面に3M™テガダーム™ロール トランスペアレント フィルムロール®等の表面平滑なフィルムを貼付し，超音波ゼリーを用いて綺麗な写真を撮影している（図3 a, b）（パーミロール®，IV3000等の水蒸気透過性の高いフィルムでは表面の微細な凸凹のため画像が曇ってしまう）．

ダーモスコピー診断に際しては，2段階診断法の図表など参考となる情報をEvernoteなどの情報管理アプリケーションにアップロードし適宜参照して診断するのが便利ではある．しかしダーモスコピー所見は訓練された皮膚科専門医でないと解釈が難しいことが多い．非皮膚科専門医にとって，iPhoneを用いたダーモスコピー診療の最大の利点は，メール機能を用いた皮膚科専門医への相談（mobile teledermoscopy）である（図4）．遠慮なく相談されたい．

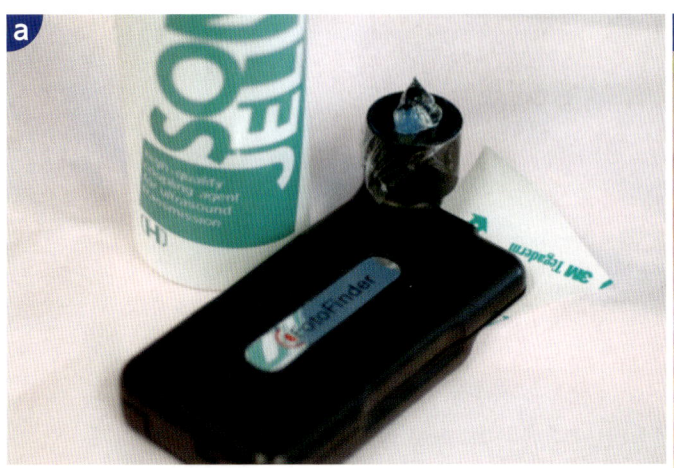

図3 びらん面の撮影例
a handyscopeの接触面にフィルムを貼付し，超音波用ゼリーを塗布して撮影する．
b 図1 aの方法を用いて撮影した潰瘍を有する基底細胞癌．Large blue-gray ovoid nests（∗），ulceration（→），arborizing vessels（▶）等の所見．

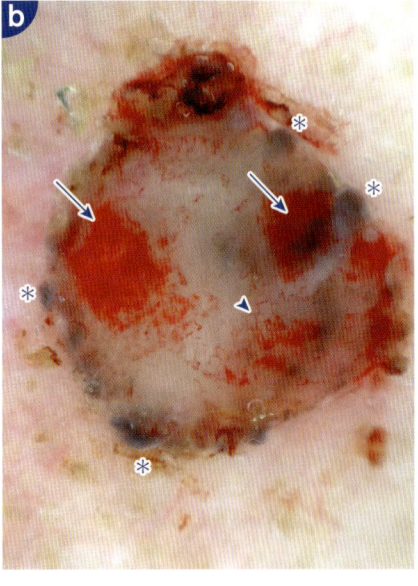

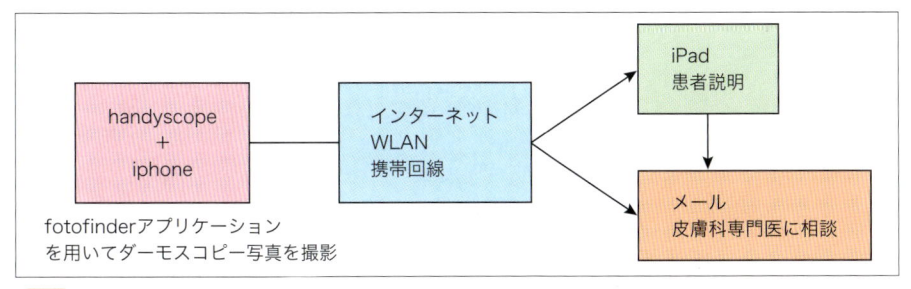

図4 mobile teledermoscopyの流れ

参考図書
1)「カラーアトラスDermoscopy」（池田重雄 監，斎田俊明 ほか 編），pp. 21-22，金原出版，2003

> Level 1　初級編　これだけは押さえておきたい！遭遇頻度の高い疾患

Case 1　下口唇の浮腫

矢上晶子，松永佳世子

症例

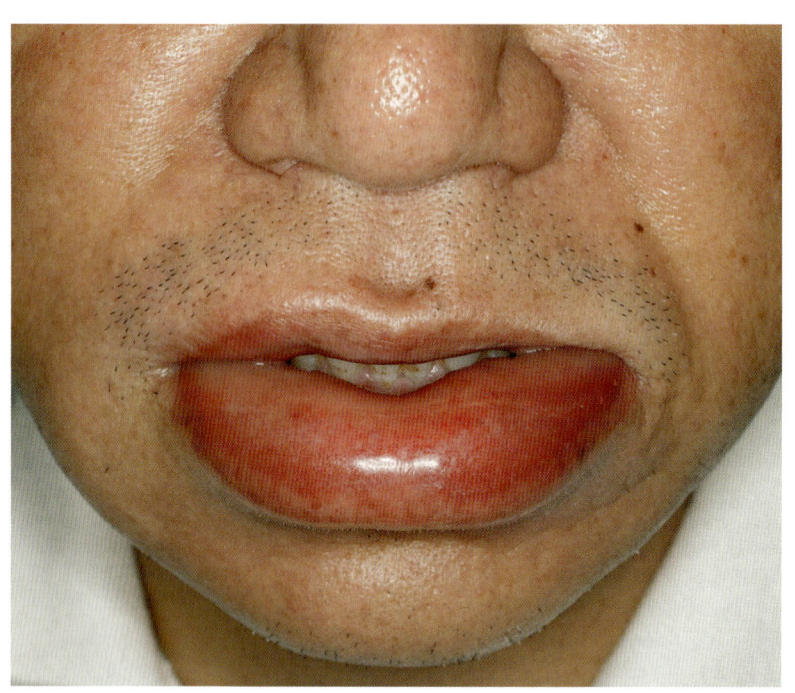

図1　下口唇の浮腫
下口唇に著明な腫脹と浮腫を認める．

◆**患者情報**　48歳，男性．既往歴に花粉症，高血圧がある．職業は漁船の船員．魚介類を毎日摂取してきた．約1年前から月1〜2回の頻度で誘因不明の口唇腫脹，下肢の蕁麻疹をくり返していた．時々に呼吸困難を生じることもあった．冬季により重篤な症状を呈すという傾向があった．症状は数時間から数日持続する．Quincke浮腫，寒冷蕁麻疹が疑われ，抗ヒスタミン薬，ジアミノジアフェニルスルフォン（DDS）等を内服したが無効であったため，皮膚科を受診した．初診翌月，夕食時にサンマを摂取したところ，翌朝，下口唇に著明な浮腫，腫脹が出現した．患者に確認したところ，これまでにもカツオの塩辛摂取後に重篤な症状が出現することがあった．

スナップ診断は？ ▶▶▶

1 スナップ診断

臨床経過より血管性浮腫（Quincke浮腫），寒冷蕁麻疹を考える．鑑別診断として食物や薬剤による即時型アレルギー，蕁麻疹様血管炎などを除外しておくとよい．

2 スナップ診断からの 確定診断の進め方

確定診断のカギ 約1年前から，誘因不明にくり返す口唇腫脹と蕁麻疹

1 くり返す口唇腫脹より**血管性浮腫**をまず考えた（図1）．

2 血管性浮腫の場合，遺伝性であれば遺伝性血管性浮腫があり，非遺伝性のものでは，特発性に深部に生じた蕁麻疹が大部分である．遺伝性血管性浮腫は，10歳代から外傷や精神的ストレスなどさまざまな契機から血管性浮腫をくり返す疾患で，C1インヒビターアクチベーター（C1 esterase inhibitor：C1-INH）遺伝子の異常による．C1-INHの活性低下により血管透過性が亢進して浮腫を生じる．非遺伝性のものは，中年以降に症状をくり返す症例でC1-INH活性が低下している場合があり，B細胞リンパ腫などが背景に存在する，もしくはACE阻害薬などによる薬剤性血管性浮腫もある．本症例は，C1-INH活性や補体（C4，CH50）の低下を認めず，その他，リンパ腫や薬剤の関与も否定された．

3 蕁麻疹としては，**寒冷蕁麻疹**，**蕁麻疹様血管炎**，**食物アレルギー**を鑑別診断としてあげ検査を行った．寒冷蕁麻疹は，寒冷曝露部位に膨疹が出現するため，アイスキューブ試験（氷を皮膚に5分間おいて反応をみる）を行う．24時間以上持続する蕁麻疹様もしくは多形紅斑様の皮疹が出現する場合は蕁麻疹様血管炎を考慮する．本疾患は蕁麻疹様の皮疹を主症状とし，発熱，関節痛，腹痛を伴うことがある．特発性と膠原病，感染症に伴う二次性のものがある．本症例は蕁麻疹をくり返してはいたが全身症状は認めなかったため本疾患は除外した．また，寒冷蕁麻疹はアイスキューブ試験が陰性であったため除外した．

4 さらに，摂取している健康食品，嗜好品などの食生活を詳細に病歴聴取した．その結果，魚介類を毎日摂取していること，特定の魚介類（特に，カツオの塩辛）を摂取した後に重篤な症状が誘発されていたため，各種魚介類およびアニサキス特異IgE抗体や皮膚テストを実施した．その結果，アニサキスは皮膚テストおよび特異IgE抗体ともに陽性反応を呈した（表1，

表1 症例の各種抗原に対する抗体検査の結果

【CAP－FEIA法】		【その他】	
非特異IgE抗体　945.0 UA/mL		C1インヒビターアクチベーター活性	110 mg/dL
特異IgE抗体（class）		C3	106 mg/dL
アニサキス	5	C4	23 mg/dL
スギ	4		
ヨモギ	3	クリオグロブリン定性	陰性
シラカンバ	0	寒冷凝集反応	32倍
ヤケヒョウヒダニ	2	IgG	1,049 mg/dL
カビマルチ	0	IgA	328 mg/dL
リンゴ	1	IgM	66 mg/dL
キウイ	0		
メロン	0	Quincke浮腫，寒冷蕁麻疹は否定	
モモ	0	アニサキスアレルギーを疑う	
ラテックス	0		

表2，図2）．なお，イカとエビはプリックテストで陽性を呈したがこれまでにイカ，エビ摂取で症状は誘発されていない．

1から**4**より最終的にアニサキスによる即時型アレルギーと診断した．

3 治療とその後の経過

◆ 生活指導

まずは，一般的な蕁麻疹の治療（抗ヒスタミン薬の経口投与）を行い症状は略治した．生活指導としては，蕁麻疹やアナフィラキシーを起こすアニサキスアレルギーのアレルゲンは熱に安定であり，アニサキスの分泌・排泄物にも存在するため，熱・冷凍処理を行ってもアレルゲン性を残し，アレルギー症状を生じる可能性が高いため，アニサキス寄生率の高い魚介類の摂取は避けること，また重篤な症状の誘発に対応するためアドレナリン注射液（エピペン®；Pfizer社）を処方し，携帯するように指導した．

表2 症例の各種魚介類およびアニサキス特異IgE抗体と皮膚テストの結果

	特異IgE抗体 （CAP-FEIA法）（class）	プリックテスト （score）	スクラッチテスト （score）
アニサキス	5	n.t.	n.t.
アニサキス粗抽出液　1/1000	n.t.	1+	n.t.
アニサキス粗抽出液　1/100	n.t.	3+	n.t.
アニサキス粗抽出液　1/10	n.t.	3+	n.t.
アニサキス粗抽出液　as is	n.t.	n.t.	n.t.
イカ	n.t.	3+	n.t.
エビ	n.t.	3+	n.t.
サバ（干物）	n.t.	－	－
アジ	n.t.	－	－
アジ（干物）	n.t.	－	－
カツオ（塩辛）	n.t.	－	－
サンマ	n.t.	－	－
イワシ	n.t.	－	－
イワシ（干物）	n.t.	1+	－
シシャモ（干物）	n.t.	1+	－
カツオ	n.t.	－	－
ハマチ	n.t.	－	－

陰性コントロール（生理食塩液）
プリックテスト0×0 mm，スクラッチテスト0 mm
陽性コントロール（ヒスタミン二塩酸塩）
プリックテスト4×4 mm，スクラッチテスト4 mm
n.t.：not tested

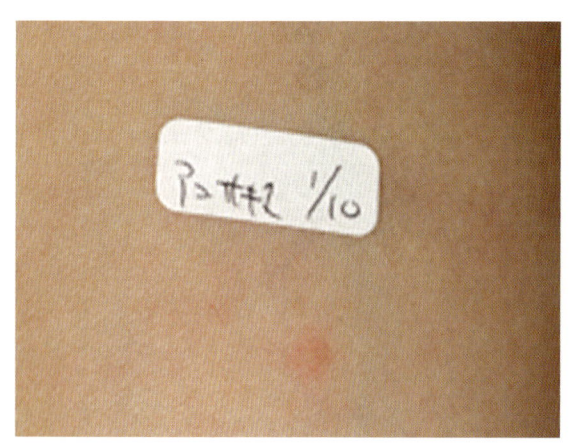

図2 プリックテスト結果（アニサキス粗抽出液）

アニサキス粗抽出液は海産魚より分離したアニサキスをpH7.2等張リン酸緩衝液中で洗浄し，水分を除去したアニサキス100匹に6 mLのpH7.2等張リン酸緩衝液を加え，4℃下でhomogenizerを用いて均質化したものを冷却遠心し，上清を分離後さらに0.22 μmのミリポアフィルターでろ過したものを使用した．また陰性コントロールに生理食塩液，陽性コントロールに10 mg/mLヒスタミン二塩酸塩を用いた．判定は15分後に行い，膨疹の最長径と，これに垂直方向の直径との平均値を算出し，生食より大きくヒスタミンの1/2に満たないものを1＋，ヒスタミンの1/2に相当するものを2＋，ヒスタミンと同等を3＋，ヒスタミンより強い反応を4＋とし，2＋以上を陽性とした．

◆ その後の経過

　その後，大好物であったカツオの塩辛の摂取を控え，アニサキス幼虫の寄生率が高い魚介類（表3）[1,2]の摂取を避けたところ，重篤な症状は誘発されていない．イカ，エビについては今後症状が誘発される可能性は否定できず，これらの食材は重篤な即時型反応を誘発しうるため，摂取時は注意するように指導した．

4 本症例を振り返って

　当初，一般的な蕁麻疹/血管性浮腫として原因検索を開始した．蕁麻疹/血管性浮腫は原因不明であることも少なくないが，基礎疾患や特定のアレルゲンが関与していることがあるため，採血や皮膚テストなどの検査を行ったところ，アニサキスによる即時型アレルギーと診断し得た．原因不明の蕁麻疹/血管性浮腫の患者に遭遇した際には，症状に対する治療を行うのみでなく，生活習慣を含めた詳細な病歴聴取が原因物質の同定の糸口になることを再認識した．また，本疾患は全身蕁麻疹，血圧低下，腹痛・嘔吐・下痢などを誘発しうるため患者によってはエピペン®の処方も行いたい．

疾患をもっとよく知ろう！

1 疾患概要 ▶▶▶ 即時型アレルギー

　海産魚の生食を好むわが国では，青魚を摂取すると蕁麻疹が出やすいということが古くから言い伝えられてきた．近年，魚介類に寄生しているアニサキスが蕁麻疹の原因の1つであるという報告がみられるようになり[3]，これまで魚介類アレルギーと思われていた患者や原因不明の慢性蕁麻疹の患者が，実はアニサキスアレルギーである可能性が示唆され，実際，アニサキスのアレルゲンを

表3　日本近海産魚類におけるアニサキス幼虫の寄生率

分布	種類	寄生率（％）
北日本海域を中心として分布するもの	スケソウダラ	100
	サクラマス	100
	マダラ	96
	ニシン	77
日本沿岸（太平洋，日本海）に分布し，季節的に北上，南下するもの	マアジ	51
	ヒラサバ	81
	スルメイカ	42
	サンマ	5
	カタクチイワシ	3〜11
温暖水域に広く分布し，回遊性の大きなもの	アカマンボウ	100
	カツオ	90
	ゴマサバ	55
	ハガツオ	33
	マグロ	0
日本近海で比較的定着性のもの	イシガキダイ	0
	ヒイカ	0
	モンゴウイカ	0
	コウイカ	0
	ヤリイカ	0

文献1より引用

アニサキスの寄生率が低い，もしくは筋肉内寄生が少ない魚介類

マグロ
ハマチ
ヒラメ
モンゴウイカ
アジ
アナゴ
シャコ
貝類
ウニ

文献2より引用

用いた検査を施行すると陽性反応を呈し，食生活に気をつけることで症状の誘発を抑制できる患者が少なくない[4, 5]．アニサキスアレルギーは，人がサバやイカなどの待機宿主を摂取し体内にアニサキスが取り込まれることで蕁麻疹が生じる．ほぼすべての海産魚はオキアミ類を捕食するため (図3)，アニサキスはすべての海産魚の腹腔内に存在しているが，魚の種類によって症状の発生率に差がある．その理由としては，通常感染魚の大部分はアニサキス幼虫が腹腔内のみにとどまるため調理の際に廃棄されるが，サバ・サンマ・サケ・マス・ニシン・タラ・スルメイカ等といった一部の魚介類ではアニサキス幼虫が筋肉内へ侵入しやすいという特徴を有していることなどがあげられる．これらの魚介類の摂取を回避することが大切である．

2 ポイントとなる臨床所見

①くり返し出現する蕁麻疹もしくは血管性浮腫．
②全身の蕁麻疹，呼吸困難や血圧低下など比較的重篤な症状が誘発される．
③魚介類を毎日のように摂取している．
④生魚でも加熱調理した魚でも症状が誘発される．

3 治療と次の一手

現時点では，減感作療法等の治療は確立されていないため，摂取を避けることが唯一症状を回避する手段である．

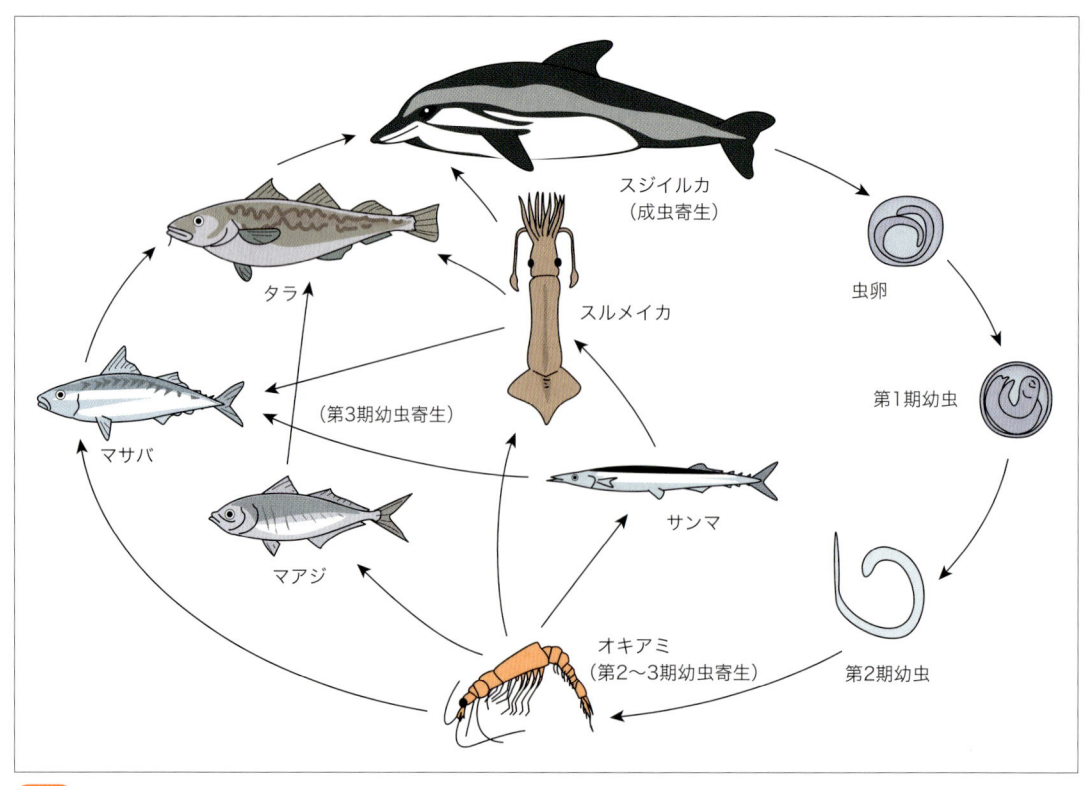

図3　アニサキスの生活史
文献1より引用

4 コンサルテーション

　本症例は，原因不明の血管浮腫およびくり返す蕁麻疹が，アニサキスによる即時型アレルギーであることが明らかとなったが，魚介類摂取後の反応には，アニサキスアレルギー，魚肉自体（パルブアルブミンなど）のアレルギー，ヒスタミンによる仮性アレルゲン反応などがあるため，診断としては，臨床症状の存在，アニサキス特異IgE抗体がクラス2以上，皮膚テストでアニサキス抽出液が陽性，他に原因が考えられない場合を"アニサキスアレルギー"と診断する．疑わしいが診断がつかない症例については皮膚テストが可能なアレルギー専門医の医療施設に紹介するとよい．

5 患者説明のポイント

　蕁麻疹やアナフィラキシーを起こすアニサキスアレルギーの主要抗原（Ani s 3：トロポミオシンなど）は熱・冷凍処理を行ってもアレルゲン性を残すため，寄生率の高い魚介類は避けること，エピペン®を携帯することを伝える．

文　献

1）「図説人体寄生虫学 第7版」（吉田幸雄，有薗直樹 著），南山堂，2006
2）大島智夫：増加の一途をたどるアニサキス症の諸問題．臨床と微生物，16：531-537，1989
3）Kasuya, S., et al.：Mackerel-induced urticaria and anisakis. Lancet, 335：665, 1990
4）原田 晋 ほか：アニサキスと蕁麻疹．MB derma，64：67-71，2002
5）繁平有希他：イカの塩辛摂取後に発症したアニサキスアレルギーの1例．アレルギー，59：55-60，2010

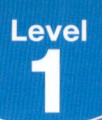

Level 1 初級編 これだけは押さえておきたい！遭遇頻度の高い疾患

Case2 浮腫性紅斑, 漿液性丘疹

中村晃一郎

症例

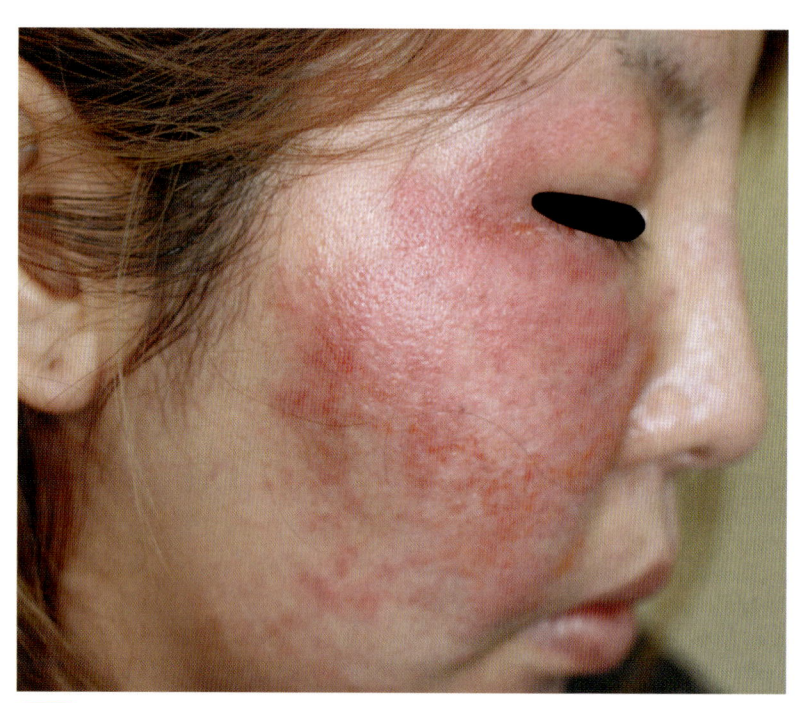

図1 顔面の浮腫性紅斑, 漿液性丘疹

◆**患者情報** 旅行先で, 工芸品の漆塗りを行い漆塗りの材料に触れた. 帰宅後に, 顔面に痒みと赤みのある発疹を生じるようになった（図1）. 痒みのために夜間の不眠を訴えた. 全身状態は良好であり, 発疹部の圧痛, 自発痛などの症状は認めない.

スナップ診断は？ ▶▶▶▶

1 スナップ診断

顔面のアレルギー性接触皮膚炎を考えるが，顔面に生じる疾患の鑑別として，丹毒，帯状疱疹，膠原病（全身性エリテマトーデス），光線過敏症，ペラグラ，多形紅斑などを除外する．

2 スナップ診断からの確定診断の進め方

確定診断のカギ　皮疹は顔面の境界明瞭な紅斑であり，浮腫，丘疹・漿液性丘疹を混じている．痒みが強い．症状出現前に原因と推定されるエピソードがある

1. 外来物質に接触した後，接触部位に一致して皮疹（湿疹病変）を生じる．皮膚症状は，外来物質の接触後1～2日後に症状が顕著になる．
2. 皮疹は境界明瞭であり，皮疹部の個疹は淡紅色～鮮紅色の浮腫性紅斑であり，丘疹，漿液性丘疹を混じる．
3. 発疹部位に強い痒みを生じている．全身症状は比較的良好である．

1～3より，アレルギー性接触皮膚炎を第一に考えた．

◆ 考えるべき鑑別疾患

① 鑑別疾患として，顔面に生じる急性の病変が鑑別となり，丹毒（図2），帯状疱疹（図3），単純疱疹，全身性エリテマトーデス（図4），光線過敏症，光線過敏を示すペラグラ（図5），自家感作性皮膚炎（図6），多形紅斑などが考えられる．

鑑別疾患について述べる．①**丹毒**は，溶血連鎖球菌による真皮の感染症であり，顔面・下肢の境界明瞭な浮腫性紅斑であり，局所の圧痛，熱感を生じ，しばしば全身の高熱，倦怠感を伴う．②**帯状疱疹**は，帯状疱疹ウイルスによる感染症であり，神経領域に沿って片側性神経痛，紅斑，水疱を生じる．水疱内にTzanck試験でウイルス性巨細胞を認める．③**全身性エリテマトーデス**は発熱，関節痛，蝶形紅斑のほかに，光線過敏，脱毛，潰瘍，Raynaud症状を生じ，検査で抗核抗体陽性である．④**自家感作性皮膚炎**は，貨幣状湿疹などの原発疹に，散布疹である小型の漿液丘疹が全身に多発する疾患である．いずれについても臨床所見，経過，検査所見より接触皮膚炎と区別することができる．

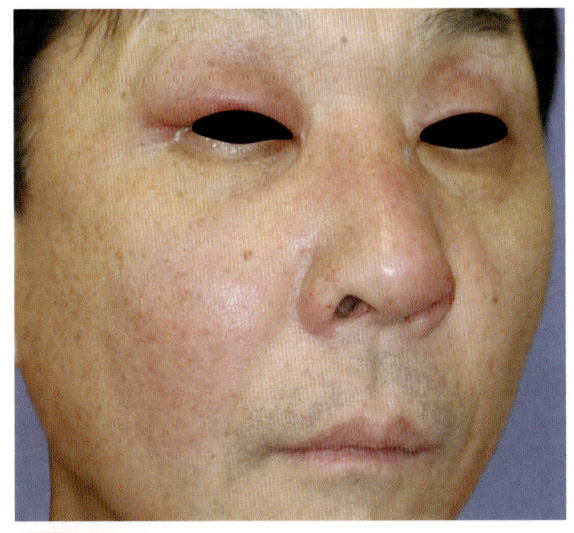

図2 鑑別疾患：丹毒
顔面頬部の有痛性紅斑を認める．

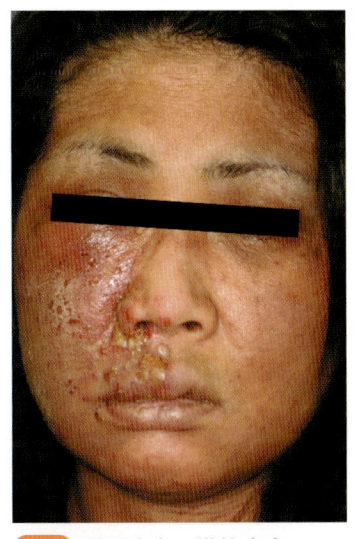

図3 鑑別疾患：帯状疱疹
顔面三叉神経第二枝領域に水疱，びらん，痂皮を認める．

3 治療とその後の経過

◆ 治療

　急性期の丘疹，紅斑に対して，ステロイド含有軟膏を使用した．very strong rank（アンテベート®軟膏）を4日間外用した．瘙痒に対して，抗ヒスタミン薬（アレロック®，5 mg/錠，1回1錠，1日2回）を内服した．治療と平行してパッチテストを施行した．本症例ではウルシオールに対して陽性反応をえた．

◆ その後の経過

　外用後4日後には紅斑，丘疹は改善し，ほぼ消腿した．痒みも抗ヒスタミン薬の服用によって消腿した．

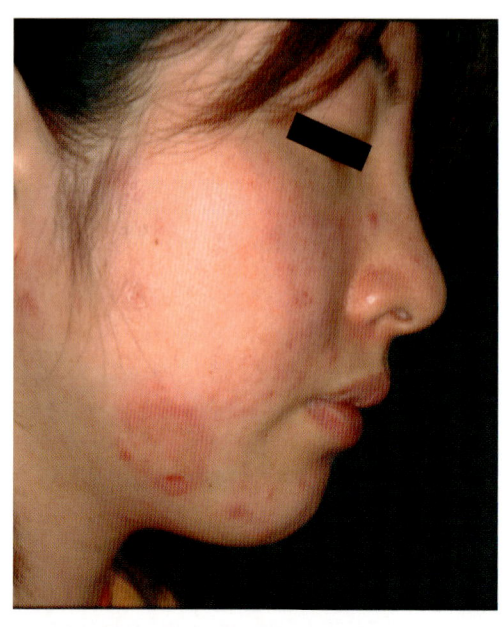

図4 鑑別疾患：全身性エリテマトーデス
顔面下顎部に環状浮腫性紅斑を認める．

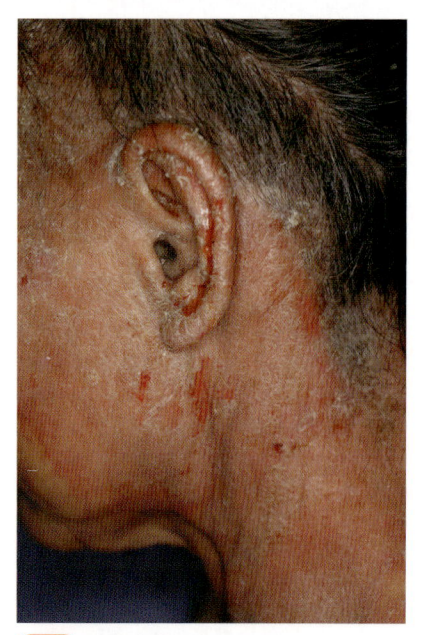

図5 鑑別疾患：ペラグラ
顔面，頸部など露光部に紅斑，びらんを認める．

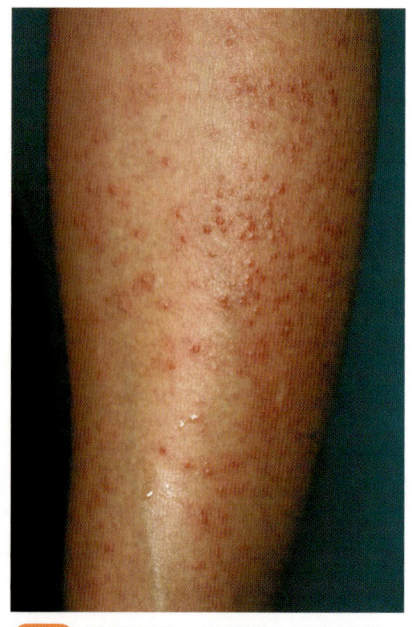

図6 鑑別疾患：自家感作性皮膚炎
四肢に多数の漿液性丘疹（散布疹）を認める．

4 本症例を振り返って

　本症例は，病歴，その臨床所見より，原因物質の特定が比較的容易に行われ，治療も外用療法にすみやかに反応した．病歴聴取よりうるしに触れた手で顔に触れたと考えられた．接触皮膚炎の治療は，第一に比較的ランクの高いステロイド軟膏を短期間使用し，すみやかに炎症反応を鎮静化することにある．同時に，しばしば皮膚症状が顕著で，患者の痒みも強いために，前述の外用薬に抗ヒスタミン薬などを併用し，患者の日常生活でのQOLの低下をすみやかに改善することが必要である．原因物質の同定を行うことは，根本的な治療になるために，原因物質が明らかでない場合には，積極的にパッチテストを検討すべきである．

疾患をもっとよく知ろう！

1 疾患概要 ▶▶▶ 接触皮膚炎

　接触皮膚炎は，抗原特異的なアレルギー性接触皮膚炎と非アレルギー性の一次刺激性接触皮膚炎に分類され，ともに浮腫，紅斑，丘疹，漿液性丘疹を生じる．刺激性皮膚炎では水疱を生じるなど症状が顕著である．アレルギー性接触皮膚炎は，特定の物質の外用部位に一致して接触数時間後より痒みや発疹を生じる．頻度の多い原因物質は，日常生活で使用される化粧品，シャンプー，ゴム製品，皮製品，植物（ウルシオール，サクラソウ），金属（Ni, Co, Sn），医薬品（フラジオマイシン）などである．

2 ポイントとなる所見

①症状出現前のエピソード
②境界明瞭な浮腫性紅斑，強い痒み

　接触皮膚炎の発症部位は被髪部，顔面，眼周囲，頸部，手が多く，躯幹，上下肢などにも生じる（図7〜9）．職業性の接触皮膚炎も多く，美容師，機械工，自動車修理工などで頻発する．光接触皮膚炎は，原因物質の塗布部位に光線が照射されることによって生じる皮膚炎で，症状はアレルギー

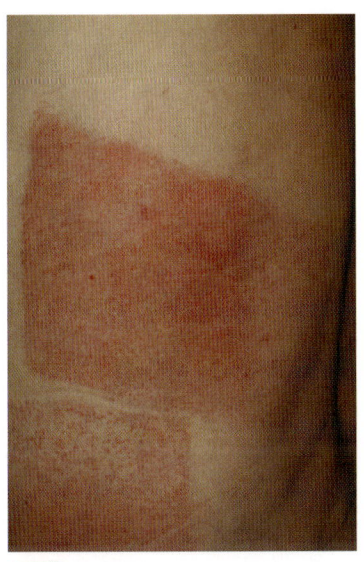

図7 貼付剤による接触皮膚炎（背部）

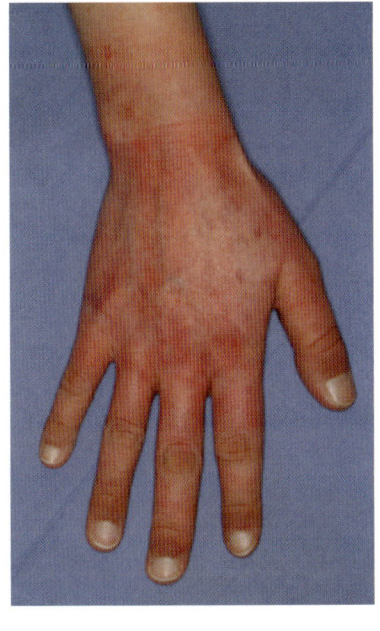

図8 手の接触皮膚炎（手袋による）
手背から前腕に境界明瞭な紅斑を認める．

性接触皮膚炎と同様であるが，境界がより鮮明である．顔面，手背，頸部などの露光部に生じやすく，原因物質としてケトプロフェンなどの報告などがある．

鑑別として，アトピー性皮膚炎，貨幣状湿疹，皮脂欠乏性皮膚炎，うっ滞性皮膚炎，脂漏性皮膚炎などの湿疹・皮膚炎がある．他に多形紅斑，ヘルペス感染症（単純ヘルペス，帯状疱疹）などがある．

3 治療と次の一手

◆ 治療

治療は，症状の強い皮膚炎の症状に対して，病変部にステロイド含有軟膏を使用する．使用する軟膏のランクは，比較的強めのものを使用し，短期間（1週間程度まで）を1日2～3回使用する．例えば体躯，四肢では，very strong rank～strong rankのステロイド外用薬を使用する．水疱やびらんなどを生じている場合には，ステロイド外用薬に亜鉛華軟膏を重層して外用すると，湿潤面を速く乾燥化することが可能である．

① 治療の基本

外用薬の種類の選択には，皮膚の性状，重症度，部位や年齢（小児，老人）などに応じて外用薬のランクの選択が必要である．また基剤に関しても，軟膏やクリーム，ローションがあるので，部位などに応じて検討する．

例えば成人の顔面で炎症症状の強い接触皮膚炎の場合に，ロコイド®軟膏（mild rank）以外にリンデロン®V軟膏（strong rank）やアンテベート®軟膏（very strong rank）などの外用薬を数日間使用することが多い．また上肢，手，躯幹などの接触皮膚炎では，マイザー®軟膏（very strong rank）などの使用によって炎症の鎮静効果がもたらされる．

痒みに対しては，非鎮静性抗ヒスタミン薬（タリオン®10 mg/錠，1回1錠，1日2回）（ザイザル®5 mg/錠，1回1錠，1日1回）を使用することで痒みが改善する．抗ヒスタミン薬は，個々の患者で眠気の程度が異なるので，これの生じる可能性や対処に関して患者に説明する．

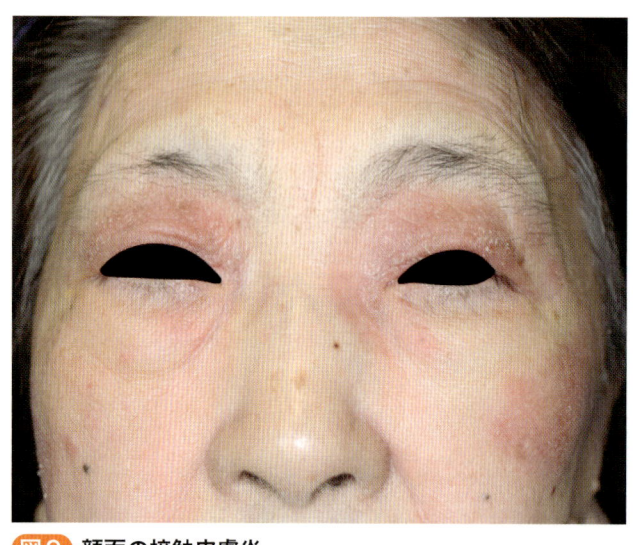

図9 顔面の接触皮膚炎
眼瞼周囲に境界明瞭な浮腫性紅斑を認める．

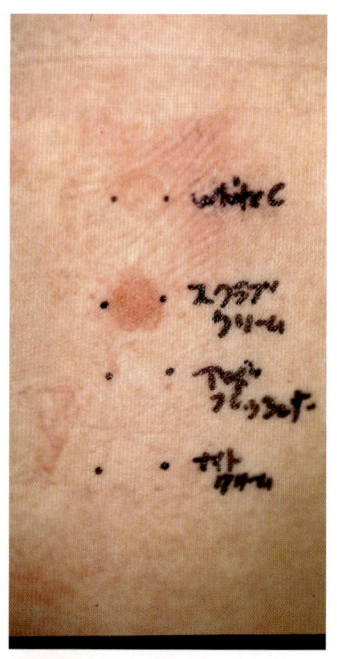

図10 パッチテストの例
貼布48時間後に貼布部位に一致した陽性所見（紅斑，丘疹）を認め，原因物質と考えられた．

接触皮膚炎の治療では，原因の検討なく漫然と長期に使用すると，皮膚炎が長期間経過しても改善しない場合もしばしばみられる．治療中に，原因物質を追究し，可能な限り原因物質を日常生活より排除するように工夫する．患者に生活で原因物質に接触しないことが根本的な治療となることを説明する．

◆ 次の一手
① ステロイド内服薬を服用する場合
　皮膚炎の症状が強い場合，外用薬のみで治療が軽快しない場合などには一時的にステロイド内服を外用療法に併用する場合がある．ステロイド内服は，通常プレドニゾロン（プレドニン®）20〜30 mg/日で数日間の短期的な投与にとどめる．

② 原因物質検索としてのパッチテスト
　接触皮膚炎の原因物質を確定するためにはパッチテスト（図10）を行う．皮膚炎発症前に患者が使用した疑わしい物質や，ジャパニーズスタンダードアレルゲンを貼付する．持参物質の希釈濃度，希釈法は被疑薬の種類により検討する．48時間貼付し，貼付より48・72時間後，1週間後に判定する．ICDRG判定に従い，紅斑，丘疹がある場合を陽性とする．

　パッチテストの施行にあたっては以下に注意する．①パッチテストの結果は，さまざまな条件で変わり，偽陽性や偽陰性を生じやすい．②パッチテストが陽性の場合の解釈として，原因か増悪因子であるかの判断を要する．③パッチテストによって，貼付物質に対する感作の生じる可能性がある．④パッチテストによって貼付部位に水疱を生じたり，色素沈着を残す可能性がある．これらの可能性に関して，施行前に患者に十分説明を行う．

4 コンサルテーション

　接触皮膚炎の診断は，特徴的な臨床症状，特定物質に触れた既往歴から疾患を推測する．

　確定診断にはパッチテスト（図10）が必要である．本疾患の根本的治療は，パッチテストでの確定診断を行い原因物質を除去することであるため，検査を含めて皮膚科専門医にコンサルテーションを行うことが望ましい．

　接触皮膚炎の治療は，ステロイド外用療法を主体とする．ステロイド外用薬を数日使用しても，皮疹が改善しない場合，原因として，治療が不十分である場合，診断が異なっている可能性などが考えられる．また発熱などの全身症状を認める場合，感染症の合併，診断として異なる疾患であることなどが考えられる．このような状況では，すみやかに皮膚科専門医にコンサルテーションを行うことが望ましい．

5 患者説明のポイント

　急性期に生じた皮膚炎をできるだけ速く鎮静化するために，ステロイド外用薬を十分に使用するよう説明する．

　接触皮膚炎の根本的な治療は，原因物質の除去である．パッチテストを行い，陽性物質に対しては日常生活で使用しないように説明を行う．また原因物質と交叉感作のある物質にも触れないようにすることを伝える．

Level 1 初級編 これだけは押さえておきたい！遭遇頻度の高い疾患

Case3 顔の紅斑，頸部，肘窩の瘙痒

宮川 史

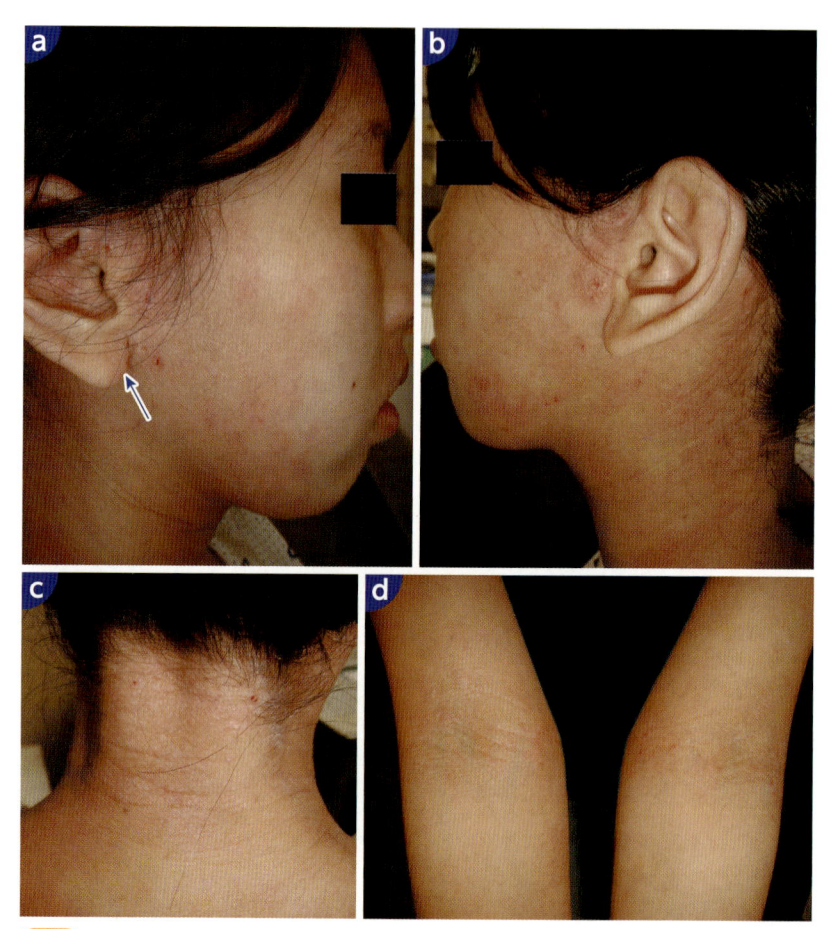

症例

図1 瘙痒を伴う紅斑，苔癬化

a, b 鱗屑を伴う紅斑，丘疹，搔破痕が顔面から頸部にかけてみられる．耳周囲には紅斑と亀裂（耳切れ；図1a ➡）がみられる．c 髪の生え際皮膚炎．頸部に苔癬化局面と紅斑，丘疹，搔破痕を認める．d 両肘窩に苔癬化局面，散在する丘疹，色素沈着がみられる．

◆**患者情報** 22歳，女性．3歳頃より皮疹が出現し，小学生の頃には軽快していた．昨年の春より顔，頸部などに瘙痒のある皮疹が生じるようになり，いったん軽快したものの，春になり再び悪化してきたため来院した．既往歴として，小児喘息，アレルギー性鼻炎がある．

スナップ診断は？▶▶▶

1 スナップ診断

アトピー性皮膚炎をまず考えるが，鑑別診断として接触皮膚炎，脂漏性皮膚炎，Kaposi 水痘様発疹症などを除外しておく必要がある．

2 スナップ診断からの 確定診断の進め方

確定診断のカギ　左右対称性の皮疹の分布，急性病変と慢性病変の混在，瘙痒，アトピー素因，幼少時発症，季節変動

1. 皮疹は瘙痒のある湿疹病変であり，左右対称性に分布していること，急性病変と慢性病変が混在していること（図1 a〜d），気管支喘息（小児喘息），アレルギー性鼻炎といったアトピー素因をもつこと，幼少時にも皮疹があり，春になると皮疹が悪化していること，皮疹が肘窩，顔，頸部等の好発部位に分布していること（図1 d），耳切れ（図1 a →）や髪の生え際皮膚炎（図1 c）といった非典型疹もみられることなどから，**アトピー性皮膚炎**を考えた．
2. 接触皮膚炎（図2）では接触源が接触した部位に一致した比較的境界明瞭な湿疹病変がみられるが，本例ではステロイド外用薬以外に明らかな接触源はなく，ステロイド外用薬塗布後は皮疹が軽快すること，皮疹の境界はあまり明瞭でないことより接触皮膚炎は否定的であった．
3. 頭部，鼻翼，鼻唇溝，頤部，前額などの脂漏部位には皮疹はみられなかったことより**脂漏性皮膚炎**（図3）も否定できる．
4. 湿疹病変上に紅暈を有する小水疱は認めず，Kaposi 水痘様発疹症（図4 a, b）の合併も否定できた．

1から4により最終的に**成人期のアトピー性皮膚炎**と診断した．

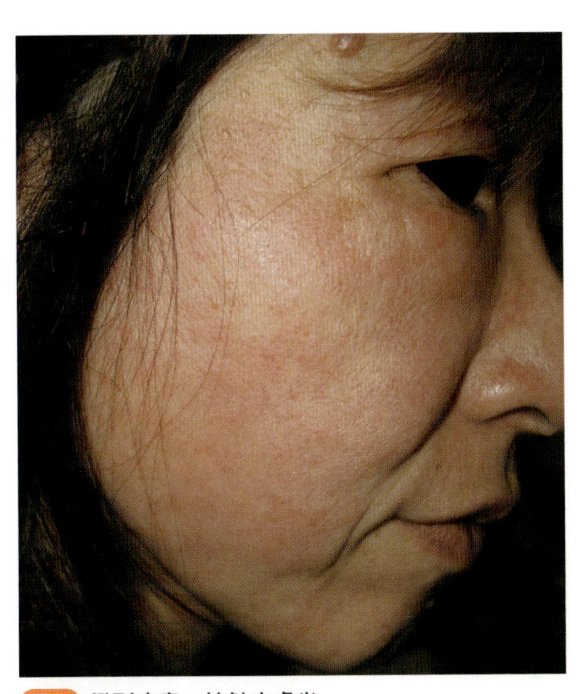

図2 鑑別疾患：接触皮膚炎
化粧品による接触皮膚炎．化粧品の塗布部位に紅斑を認める．

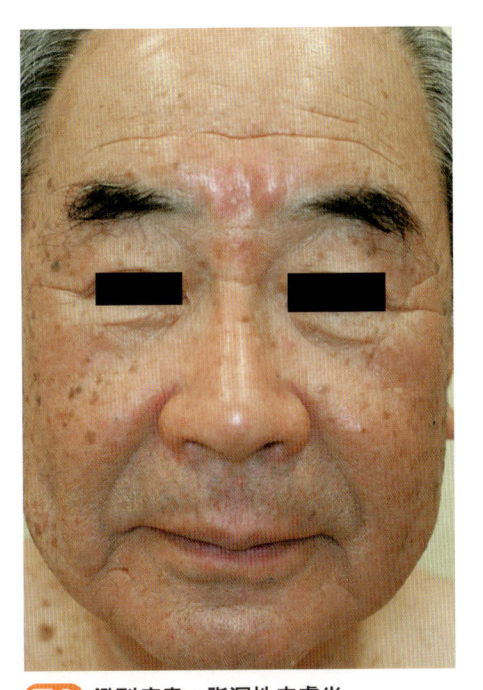

図3 鑑別疾患：脂漏性皮膚炎
鼻唇溝，頤部，前額に油脂性鱗屑，痂皮を付着した紅斑を認める．

3 治療とその後の経過

◆ 治療

ステロイド外用薬（顔：リドメックスコーワ軟膏，体幹・四肢：リンデロン®-DP軟膏，1日2回），保湿剤（ヒルドイド®ソフト軟膏，1日数回），抗ヒスタミン薬〔ジルテック®（10 mg/錠）1錠，1日1回，眠前〕の投与を行った．

◆ その後の経過

皮疹は上記の治療にてすみやかに軽快した．

4 本症例を振り返って

小児期にはいったん軽快していたが，成人期になり発症した症例である．

診断基準（表1）[1]）にある瘙痒，特徴的皮疹と分布，慢性・反復性経過の3項目を満たす典型的な臨床症状から診断は比較的容易である．

疾患をもっとよく知ろう！

1 疾患概要[2, 3]　▶▶▶ アトピー性皮膚炎

アトピー性皮膚炎は遺伝性の湿疹性疾患である．先天的な皮膚のバリア機能異常とIgEを産生しやすい素因を基盤として，後天的にさまざまな環境要因・刺激が作用して発症する．

大多数は乳児期に発症し，症状の季節的増悪をくり返しつつ，あるいは季節とは無関係な不定期悪化をくり返しつつ，慢性に経過する．その大半は幼小児期のうちに治癒するが，少数は成人期まで続く．日本皮膚科学会の診断基準（表1）[1]）によると，アトピー性皮膚炎は，増悪・寛解をくり返す，瘙痒のある湿疹を主病変とする疾患であり，患者の多くはアトピー素因をもつと定義されており，特徴的な皮膚症状，すなわち皮疹の分布，性状，経過に基づいて臨床的に診断される．皮疹はおよそ左右対称性に分布し，急性病変と慢性病変が混在する湿疹病変である．急性期には丘疹，紅斑，浮腫性紅斑，搔破によるびらんが混在する．慢性病変では浸潤性紅斑，苔癬化，炎症後色素沈着，ときに色素脱失が混在する．本症の皮疹の性状と出現部位は患者の年齢とともにかなり特徴的に変わっていくので，本症の臨床症状は乳児期，幼小児期，思春期・成人期の3期に分けて記載される．

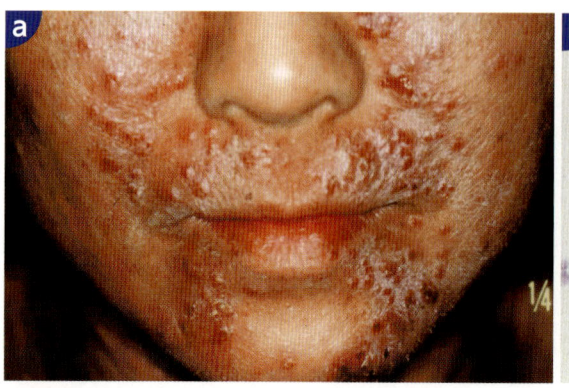

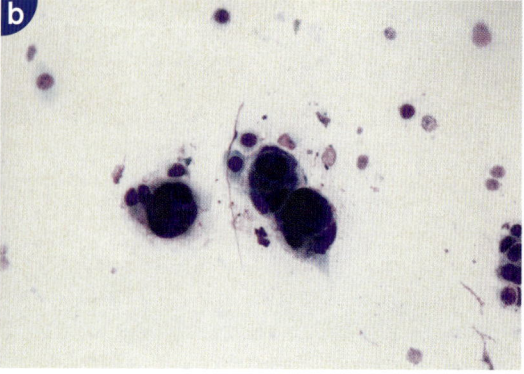

図4 鑑別疾患：Kaposi水痘様発疹症
a 中心臍窩を有する小水疱が集簇，多発している．b 水疱底の塗抹標本のGiemsa染色（Tzanck試験）でウイルス性巨細胞を認めた．

2 ポイントとなる臨床所見

◆ 乳児期(生後2カ月～2歳)
①頭部,顔面に初発し,次第に躯幹部に拡大する.
②口囲,頬部に紅斑や丘疹が出現し,浸出液を伴う湿潤性紅斑局面となることが多く,痂皮や鱗屑を付着する(図5).
③頭部では厚い痂皮を生ずる.

◆ 幼小児期(2～12歳)
①皮疹の湿潤傾向が少なくなり,乾燥性の苔癬化病巣,丘疹など慢性湿疹の皮疹が主体になってくる.
②粃糠様鱗屑が顕著となり,体幹や四肢近位部では毛孔一致性の角化性丘疹がみられ,鳥肌様の皮膚(atopic dry skin)となる.

表1 アトピー性皮膚炎の診断基準

1. 瘙痒
2. 特徴的皮疹と分布
①皮疹は湿疹病変 ・急性病変:紅斑,湿潤性紅斑,丘疹,漿液性丘疹,鱗屑,痂皮 ・慢性病変:浸潤性紅斑・苔癬化病変,痒疹,鱗屑,痂皮
②分布 ・左右対側性 　好発部位:前額,眼囲,口囲・口唇,耳介周囲,頸部,四肢関節部,体幹 ・参考となる年齢による特徴 　乳児期:頭,顔にはじまりしばしば体幹,四肢に下降 　幼小児期:頸部,四肢関節部の病変 　思春期・成人期:上半身(頭,頸,胸,背)に皮疹が強い傾向
3. 慢性・反復性経過(しばしば新旧の皮疹が混在する)
:乳児では2カ月以上,その他では6カ月以上を慢性とする.

上記1,2,および3の項目を満たすものを,症状の軽重を問わずアトピー性皮膚炎と診断する.
そのほかは急性あるいは慢性の湿疹とし,年齢や経過を参考にして診断する.
(文献1より引用)

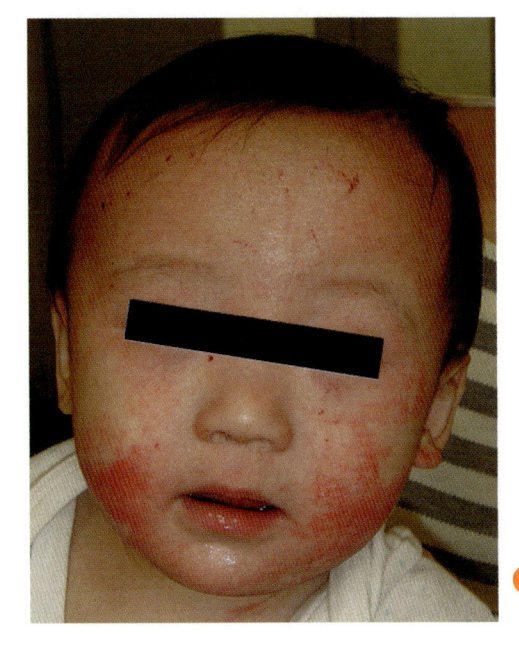

図5 顔面の紅斑,びらん(1歳,男児)

③典型例では頸部，肘窩，膝窩などの屈曲部位に苔癬化病巣が出現する（図6）．
　　④苔癬化局面内や周辺に紅色丘疹が散在し，著明な搔破痕を認める（図6）．
　　⑤体幹と四肢伸側には丘疹〜痒疹がしばしば出現する．

◆ 思春期・成人期
　　①苔癬化局面がさらに高度，かつ広範囲となり，顔面・前胸などの上半身に強い傾向がある（図7）．
　　②痒疹型もみられるようになる（図8）．
　　③重症例では，顔面のびまん性紅斑（atopic red face）（図9）が認められる．
　　④頸部から上胸部にかけてさざ波様色素沈着（dirty neck）が認められることもある．
　　⑤眉毛は外側1/3が薄くなる〔Hertoghe（ヘルトゲ）徴候〕（図9）．
　　⑥幼小児期より続いて起こる場合，幼小児期の症状がいったん落ち着いた後，この時期に発症する場合と，思春期以後に初めて発症する場合がある．

◆ 非典型疹・特殊型
　　上記の典型的皮疹の他に下記の皮疹がしばしばみられる．
　　顔面単純性粃糠疹（はたけ），耳切れ（図1a），口唇炎・口角炎，髪の生え際皮膚炎（図1c），眼瞼皮膚炎（図10），乳房湿疹，陰嚢湿疹，臀部湿疹，手湿疹，小児足底皮膚炎などを呈する．

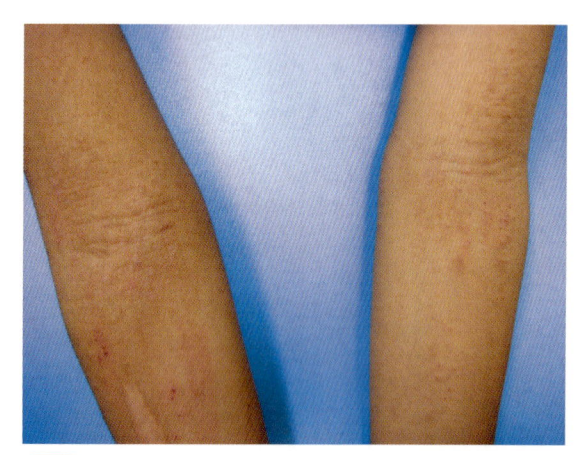

図6 肘窩の苔癬化病巣と紅色丘疹，搔破痕（9歳，男児）

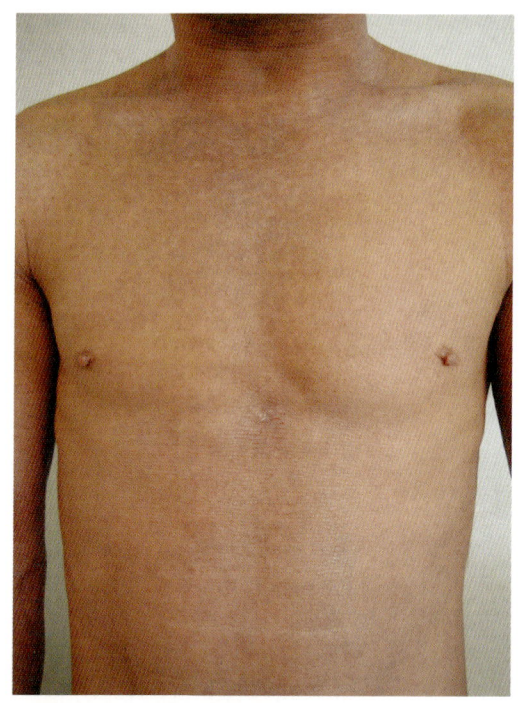

図7 上半身の苔癬化病巣（29歳，男性）

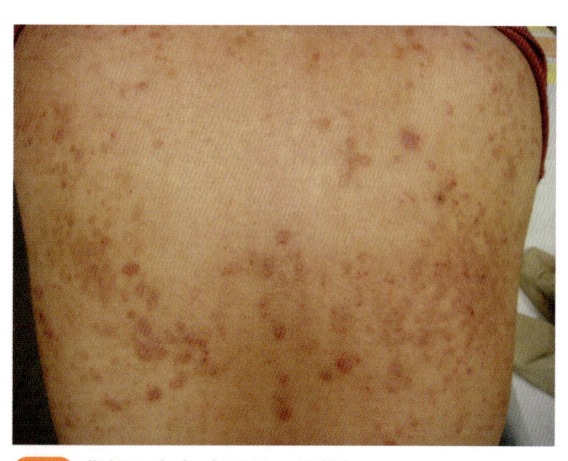

図8 背部の痒疹（29歳，男性）

3 治療と次の一手

◆ 治療[1]

アトピー性皮膚炎は遺伝的素因も含んだ多病因性の疾患であり，疾患そのものを完治させうる治療法はないため，軽く経過するよう対症的外用療法を主体とする．ステロイド外用薬が第一選択であるが，皮膚症状がきわめて軽い場合は保湿剤のみでもコントロール可能である．①炎症に対する外用療法として，ステロイド外用薬とタクロリムス軟膏を，②皮膚生理学的異常に対する外用療法・スキンケアとして保湿剤・保護剤を，③瘙痒に対しては抗アレルギー薬を補助療法として併用するのが標準的な治療法となっている．難治性の患者では，外用薬などの接触抗原，食物アレルゲン，ダニ抗原，花粉抗原，発汗，ストレスなどが悪化因子となっている場合もあり，悪化因子を可能な限り除去することも治療の基本である．

①スキンケア

本症では角層の異常に起因する皮膚の乾燥と角層のバリア機能低下を伴っているため，それらを補完する目的で，保湿剤・保護剤などでスキンケアを行う必要がある．スキンケアは炎症の再燃を有意に抑制する．

処方例）
①ヒルドイド® ソフト軟膏，ヒルドイド® ローション，白色ワセリン，1日2回

②ステロイド外用

皮疹の重症度，部位を考慮して適切なランク[1]のステロイド外用薬を選択することが重要である．高度の皮膚炎部位には薬効の強い製剤を，軽度の皮膚炎部位には薬効の弱い製剤を使用する．乳幼児，小児の場合，皮疹の重症度が重症あるいは中等症では，成人の場合より1ランク低いステロイド外用薬を使用する．顔面は薬剤吸収率が高いため，原則としてmedium rank以下のステロイド外用薬を使用する．

処方例）
A）顔：アルメタ®軟膏，キンダベート®軟膏，ロコイド®軟膏，いずれかを1日1～2回
B）体幹・四肢（軽症～中等症）：ボアラ®軟膏，プロパデルム®軟膏，リンデロン®V軟膏，いずれかを1日1～2回

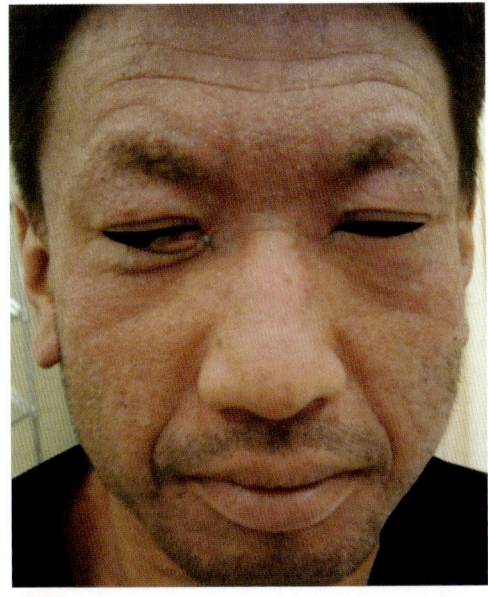

図9 顔面難治性紅斑および眉毛外側の脱毛（Hertoghe徴候）（32歳，男性）

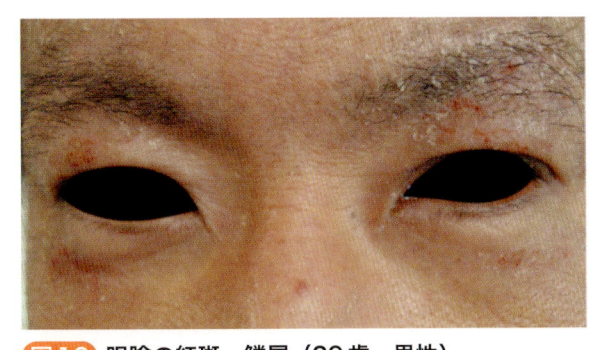

図10 眼瞼の紅斑，鱗屑（29歳，男性）
重度の眼瞼皮膚炎では，眼瞼皮膚の肥厚，線維化などにより眼瞼の内反，外反，閉瞼障害が生じる．

C) 体幹・四肢（中等症～重症）：ネリゾナ®軟膏，アンテベート®軟膏，リンデロン®-DP軟膏，マイザー®軟膏，フルメタ®軟膏，いずれかを1日1～2回
D) 頭部（軽症～中等症）：リドメックスローション，リンデロン®-Vローション，いずれかを1日1～2回
E) 頭部（中等症～重症）：アンテベート®ローション，フルメタ®ローション，いずれかを1日1～2回

③タクロリムス軟膏外用

タクロリムス軟膏は，ステロイド外用薬では治療が困難であったアトピー性皮膚炎に対しても高い有効性を期待しうる．経皮吸収の良い顔面や頸部にはきわめて有効である．

処方例）
- プロトピック®軟膏（成人用0.1％，小児用0.03％），1日1～2回

④抗アレルギー薬内服

本症は瘙痒を伴うことが特徴であり，その軽減と，痒みによる搔破のための悪化を予防する目的で，抗ヒスタミン薬または抗アレルギー薬を使用する．抗ヒスタミン薬内服の併用は，アトピー性皮膚炎の痒みを有意に抑制する．

処方例）
A) アレロック®（5 mg），アレグラ®（60 mg），タリオン®（10 mg），いずれかを1回1錠，1日2回，朝食後・眠前
B) アレジオン®（20 mg），エバステル®（10 mg），クラリチン®（10 mg），ジルテック®（10 mg），いずれかを1回1錠，1日1回，眠前（クラリチン®は食後投与）

小児の処方例）
A) アレグラ®
- 7歳以上12歳未満：1回30 mgを1日2回
- 12歳以上：1回60 mgを1日2回

B) アレジオン®ドライシロップ
   0.05 g/kg（エピナスチン塩酸塩として0.5 mg/kg）1日1回

4 次の一手

①ステロイド内服

本症の治療には原則としてステロイド内服は行わないが，広範囲の急性増悪時に短期間用いる場合がある．

②シクロスポリン内服

既存治療で十分な効果を得られない16歳以上の重症例に対しては，シクロスポリンの短期間内服療法も選択肢である．

処方例）
- ネオーラル® 3 mg/kg/日を2回に分けて投与する．8週間（最長12週間）の治療期と2週間以上の休薬期を1クールとする．

5 コンサルテーション

ステロイド外用薬で治療が困難であった場合は専門の皮膚科医に紹介するのが望ましい．タクロリムス軟膏はびらん，潰瘍面には使用できない，薬効の強さには限界があるなど，対象患者・年齢・禁忌・慎重投与などの制約を十分に理解したうえでの投与が必要になるため，専門医が処方を行うのが望ましい．

重症・難治例ではステロイド内服，シクロスポリン内服等の次の治療法の選択だけでなく，接触源等の悪化因子を同定し除去することも皮膚炎のコントロールに必要となってくる．経験の豊富な専門の皮膚科医が行うべきである．

　また本症では皮膚のバリア機能，皮膚免疫能が低下しており，感染症（Kaposi水痘様発疹症，伝染性膿痂疹）を合併しやすい．感染症は皮疹の急性増悪の原因でもあるため，感染を疑った場合，皮疹の急性増悪時には皮膚科医にコンサルトする．顔面皮疹の重症例では白内障，網膜剥離等の眼合併症が生じうるため，眼科医に紹介する必要がある．

6 患者説明のポイント

①慢性再発性の疾患であるが，適切な診断と治療で良好な状態にコントロールできる．
②入浴により皮膚を清潔に保ち，規則正しい生活をおくる．
③皮膚の感染症が生じやすいので，皮膚をよい状態に保つ．
④顔面の症状が高度な例では，白内障，網膜剥離の合併がみられることがあるので，定期的に眼科を受診する．

文　献

1) 古江増隆 ほか：アトピー性皮膚炎診療ガイドライン．日皮会誌，119：1515-1534，2009
2) 古江増隆：アトピー性皮膚炎 臨床症状，病理検査．「最新皮膚科学体系 第3巻」（玉置邦彦 総編集），pp. 42-48，中山書店，2002
3) 上原正巳：臨床症状．「アトピー性皮膚炎の臨床」，pp. 3-13，金芳堂，2003

Level 1

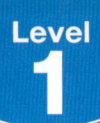

初級編 これだけは押さえておきたい！遭遇頻度の高い疾患

Case4 顔面の紅斑, 落屑

那須めい, 角田孝彦

症例1

丹毒を既往にもつ男性の顔面に生じた紅斑

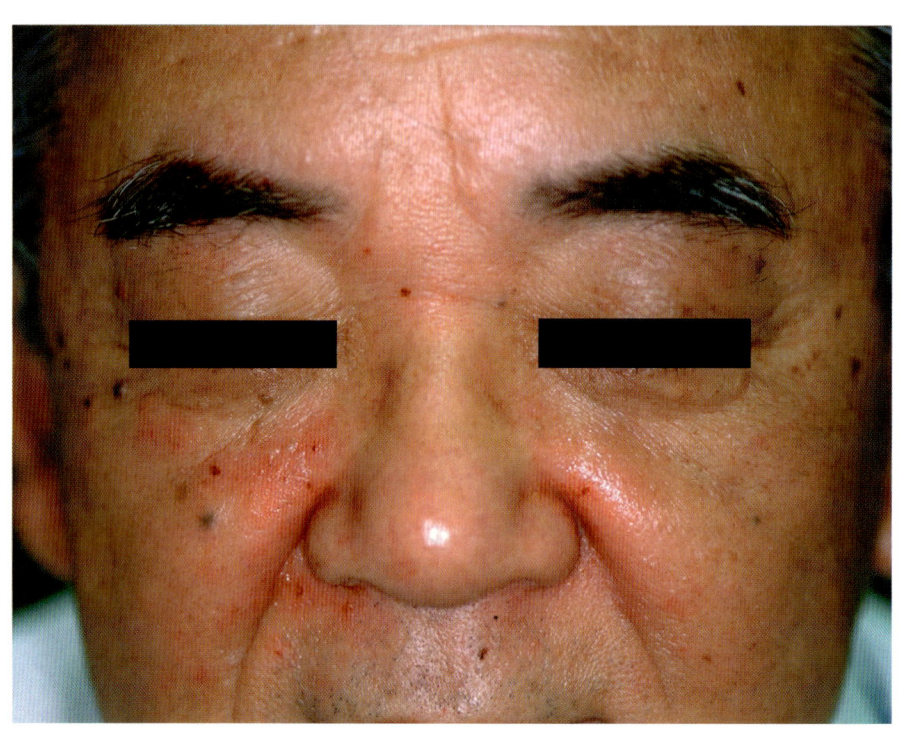

図1 鼻唇溝中心の紅斑

◆**患者情報** 60歳, 男性. 4カ月前に顔面の丹毒で入院し抗菌薬点滴で軽快した. 皮膚科入院中に糖尿病が見つかり, 内科で食事療法をして血糖のコントロールは良好である. 3カ月前に鼻尖に赤みと痛みがあり来院し, 丹毒を考え抗菌薬を1週間内服して軽快した. 今回は鼻唇溝を中心に紅斑がみられる. かゆみが少しあり. 頭にも小紅斑が散在する.

スナップ診断は？▶▶▶

症例2

顔面に紅斑，鱗屑のみられる精神科通院中の男性

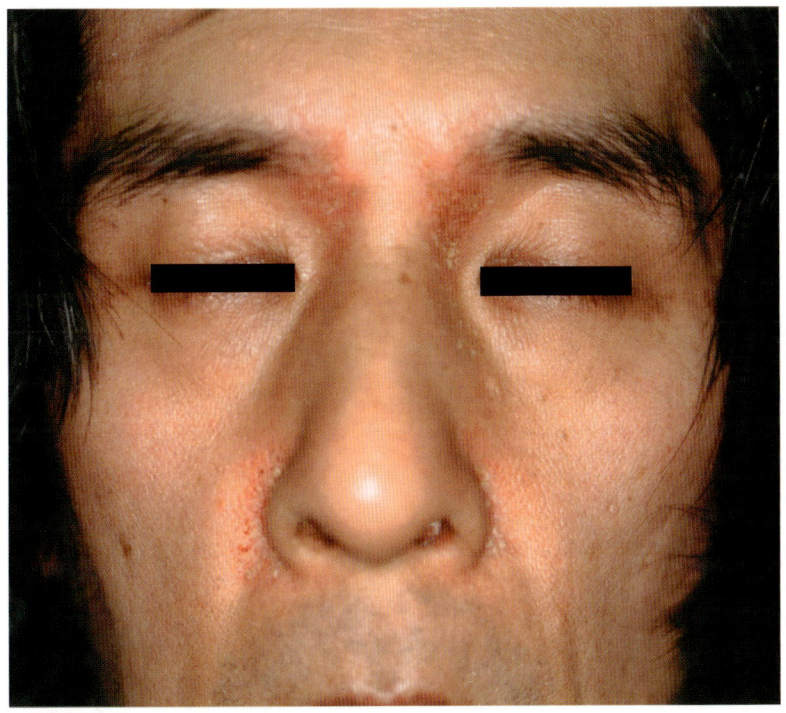

図2 鼻根部と鼻唇溝の紅斑と鱗屑

◆**患者情報** 55歳，男性．精神科病院に通院中．半年前に全身あちこちの湿疹があり外用療法で軽快した．今回は下腿潰瘍で皮膚科に紹介されたが，鼻唇溝，鼻根部，額の生え際に紅斑と鱗屑がみられる．前頭部に「ふけ」が多い．

スナップ診断は？ ▶▶▶

1 スナップ診断

皮疹の分布からまず脂漏性皮膚炎を考える．
鑑別診断として接触皮膚炎，酒さ様皮膚炎，白癬，丹毒などがあげられる．

2 スナップ診断からの 確定診断の進め方

> **確定診断のカギ** 顔の脂漏部位の紅斑，鱗屑

1. 顔の脂漏部位に皮疹がみられることからまず**脂漏性皮膚炎**を考えた．
2. **接触皮膚炎**（図3）は顔に生じやすいが接触源は特にない．
3. 顔にステロイドを長期外用すると**酒さ様皮膚炎**（図4）を生ずることがあるが，症例1，2ともにステロイド外用の既往はない．
4. 顔に**白癬**（図5）がみられることも時にあるが，真菌鏡検で白癬菌はみられなかった．
5. 顔は**丹毒**[1]（図6）の好発部位であり，その場合は紅斑に圧痛がみられるが，症例1，2では圧痛はなかった．
6. 1から5より最終的に**脂漏性皮膚炎**と診断した．

3 治療とその後の経過

◆ 治療
ビタミンB2・B6の内服とmedium rankのステロイド軟膏を1，2週間外用し，皮疹は軽快した．

◆ その後の経過
症例1はその後再発はない．症例2はコンベック®軟膏の外用をしばらく続け，皮疹は改善した．

4 本症例を振り返って

症例1は顔の丹毒を2回くり返しているので丹毒との鑑別を要した．糖尿病が発症の母地になっていたのかもしれない．症例2は精神疾患があり，石鹸などによる洗顔が不十分だったのが発症誘因と考えられた．

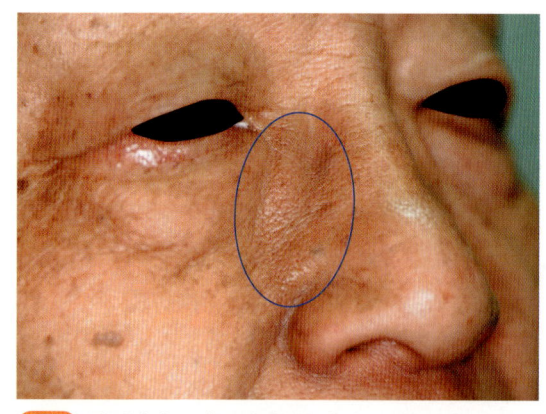

図3 鑑別疾患：鼻の右外側（○）の接触皮膚炎
パッチテストでカタリン®K点眼液が陽性．

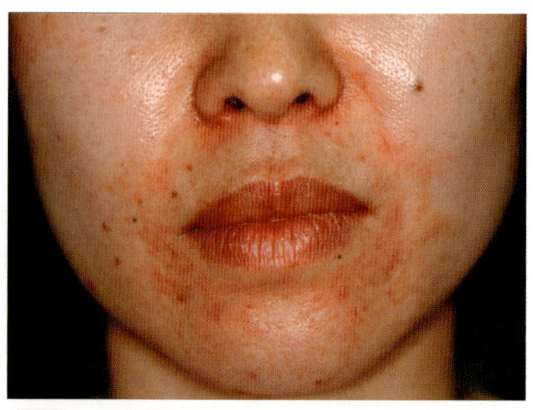

図4 鑑別疾患：ステロイド外用による酒さ様皮膚炎（口囲皮膚炎）
ニゾラール®クリーム＋キンダベート®軟膏を3カ月外用．

疾患をもっとよく知ろう！

1 疾患概要 ▶▶▶ 脂漏性皮膚炎

　脂漏性皮膚炎は頭，顔，腋窩，胸と背中の正中部，陰股部などの脂漏部位にできる湿疹をいい，皮疹は主に紅斑とやや黄色っぽい鱗屑がみられる．昭和時代の後半は頭に厚い鱗屑痂皮を特徴とする乳児脂漏性皮膚炎がよくみられたが，近年は稀となった．おそらく乳児でも頭をシャンプーや石鹸でよく洗われるようになったためだろう．成人の腋窩や陰股部の脂漏性皮膚炎は時にみられるが，日常診療でよくみられるのは顔や頭の脂漏性皮膚炎である．

　顔では鼻唇溝や眉間に紅斑，鱗屑がみられ（図7），額の生え際や口囲（図8）にも同様の皮疹がみられることがある．

　皮疹が似ている皮膚疾患としては
① 「確定診断のカギ」で述べたステロイド外用による酒さ様皮膚炎の他にプロトピック®軟膏による酒さ様皮膚炎[2]（図9）
② 化粧品（図10），植物，外用薬による接触皮膚炎

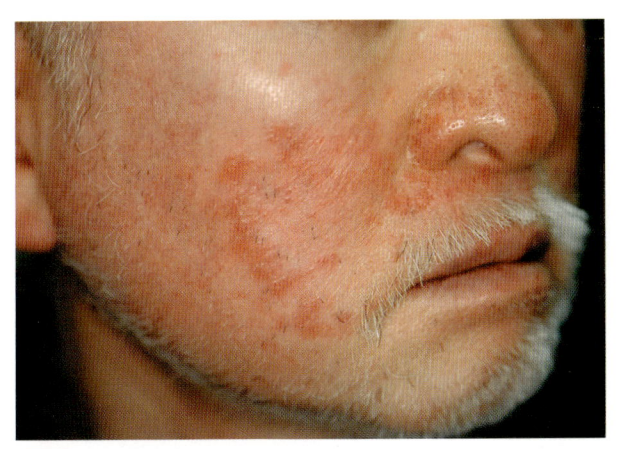

図5 鑑別疾患：顔面の白癬
紅斑の辺縁が環状になぞれる．

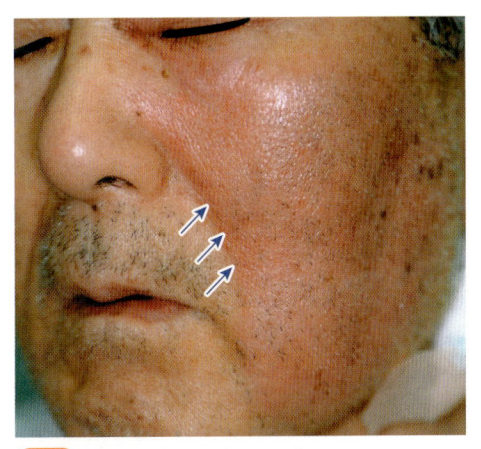

図6 鑑別疾患：顔面の丹毒
紅斑は鼻唇溝を越えない．

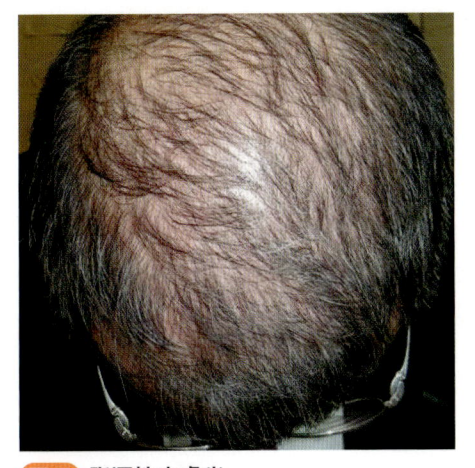

図7 脂漏性皮膚炎
頭部全体にびまん性紅斑がみられる．

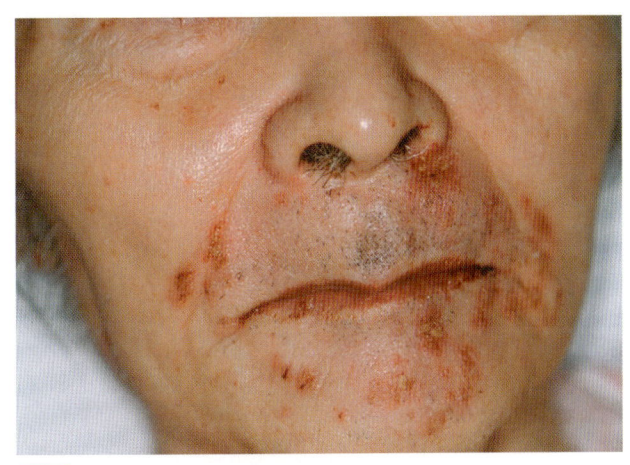

図8 鼻唇溝と口囲の脂漏性皮膚炎
認知症があり，洗顔していない．

③表在性真菌症の1つである顔の癜風（図11）
④アカツキ病（図12）
などがある．

2 ポイントとなる臨床所見

①脂漏性の落屑を伴う．
②冬期に悪化しやすい．
③鱗屑を苛性カリ・パーカーインキで鏡検すると *M. furfur* が証明されることが多い．

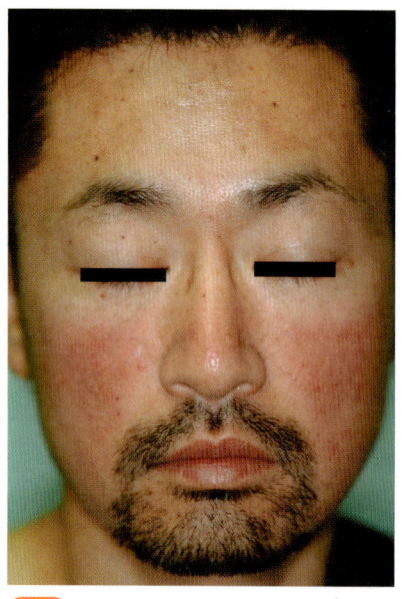

図9 鑑別疾患：プロトピック®軟膏による酒さ様皮膚炎
プロトピック®軟膏を長期外用した．ほてり感あり．外用中止で軽快した．

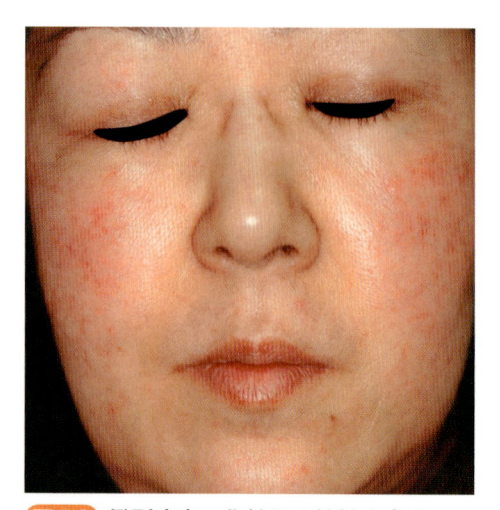

図10 鑑別疾患：化粧品の接触皮膚炎
パッチテストで香料ミックスとアロエが陽性．

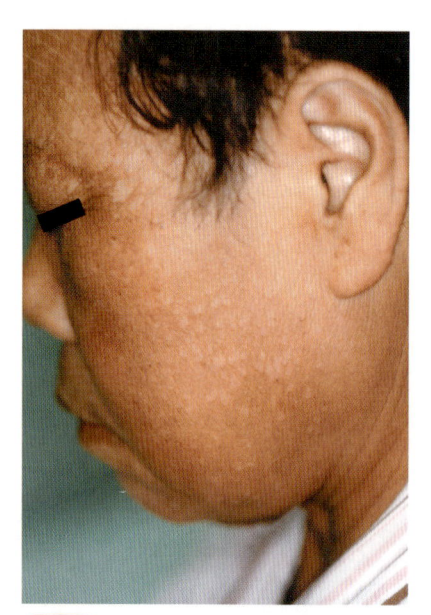

図11 鑑別疾患：顔面の癜風
真菌鏡検で癜風菌（＋）．白癜風．

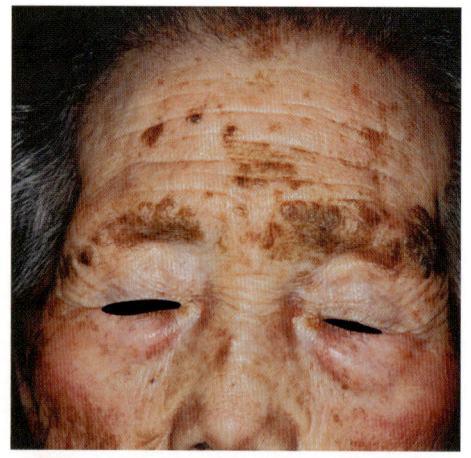

図12 鑑別疾患：眉毛部のアカツキ病
額を数カ月間水だけで洗っていた老人．

3 治療と次の一手

◆ 治療

medium rank のステロイド外用がまず行われる．通常は1，2週間で皮疹は軽快するので，その後は接触皮膚炎に気をつけながらしばらくNSAIDs外用で様子をみてもいい．10年ほど前から本症では真菌の*Pityrosporum*の関与が注目されニゾラール®クリームも保険適応となっている．

ただ抗真菌薬は効果が現れるまでにやや時間がかかることもあり，抗真菌薬とステロイドの混合外用もよく行われている．抗真菌薬は時に接触皮膚炎を生じ，ステロイドは酒さ様皮膚炎（図4）を生じることを忘れてはならない．

◆ 次の一手

本症で最も問題となるのは慢性で再発しやすいことである．

抗真菌薬入りのシャンプーや洗浄剤も維持療法としてはある程度有用であるが，長期に使用すると時に接触皮膚炎（図13）を生ずることがある．本症は昭和30年代によく研究されたが，ビタミンB6とB2が有効であることも明らかにされた[3]．近年はやや忘れられている感じもするが，ビタミンB2・B6内服も治療と再発予防に有効である．

4 患者説明のポイント

本症は慢性で再発性があるため生活指導は重要である．
①石鹸などで強くこすらずに1日2回洗顔する
②バランスのよい食事をする
③アルコールはひかえめに
④夜ふかしをしないなど規則正しい生活をおくる
⑤ステロイドや抗真菌薬を漫然と外用しない

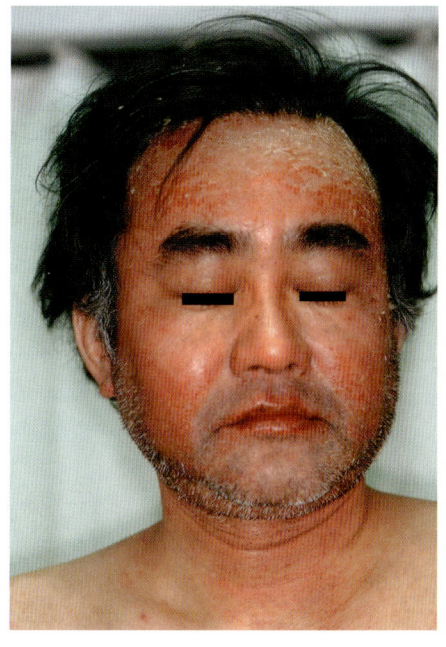

図13
鑑別疾患：フルフルシャンプーによる接触皮膚炎
フルフルシャンプーを長期間使用し発症．
パッチテストでフルフルシャンプー陽性．

文 献

1）角田孝彦 ほか：なぜ丹毒の赤みは鼻唇溝を越えないか．皮膚臨床，54：973-975，2012
2）角田孝彦 ほか：タクロリムス軟膏長期外用により生じた顔面の難治性皮疹"タクロリムス皮膚症"．山形済生館医誌，35：93-97，2010
3）角田孝彦 ほか：頭の湿疹・皮膚炎．MB Derma，66：37-42，2002

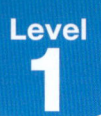

| Level 1 | 初級編 これだけは押さえておきたい！遭遇頻度の高い疾患 |

Case5　臀部の紅斑，びらん，潰瘍

齋藤 京

症例

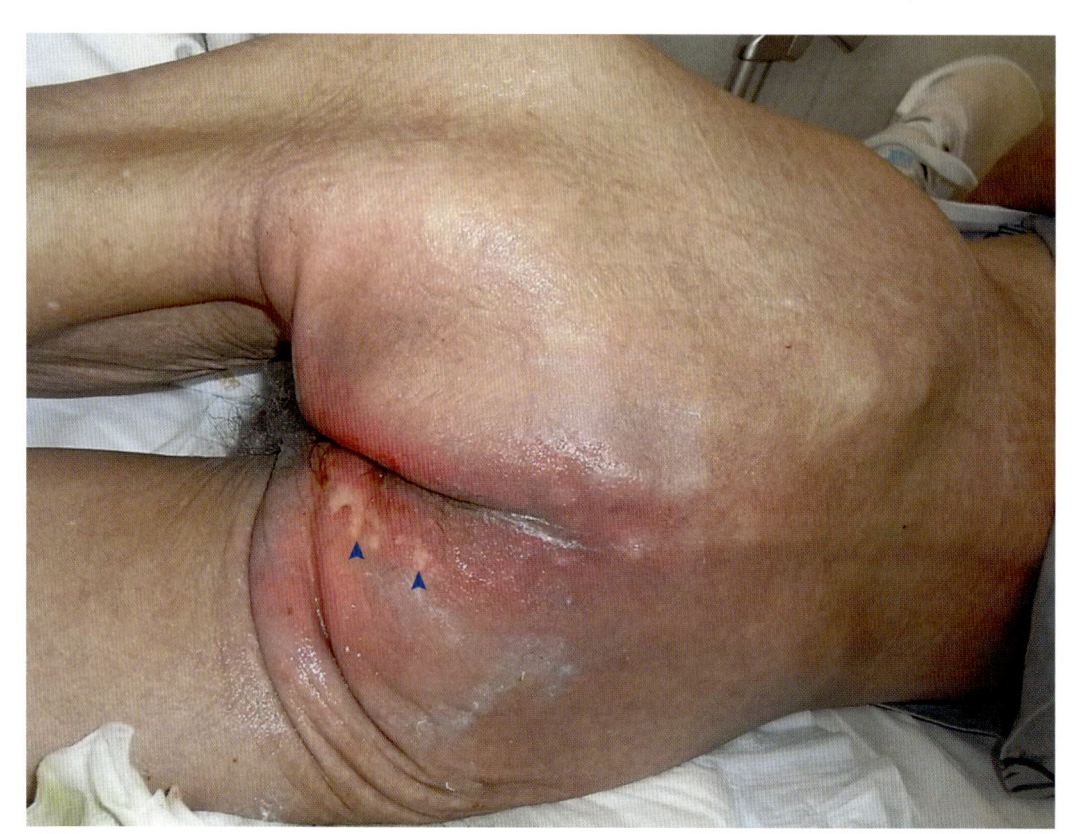

図1 臀裂を中心に紅斑，部分的に浅い潰瘍（▶）やびらん形成
潰瘍は臀裂辺縁の凸部分．

◆**患者情報**　70歳，男性．脳梗塞を既往にもち誤嚥性肺炎や尿路感染で自宅療養と入院をくり返している．普段から紙おむつを使用．このたび脱水症状を主訴に内科へ入院したが，臀部皮疹に対し皮膚科に診察を依頼された．

スナップ診断は？▶▶▶

1 スナップ診断

おむつ皮膚炎を考えるが，褥瘡や外陰部 Paget 病（図2）など，皮膚炎以外の疾患を否定する必要がある．また，カンジダなどの真菌や細菌の付着の合併の可能性，全身的に亜鉛欠乏症（図3）[1]）が潜んでいないかも念頭に入れる．

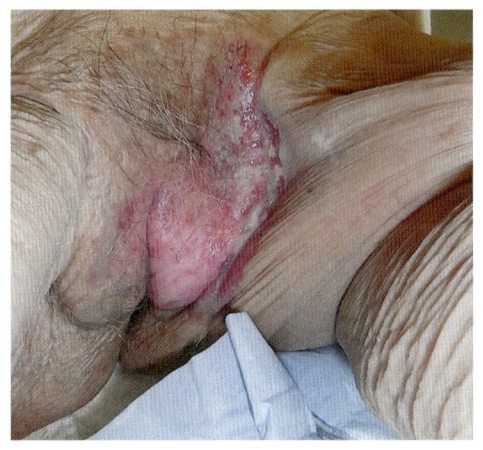

図2 鑑別疾患：難治性の湿疹として紹介された外陰部 Paget 病
びらんや紅斑の非対称性・不規則性が強い．診断は病理検査による．

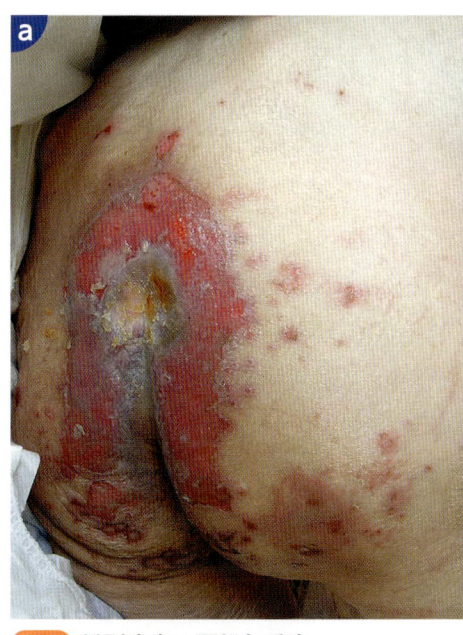

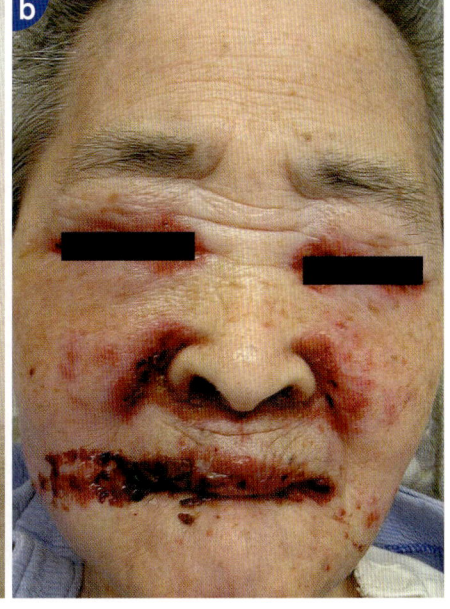

図3 鑑別疾患：亜鉛欠乏症
a 臀部はびらんの辺縁に浸軟や破れやすい膿疱がある．顔や手足など分布がおむつ内に収まらない．b 表情に生気が乏しい．亜鉛補正のない流動食摂取での発症症例であり，亜鉛補充で数日後に軽快した（劇的な治療効果も本症の特徴である）．

2 スナップ診断からの 確定診断の進め方

> **確定診断のカギ** おむつ内に限局し肛門周囲中心の分布，下痢とともに明らかに増悪した経過，真菌陰性

1. 皮疹の分布はおむつ内に限局性，肛門周囲〜臀裂や大腿付け根のしわ周囲が中心であり，症状は一部浅い潰瘍化を伴う皮膚炎である．
2. 自宅でもエアマットを使用，褥瘡予防は意識されている．普段は食事も摂取できており栄養状態は悪くなく血中亜鉛も 80 μg/dL（正常範囲：65〜110）と正常．スキンケアやおむつ交換も適度に行われている．
3. 5日前から褐色泥状の下痢となり急速に臀部の状態が悪化したことが確認されている（図4）．
4. 入院時の便検査で *Clostridium difficile*（以下CD）が検出された．創部細菌培養ではグラム陽性球菌，グラム陰性桿菌とも複数種検出されたが病原菌ではなく少量であった．KOH直接鏡検では真菌陰性であった．

以上より便刺激が主な原因である**おむつ皮膚炎**と診断した．

3 治療とその後の経過

輸液管理による脱水補正と，CD腸炎の加療としてフラジール®（250 mg）1日4錠内服を開始した．発熱は37℃台と軽度で肺炎・尿路感染の徴候もなく抗菌薬投与は行わず観察したところ，脱水は改善し下痢も徐々におさまっていた．10日間のフラジール®投与の後，軽快退院となった．

臀部局所は創の便汚染を最小限にする保護を目標とし，便汚染があったら軽く洗浄しバリケアパウダー塗布→亜鉛華軟膏を多めに塗布→肛門部にスキンクリーンコットンSCC®を手拳大にあてて皮膚への便汚染を防ぐ処置をくり返した．この処置と下痢の軽快により，退院時にはほぼ処置が不要の状態に改善した．

4 本症例を振り返って

鑑別に褥瘡や外陰部Paget病など，皮膚炎以外も一応あげるものの，臨床から否定できた．本症例はCD腸炎発症からの軟便による刺激以外の増悪因子がなく，腸炎の加療で軟便が軽快するとともに皮膚炎もすみやかに軽快し得た．CD腸炎は軟便が遷延することもあり皮膚炎が難治になりやすく，処置を根気よく行うことが重要になる．

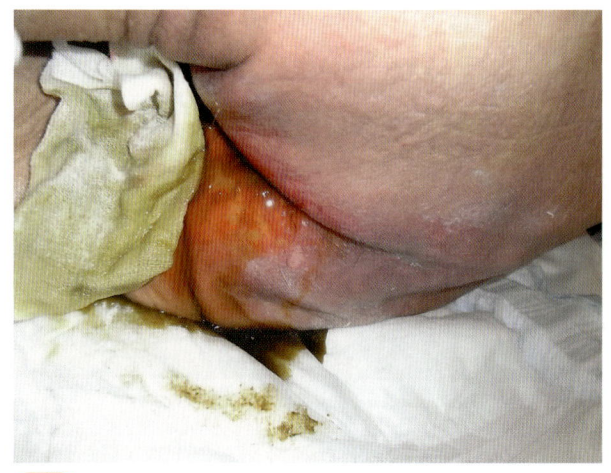

図4 褐色漿液性〜泥状の下痢便

疾患をもっとよく知ろう！

1 疾患概要 ▶▶▶ おむつ皮膚炎

おむつ皮膚炎という病名はおむつ部に一致した皮膚炎が観察された際付けられるが，基本的には接触皮膚炎の一種と解釈できる．

基本構造を考えると，紙おむつは以下のような特徴を持つ（図5）．
① 表面材は不織布などの肌触りのよいものを使用している
② 吸水材が発達しており布おむつに比較し圧倒的に吸水性が高い
③ 表面は防水材で覆われており，水を通さない
④ テープや立体ギャザーでからだに装着している

上記の①②より「使用当初は快適，それゆえつい長時間着ける傾向になる」，③より「ずっと着けていると最終的には内部が蒸れる」，③④より「正しく装着しないと刺激になりうる材料も使用している」と考えられる．

2 ポイントとなる臨床所見

診断した後に重要なのは，皮膚炎の原因となる刺激を推察し，どのような状況下で皮膚炎が生じたかの情報と照らし合わせることである．

◆ 発症状況
　A）おむつ交換や洗浄の頻度・スキンケアの内容など普段の介護の状況
　B）便性状や便の頻度・栄養状態など患者の状況

◆ 臨床所見
　1．肛門周囲や外性器周囲の凹部に症状が強いか？　逆に凸部に症状が強いか？
　2．びらんや潰瘍形成があるか？　それが凸か凹か？
　3．膿疱形成があるか？

①便刺激

付着しやすい肛門周囲や外性器周囲の凹部に症状が強い．また，下痢は特に刺激が強く凹部のみならず凸部を含めた広範囲になり，びらんや潰瘍形成を伴いやすい傾向になる（図1の潰瘍もこの要素を疑った）．

②摩擦・圧迫・尿・汗の刺激

原則としておむつが触れている部分，つまり凸部が中心となる（図6）．潰瘍は汗や尿が触れている刺激のみでは通常生じず（下痢の刺激は別格），摩擦や圧迫などの機械的刺激の要素が加わっていないかを疑う．他に注目すべきはテープやギャザーと皮疹の位置関係である．おむつの装着が正しくないとテープやギャザーによる摩擦や圧迫を生じることもある．また，おむつ辺縁がめくれ込み防水材が直接皮膚に触れるとその部分に汗の刺激を生じる．尿漏れパッド（紙おむつと同様の構造）を高齢者に使用の際，尿漏れパッドの防水材が触れている部分がやはり皮膚炎を起こすので注意が必要である（図7，8）．

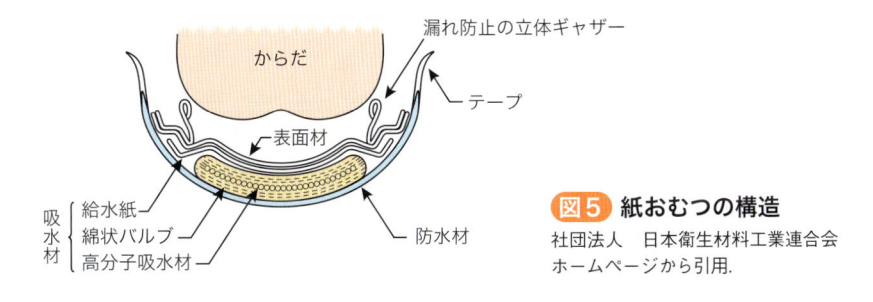

図5　紙おむつの構造
社団法人　日本衛生材料工業連合会
ホームページから引用．

③細菌や真菌の付着

　治療に抵抗性のびらんの際は細菌・真菌付着の可能性もある．また，紅斑上の膿疱（さらに，周囲皮膚の衛星病変）はカンジダ症を疑う臨床である．カンジダの要素が主となれば皮膚炎ではなくカンジダ感染症と捉えられる．その際小児のおむつ部皮膚カンジダ症は特に乳児寄生菌性紅斑（図9，10）と称され[2]，肛門周囲のみならず鼠径部や下腹部のしわの部分など凹部が病変の主となりやすい．

④過度の洗浄

　皮疹の遷延の原因に，洗浄しすぎという可能性がある．

3 治療と次の一手

◆ 治療

　刺激の原因を推測し，刺激を遠ざける工夫が治療の中心となる．おむつの交換頻度やサイズの修正だけで軽快することも少なくない．

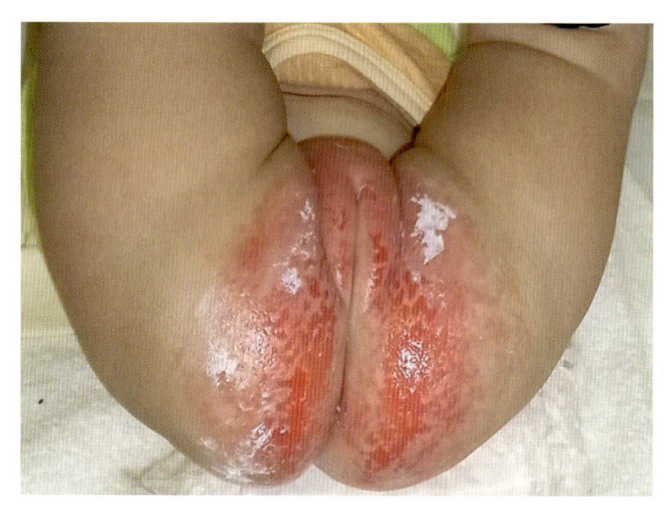

図6 おむつの交換頻度が不足して生じたおむつ皮膚炎
凸部が中心の分布となっている．この症例は便汚染の程度が軽く，びらん形成は強いが潰瘍形成までには至っていない．

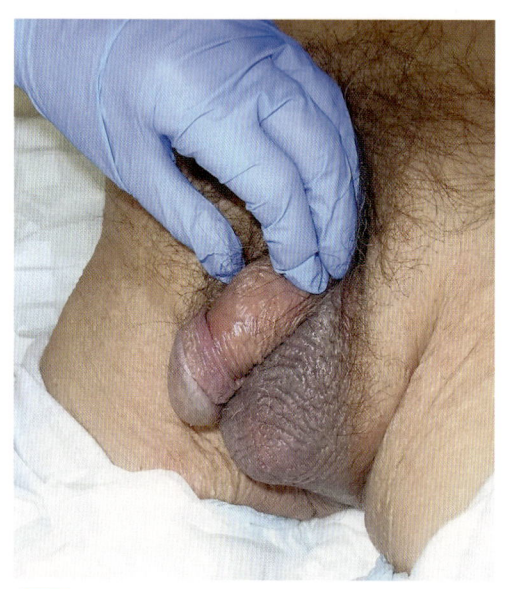

図7 陰嚢に慢性的な皮膚炎を生じている

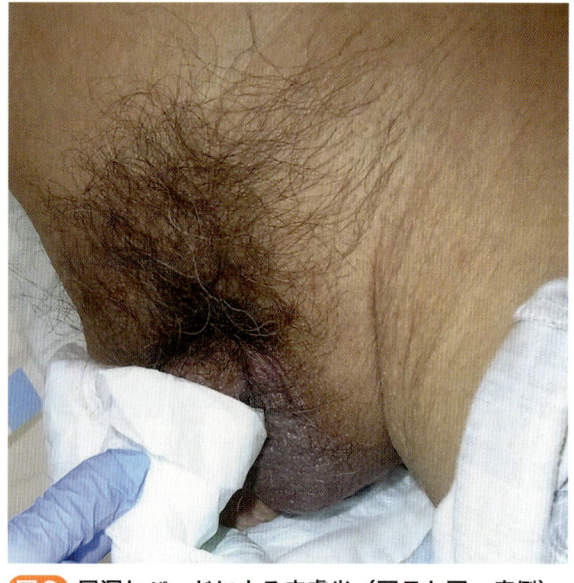

図8 尿漏れパッドによる皮膚炎（図7と同一症例）
おむつの中の尿漏れに対し尿漏れパッドを図のごとく陰茎に当てており，その表面の防水材が陰嚢に常に触れていた．

①皮膚の表面保護：軽度であればワセリンや亜鉛華軟膏，アズノール®軟膏が一般的であるが，ストーマケア用の皮膚保護パウダーがよいときもある[3]．下痢の際は亜鉛華軟膏（たっぷりぬって皮膚を保護）→スキンクリーンコットン（毛細管現象で便が紙おむつに吸収されるのを促す）を行うことが多い[3]．

②下痢用の紙おむつ商品（表面材や吸収材を工夫し，下痢の便でも吸収しやすい）も市販されている．

③カンジダ付着があれば，抗真菌薬外用．その際，クリームが刺激になり軟膏がよりよいときもある．

④感染徴候がなければ軽快を促すためにステロイド外用を併用することもあるが，外陰部でありmedium rankまでに留め，1週くらいまでの一時的使用とするか，週2日位までの使用に収めたい．

⑤陰部洗浄の頻度に決まりはない．しかし，洗う頻度をあえて抑える（洗うのは1日数度にし，あとはベビーオイルや肛門清拭剤で拭き取る程度にする）ことが有効な場合もある．

4 次の一手・コンサルテーション

ある加療を行った後の観察が重要であり，試行錯誤しながら軽快をめざすことになる．その際，抗真菌薬やステロイド外用は臨床を修飾してしまうので，数度の工夫で思わしくない場合は一度皮膚科に相談すべきタイミングと考える（KOH直接鏡検での真菌の確認ができない場合はなおさらである）．また病変は陰部というプライベートパーツであり，おむつ皮膚炎の診断が正しいか否かの根本的な問題が潜んでいる可能性も忘れてはならない．

5 患者説明のポイント

疾患の性質上，普段処置をしているキーパーソンとの連携が重要である．

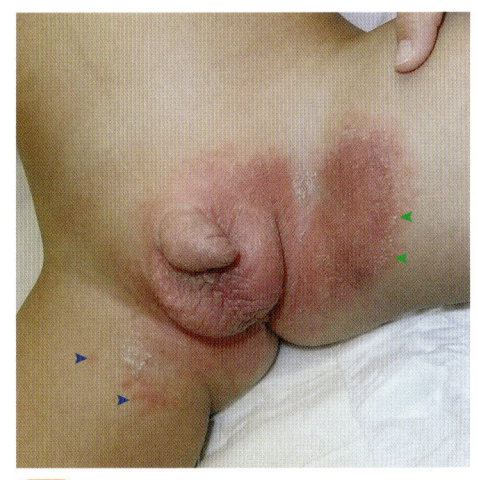

図9 鑑別疾患：乳児寄生菌性紅斑
紅斑の辺縁に小膿疱（▲）〔右大腿には衛星病変（▲）あり〕を伴っている．この症例の分布は凸凹の優位性がはっきりしていない．

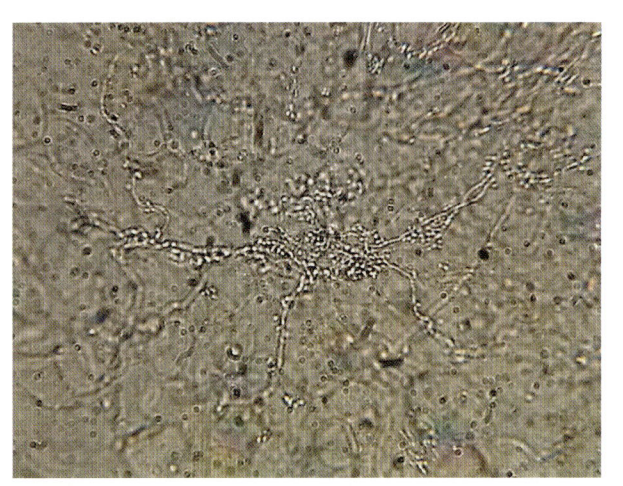

図10 鑑別疾患：KOH直接鏡検でのカンジダ陽性所見
仮性菌糸とその周囲の分芽胞子の小集団．

文　献

1) 齋藤　京，馬場あゆみ：亜鉛欠乏症の1例．臨床皮膚科，62：717-719，2008
2) 馬場直子：小児のプライベートパーツ皮膚病変．MB Derma，152：55-58，2009
3) 松村由美：おむつ皮膚炎・汗疹・多汗症．MB Derma，164：15-19，2010

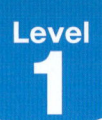

Level 1 初級編 これだけは押さえておきたい！遭遇頻度の高い疾患

Case6 再発する顔面の水疱

小野文武

症例

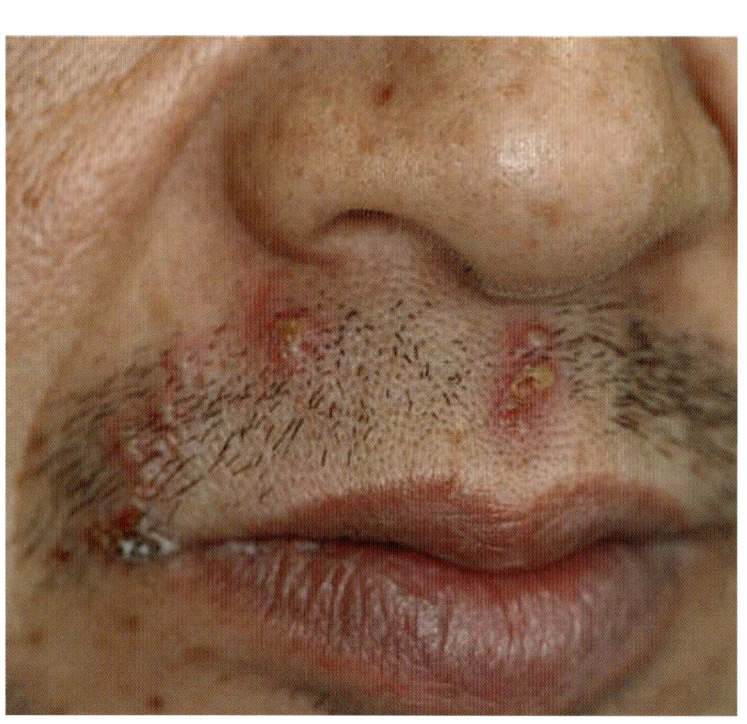

図1 上口唇周囲の紅斑，水疱
人中から右口角に紅斑，水疱，膿疱がみられる．

◆**患者情報** 52歳，男性．5日前から上口唇周囲にピリピリとした違和感があった．3日前から同部位に紅斑，小水疱が出現したため，受診．同様の症状が年に数回生じる．1週間前に炎天下でゴルフをした．既往歴に特記事項なし．

スナップ診断は？ ▶▶▶

1 スナップ診断

再発性の単純ヘルペスをまず考えるが，鑑別疾患として帯状疱疹，ヘルペス性歯肉口内炎，Kaposi水痘様発疹症，固定薬疹，伝染性膿痂疹などを除外しておく必要がある．

2 スナップ診断からの 確定診断の進め方

> **確定診断のカギ**　皮疹出現前にピリピリ，ムズムズ等と表現される神経症状（前兆）の存在と比較的限局した紅斑，小水疱の集簇（疱疹），膿疱の存在

1 口唇周囲に限局性に生じた紅斑，水疱，膿疱が混在した病変から，再発性の**単純ヘルペス**が考えられた．また過去に再発をくり返していること，誘因として紫外線の曝露歴（1週間前にゴルフをした）があることも診断に有用な所見である．

2 人中から右口角にかけて，限局した紅斑，水疱がみられることから三叉神経第2枝領域に生じた**帯状疱疹**との鑑別が重要となる．

- 帯状疱疹の初期病変では紅斑，水疱が限局性にみられることがあり（図2），単純ヘルペスとの鑑別が臨床的に困難な場合がある．しかし帯状疱疹では皮疹出現前に強い前駆痛を伴う傾向にあり，また早期からアロディニア（通常，痛みを感じない軽微な刺激に対して疼痛が誘発される）や知覚異常などの症状を呈することがある．
- 帯状疱疹では同部位に再発をくり返すことは稀であるため，既往歴の聴取は重要である．
- 三叉神経第2枝の帯状疱疹は上顎神経の支配領域であり，硬口蓋などに水疱，びらんを伴うことがある（図3）ため，**口腔内病変の有無は診断に有用な所見**となる．
- 下口唇や下顎部も単純ヘルペスの好発部位であり，同様に帯状疱疹との鑑別を要するが，この部位は三叉神経第3枝（下顎神経）の支配領域となり，帯状疱疹では皮膚症状以外に舌病変を伴うことがある（図4）．
- 単純ヘルペスウイルス（herpes simplex virus：HSV）による初感染は，ヘルペス性歯肉口内炎として生じる（図5）．詳細は疾患概要にて述べる．
- **Kaposi水痘様発疹症**はHSVが経皮感染し，播種状に拡がる水疱，膿疱，びらん，痂皮の混在した皮疹が特徴的であり，発熱，リンパ節腫脹などの全身症状を伴う（図6）．初感

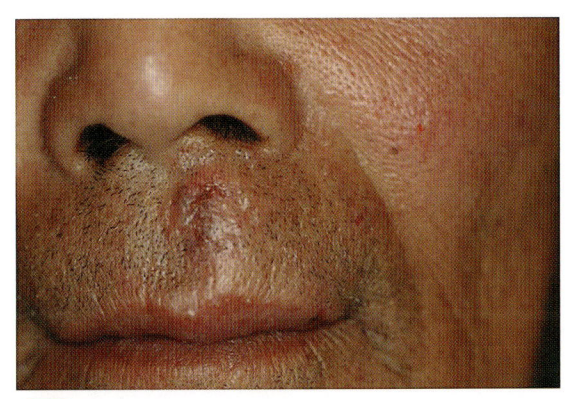

図2 鑑別疾患：帯状疱疹
人中部，上口唇左側に小水疱の集簇がみられ，上口唇は腫脹を伴う．

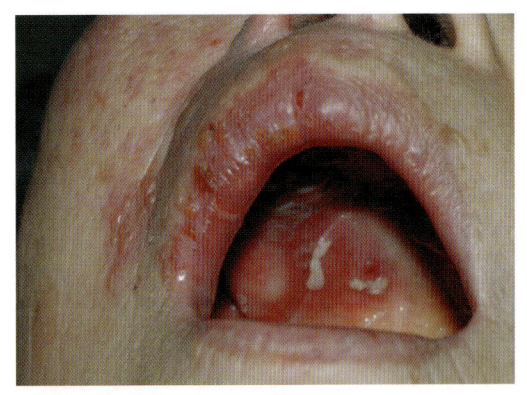

図3 鑑別疾患：帯状疱疹の口腔内病変（三叉神経第2枝領域）
皮膚症状とともに右硬口蓋，軟口蓋に水疱，びらんを認める．

染，再活性化のいずれでも生じうるが，アトピー性皮膚炎などの皮膚バリア機能の低下した患者に好発する．

- **固定薬疹**は特定の薬剤を摂取するたび同じ部位に皮疹が生じる薬疹である（図7）．口唇，陰部などの粘膜皮膚移行部に好発し，紅斑，色素沈着，水疱を形成することがあるため，時に単純ヘルペスとの鑑別が必要であるが，再発の状況と薬剤摂取歴の関係や皮膚症状にヘルペスウイルス感染症に特徴的な中心臍窩がみられないことから鑑別できる．
- **伝染性膿痂疹**は角層で増殖した黄色ブドウ球菌や化膿性連鎖球菌による細菌感染症であり，夏季に幼小児で好発するが，成人に生じることもある（図8）．水疱性病変は中心臍窩がなく，弛緩性であり，びらんや痂皮が混在することから鑑別できる．

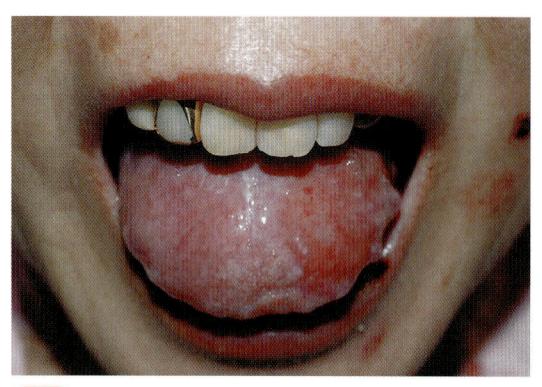

図4 鑑別疾患：帯状疱疹の舌病変（三叉神経第3枝領域）
皮膚症状とともに舌左側にびらんを認める．

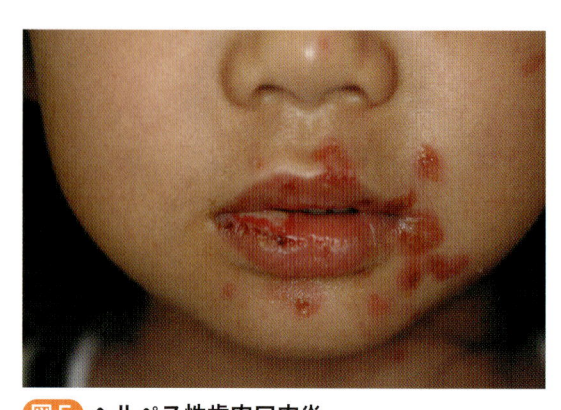

図5 ヘルペス性歯肉口内炎
口唇，口囲に多発性の水疱，びらんを認める．

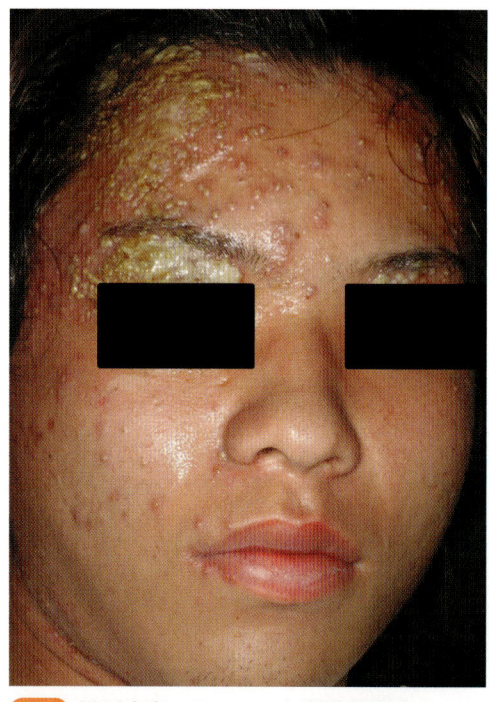

図6 鑑別疾患：Kaposi水痘様発疹症
顔面に水疱，膿疱が多発しており，一部は膿海を形成している．

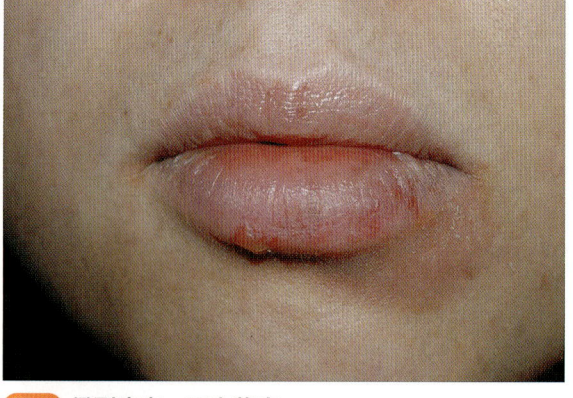

図7 鑑別疾患：固定薬疹
下口唇左側に色素沈着と水疱を認める．

3. 一般的な検査として，手技が容易で迅速に行える **Tzanck test**（水疱底部の細胞を擦過しプレパラートに塗抹して，Giemsa染色を行う）がある．単純ヘルペスの場合，ウイルス性多核巨細胞が観察される（図9）．外来で短時間に施行可能であり有用な検査であるが，帯状疱疹との鑑別は不可能である．

- 両者の鑑別を要する場合は抗HSV-1，抗HSV-2モノクローナル抗体または抗VZVモノクローナル抗体を用いた蛍光抗体法によるウイルス抗原検査を行うことで，両者の鑑別が可能である．欠点として口腔などの粘膜病変で感度が低い傾向にあり，また膿疱や痂皮での検出率も低いため，判定には注意が必要である．
- 血清学的検査に関しては，抗HSV IgM抗体が陽性であれば単純ヘルペスの初感染の診断に有用である．再発性の単純ヘルペスでは抗HSV IgG抗体の有意な変動がみられず，診断確定に寄与しないことが多い．
- 血清学的にHSVの型判定を行う必要がある場合には，HSVの糖タンパクglycoprotein G（gG）に対する型特異的なELISA法（gG ELISA法）が有用である．伝染性膿痂疹との鑑別には，水疱内容物の細菌培養やGram染色が有用である．

本症例ではTzanck testでウイルス性多核巨細胞が確認され，ウイルス抗原検査にてHSV-1抗原が陽性であった．血清学的な検索は未施行であるが，臨床経過からHSV-1による再発性の**単純ヘルペス**と診断した．

3 治療とその後の経過

◆ 治療

抗ウイルス薬として，バラシクロビル塩酸塩を投与した．外用薬として二次感染の予防を目的としてバラマイシン®軟膏を外用した．

◆ その後の経過

バラシクロビル塩酸塩内服3日目に皮疹の痂皮化が始まり，内服5日後には皮疹は完全に痂皮化した．

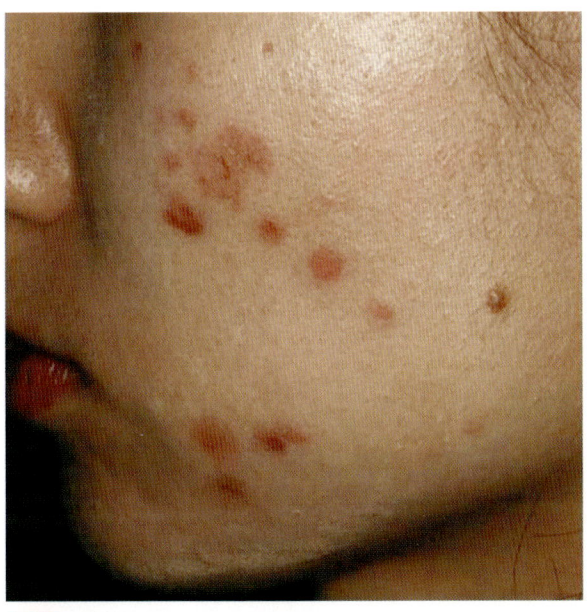

図8 鑑別疾患：伝染性膿痂疹
左頬部に弛緩性水疱とびらん，痂皮が多発する．

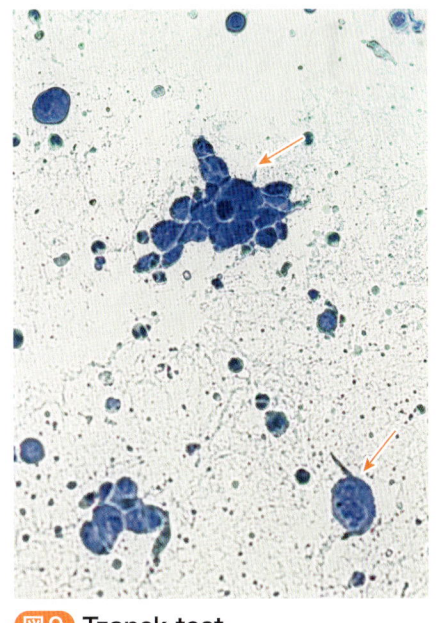

図9 Tzanck test
ウイルス性多核巨細胞（→）を認める．

4 本症例を振り返って

再発性の単純ヘルペスは日常診療で最も多く遭遇する皮膚ウイルス感染症の1つである．再発の頻度ならびに誘因と前兆の有無を聴取し，鑑別疾患との区別をすることが重要となる．本症例では，再発の誘因として紫外線の曝露が考えられるため，ゴルフなど直射日光に長時間当たる場合にはサンスクリーンを行う，日傘を使用するなどの対策を指導した．また本症例では発症後3日経過しているため，前兆～皮疹出現早期の治療が望ましいことを説明した．

疾患をもっとよく知ろう！

1 疾患概要 ▶▶▶ 単純ヘルペス

単純ヘルペスはHSV-1またはHSV-2による感染症であり，口唇周囲に生じる単純ヘルペス（口唇ヘルペス）はほとんどが1型による．HSVの初感染は不顕性感染が多いが，一部では発熱とともに口腔粘膜や舌にびらんを生じるヘルペス性歯肉口内炎を発症する．小児期に好発するが，近年の成人におけるHSV-1に対する抗体保有率は50％前後と考えられており，成人発症のヘルペス性歯肉口内炎は稀ではない．初感染後に神経節内に潜伏感染したウイルスは発熱，紫外線，疲労などさまざまな誘因で再活性化し，再発性の単純ヘルペスとして発症する．

2 ポイントとなる臨床所見

①皮疹出現前にピリピリ，ムズムズ等と表現される神経症状（前兆）
②限局性に出現する紅斑，小水疱の集簇
③再発の既往と頻度

3 治療と次の一手

◆ 治療

本症はHVSによる感染症であり，早期の抗ウイルス薬の投与が第一選択となる．いずれの抗ウイルス薬もHVSの増殖抑制に有効であり，早期投与が重要となる．ビダラビンやアシクロビルの外用抗ウイルス薬は治癒までの日数を減らすことができるが，内服薬に比べ効果は劣る．

① 抗ウイルス薬

アシクロビルやバラシクロビル塩酸塩の内服が一般的であるが，アシクロビルのプロドラッグであるバラシクロビル塩酸塩の効果が優れる．バラシクロビル塩酸塩は服用回数が少ないためアドヒアランスも良好である．注意点としてこれらの抗ウイルス薬はいずれも腎排泄性の薬剤であるため，腎機能障害患者に対しては用量調整が必要である．

処方例）
・バラシクロビル塩酸塩（バルトレックス®錠500 mg）1回1錠，1日2回，5日間
・アシクロビル（ゾビラックス®錠200 mg）1回1錠，1日5回，5日間

② 外用抗ウイルス薬

処方例）
・ビダラビン軟膏（アラセナ-A軟膏3％）適量を1日1～4回外用
・アシクロビル軟膏（ゾビラックス®軟膏5％）適量を1日数回塗布

◆ 次の一手

　　再発性の単純ヘルペスでは通常，抗ウイルス薬内服開始3日目までに水疱の新生が止まる．薬剤耐性ウイルスの存在は非常に稀であり，抗ウイルス薬の効果が乏しい場合は，鑑別診断にあげた疾患を中心とした診断の見直しを要する．頻回の再発をくり返し，患者に前兆の自覚がある場合には皮疹出現前の前兆期に抗ウイルス薬を内服開始するpatient-initiated therapy（患者が開始する治療）の有用性が確認されているため，なるべく早期の受診を促すことも一考である．

4 コンサルテーション

　　疲労，紫外線，ストレスなどの誘因を回避しても，頻回の再発が回避できない場合には宿主の免疫機能の低下が存在する場合がある．膠原病などの自己免疫性疾患，悪性腫瘍，感染症に関する精査について，当該専門施設へのコンサルテーションを考慮する．

　　またKaposi水痘様発疹症の既往がある患者ではアトピー性皮膚炎など基礎疾患のコントロールが重要であるとともに，眼周囲に単純ヘルペスが再発する場合には，HSVによる結膜炎や角膜炎などの眼感染症に留意が必要であり，眼科医へのコンサルテーションを考慮する．

5 患者説明のポイント

①神経節内に潜伏感染した単純ヘルペスウイルスが再活性化して生じるウイルス感染症である．
②紫外線の曝露など再発の誘因が明らかであれば，対処策を講じる．
③治療は抗ウイルス薬の内服加療が第一選択であり，特に早期病変に効果が高い．

Level 1 初級編 これだけは押さえておきたい！遭遇頻度の高い疾患

Case 7　片側性の水疱，紅斑，びらん，潰瘍

成田多恵

症例

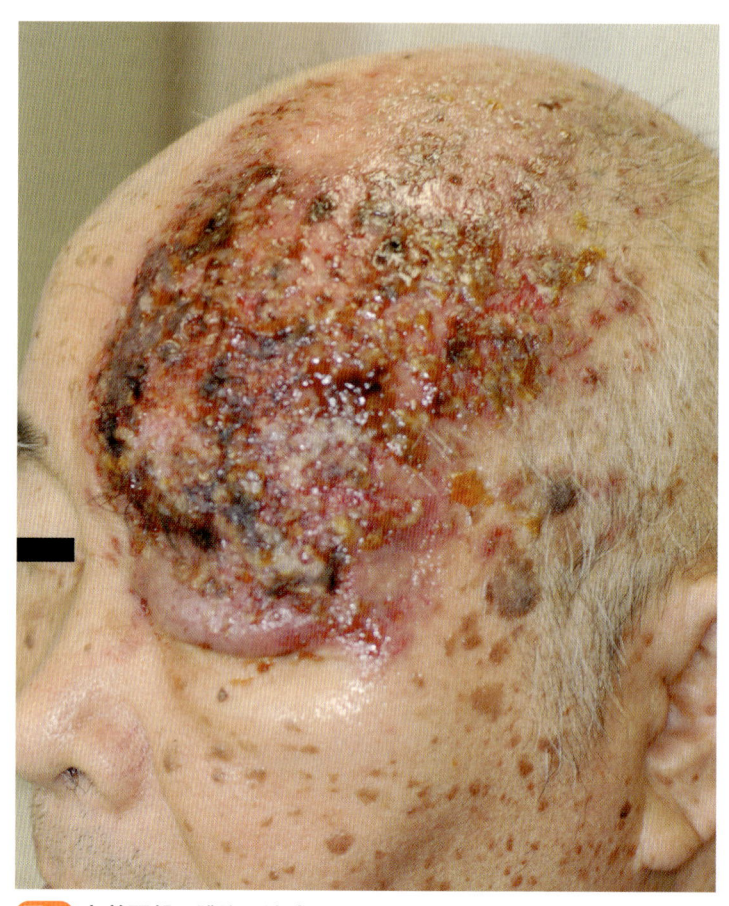

図1 左前頭部の膿胞，潰瘍
左前頭部，三叉神経第1枝支配領域に限局した水疱，膿痂，びらん，潰瘍と左上眼瞼は腫脹し，開眼不能となっている．軽度の疼痛あり．

◆**患者情報**　82歳，男性．糖尿病の既往あり．6日前より左顔面に水疱が出現，抗ウイルス薬を内服したが急速に膿疱を形成し潰瘍化し，右上眼瞼腫脹と全身に散発する水疱（汎発疹）を伴っていた．

スナップ診断は？▶▶▶

1 スナップ診断

帯状疱疹を考える．鑑別診断として丹毒，水痘，接触皮膚炎，血管肉腫などを除外する必要がある．

2 スナップ診断からの **確定診断の進め方**

> **確定診断のカギ**　神経支配領域に一致した片側性の水疱，紅斑，びらん，潰瘍の存在

1. 三叉神経第1枝支配領域に一致し，複数の水疱，紅斑，びらん，潰瘍が存在し，第一に**帯状疱疹**を考えた．
2. **丹毒**は水疱，潰瘍は伴わない（図2）．**血管肉腫**は紫斑や紅斑が主体の病変で腫瘤を伴うが，通常疼痛は伴わない（図3）．神経支配領域に沿う皮疹分布より**接触皮膚炎**も除外される（図4）．
3. 皮疹の出現から4～5日後に水痘に類似した汎発疹が出現した．ただし，**成人水痘**の汎発疹は顕著であり（図5 a, b），発熱や全身のリンパ節腫脹を伴う．
4. 線状に配列する水疱の場合には**毛虫皮膚炎**も鑑別にあげられる（図6）．
5. 眼合併症の有無を眼科にて精査したところ，ヘルペス性角結膜炎などの眼病変はなかった．
6. 血液検査所見では，CRP 1.8 mg/dL，HbA1c 6.6 %と軽度上昇，白血球は6,220/μL，その他の検査値は正常範囲内であった．

1から6により最終的に**帯状疱疹**と診断した．

3 治療とその後の経過

高齢，糖尿病合併，汎発疹の出現，抗ウイルス薬内服が無効のため，入院しビダラビン（アラセナ–A）300 mgを1日1回4時間かけて5日間点滴静注した．左上眼瞼の腫脹などから丹毒の合併も考え，セファゾリン（セファメジン®）1 gを1日2回点滴静注した．頭部は，シャワー，石けん

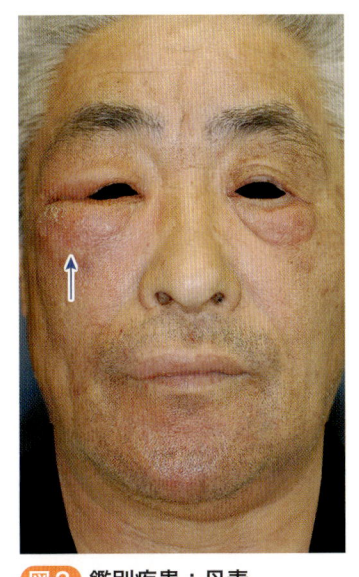

図2 鑑別疾患：丹毒
左右上下眼瞼の腫脹，右頬部の浸潤を伴う紅斑（→）．

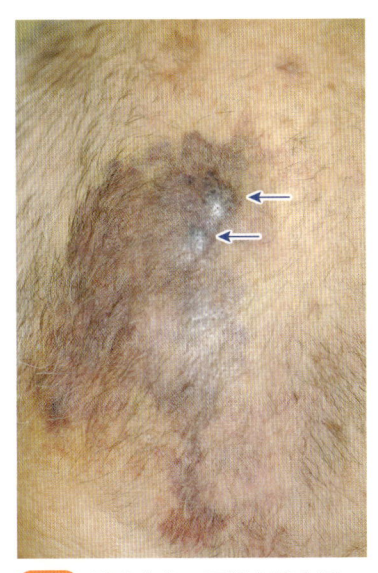

図3 鑑別疾患：頭部血管肉腫
右前頭部の境界不鮮明な紫斑，紅斑，暗紫色結節（→）．

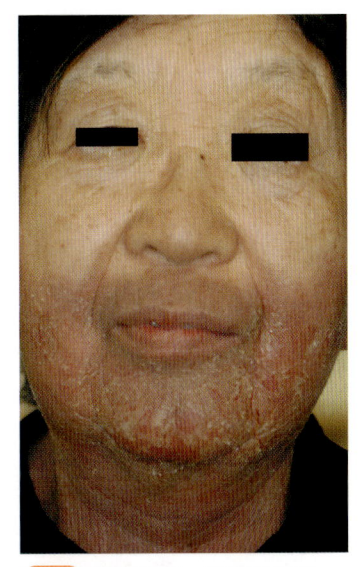

図4 鑑別疾患：接触皮膚炎
非ステロイド系消炎外用部位に一致して境界明瞭な紅斑，びらん，落屑．

洗浄の後，スルファジアジン銀（ゲーベン®）を外用した．退院時には病変部は一部の潰瘍を残してほぼ上皮化した（図7）．

4 本症例を振り返って

基礎疾患を有する例や，高齢者では少数の汎発疹を伴うことがある．

びらん，潰瘍がある症例で，同側の顔面の紅斑，腫脹が著しい場合には，二次感染による丹毒の合併を考えて抗ウイルス薬の全身投与に加えて抗菌薬を投与する．

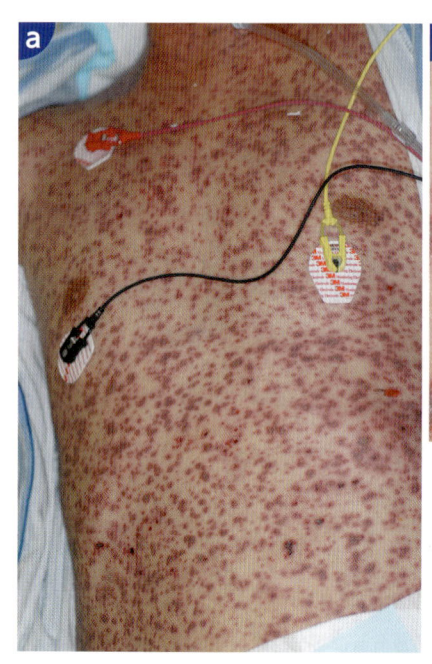

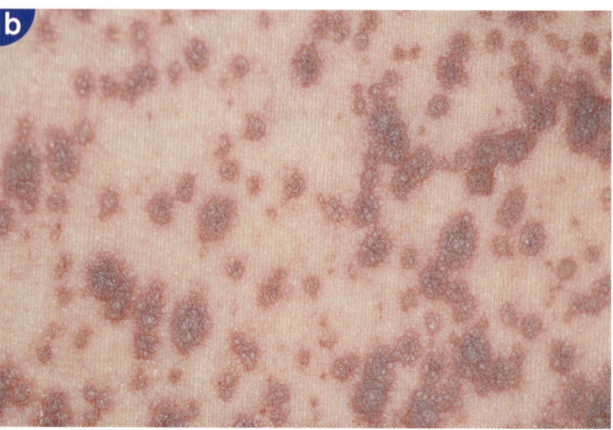

図5 鑑別疾患：成人水痘
（播種性血管内凝固症候群合併例）
a 全身の赤紫色調の紫斑を伴う水疱が多発．b 紫斑を伴う水疱の拡大所見．膿疱化してきている．

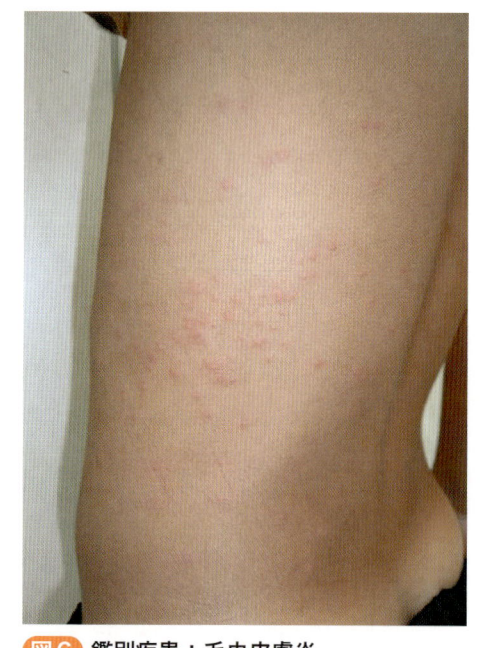

図6 鑑別疾患：毛虫皮膚炎
8歳男児．鑑別診断は限局性なら帯状疱疹，体幹多発なら水痘があがる．

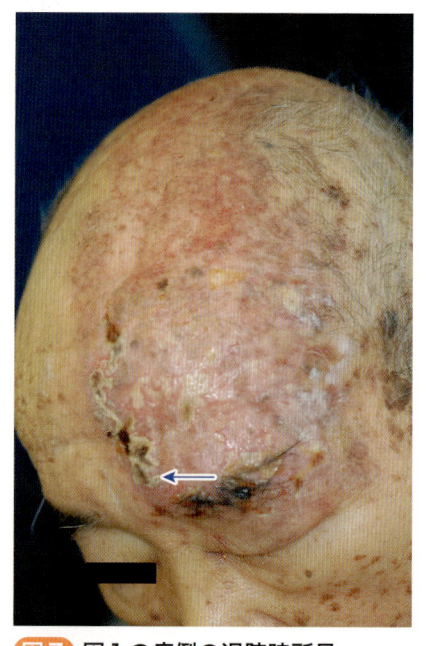

図7 図1の症例の退院時所見
病変部は一部の壊死組織を有する小潰瘍（→）を残してほぼ上皮化した．

疾患をもっとよく知ろう！

1 疾患概要 ▶▶▶ 帯状疱疹

帯状疱疹は水痘と同じ水痘・帯状疱疹ウイルス（varicella-zoster virus：VZV）の再活性化により生じるウイルス感染症である．水痘に罹患後，VZVは知覚神経を伝わって神経節の細胞に感染し，数年から数十年の潜伏感染後に再発する．再発の症状は水痘とは異なり，いくつもの疱疹（ヘルペス）が体の左右どちらかの神経支配領域に一致して帯状に配列し（図8），神経痛様の疼痛を伴う．高齢者では後遺症として帯状疱疹後神経痛が残ることがある．

2 ポイントとなる臨床所見

①神経支配領域に一致した皮膚に，いくつかの疱疹が帯状に配列するのが特徴．通常左右どちらか一方で，神経のレベルは1～3の連続した領域である（図8）．

②発疹の出る数日前から疼痛が続き，浮腫性の紅斑が生じる．その後紅斑上に小水疱が形成される．周囲に紅斑（紅暈）を伴った中心臍窩を有する小水疱がみられる（図9）．皮疹の新生は5日程度続き，やがて痂皮を形成し2～3週間で治癒する．

③重症な場合，水疱が融合傾向，壊死性となり潰瘍化する（図1）．この場合は瘢痕と帯状疱疹後神経痛を残す可能性が強い．

④Tzank testが迅速（15～20秒）に結果が出る便利な検査法である．水疱蓋を切り取って水疱底をスライドグラスに塗抹し，室温で乾燥させて塗抹標本を作る．これをメタノール固定後Giemsa染色すると，周囲の白血球より2～4倍程度の大きさの単核ないし多核のウイルス性巨細胞がみられる（図10）．筆者は簡易迅速染色液キット（ディフ・クイック®，シスメックス社製）を用いている．

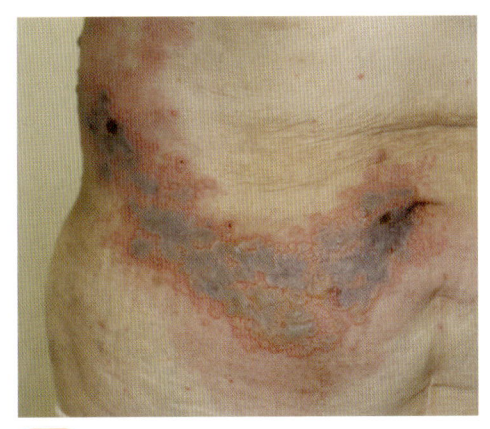

図8 帯状疱疹典型例
腹部，第10胸髄神経領域（Th10）病変．支配神経領域前面に紅暈を伴った小水疱が多発，融合．紫黒色調の壊死性水疱もみられる．

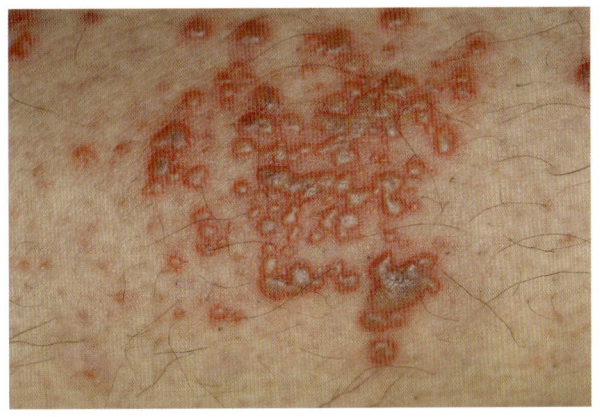

図9 帯状疱疹典型例（拡大像）
周囲に紅斑（紅暈）を伴った中心臍窩を有する小水疱が集簇して配列している．

3 治療と次の一手

◆ 治療

後遺症である帯状疱疹後神経痛，神経麻痺，瘢痕などの発生予防のために，早期の抗ウイルス療法を中心とした治療を開始することが望ましい．

① 抗ウイルス薬の全身投与

腎障害などの副作用の他に腎障害のある患者または腎機能低下患者では精神神経系の副作用であるアシクロビル脳症が現れることがあるので，クレアチニンクリアランス値を指標とした用法・用量の調節を行う．

処方例）
① バラシクロビル（バルトレックス®）500 mg/錠，1回2錠，1日3回7日間内服
② ファムシクロビル（ファムビル®）250 mg/錠，1回2錠，1日3回7日間内服
重症の皮疹，基礎疾患により免疫機能低下を伴うもの，発熱や激しい頭痛，嘔吐，運動麻痺を伴うものは点滴静注の適応となる．
③ アシクロビル（ゾビラックス®）5 mg/kg　1日3回，8時間ごとに1時間以上かけて7日間連日点滴静注
④ ビダラビン（アラセナ-A）300 mg　1日1回2～4時間かけて5日間連日点滴静注

② 外用療法

あくまでも抗ウイルス薬の全身投与が基本であり，局所療法は併用治療である．

処方例）
① 抗ウイルス薬の全身投与を行わない場合には，抗ウイルス外用薬のビダラビン（アラセナ-A）軟膏を1日3～4回塗布する．
② 接触痛の軽減のために，白色ワセリン，あるいはジメチルイソプロピルアズレン（アズノール®）軟膏などを1日1回ガーゼにのばして塗布する．
③ 潰瘍を呈した場合には，抗潰瘍外用薬〔スルファジアジン銀（ゲーベン®）〕を1日1回ガーゼにのばして塗布する．

③ 疼痛管理

急性期の疼痛（発症～2週間後）に対して，非ステロイド性抗炎症薬を用いる．
副腎皮質ステロイドには強い抗炎症作用があり，その全身投与は急性期の疼痛軽減に有効である．プレドニゾロン換算で30～60 mg/日から開始し，漸減しながら2週間前後で中止する．

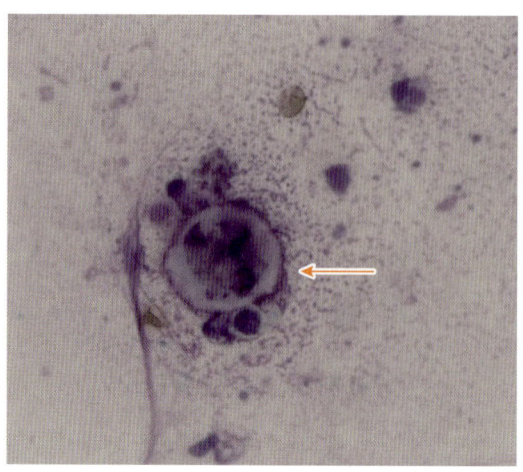

図10 Tzank test（病変部の水疱底のGimza染色）所見
周囲の白血球より2～4倍程度の大きさのウイルス性巨細胞（→）がみられる．

処方例）
① ロキソプロフェン（ロキソニン®）1回1錠　1日3回内服

高齢者，腎不全患者の場合は，アセトアミノフェン（カロナール®）300 mg/1回1～2錠 1日3回内服とする．

慢性期の疼痛（2週間以降～）に対して，
② プレガバリン（リリカ®）75 mg/カプセル　1回1カプセル　1日2回内服，適宜増減．
③ トラマドール塩酸塩／アセトアミノフェン配合錠（トラムセット®）1回1錠　1日4回内服，適宜増減．
④ 三環系抗うつ薬：アミトリプチン（トリプタノール）10 mg/錠　1回1錠　1日3回内服より開始，適宜増減する．
⑤ ビタミンB12：メコバラミン（メチコバール®）500 μg/錠　1回1錠　1日3回

1 st line；①
2 nd line；③（急性期の疼痛に対して使用），発症1～2週以降②を併用し，①，③は適宜漸減する．

◆ 次の一手

抗ウイルス薬内服で急速に症状が悪化する場合には，入院して抗ウイルス薬点滴静注の適応となる．

4 コンサルテーション

顔面の三叉神経第1枝領域での帯状疱疹では，ヘルペス性結膜炎，角膜炎などの眼合併症を伴うことがある．ごく稀に急性網膜壊死などを生じて失明に至ることもある．特に鼻背に皮疹が生じた場合には眼合併症が高率に生じるため（Hutchinson徴候），眼科にコンサルテーションする．

顔面の三叉神経第1枝領域では外眼筋麻痺，耳介部では顔面神経麻痺と内耳障害を合併する（Ramsay Hunt症候群）ため，早期の抗ウイルス薬治療開始とステロイド全身投与が必要である．

仙骨部の帯状疱疹，すなわち外陰部領域の帯状疱疹では膀胱直腸障害がみられ，尿閉が起こることがあり，バルーンカテーテル留置が必要になることもある．すみやかに皮膚科，耳鼻科医，泌尿器科医等の該当専門科へのコンサルテーションを行う．

5 患者説明のポイント

① 帯状疱疹は疼痛を伴う疾患である．通常は1カ月以内に疼痛は軽快するが，年齢，基礎疾患，皮疹の程度などによっては疼痛が長期に残ることがある．
② 抗ウイルス薬投与後にすみやかに症状が改善するわけではなく，効果が現れるまで1～2日程度かかる．
③ 患部を暖めることで痛みが和らぐため，全身状態のよい患者では風呂やシャワーは積極的に勧めてよい．
④ 帯状疱疹は，皮疹部からウイルスが水痘として伝染する可能性がある．すでに水痘に罹患した者や水痘ワクチンを接種した者には伝染しない．
⑤ 高齢者には腎不全予防のため水分摂取を励行するよう勧める．

Level 1

初級編 これだけは押さえておきたい！遭遇頻度の高い疾患

Case 8　瘙痒を伴い多発する足の水疱

加藤卓朗

症例

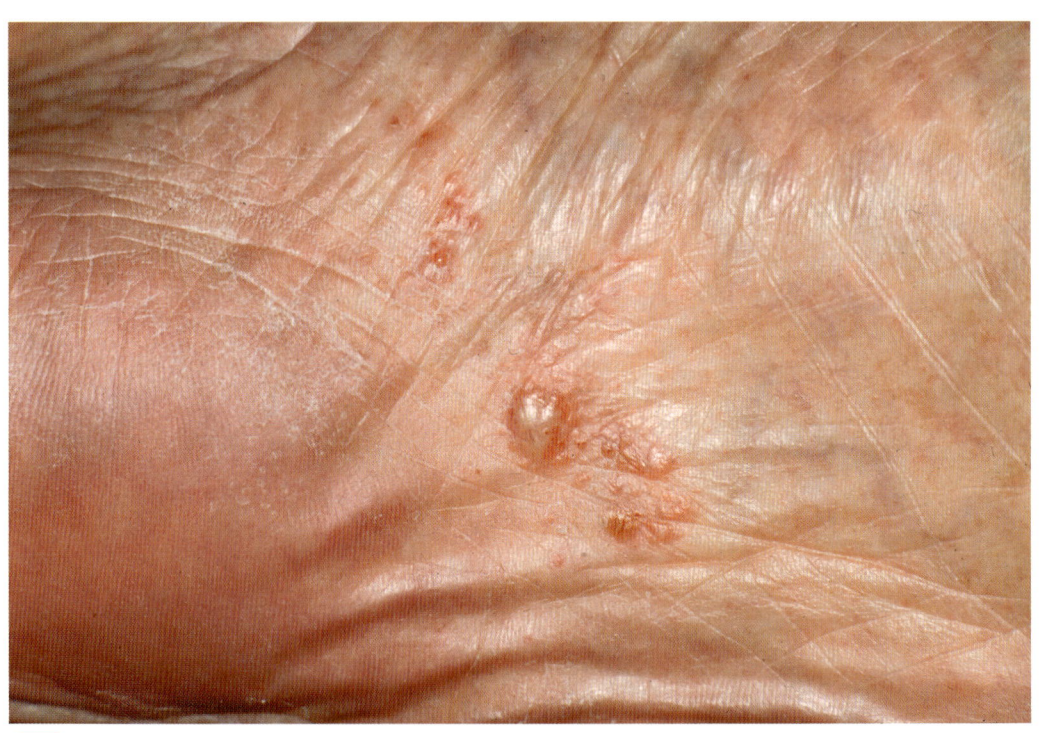

図1　足底に多発する水疱
左土踏まずに大小不同, 融合傾向のある緊満した小水疱と小膿疱が多発する鱗屑を伴う紅斑を認め, 瘙痒がある.

◆**患者情報**　82歳, 男性. 高血圧の治療を受けているが, 特に全身的な症状はない. 1カ月くらい前から左足底に瘙痒を伴う皮疹を生じたため皮膚科を受診した. 左土踏まずに大小不同, 融合傾向のある緊満した小水疱と小膿疱が多発する鱗屑を伴う紅斑を認めた（図1）.

スナップ診断は？ ▶▶▶

1 スナップ診断

足白癬（水虫）をまず考えるが，鑑別診断として，掌蹠膿疱症，接触皮膚炎，掌蹠角化症，汗疱などを除外する必要がある．

2 スナップ診断からの 確定診断の進め方

> **確定診断のカギ**　直接顕微鏡検査で菌要素を確認

1. 病変の部位が土踏まずで，水疱が多発し，瘙痒を伴うことから**足白癬**（水虫）を考えた．
2. **掌蹠膿疱症**は無菌性の膿疱や水疱が多発する紅斑を呈する（図2）．足白癬と比較した特徴は，①膿疱や水疱は比較的均一である，②鱗屑とともに痂皮や血痂が目立つ，③瘙痒は足白癬より軽度のことが多い，④足底のみならず手掌にも生じる，⑤足白癬と同じく，慢性・難治性だが，経時的に悪化や寛解をくり返す，⑥胸肋鎖骨部などに疼痛を生じることがある，などである．
3. **接触皮膚炎**は融合傾向のある水疱や漿液性丘疹が密に多発した瘙痒を伴う浮腫性紅斑を呈する（図3）．境界が比較的鮮明である．水疱は大小不同である．原因物質の塗布歴や着用歴がある，などが相違点である．使用した抗真菌薬による接触皮膚炎が足白癬に合併することもある（図4）．

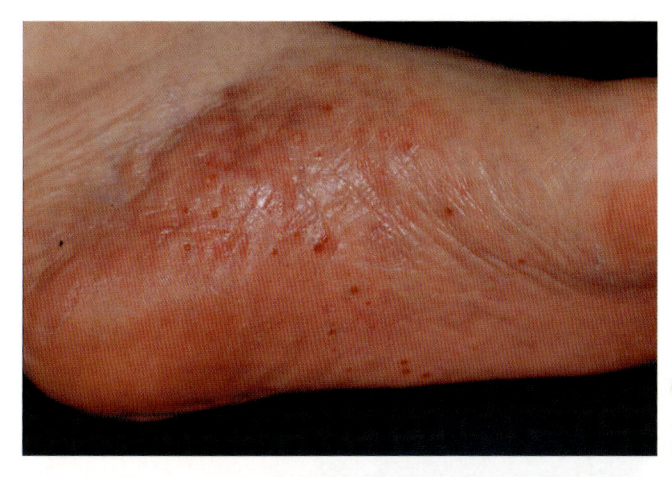

図2 鑑別疾患：掌蹠膿疱症
比較的均一な無菌性の膿疱や水疱が多発する紅斑．

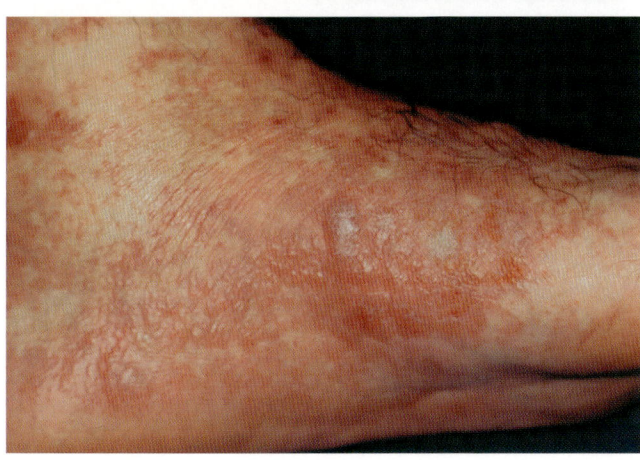

図3 鑑別疾患：接触皮膚炎
融合傾向のある水疱や漿液性丘疹が密に多発した瘙痒を伴う浮腫性紅斑．

4. **掌蹠角化症**は，足底の厚い鱗屑を伴う皮膚の肥厚，硬化で，亀裂を伴うこともある（図5）．角質増殖型の足白癬と類似し，これに合併することもある．冬に悪化する傾向があり，先天性の病型に加えて，健康サンダルの着用，過度のスポーツ，内臓疾患などが誘因になる．
5. **汗疱**は鱗屑を伴う小水疱が多発する．春夏に一過性に生じることが多く，手にも生じる．瘙痒はないことが多い．
6. 以上の臨床的鑑別に加えて，病変部の水疱蓋を用いて行った直接顕微鏡検査（KOH直接鏡検）で，菌糸形菌要素を認め，**足白癬（水虫）** と診断した．

3 治療とその後の経過

◆ 治療
　　ブテナフィン塩酸塩（メンタックス®）クリームの外用治療を行ったところ，4週後には色素沈着になり治癒した．

◆ その後の経過
　　約2カ月の追加治療を行ったが，再発はない．

4 本症例を振り返って

　　KOH直接鏡検を行うことで診断を確定できた．

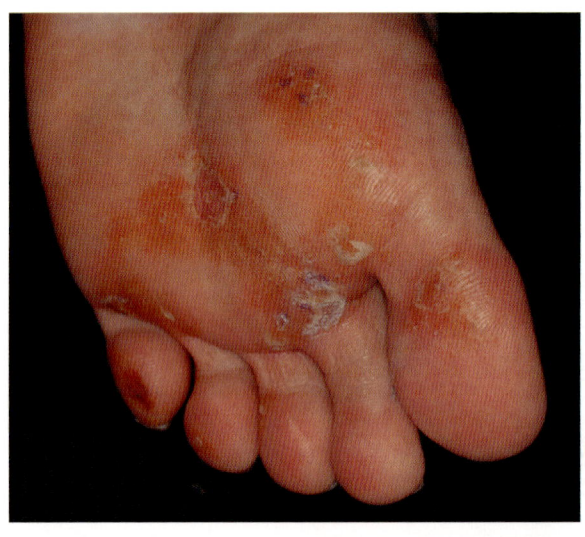

図4 足白癬に合併した接触皮膚炎
使用した抗真菌薬による接触皮膚炎が足白癬に合併．

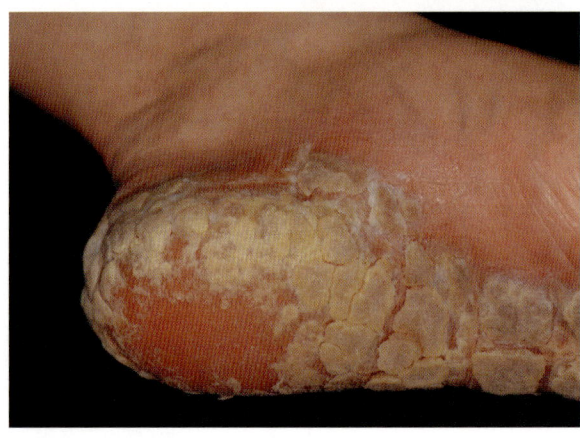

図5 鑑別疾患：掌蹠角化症
足底の厚い鱗屑を伴う皮膚の肥厚と硬化．

疾患をもっとよく知ろう！

1 疾患概要 ▶▶▶ 足白癬

　白癬は，皮膚糸状菌（白癬菌）による感染症で，病変部位により足，手，爪，生毛部（体部と股部）白癬などに分類され，足白癬が圧倒的に多い．足白癬は，趾間型，小水疱型，角質増殖型に分類されるが，複数の病型を呈することも多い．

　足白癬の発症には，白癬患者との同居，施設での集団生活など感染機会の多寡が関係する．春から夏にかけて発症・悪化しやすく，多汗，不潔，革靴や安全靴の着用などが誘因になる．爪白癬など他の病型は，足白癬の放置が最大の誘因である．

　白癬は，臨床所見のみでは診断できない．病変部の鱗屑や水疱蓋などをカセイカリなどで溶かしてから顕微鏡で見て，菌要素を検出することで確定する（KOH直接鏡検）．隔壁を有する分岐性の菌糸，分節胞子，数珠状に連鎖する胞子連鎖が白癬菌に特徴的である（図6）．

2 ポイントとなる臨床所見

①趾間型は趾間に浸軟した鱗屑を付着する紅斑性局面を認め，びらんを伴うこともある（図7）．
②小水疱型は，土踏まずを中心に，足底から側縁にかけて，水疱，膿疱が多発する紅斑を呈する（図1）．水疱が破れた薄い膜様の鱗屑を付着するのみの軽症例もある（図8）．
③足背では中心治癒傾向のある境界鮮明な紅斑や褐色斑を呈する（図9）．
④角質増殖型は踵を中心に，足底全体の皮膚の肥厚，角化，皮溝に一致した落屑，浅い亀裂を特

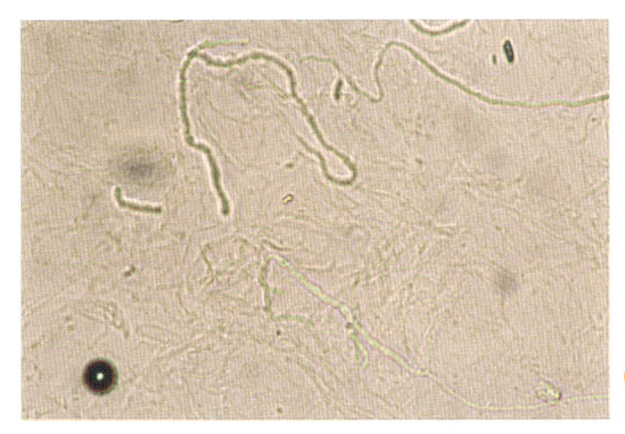

図6 白癬菌の直接鏡検所見
菌糸形菌要素を認める．

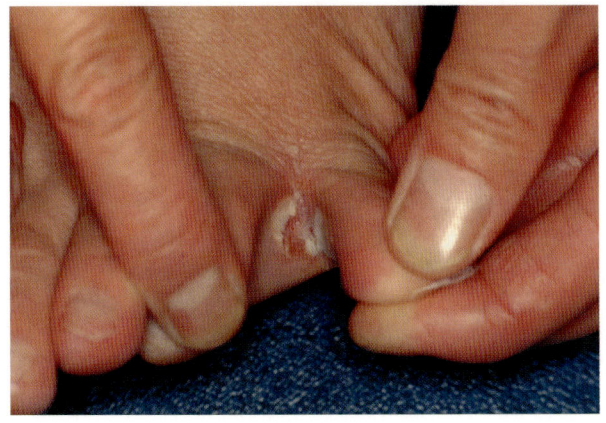

図7 趾間型足白癬
浸軟した鱗屑を付着する趾間の紅斑性局面．

徴とし，掌蹠角化症との鑑別を要する（図10）．
⑤爪白癬は先端部の爪甲下の角質部分が肥厚，白濁，脆弱化する病型が多い（図11）．
⑥白癬菌が真皮より下部組織に侵入することはきわめて稀であるが，皮膚表面には拡大し，手白癬，体部白癬（図12），股部白癬などを生じる．

3 治療と次の一手

◆ 治療

白癬の治療には抗真菌薬が用いられるが，外用薬と内服薬がある．多くの病型において，外用薬で治癒可能になったが，角質増殖型の足白癬，爪白癬などは内服薬が必要である．さらに外用薬で治癒可能な病型でも，広範囲，難治・再発性の白癬では内服薬を使用することがある．

①外用治療

外用薬は複数の系統に分かれる．カンジダ症や癜風ではイミダゾール系が適するが，白癬に対してはすべての系統で抗菌力が強化されている．剤形として，クリーム，軟膏，外用液・ローション，スプレーがあるが，安全性，浸透性，有効性が高く，使用感も優れるクリームが圧倒的に多く用いられている．用量は1日1回が基本で，用法は適量を均一になるように単純塗布する．治療開始後は効果を臨床・菌学的に評価する．適切な塗布が行われていても，効果が不十分な場合は他の薬剤に変更する．

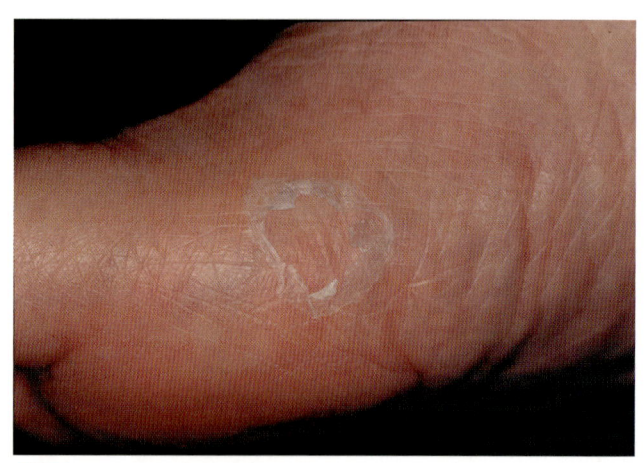

図8 小水疱型の足白癬
水疱が破れた薄い膜様の鱗屑を付着するのみの軽症例．

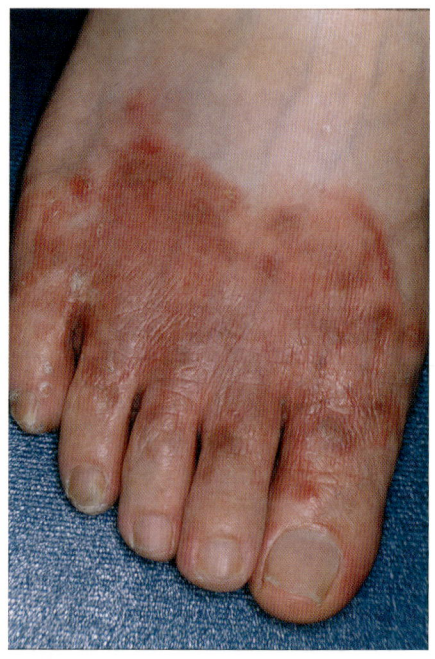

図9 足背における足白癬の臨床所見
足背では中心治癒傾向のある境界鮮明な紅斑や褐色斑を呈する．

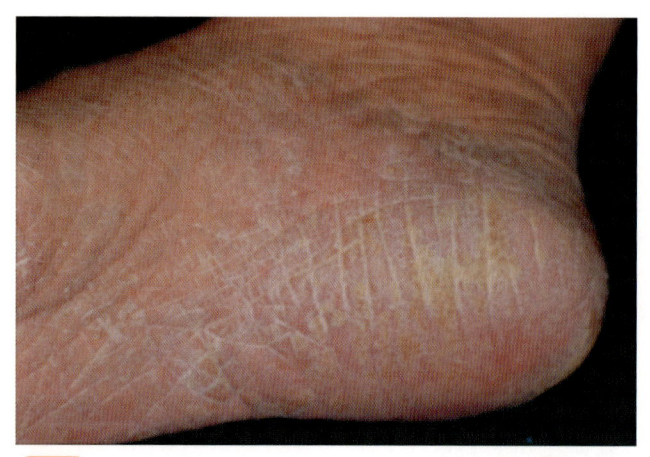

図10 角質増殖型の足白癬
踵を中心にした足底全体の皮膚の肥厚，角化，皮溝に一致した落屑．

②内服治療

　内服薬は，テルビナフィン塩酸塩（ラミシール®）とイトラコナゾール（イトリゾール®）である．ラミシール®は1錠（125 mg）/日を内服する．すべての病型の白癬に有効で，副作用は比較的少ないが，定期的な血液検査は必要である．

　抗菌域の広いイトリゾール®は，爪白癬以外の白癬には1～2カプセル（50 mg）/日を内服するが，爪白癬にはパルス治療を行う．方法は8カプセル/日を1週間内服し，3週間休薬する．副作用は比較的少ないが，定期的な血液検査を行った方がよく，併用禁忌・注意薬が多いので注意を要する．

◆ 次の一手

　内服薬の適応でも，併用禁忌・注意薬を内服中，重篤な基礎疾患，経済的理由，患者の希望などで外用薬を使用することもある．この場合の治療の目的は，症状を悪化させず慢性・重症・汎発化を防ぐ，細菌感染症を併発させない，他の人への感染源にならないなどである．

4 コンサルテーション

　白癬に対する抗真菌薬の外用や内服は直接鏡検による診断確定後に行うのが望ましい．治療開始後では，菌を見つけにくく，他疾患との鑑別が難しくなるからである．顕微鏡などの設備は必要であるが，特別に難しい手技ではなく，保険点数も認められている．白癬のみならず皮膚真菌症の治療を行うなら習得すべきであろう．直接鏡検を行わないならば，皮膚科医に紹介するのが望ましいと考える．

5 患者説明のポイント

　足白癬に対する病識は患者により大きく異なるが，治療せず放置すると，痒みや皮疹などの症状の悪化，難治性の角質増殖型足白癬や爪白癬への進展，手・体部・股部白癬などへの拡大，病変部からの細菌感染症の併発，他の人への感染源になるなどの問題を生じることを説明してより積極的な治療を啓発する．

図11 爪白癬
先端部爪甲下の角質部分の肥厚，白濁，脆弱化．

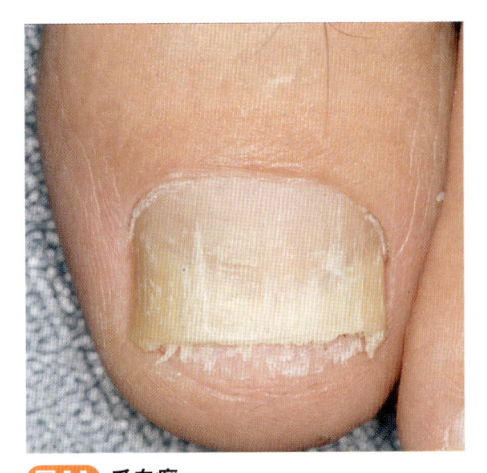

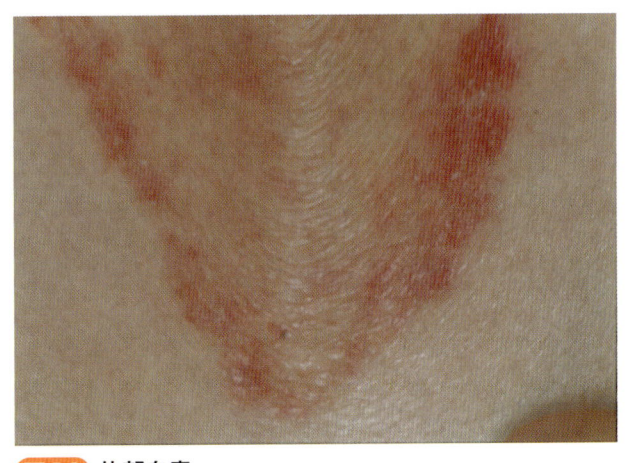

図12 体部白癬
胸部の比較的境界鮮明な中心治癒傾向のある紅斑．

文献

1) 加藤卓朗：皮膚真菌症 足・爪白癬 ―発症のメカニズムから診断・治療・予防まで．日皮会誌，119：157-161，2009
2) 渡辺晋一 ほか：皮膚真菌症診断・治療ガイドライン．日皮会誌，119：289-300，2009

Level 1 初級編 これだけは押さえておきたい！遭遇頻度の高い疾患

Case 9 抗ヒスタミン薬，ステロイド外用薬で改善しない瘙痒性皮膚疾患

片桐一元

症例

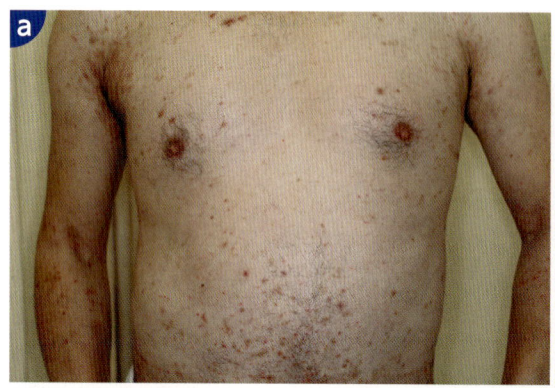

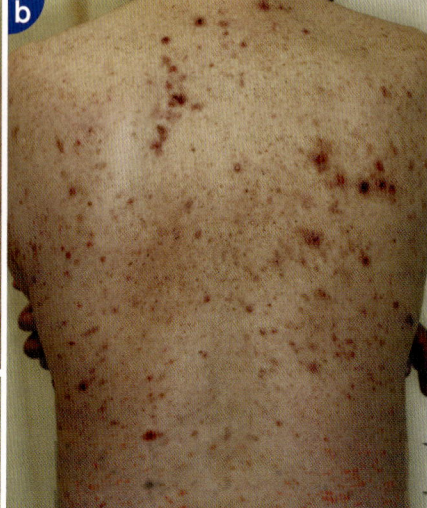

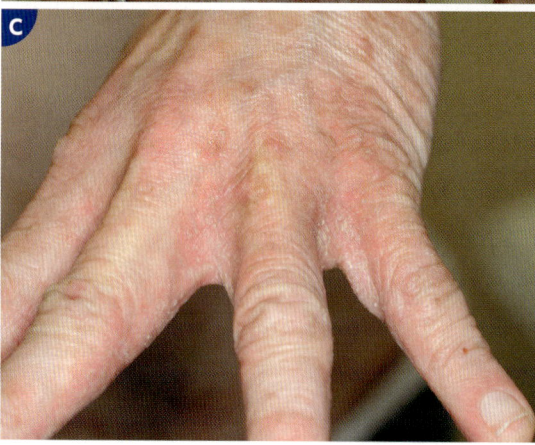

図1 全身に多発する丘疹
a 躯幹に多発する丘疹．腋窩にも皮疹が多い．b 大小さまざまな丘疹と搔破痕が混在し，痂皮を伴うものが多い．c 指間にも紅斑，丘疹，鱗屑あり．

◆**患者情報** 70歳，男性．既往歴：特記事項なし．家族歴：妻が脳梗塞で療養中．夜間になると増強する瘙痒が出現し，近医で皮膚瘙痒症と診断され抗ヒスタミン薬とステロイド外用薬を処方された．瘙痒は一過性に改善したがその後再燃し，明らかな皮疹を伴うようになった．抗ヒスタミン薬の変更，追加と，より強いステロイド外用薬，さらにはプレドニゾロン内服でも改善しないため皮膚科へ紹介された．腹部，背部，臀部，腋窩に紅斑と丘疹が多発し，四肢にも痂皮を伴う丘疹が多発散在．手関節，指間には痂皮や鱗屑が多く，陰囊には小豆大の結節が観察された．

スナップ診断は？▶▶▶

1 スナップ診断

疥癬を第一に考えるが，蕁麻疹を基礎にした掻破性湿疹，多形慢性痒疹，結節性痒疹，後天性反応性穿孔性膠原線維症（acquired reactive perforating collagenosis：ARPC）などの強い瘙痒を生じる疾患を鑑別に考える必要がある．

2 スナップ診断からの 確定診断の進め方

> **確定診断の カギ** 難治性瘙痒，ステロイド外用薬と抗ヒスタミン薬に抵抗性，指間の皮疹の存在

1. 瘙痒が強く，ステロイド外用薬，抗ヒスタミン薬による治療に抵抗性であり，指間，腋窩，陰嚢に皮疹があることから**疥癬**を第一に考えた．
2. **蕁麻疹に伴う掻破性湿疹**は当科受診前の治療で改善するはずであり，**痒疹**（図2 a）やARPC（図2 b）にしては，小型の丘疹が多く，指間，腋窩に皮疹が多いことや，陰嚢に皮疹が存在するなど分布が異なる．
3. 皮疹を詳細に観察すると，手掌，指背，指間には疥癬トンネル（図3）が存在し，同部の鱗屑のKOH直接鏡検を行い，疥癬虫，虫卵を検出し，最終的に**疥癬**と診断した（図4）．

3 治療とその後の経過

◆ 治療

イベルメクチン〔ストロメクトール® 5錠，（1錠 3 mg/70 kg）〕を昼食3時間後に内服させ1週間後にも内服するように指示した．同時にクロタミトン含有クリーム（オイラックス® クリーム）を顔面を除く全身に1日1回外用するように指示した．

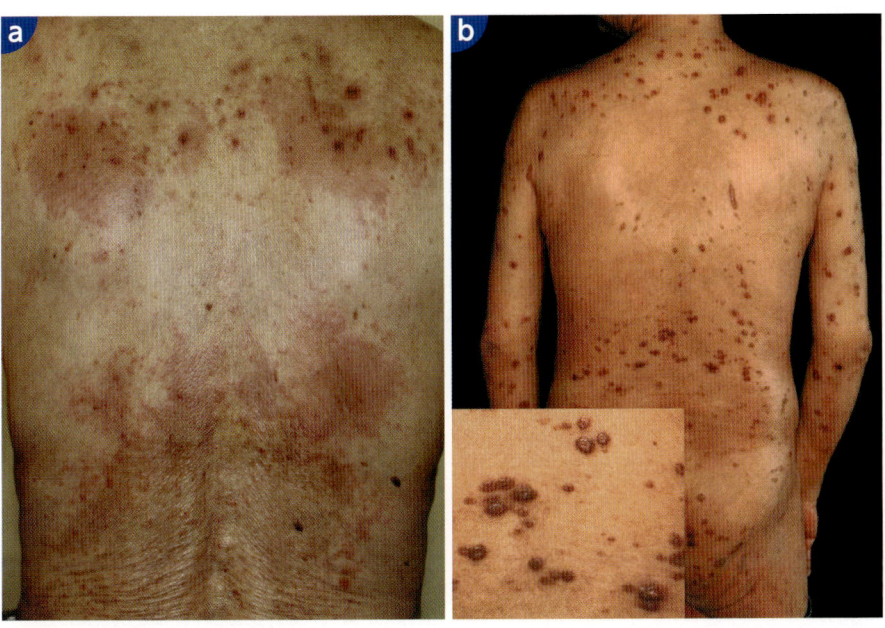

図2 鑑別疾患：多形慢性痒疹（a）とacquired reactive perforating collagenosis（b）

a 疥癬と比べると浮腫性紅斑を伴うことが多く，小型の丘疹が少ない．腰部，下腹部，側腹部に好発する．b 糖尿病や透析患者に多く，やや大型の丘疹が手の届く範囲に分布する．丘疹の中央に排出される膠原線維に一致して痂皮を伴うものが多い．

◆ その後の経過

瘙痒は一過性に増強し，7日目頃から改善傾向となった．2週間後の再来時には，陰嚢の丘疹と指間にごくわずかの鱗屑を残すのみとなった．妻が入所している老人保健施設に連絡し，本患者が疥癬を発症し，妻からの感染が最も疑われることを説明したところ，同施設内にも患者の妻も含めて瘙痒を訴えている患者が複数存在することが明らかとなった．

4 本症例を振り返って

最終的な診断から考えると，瘙痒出現時から疥癬として矛盾のない臨床症状と経過といえる．しかし，診断の確定には検鏡で疥癬虫や虫卵を検出することが必要であるため，最初から本疾患の診断を下すことは難しい．近親者や行動圏内に感染源があることが予想できれば，クロタミトン含有クリームの外用を行い，瘙痒の消失を観察することで治療的診断ができたかもしれない．実際には，痒疹など治療抵抗性の瘙痒性皮膚疾患が存在するため，検鏡による確実な診断を待たなければならないことが多い．少なくとも，難治性瘙痒性疾患の診療にあたっては疥癬を念頭に置くことが早期診断につながると考える．

疾患をもっとよく知ろう！

1 疾患概要 ▶▶▶ 疥癬

◆ 流行

疥癬はヒゼンダニの感染により生じる疾患であり，周期的に大流行をしたが，近年は地域ごとに，継続的に発生している．主として，精神科病棟や老人保健施設などで発生し，しばしば集団感染を生じる．医療従事者を介して感染することも多く，精神科病棟では患者が他人のベッドに入ることも原因となる．

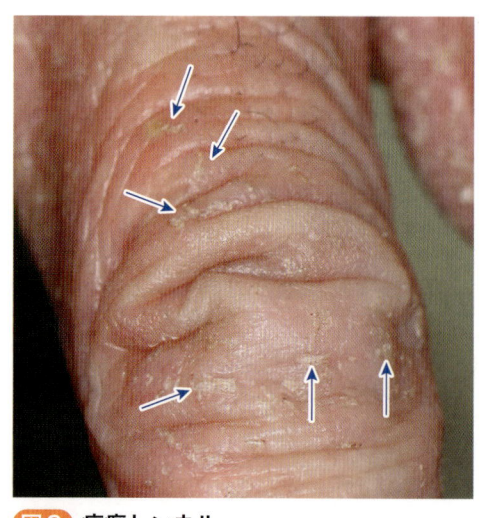

図3 疥癬トンネル
多数の線状の鱗屑があり，やや細くなった先端部分から疥癬虫が検出される．

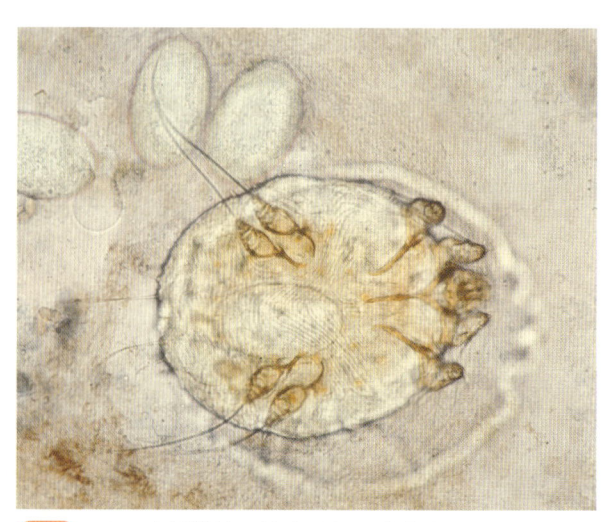

図4 KOH直接鏡検で検出された疥癬虫と虫卵

◆ 臨床症状と診断

　一般に約1カ月の潜伏期間があり，夜間に増強する瘙痒で始まり，病初期は皮疹がないことも多い．進行すると多数の丘疹と搔破痕，カキ殻様鱗屑（図5）を生じ，病変の多彩さと皮疹の多さで汚らしく見える．好発部位は指間，腋窩，臍周囲，臀部などであり，陰嚢には小豆大の結節を生じる（図6）．小児では手掌に膿疱を生じることが多い（図7）．ダニが角質内を移動して生じる疥癬トンネルは診断価値が高い所見であり，手指，指間に多い．疥癬トンネルの端にダニが存在することが多く，同部の角質を採取し，通常のKOH直接鏡検で観察すれば容易に診断できる．

◆ 角化型疥癬

　免疫低下状態などで生じる重症型だが，実際はステロイド外用薬の誤用により生じることが多い．疥癬虫の数が爆発的に増加し，通常は1カ月程度といわれる潜伏期が4～5日に短縮され，感染力が強く厳密な隔離が必要となる．通常は皮疹が出現しない頸部から頭部にも皮疹が出現し，厚く，多量の角化性鱗屑を生じる（図8）．通常型と異なり，鱗屑から容易に多数の虫体を検出することができる．

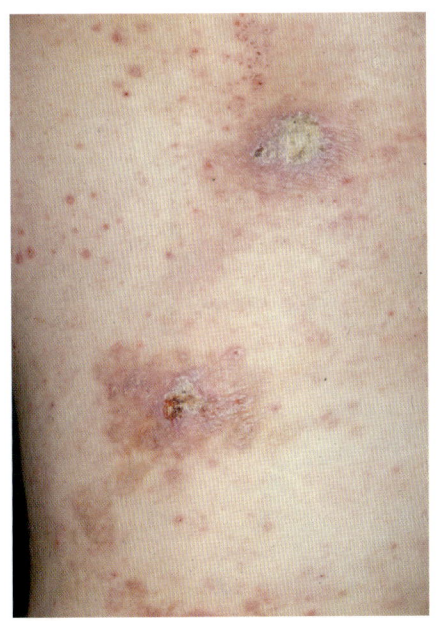

図5 カキ殻様鱗屑
大型で厚い角化性鱗屑が目立っている．

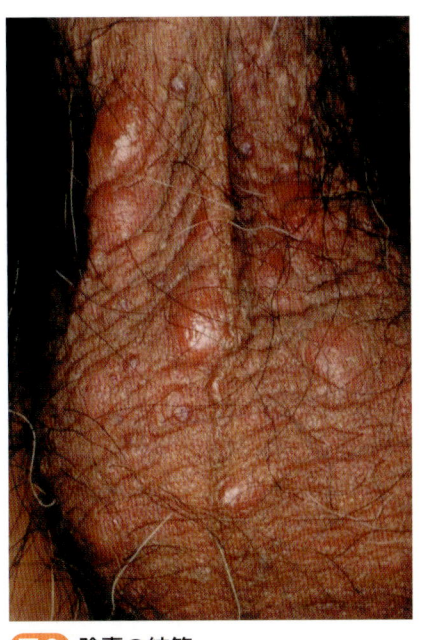

図6 陰嚢の結節
駆虫後も瘙痒が続くことが多い．

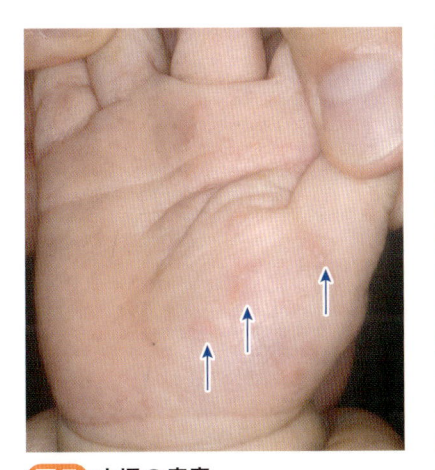

図7 小児の疥癬
手掌に膿疱（→）を生じることが多い．

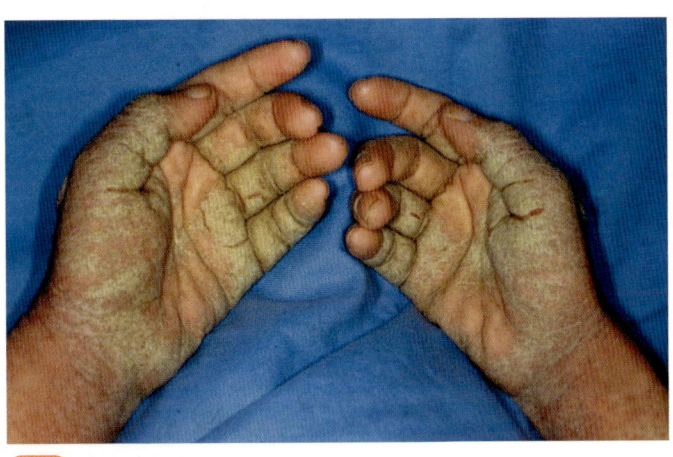

図8 角化型疥癬
多量の角化性鱗屑が付着し，容易に疥癬虫を検出できる．

2 ポイントとなる臨床所見

①病初期は夜間に増強する瘙痒
②抗ヒスタミン薬とステロイド外用薬治療に抵抗性
③近親者や行動範囲に感染源が存在する
④指間，腋窩の丘疹や疥癬トンネル
⑤多数の丘疹や掻破痕により，他の瘙痒性皮膚疾患より汚らしく見える
⑥陰嚢の結節
⑦小児では手掌の膿疱
⑧カキ殻様角化性鱗屑が目立ち，頸部から頭部にも皮疹が存在する場合は角化型疥癬に注意する

3 治療と次の一手

◆ 治療

① **イベルメクチン内服（表1）**

処方例）
ストロメクトール® 1回投与量：200 μg/kg，空腹時
必要に応じて1週間ごとに追加内服

使用できる殺虫効果の高い薬剤はイベルメクチンのみであり，虫卵には無効なため，確実な治療効果を得るには，初回治療で生き延びた虫卵が孵化して産卵するまでの7〜10日以内に2回目の投与を行う必要がある．角化型疥癬や免疫抑制状態にある患者では3回目の投与が必要となる場合も多い．逆に，軽症患者には1回だけの投与にクロタミトン含有クリームを併用しても十分なことが多い．

② **外用療法**

処方例）
オイラックス®クリーム100g 1日1回，顔を除く全身に外用

クロタミトン含有クリームの外用は効果が弱く，健常人が感染した場合は2週間，高齢者や基礎疾患がある場合は4週間の継続的外用が最低限必要である．外用する際には首から下の全身に外用する．陰部，趾間などが忘れられがちであり注意を要する．

③ **隔離と衣類の処理**

一般的には接触感染であり，スタンダードプリコーションに従えば，隔離は不要である．
一方，角化型疥癬では感染力が強いので隔離が必要となり，衣類は50℃以上のお湯に10分浸ける，あるいは乾燥機（機内の温度は70〜80℃）を使用する，室内の清掃を頻繁に行う，などの対策が必要となる．

表1 体重と投与量の対応表

体重（kg）	3 mg 錠数
15〜24	1錠
25〜35	2錠
36〜50	3錠
51〜65	4錠
66〜79	5錠
80以上	約200 μg/kg

④ **角化型疥癬の外用療法**

薬剤が到達しにくい厚い鱗屑を取り除く必要がある．アズノール®軟膏を大量に外用し，数時間後に入浴，洗浄し鱗屑を取り除いてから，クロタミトン含有クリームの外用を行う．頭髪や爪は短くする．

◆ **次の一手（その1）**

難治例，再発例には3回以上のイベルメクチンの投与が必要なことがあるが，安易な投与は避けるべきである．以下に投薬時の注意点を示す．

- 投薬対象：診断が確定された場合にのみ使用する
- Stevens‐Johnson症候群（重症薬疹）の報告もある
- 体重15 kg以下の幼小児，妊婦，授乳婦は投薬対象から外される．血液脳関門が未発達の可能性があり，GABA作動薬として働く可能性あり．
- 髄膜炎などの血液脳関門に障害のある場合も投与してはいけない．
- 肝機能障害を生じることもある．

◆ **次の一手（その2）**

現在市販されてはいないが，海外から輸入できる薬剤としてペルメトリンクリームがあり，外用治療により十分な効果が期待されている．

4 コンサルテーション

確定診断には直接鏡検が必要だが，クロタミトン含有クリームの外用は検出率を低下させるため注意が必要である．集団発生した場合には，短期・集中型治療が効果的である．他の皮膚疾患や潜伏期間も考慮する必要があり，不必要なイベルメクチンの内服を避けるためには経験豊富な専門医に協力を依頼することが望ましい．

5 患者説明のポイント

①疥癬虫のライフサイクルと皮疹の好発部位を理解し，生活指導と確実な内服，外用治療を行う．
②感染源を特定し，流行を予防する．
③難治例や再感染などによる再発の可能性がある．
④陰嚢の結節は疥癬虫が消失しても瘙痒が持続することがある．

Level 1

初級編 これだけは押さえておきたい！遭遇頻度の高い疾患

Case10 思春期以降にみられる顔面の紅色丘疹, 結節, 膿疱

菊地克子

症例

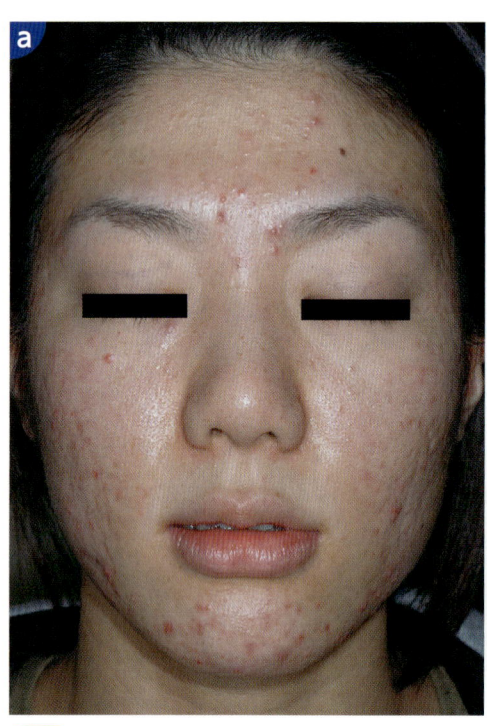

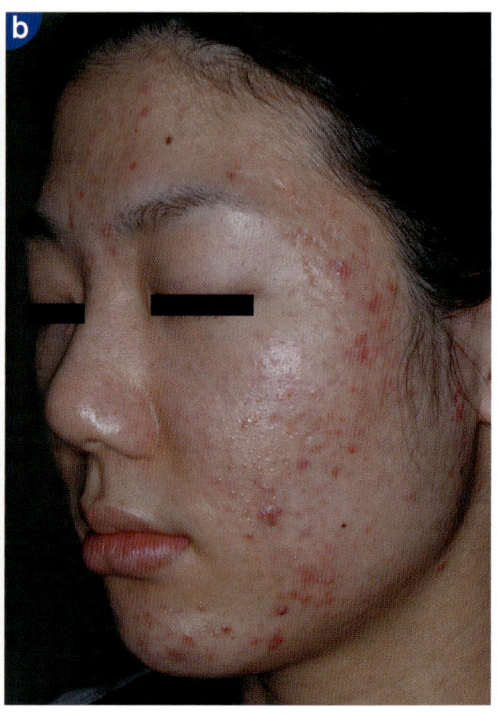

図1 顔面の紅色丘疹
顔面に紅色の丘疹が多発している．皮疹は，額から眉間，こめかみから頬，顎に多く，眼瞼や口周囲は避けて分布している．頬部にはわずかに陥凹した小瘢痕が多数みられる．

◆**患者情報** 23歳，女性．13〜14歳頃から顔面に発疹が出現し18〜19歳頃から増悪した．近医で，イオウ含有外用薬，抗菌薬などで加療されたが難治であった．瘢痕形成もあるためその治療目的もかねて当科を紹介された．ステロイドや分子標的薬などの治療は受けていない．

スナップ診断は？▶▶▶

1 スナップ診断

尋常性痤瘡（いわゆるニキビ）を考える．鑑別診断として，酒さ（丘疹・膿疱型），酒さ様皮膚炎，分子標的薬など薬剤で誘発される痤瘡・痤瘡様皮膚炎などや毛包炎，扁平疣贅などがある．

2 スナップ診断からの 確定診断の進め方

確定診断のカギ 皮疹が顔面や前胸部，上背部正中などの脂腺性毛包分布部位にあるか．毛孔一致性かどうか．そして面皰があるかどうか

1. 皮疹が毛孔一致性であること，「面皰（コメド）」があることが**尋常性痤瘡**の特徴である．ルーペで2倍から3倍に拡大すると，隆起性病変は毛孔性で，黄色の膿が透見される「膿疱」（図2 →），赤い充実性の膨らみである「紅色丘疹」（図2 →），常色（肌色）の丘疹である「閉鎖面皰」（図2 →）が確認できる．常色の丘疹のなかには，中央が黒色に見える「開放面皰」もある（図2 ⇒）．面皰は尋常性痤瘡の非炎症性皮疹であり，紅色丘疹や膿疱は炎症性皮疹である．

2. 発症時期も診断に有用である．痤瘡は思春期頃に発症し，中年以降に好発して温熱刺激などによる発作性発赤や火照りがある**酒さ**（図3）と異なる．

3. 患者は顔面にステロイド外用薬を塗布していなかったので，**酒さ様皮膚炎**（図4）は否定できた．また，コルチコステロイドやタンパク同化ホルモンなど**ホルモン剤**，**ハロゲン（塩素，臭素，ヨウ素）を含む薬剤**，**分子標的薬**などの薬剤投与はされていなかったため，それらの**薬剤投与中に発症する痤瘡・痤瘡様皮疹**は否定できた（図5 a，b，6）．

4. 毛包入口部から毛包漏斗部の表皮ブドウ球菌や黄色ブドウ球菌による感染性皮疹を毛包炎と

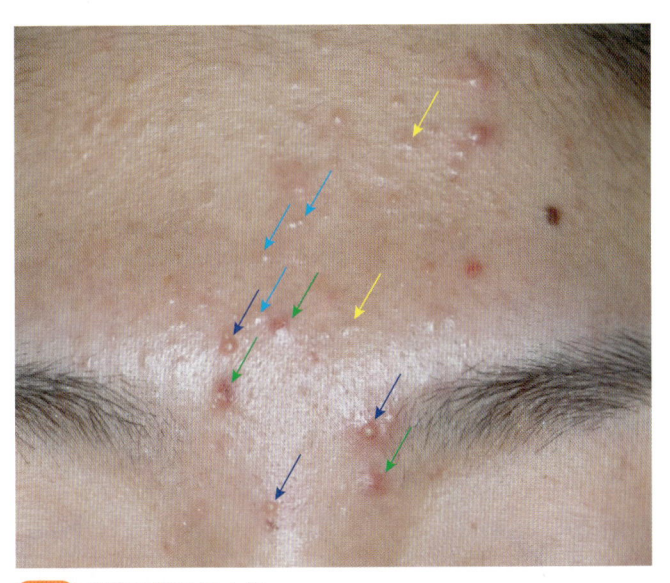

図2 症例の額の拡大像
虫眼鏡で2倍から3倍に拡大してみると，隆起性病変には，黄色の膿が透見される「膿疱」（→），赤い充実性の膨らみである「紅色丘疹」（→），常色（肌色）の丘疹である「面皰」（→ ならびに ⇒）が確認できる．常色の丘疹のなかには，中央の毛包に一致した部分が黒色に見えるものもある（⇒）．

いう（図7, 8）．**毛包炎**は，脂腺性毛包，終毛性毛包，軟毛性毛包のいずれの毛包にも生じうる．尋常性痤瘡は脂腺性毛包に生じるので，それらが分布する顔面，前胸部や上背部の正中に皮疹を生じ，面皰形成をきたすのが特徴であり，本症例でもその特徴がみられた．

5 顔面に紅色の丘疹・結節がみられる鑑別診断として，**顔面播種状粟粒性狼瘡**（lupus miliaris

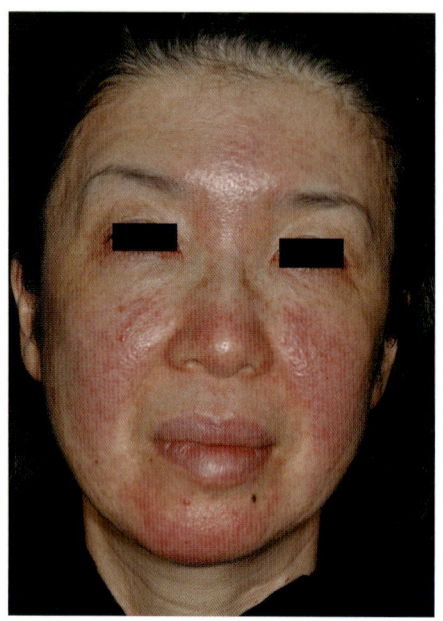

図3 鑑別疾患：酒さ
顔面の中央部である前額，鼻，頰，顎と両頰部に紅斑と紅色丘疹がみられる．酒さでは面皰は認めない．

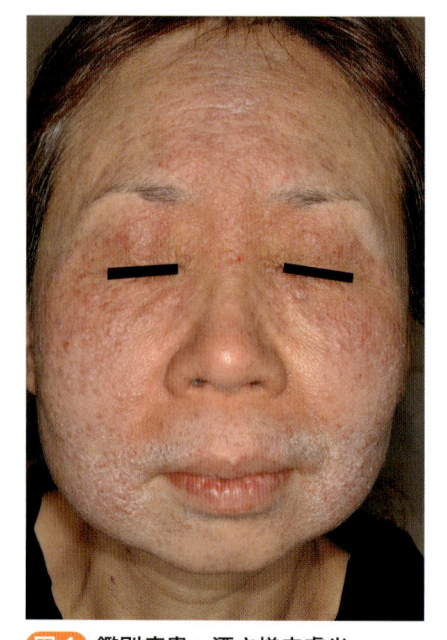

図4 鑑別疾患：酒さ様皮膚炎
顔面にステロイド外用薬を不適切に長期使用することにより生じる．

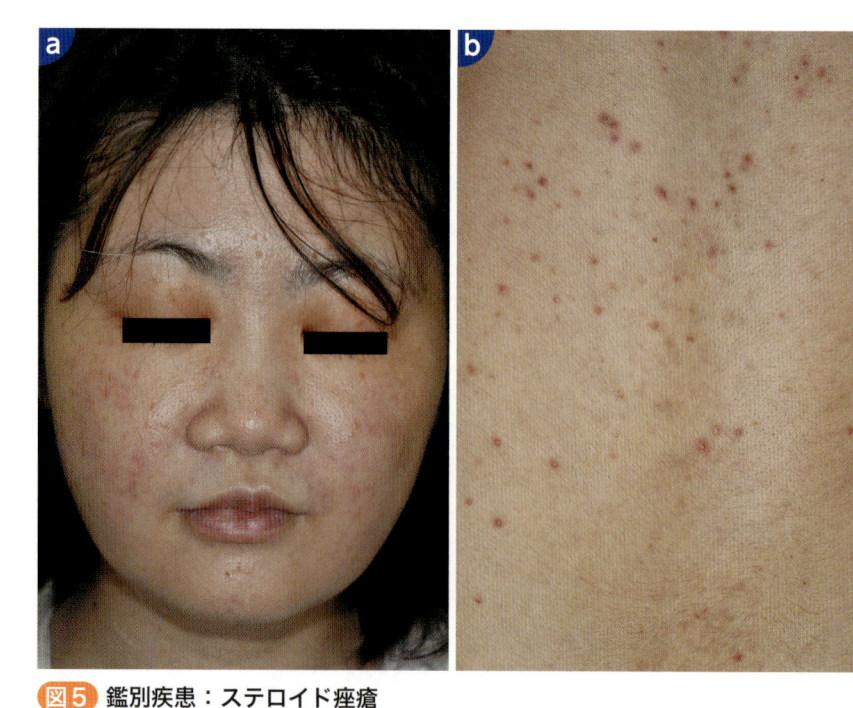

図5 鑑別疾患：ステロイド痤瘡
a 顔面．b 背部．ステロイド痤瘡は比較的若年者がステロイド治療を受けたときに起こる．ステロイドの減量に伴い皮疹は軽快する．

disseminatus faciei：LMDF)（図9）と**青年性扁平疣贅**（図10）などがある．LMDFの好発する下眼瞼に皮疹がないことでLMDFは考えにくく，個々の皮疹が毛孔性であり，面皰と炎症性皮疹があるという特徴から青年性扁平疣贅は除外できる．

1〜**5**より，**尋常性痤瘡**と診断した．

3 治療とその後の経過

◆ 治療

前医から投与されていたロキシスロマイシン内服とクリンダマイシン外用薬を継続し，追加でアダパレン外用薬（ディフェリン®ゲル）を開始した．アダパレンは，1日1回夜，就寝前に，痤瘡の皮疹部だけでなくその周囲にも外用する．

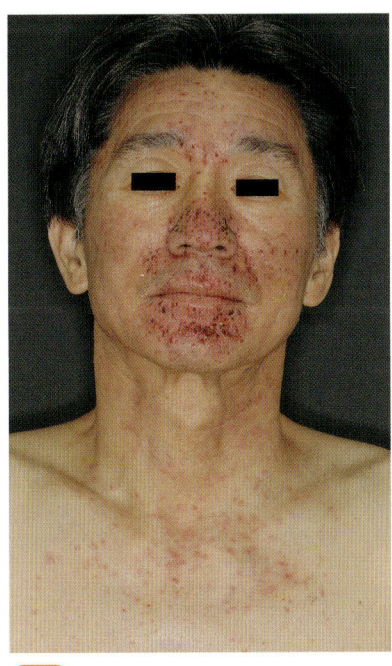

図6 鑑別疾患：分子標的薬エルロチニブ塩酸塩錠で生じた痤瘡様皮膚炎
顔面，頸部，前胸部に毛包性丘疹，膿疱，血痂がみられる．

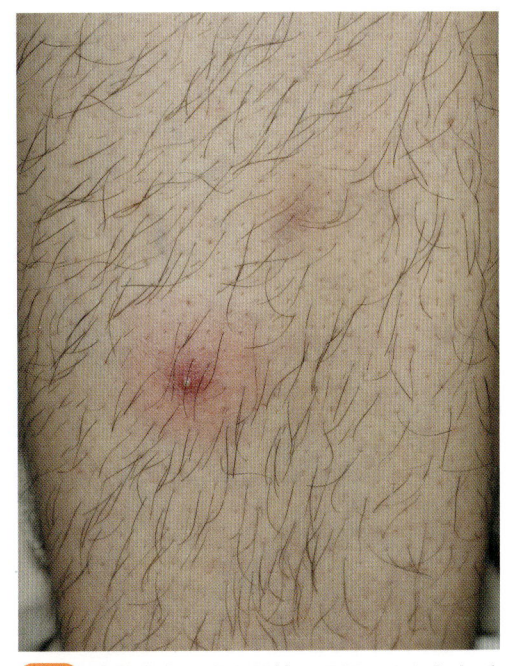

図7 鑑別疾患：成人男性の下腿にみられた毛包炎
有痛性の毛包一致性の膿疱であり紅暈を有する．

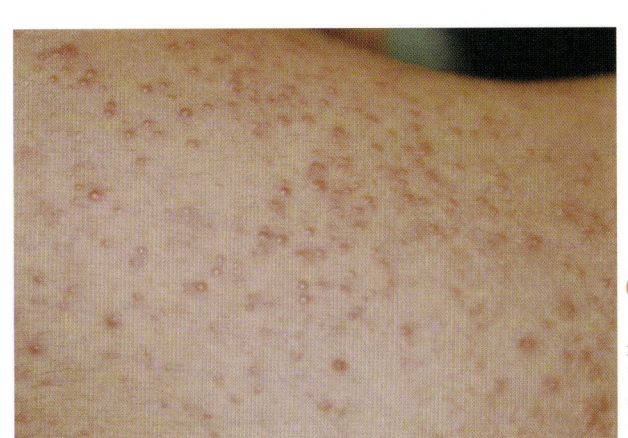

図8 鑑別疾患：肩にみられたマラセチア毛包炎
本症は，癜風菌により生じる毛包炎であり，青壮年の前胸，肩，上背部などにみられる毛孔性の充実性丘疹である．

◆ その後の経過

　アダパレン外用開始2～3カ月後，紅色丘疹や膿疱が次第に軽快したため，抗菌薬を中止した．アダパレン外用で治療を継続中であるが，皮疹の新生はなく良好な状態を保っている．痤瘡瘢痕は未治療である．

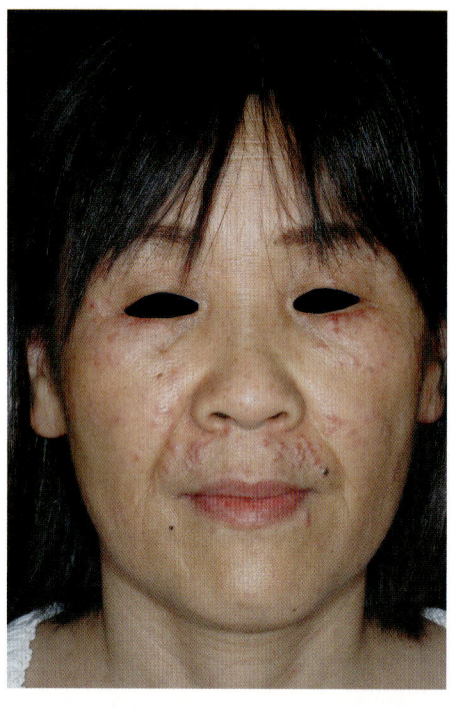

図9 鑑別疾患：顔面播種状粟粒性狼瘡（LMDF）

下眼瞼と鼻周囲に左右対称性に充実性の紅色皮疹が多発してみられる．本症は毛包脂腺成分への肉芽腫性反応と考えられ，組織所見で肉芽腫が認められる．

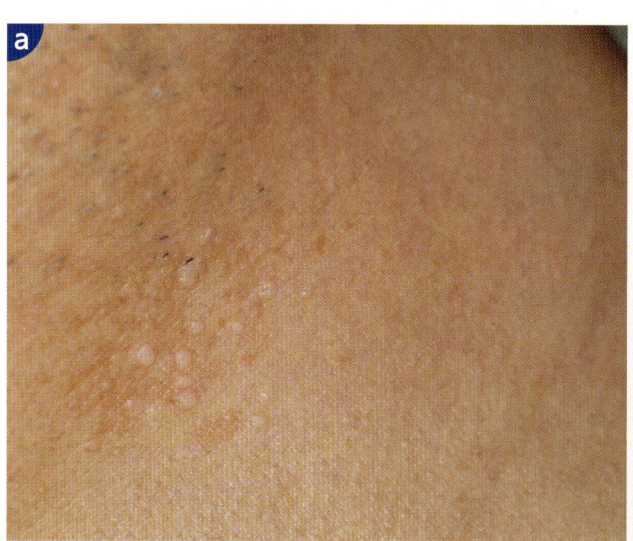

図10 鑑別疾患：顎部にみられた青年性扁平疣贅

a ヒト乳頭腫ウイルス感染で生じる皮疹であり，毛孔と関連なく生じる．顔面や手背などに好発する．　b 青年性扁平疣贅は自然消退することがある．自然消退前は，炎症症状を呈し発赤，腫脹するため，痤瘡の炎症性皮疹と鑑別が難しいこともある．

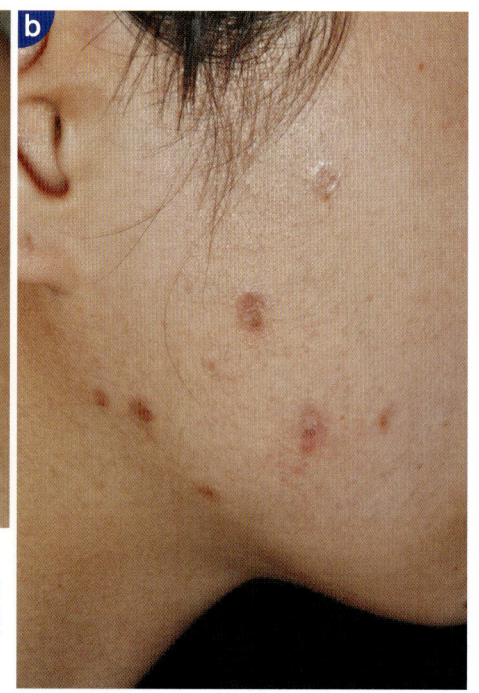

4 本症例を振り返って

新生する尋常性痤瘡に対し抗菌薬の内服・外用に加えアダパレン外用による治療が有効であった．抗菌薬も3カ月程度で終了しその後アダパレン単独での維持療法ができた．

症例によってはアダパレン不耐であったり，効果のある抗菌薬が見つからないなど初期治療が困難であったり，抗菌薬の効果が認められても止めると皮疹が再燃するなどで維持療法への導入が困難である場合もある．

疾患をもっとよく知ろう！

1 疾患概要 ▶▶▶ 尋常性痤瘡

◆ 痤瘡の成因と毛包の分類

痤瘡の成因は，①**毛包漏斗部の過角化**，②**皮脂産生亢進**，③**毛包内のアクネ桿菌の直接ならびに間接的関与による炎症惹起**が知られている．皮脂腺は，思春期以降に男性ホルモンの作用により発達し皮脂の産生・分泌が増加する．皮脂を分泌する皮脂腺の導管は毛包に開く．毛包には，体幹や四肢の大部分に分布し軟毛の生じる軟毛性毛包，頭髪や男性の髭など太く長い毛の生じる終毛性毛包，顔面や前胸部の正中，上背部の正中に分布する脂腺性毛包に分類される（図11）．3種類の毛包のうち，脂腺性毛包と頭頸部の終毛性毛包では皮脂腺の発達が顕著だが，軟毛性毛包では皮脂腺の発達が弱い．脂腺性毛包では，毛穴は大きく毛包開口部から短く細い毛が皮膚の表面へわずかに出ており，毛包漏斗部（脂腺導管開口部より毛孔まで）の角層が厚くなりやすく，毛包内に皮脂が貯留しやすくなるという特徴がある．終毛性毛包は，皮脂分泌が盛んだが，長く太い毛が伸び続けると同時に毛包内の皮脂も十分に排出され，毛包に貯留しないので痤瘡はできにくい．

◆ 面皰の分類

痤瘡の初期病変は毛包上皮漏斗部の過角化が生じて毛包内に皮脂が貯留して生じる病理学的変化である「微小面皰」である．微小面皰が増大して，面皰が生じるが，常色で毛孔一致性の丘疹を「閉鎖面皰」（いわゆる白ニキビ）といい，毛孔が開大し酸化した皮脂やメラニンにより中央が黒くみえるものを「開放面皰」（いわゆる黒ニキビ）という．

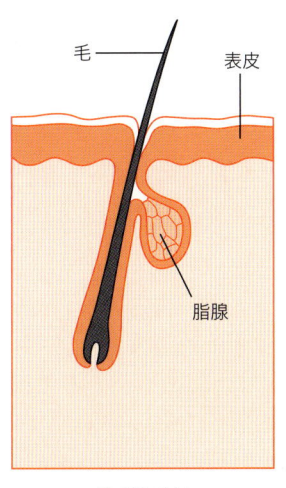

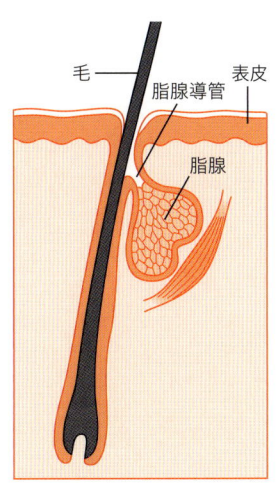

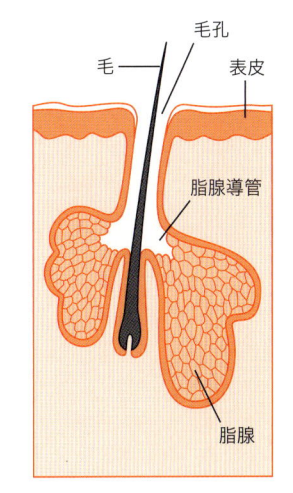

図11 毛包の分類

軟毛性毛包　　終毛性毛包　　脂腺性毛包

思春期以降，毛包内には好脂性の嫌気性菌であるアクネ桿菌が常在している．アクネ桿菌は，組織傷害性のあるリパーゼや各種タンパク分解酵素を産生し，また白血球走化因子放出や単球など免疫細胞上にあるToll様受容体TLR2を活性化することで炎症を惹起することが知られている．炎症が強い場合，治癒後に瘢痕やケロイドをきたすことがあるため，早期に適切な治療をすることが重要である．

2 ポイントとなる臨床所見

①思春期以降に発症し25歳ごろには軽快することが多いが，稀に25歳以降になっても持続することがある．
②脂腺性毛包が分布する顔面や前胸部，上背部に出現し，毛孔性の紅色丘疹や膿疱が認められるが，毛包性の常色丘疹である閉鎖面皰や開放面皰があることが尋常性痤瘡の診断のポイントである．

3 治療と次の一手

◆ 治療

① アダパレン外用

アダパレン発売前は，抗菌薬とイオウ含有外用薬が痤瘡の薬物治療の主体であったが，アダパレンの発売により本邦の痤瘡治療が大きく変化した．アダパレンは，ナフトエ酸誘導体であり，表皮角化細胞に存在する**レチノイド受容体**に結合し表皮角化細胞の分化を調整し角層細胞の剥離を促進させる働きがある．これにより毛包漏斗部の過角化を抑制し面皰形成を抑制する．

面皰主体の痤瘡ではアダパレン外用が単独で選択される（図12a，b）．7〜8割の患者で使用開始1〜2週間以内に，ひりひりするなどの皮膚の刺激感，落屑（粉をふくように皮膚表面から角質が剥け落ちること）などの症状や，高度であれば紅斑や腫脹が出現することがあるが，次第にそれらの症状が生じにくくなる．刺激症状が生じたときは，休薬し，症状が治まったら再開するのがよい．アダパレンの効果は開始3カ月後くらいに目にみえて現れてくる．

② 抗菌薬外用・内服

アダパレンは抗炎症作用も有するが，**炎症性皮疹が主体の痤瘡では抗菌薬を併用する方が早く効果が現れる**．炎症性皮疹が主体で軽症の痤瘡（半顔の炎症性皮疹が5個以下）では，アダパレン外用に抗菌薬外用を併用し，中等症（半顔の炎症性皮疹が6〜20個），重症（21〜50個）ではアダパレン外用に抗菌薬内服を併用する．

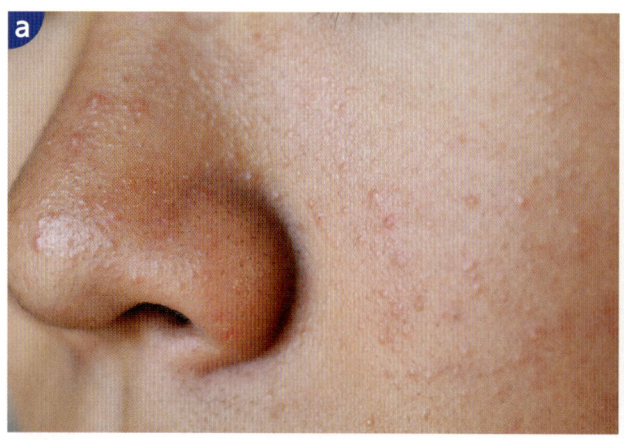

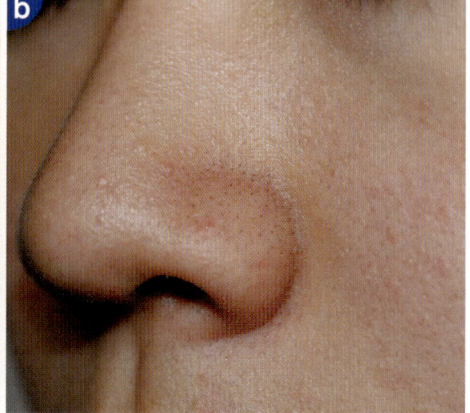

図12 面皰が多発する尋常性痤瘡
アダパレン開始前（a）と，アダパレン外用治療2カ月後（b）．面皰が消失している．

外用抗菌薬は，クリンダマイシン，ナジフロキサシン，内服抗菌薬は，テトラサイクリン（ミノサイクリン，ドキシサイクリン），マクロライド（ロキシスロマイシン），ファロペネム，オフロキサシンなどが推奨される[1]．**抗菌薬は，耐性菌の発生を防ぐために変更は可能な限り避け，3カ月を限度に使用を中止**することが望ましい．

③ スキンケア

スクラブ（角質を除去する目的で配合される粒子成分）入り洗顔料での過剰な洗顔やサリチル酸やグリコール酸など角層ピーリング作用のある成分を含む製品を使用することにより，皮膚刺激をきたし毛孔漏斗部の過角化を誘発するため不適切なスキンケアを正す．皮膚の適度な保湿によりアダパレンの皮膚刺激症状が緩和されるので，アダパレン外用を行う際には，ノンコメドジェニック（面皰ができにくいことを試験で示されていること）の保湿剤の使用をすすめる．また油脂性のクリームやファンデーションは避ける．

◆ 次の一手

アダパレンの刺激が強く継続できないときや無効なときは，理学的治療である角層を剝離するケミカルピーリングやアゼライン酸などが選択される．アゼライン酸は化粧品として発売されている．
抗菌薬は，耐性菌出現予防の観点から不必要な変更を避けるべきではあるが，ミノサイクリンでのめまいなど副作用出現時や効果がみられない場合に他剤に変更する．最重症の痤瘡に対して海外で用いられるイソトレチノイン内服は本邦では未承認である．

4 コンサルテーション

刺激症状などでアダパレンが使用しづらいとき，アダパレン外用と抗菌薬の治療にすみやかに反応しない場合や，治癒後に瘢痕をきたす可能性の高い炎症の強い痤瘡では，皮膚科専門医へ紹介した方がよい．痤瘡瘢痕は，現状ではよい治療方法がない．TCA（トリクロロ酢酸）での真皮上層に至るケミカルピーリングやフラクショナルレーザーを照射し同部に新たな創傷治癒機転をはかる等の治療も試されているが，保険治療として認められたものでなく一般的ではない．このような特別な治療を要すると判断された場合も専門医へ紹介する．

5 患者説明のポイント

① 尋常性痤瘡は，毛孔性の角化と皮脂分泌亢進により生じる「面皰」が始まりの病変であり，毛包肉のアクネ桿菌による炎症が起こって赤いニキビや膿をもったニキビになる．
② 面皰に対してはアダパレンの外用が有効であるが，使用開始後に落屑や刺激が生じる可能性がある．保湿のスキンケアでこの症状は軽減されるが，刺激が生じたときはアダパレンを一時中止し，症状が治まった後に再開する．
③ 炎症性皮疹がある場合は，アダパレンに抗菌薬を併用する．2〜3カ月するとアダパレンの効果が目に見えてくるので，それまで長く継続することが望ましい．皮疹が軽快した後もアダパレンを継続することにより皮疹の新生が抑えられる．
④ 洗顔は1日2回皮膚を刺激しないように行い，ノンコメドジェニックの保湿剤を必要に応じて使う．
⑤ 女性には，眼や唇のポイントメイクをすすめ，ファンデーションはパウダリーのものを薄くつけるよう指導する．皮疹の赤みは，ニキビ患者で使用試験がなされニキビが悪化しないことが確認されているスポッツクリームでカバーするとよい．

文 献

1) 林 伸和, 赤松浩彦, 岩月啓氏 ほか：日本皮膚科学会ガイドライン 尋常性ざ瘡治療ガイドライン. 日本皮膚科学会雑誌, 118：1893-1923, 2008

Level 1

初級編 これだけは押さえておきたい！遭遇頻度の高い疾患

Case11 瘙痒，皮膚の乾燥，湿疹病変

米田耕造

症例

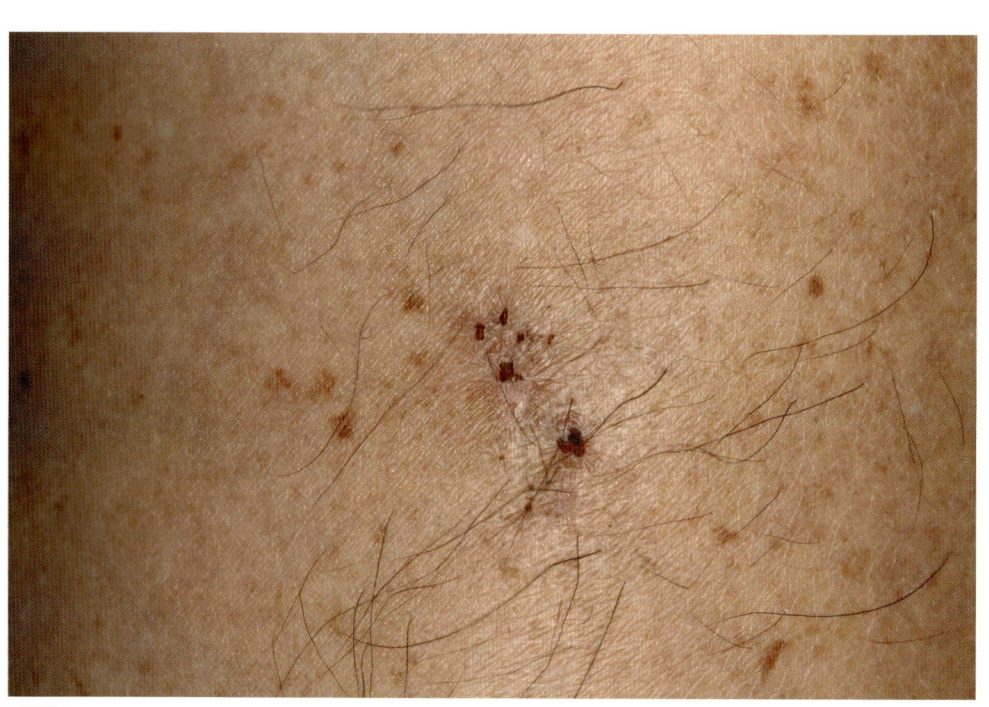

図1 下腿の紅斑，丘疹，痂皮ならびに瘙痒

◆**患者情報** 75歳，男性．20年前より糖尿病を指摘されている．15年前より降圧薬を内服している．約10年前より冬季になると皮膚が乾燥するようになってきた．下腿に図1のような紅斑，丘疹，痂皮を認める．

スナップ診断は？▶▶▶

1 スナップ診断

皮脂欠乏性湿疹をまず考えるが，貨幣状湿疹，自家感作性皮膚炎，うっ滞性皮膚炎も鑑別診断として考える必要がある．

2 スナップ診断からの 確定診断の進め方

確定診断のカギ 皮膚の乾燥，瘙痒，軽度の湿疹病変

1. 下腿伸側に淡い紅斑，丘疹，痂皮がみられることから，まずは第一に**皮脂欠乏性湿疹**を考えた．
2. 比較的大きな円盤状の湿疹局面がみられる**貨幣状湿疹**（図2）よりは，高齢者の下腿伸側に病変が観察されることを考慮すると皮脂欠乏性湿疹が考えやすい．
3. 丘疹，痂皮がみられるのでドライスキン（図3）よりは皮脂欠乏性湿疹を考えた．
4. 原発巣は下腿であるが，湿潤化は観察されなかった．すなわち紅斑の拡大，漿液性丘疹，小水疱の急速な増数はみられなかった．かつ下腿以外に散布疹は生じていなかった．ゆえに**自家感作性皮膚炎**も否定した．
5. 下腿に静脈の怒張，蛇行など静脈瘤を示唆する所見はみられなかった．また浮腫もみられなかった．これらの理由により，**うっ滞性皮膚炎**も否定した．

以上より最終的に**皮脂欠乏性湿疹**と診断した．

3 治療とその後の経過

まずは，ステロイド外用薬としてベタメタゾン酪酸エステルプロピオン酸エステル軟膏（アンテベート®軟膏）を1日2回程度単純塗擦した．内服はオロパタジン塩酸塩（アレロック®）5 mg/錠，1回1錠，1日2回（朝，就寝前）を行った．病変は約1週間で色素沈着を残していたが，おおむね治癒した．

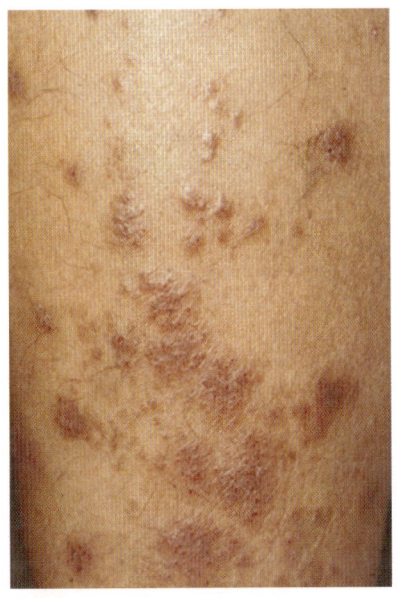

図2 鑑別疾患：貨幣状湿疹
円盤状の比較的大型の湿疹局面がみられる．

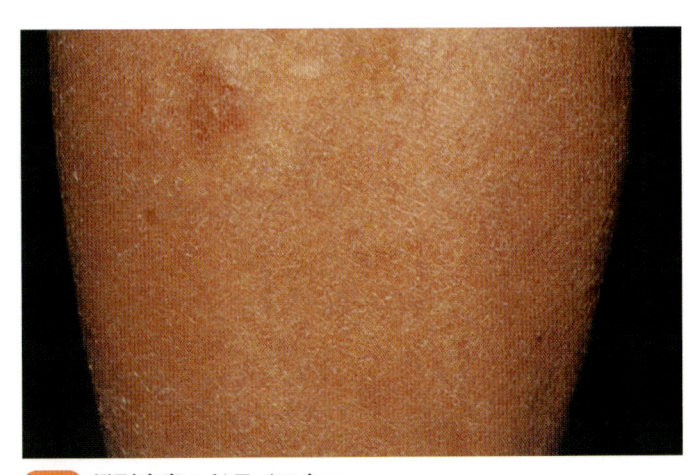

図3 鑑別疾患：ドライスキン
皮膚は乾燥し，表面に多数の白色鱗屑が付着している．

4 本症例を振り返って

発症時期が冬季で，糖尿病を合併したり，高齢者や，入浴時過度にタオルでこすって洗う習慣がある者では，この疾患を考慮する必要がある．乾皮症の段階で保湿剤などを用いてスキンケアを十分行っていれば湿疹化しなかったと考えられる．

疾患 をもっとよく知ろう！

1 疾患概要 ▶▶▶ 皮脂欠乏性湿疹

湿疹の一亜型であるが，乾皮症（図4）がベースにあり発症してくることが多い（図5）．角化関連タンパク質であるフィラグリンとその前駆タンパク質であるプロフィラグリンをコードする遺伝子の異常が遺伝的背景として重要である．図5に示すように，乾皮症では角層バリアが破壊されて

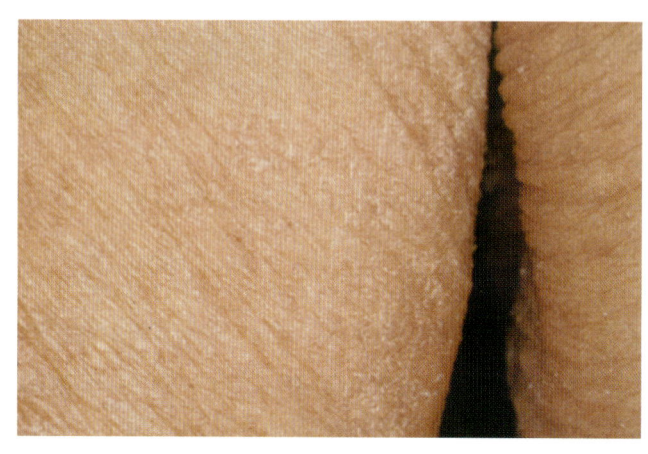

図4 乾皮症
表皮角層の脱水と皮脂低下が原因で，本図にみられるように，皮膚は光沢を失い，皮膚表面には落屑が生じることが多い．しばしば強い瘙痒を伴う．湿疹に進展すると皮脂欠乏性湿疹となることが多い．保湿剤の外用などをはじめとするスキンケアをこまめに行い，湿疹化しないように留意することが大事である．

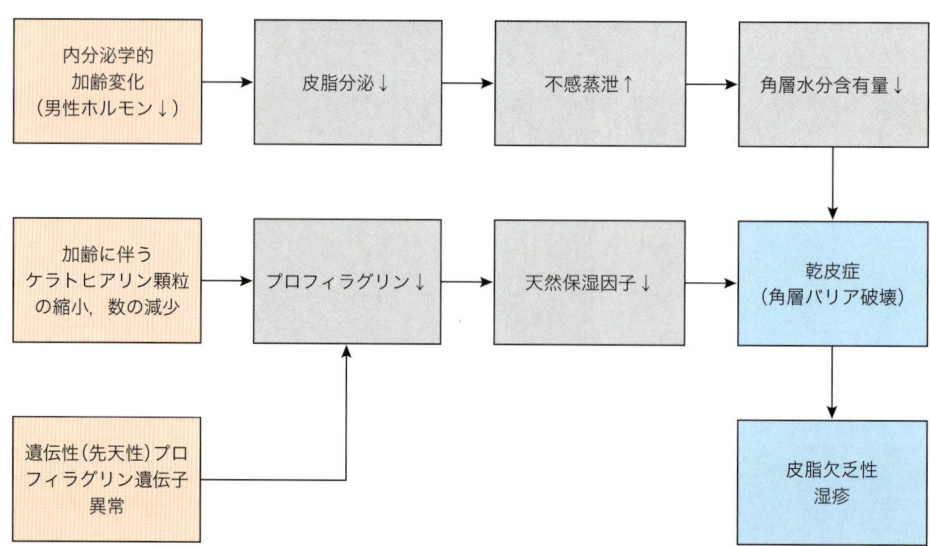

図5 皮脂欠乏性湿疹の発症機序
プロフィラグリン遺伝子の異常が遺伝的背景として重要であることがわかってきた．プロフィラグリンおよびフィラグリンタンパク質は角層の天然保湿因子であるアミノ酸の前駆体である．乾皮症では角層バリアが破壊されているので，外来性刺激に対して反応性に湿疹が生じやすい．
（文献1より転載）

いるので，外来性刺激に対して反応性に湿疹が生じやすい．これが皮脂欠乏性湿疹である．高齢者の下腿伸側によくみられる．空気の乾燥しやすい冬季に好発する．皮疹の主体は，紅斑，丘疹，漿液性丘疹，鱗屑，痂皮であり，激しい瘙痒を伴うことが非常に多い．

プロフィラグリン遺伝子の異常が存在すると尋常性魚鱗癬（図6）も合併する．

2 ポイントとなる臨床所見

①空気の乾燥しやすい冬季に好発する．
②皮疹の主体は，紅斑，丘疹，漿液性丘疹，鱗屑，痂皮である．
③注意深い病歴聴取により，入浴時過度にタオルで体をこすって洗う習慣があることが判明することが多い．
④尋常性魚鱗癬を合併することが多い．

3 治療と次の一手

◆治療

本症は湿疹の一亜型であるので，外用薬の塗布と抗ヒスタミン薬の内服が治療の主体となる．これらの治療で寛解が得られるのでステロイドの内服は行わない．

処方例）
①ジフルプレドナート軟膏（マイザー®軟膏）あるいはベタメタゾン酪酸エステルプロピオン酸エステル軟膏（アンテベート®軟膏）を1日2回外用する．そのうち，**1回は必ず入浴直後に外用する**．
②ベタメタゾン酪酸エステルプロピオン酸エステル軟膏（アンテベート®軟膏）とヘパリン類似物質軟膏（ヒルドイド®ソフト軟膏）の等量混合を1日2回外用する．そのうち，**1回は必ず入浴直後に外用する**．
③オロパタジン塩酸塩（アレロック®）5 mg/錠を，1回1錠，1日2回（朝，就寝前）内服する．
④フェキソフェナジン塩酸塩（アレグラ®）60 mg/錠を，1回1錠，1日2回（朝食後，就寝前）内服する．

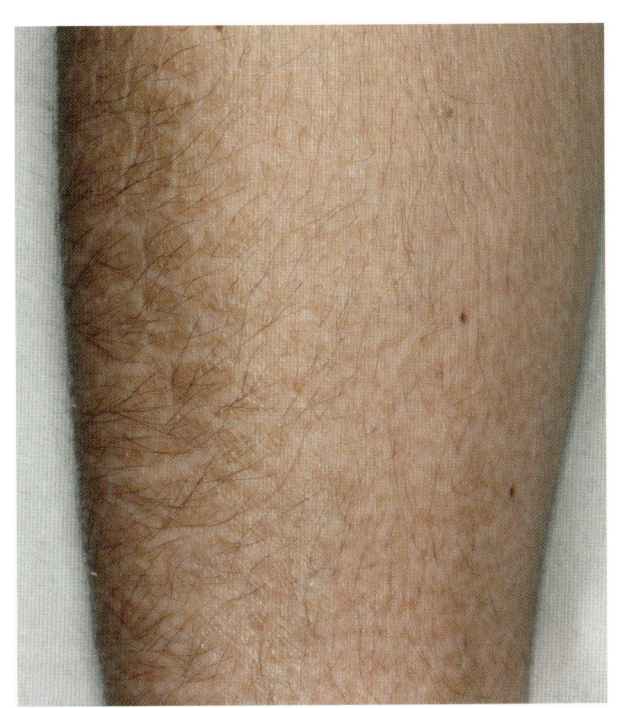

図6 尋常性魚鱗癬
前腕に魚のうろこ状の鱗屑（皮膚の表面から剥離しつつある角質のこと）形成がみられる．魚鱗癬は，遺伝的素因で発症する遺伝性魚鱗癬と，リンパ腫，サルコイドーシス，薬剤などに続発する後天性魚鱗癬に大別される．尋常性魚鱗癬は，遺伝性魚鱗癬の一種で，フィラグリン遺伝子変異による．準優性（semidominant）と呼ばれる遺伝形式をとる．ホモの遺伝子変異によりフィラグリンが完全に欠如すると重症型の尋常性魚鱗癬となり，ヘテロの遺伝子変異でフィラグリンの産生量が半分になると，軽症の尋常性魚鱗癬を発症する．

◆ 次の一手

　　前述の治療に反応しない場合は，クロベタゾールプロピオン酸エステル軟膏（デルモベート®軟膏）の1日2回外用に切り替える．そのうち，1回は必ず入浴直後に外用する．ヒドロキシジンパモ酸塩（アタラックス®-P，25 mg/カプセル）を1回1錠，1日2～3回，あるいはd-クロルフェニラミンマレイン酸塩（ポララミン®，2 mg/錠）を1回1錠，1日1～4回の内服を前述の③あるいは④に追加する．眠気や全身けん怠感が生じることがあるので，車の運転には十分に注意するように指導する．

4 コンサルテーション

　　原発疹の紅斑が増強したり，腫脹が生じたり，浸出液の増加が観察され，散布疹が生じた場合には自家感作性皮膚炎が生じていると考えられる．皮疹は紅斑，丘疹，漿液性丘疹に加え膿疱がみられる．時に，発熱などの全身症状が出現する．以上のような場合にはプレドニゾロン（プレドニン®）内服が必要になることがあるので，皮膚科医に紹介した方がよい．外用薬はクロベタゾールプロピオン酸エステル軟膏（デルモベート®軟膏）の1日2回外用を行う．

5 患者説明のポイント

　　入浴時に過度にタオルで皮膚をこする習慣がある場合，中止するように指導する．

文　献

1）米田耕造，窪田泰夫：乾皮症．「スキンケア最前線」（宮地良樹 編），pp.220-221，メディカルレビュー社，2008

Level 1

初級編 これだけは押さえておきたい！遭遇頻度の高い疾患

Case12 頭部の脱毛

山田朋子

症例

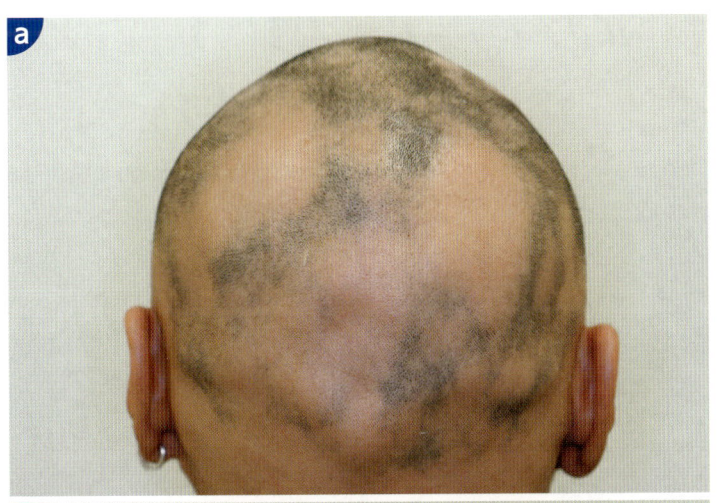

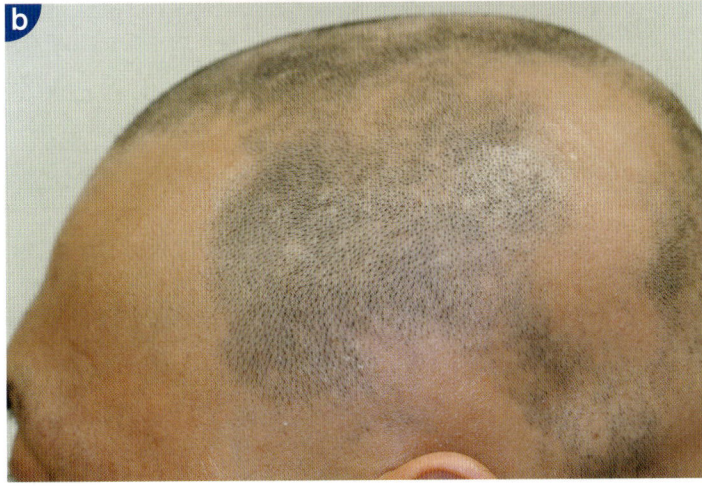

図1 頭部に多発する脱毛斑

a 患者後頭部：境界明瞭な大小の円形の脱毛斑が多発している．紅斑，鱗屑などの皮膚症状，痒みなどの自覚症状を伴っていない．b 側面も同様の脱毛斑がみられる（髪は短く剃られている）．

◆**患者情報** 39歳，男性．24歳頃に円形脱毛症に罹患した．2〜3カ月前より頭頂部に小さい脱毛斑があったが，20日前くらいから，急激に脱毛斑が拡大，増数した．近医で12日前よりプレドニゾロン（30 mg/日）の内服を開始し，当科を紹介された．

スナップ診断は？ ▶▶▶

1 スナップ診断

多発性円形脱毛症をまず考える．鑑別診断としては，SLEや皮膚筋炎などの膠原病による脱毛や，白癬など感染症による脱毛があげられる．

2 スナップ診断からの 確定診断の進め方

確定診断のカギ　円形の境界明瞭な完全脱毛斑．紅斑，鱗屑などの欠如．再発性の病歴

1. 円形の多発する境界明瞭な脱毛斑から円形脱毛症を考えた．
2. トリコスコピーでは黒点がみられた（剃毛前には切れ毛などの所見もみられた）．
3. 発症は20代で，脂腺母斑（図2）や先天性皮膚欠損症（図3）など，出生時よりみられる疾患は除外できる．

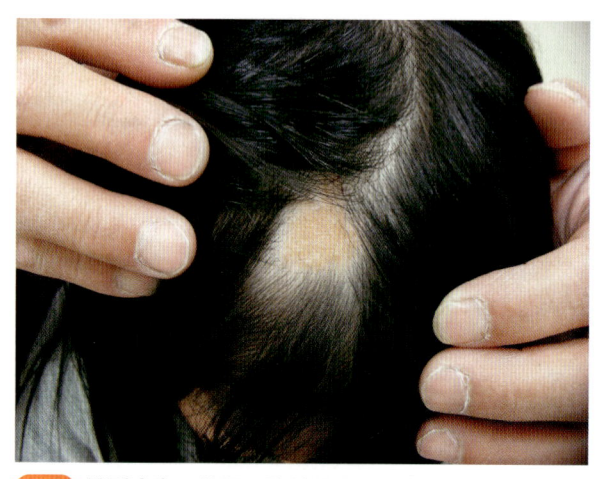

図2　鑑別疾患：幼児の脂腺母斑
出生時より脱毛がみられ，色調は黄色調から淡紅色調．成長に伴い表面に凹凸がみられるようになった．
（文献1より転載）

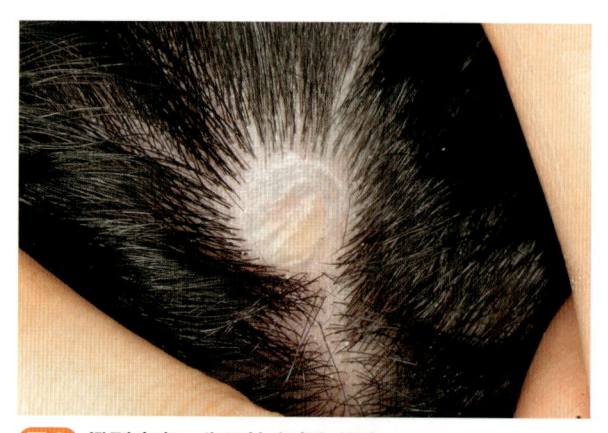

図3　鑑別疾患：先天性皮膚欠損症
出生時より脱毛がみられ，皮下の組織が透見できる．
（文献1より転載）

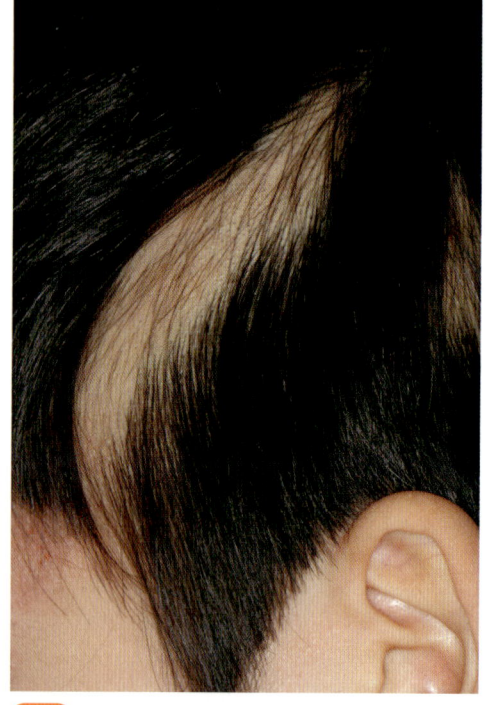

図4　鑑別疾患：トリコチロマニア
側頭部の不規則な不完全脱毛斑．患者本人が自らの毛髪を引き抜くことによって生ずる．斑内には短い毛と長い毛が混在し，円形脱毛症ほど境界明瞭にならない．
（文献2より転載）

4 患者に髪の毛を引き抜く癖はなく，年齢的にも**トリコチロマニア**（抜毛症，図4）は考えにくいと思われた．また，外傷の既往はなく，多発していることから，pseudocyst of the scalp（偽嚢腫，図5）による脱毛は考えにくいと思われた．

5 毛髪は容易に引き抜くことができた（易抜毛性）．

6 紅斑，鱗屑，痂皮など，表面の炎症症状はみられなかった．これにより，**膠原病による脱毛**（図6），**頭部白癬**（図7）などの感染症，湿疹・皮膚炎による脱毛は否定的であると考えられた．

7 円形脱毛症では甲状腺疾患や，膠原病の合併が知られており，血液検査を行った．血算・生化学には異常はみられなかった．TSH 0.228 IU/mL（基準値 0.35〜34.94 IU/mL）と軽度低下を示していたが，FreeT$_3$ 2.66 pg/mL（基準値 1.71〜73.71pg/mL），FreeT$_4$ 1.26 ng/dL（基準値0.70〜71.48 ng/dL），抗サイログロブリン抗体 10 IU/mL以下（基準値 28 IU/mL以下）と正常値であり，甲状腺機能には問題ないと思われた．抗核抗体は弱陽性（パターンはdiffuse）で，膠原病による脱毛は否定的であった．

1から**7**により**円形脱毛症**と診断した．

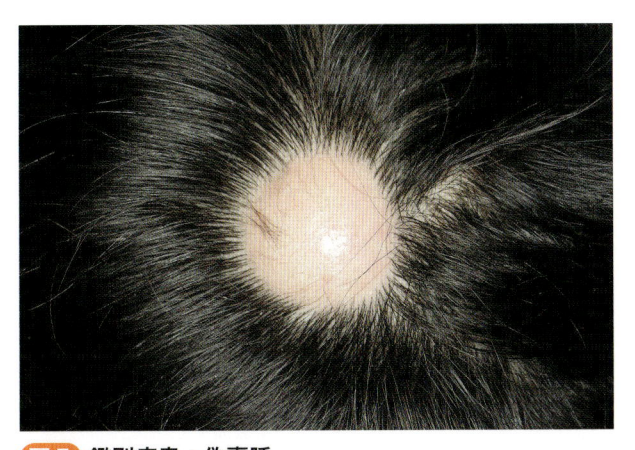

図5 鑑別疾患：偽嚢腫
頭頂部のドーム状に膨隆する結節．通常単発性で，皮下に滲出液を貯留する．

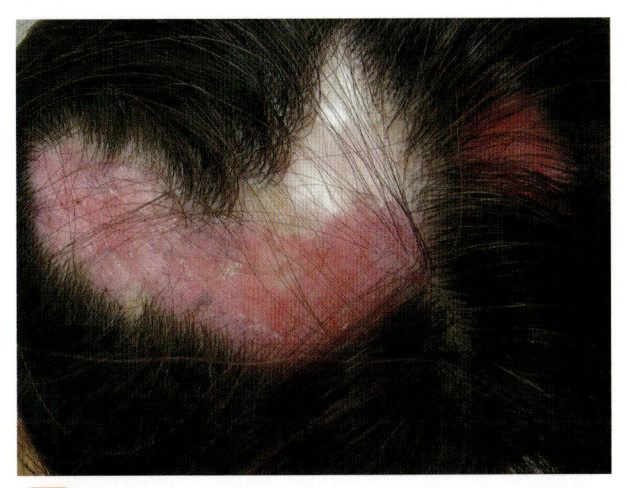

図6 鑑別疾患：円板状エリテマトーデスによる脱毛斑
脱毛部に紅斑や鱗屑を伴う．瘢痕化している部分もみられる．
（文献3より転載）

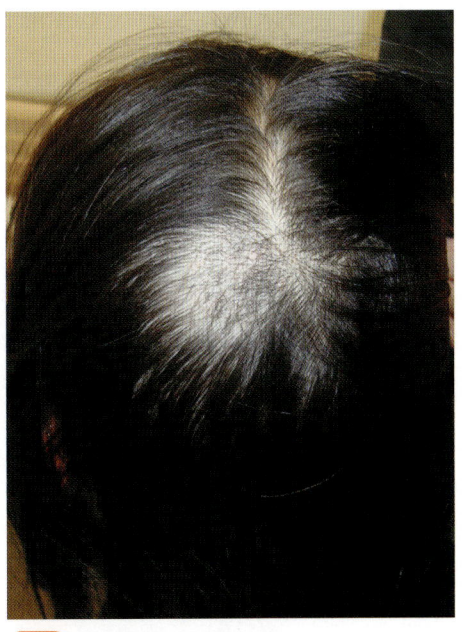

図7 鑑別疾患：頭部白癬
頭頂部に不完全脱毛斑を形成し，鱗屑を伴っている．KOH直接鏡検で白癬菌の菌糸を認める．
（文献4より転載）

3 治療とその後の経過

◆ 治療

内服ステロイドを漸減し，中止したあと，入院のうえステロイドミニパルス療法を行った．メチルプレドニゾロン0.5g/日，3日間点滴静注した．

◆ その後の経過

ミニパルス療法後，3カ月で発毛がみられた．その後，頭頂部，後頭部などに脱毛の再燃がみられたが，再び軽快し，1年後には，ほぼ完治の状態となった．

4 本症例を振り返って

本症例は多発型円形脱毛症の典型例であった．急速に脱毛が進行し，ステロイドパルス療法が著効であった例である．

疾患をもっとよく知ろう！

1 疾患概要 ▶▶▶ 円形脱毛症

円形脱毛症は名の通り，円形の頭髪の脱毛がみられることから発症する．単発型（図8），多発型，頭髪のほとんどが抜ける全頭型（図9），眉毛，睫毛，体毛なども抜ける汎発型，側頭部，後頭部などの生え際が抜ける蛇行型（図10）などの種類がある．発症機序は不明だが，病理組織で毛球部周辺にリンパ球の密な浸潤があること，自己免疫性疾患の合併がよくみられること，免疫抑制薬のステロイドやシクロスポリンが奏効することなどから，自己免疫説が有力である[5]．

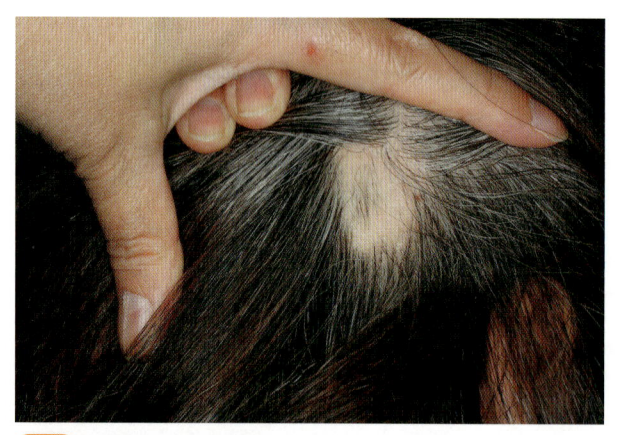

図8 単発型円形脱毛症
斑内に発毛がみられ，治癒傾向を示している．
（文献3より転載）

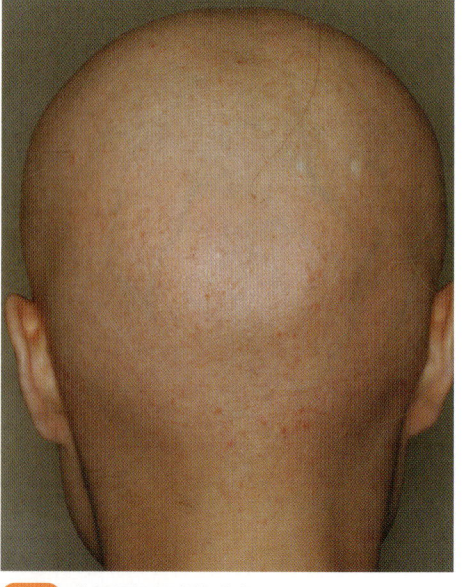

図9 全頭型円形脱毛症
頭部全体に脱毛がみられ，わずかに毛髪を残している．
（文献3より転載）

2 ポイントとなる臨床所見

①円形の境界明瞭な脱毛斑で単発，もしくは多発している．またはびまん性に生じる，広範囲の脱毛．側頭部，後頭部などの髪の生え際に生ずることもある．また，頭髪以外の体毛に及ぶ場合がある．
②特に誘因なく発症し，進行は急激な場合も緩徐な場合もある．
③通常，痒み，紅斑，鱗屑などの炎症症状を伴わない．
④毛髪を引っ張ると容易に髪が抜け，脱毛部に切断毛もみられる．
⑤トリコチロマニアでは脱毛の境界が不明瞭であり，短い毛と正常の長い毛が混在している点が円形脱毛症との鑑別となる．
⑥トリコスコピー（図11）では黒点（black dot），漸減毛/感嘆符毛（tapering hair/exclamation mark hair），切れ毛・折れ毛（broken hair），黄色点（yellow dot），短軟毛（short vellus hair），肘折れ毛（coudability hair）などの所見がみられる[6, 7]．

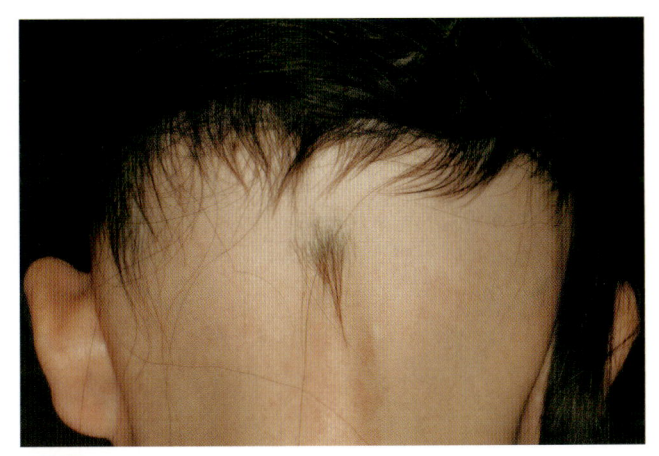

図10 蛇行型円形脱毛症
後頭部の生え際に脱毛がみられ，難治である．
（文献3より転載）

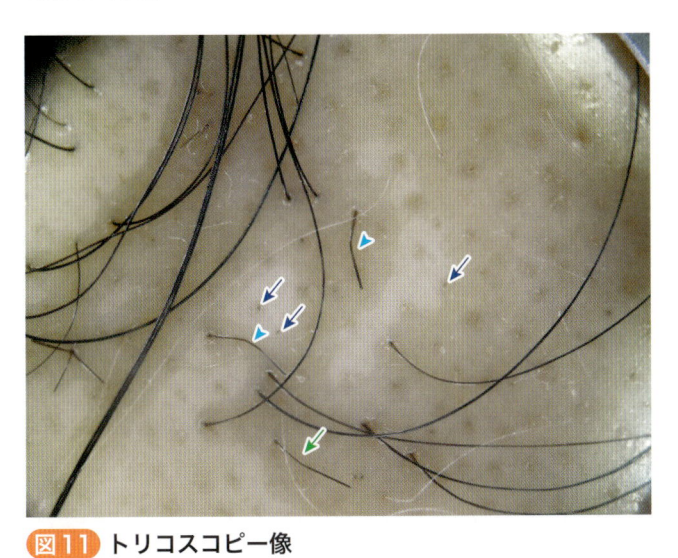

図11 トリコスコピー像
黒点（→），感嘆符毛（→），切れ毛（▶）などの所見がみられる．

3 治療と次の一手

◆ 治療

円形脱毛症は，特に単発型の場合，自然治癒することも多く，進行が緩徐な場合は，まずは，外用で経過をみることもある．

① カルプロニウム塩化物水和物やステロイドの外用療法

初診時には，保険適応のある外用薬を処方しつつ，貧血，梅毒，膠原病，甲状腺機能などの検査を行う．②の内服を併用することもある．

①カルプロニウム塩化物水和物（フロジン®）1日1～2回外用
②ベタメタゾン酪酸エステルプロピオン酸エステルローション（アンテベート®）1日1～2回外用

② セファランチン，グリチルリチン・メチオニン・グリシン複合剤，第2世代抗ヒスタミン薬の内服

セファランチン，グリチルリチン・メチオニン・グリシン複合剤の内服は「日本皮膚科学会円形脱毛症診療ガイドライン2010」[8]では，十分なエビデンスはないが，これまでの膨大な診療実績を加味し，推奨度C1（行ってもよいが十分な根拠はない）となっている．第2世代抗ヒスタミン薬も同様に推奨度C1であり，保険適応はないが，特にアトピー素因をもつ患者に推奨されている．

①セファランチン　2 mg/錠，1回1錠，1日2回
②グリチルリチン・メチオニン・グリシン複合剤（グリチロン®）1回2錠，1日3回
③ベポタスチンベシル酸塩（タリオン®）10 mg/錠，1回1錠，1日2回内服
④オロパタジン塩酸塩（アレロック®）5 mg/錠，1回1錠，1日2回内服
⑤ロラタジン（クラリチン®）10 mg/錠，1回1錠，1日1回内服

③ 液体窒素，ドライアイスなどによる冷却療法

冷却療法も簡便で，副作用も軽微である点を考慮され，推奨度C1である．疣贅などに行う凍結療法と異なり，水疱形成や強い疼痛を生じない程度での実施が推奨されている．

以上が比較的簡便に行える治療法である．

◆ 次の一手

円形脱毛症では確実に効果がある，という治療法はないので，さまざまな治療法がある．次のステップでは，より効果が期待できるが，副作用のある治療や，保険適応がなく，より専門的で煩雑な治療を行うことになる．医療機関によって行っている治療が異なり，また，患者自身も治療を選ぶことが可能なため，皮膚科専門医を受診させ，まずは相談してもらう．ガイドラインでは推奨度B（行うよう勧められる）またはC1の治療として，ステロイド局注，局所免疫療法，ステロイド内服，点滴静注ステロイドパルス療法，ミノキシジル外用，スーパーライザー療法，PUVA療法，カツラがあげられている（図12）．

4 コンサルテーション

脱毛が急速に進行する場合や，典型例でなく，診断が困難な場合は，皮膚科受診を検討する．甲状腺機能異常，膠原病などの合併症がある場合は専門科へのコンサルテーションを行う．

5 患者説明のポイント

①原因不明で，自然治癒もありうる．完治することもあるが，しばしば再発もみられる．
②治療には通常，数カ月を要する．
③急速に進行する場合には，脱毛を止めることは困難である．カツラの使用もQOL改善の手段として有用である．
④疲労や感染症など肉体的/精神的ストレスを引き金に（毛包由来の自己抗原をターゲットにした），自己免疫反応が誘発されると想定されているが，明らかな誘因がないことも多い[8]．

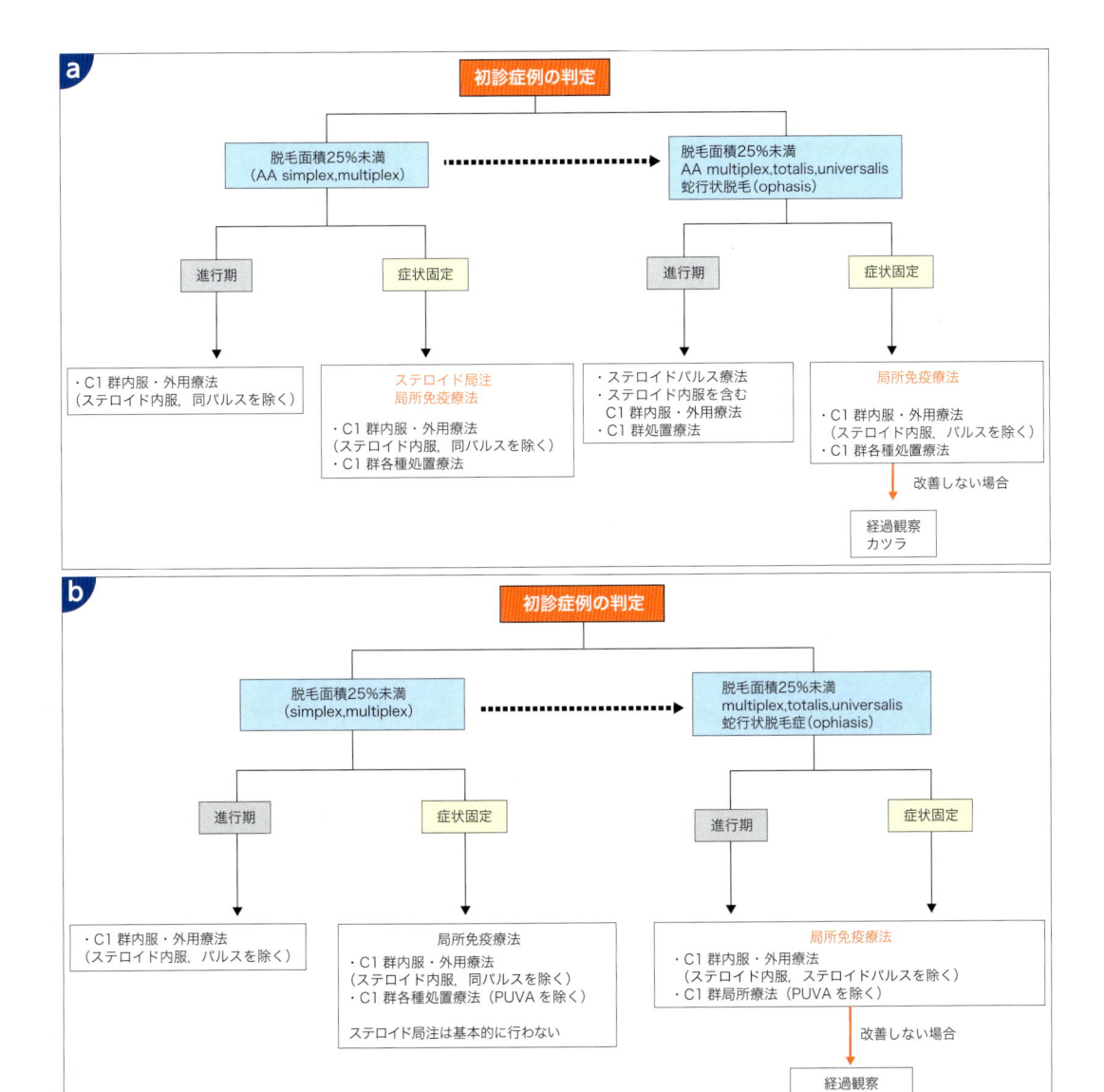

図12 円形脱毛症治療のアルゴリズム

a 成人（16歳以上）患者の場合． b 15歳以下の患者の場合．
（文献8をもとに作成）

文 献

1）山田朋子：3．脂腺母斑．内科で出会う 見ためで探す皮膚疾患アトラス（出光俊郎 編），p.31-33，2012
2）山田朋子：2．トリコチロマニア．内科で出会う 見ためで探す皮膚疾患アトラス（出光俊郎 編），p.29-30，2012
3）山田朋子：1．円形脱毛症．内科で出会う 見ためで探す皮膚疾患アトラス（出光俊郎 編），p.25-28，2012
4）山田朋子：4．頭部白癬．内科で出会う 見ためで探す皮膚疾患アトラス（出光俊郎 編），p.34-36，2012
5）荒瀬誠治：円形脱毛症．「最新皮膚科学大系 第17巻 付属器・口腔粘膜の疾患」（玉置邦彦 総編集），pp. 21-30，中山書店，2002
6）乾 重樹：トリコスコピー．臨皮，65 (5増)，84-88，2011
7）乾 重樹：Q6 ダーモスコピーは毛髪疾患の診断に役立ちますか？．皮膚臨床，53 (11)，1508-1513，2011
8）荒瀬誠治 ほか：日本皮膚科学会 円形脱毛症診療ガイドライン2010．日皮会誌，120：1841-1859，2010

Level 1 初級編 これだけは押さえておきたい！遭遇頻度の高い疾患

Case13 手足の指の腫脹, 紅斑

加倉井真樹

症例

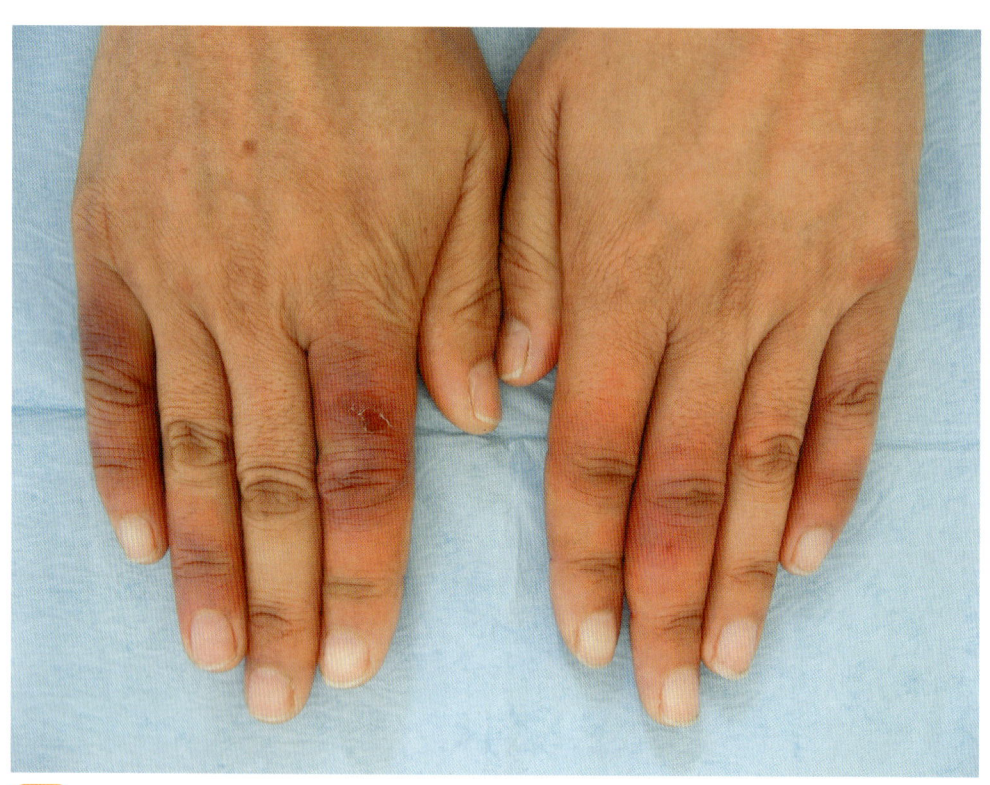

図1 両手指の腫脹, 紅斑
手指がやや腫脹し, 紫紅色調の紅斑がみられる. 右示指ではびらんを呈している.

◆患者情報

病歴：50歳, 女性.
主訴：手指の腫脹, 紅斑.
既往歴：毎年11月から3月にかけて同様の症状が出現する.
現病歴：本年11月手指に紅斑が出現し, 温まると痒くなる. さらに左示指痛いため受診した.

スナップ診断は？▶▶▶

1 スナップ診断

凍瘡を考える．

鑑別診断として，凍瘡状エリテマトーデス（SLE に伴う凍瘡様紅斑に比べ角化が強くみられる），全身性エリテマトーデス（systemic lupus erythematosus：SLE）に伴う凍瘡様紅斑（爪囲に紅斑を伴うことが多い），Sjögren 症候群に伴う凍瘡様紅斑，クリオグロブリン血症，コレステロール結晶塞栓症があげられる．

2 スナップ診断からの 確定診断の進め方

確定診断のカギ　初冬に生じた，両手指の腫脹と痛痒い紅斑

1. 11月から症状が出現し，例年同様の症状があるということ，手指の痛痒い紅斑で，発熱，関節痛などの全身症状を伴わないので，第一に**凍瘡**を考えた．
2. 凍瘡状エリテマトーデス（図2）は，角化が強い傾向がある．また，春先になっても治らず，難治である．

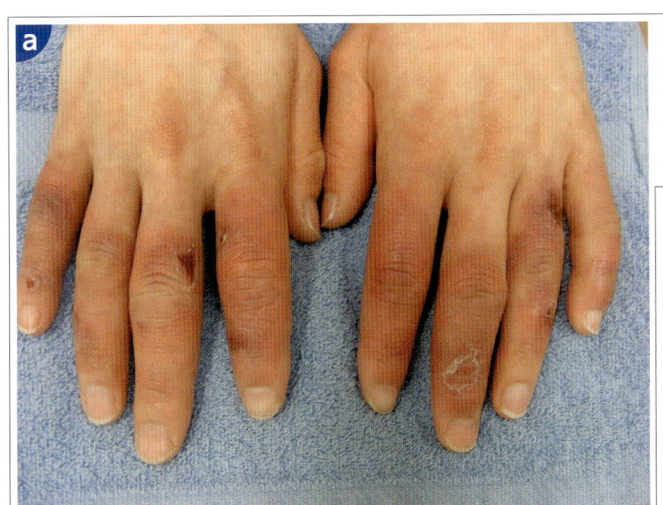

図2　鑑別疾患：凍瘡状エリテマトーデス
a 手指の腫脹がみられ，指背には数カ所血痂を伴う潰瘍がみられ，鱗屑がみられる部もある．手背には網状皮斑がみられる．b 手指腹に角化（→）を伴う紫紅色の紅斑がみられる．白色の萎縮性瘢痕もみられる（白色萎縮症：atrophie blanche，→）

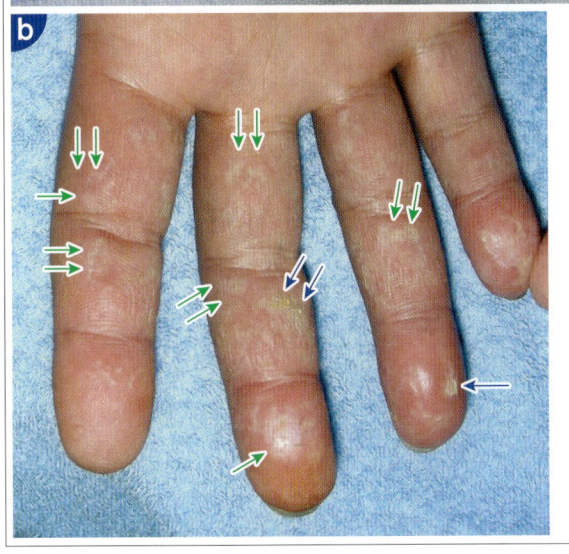

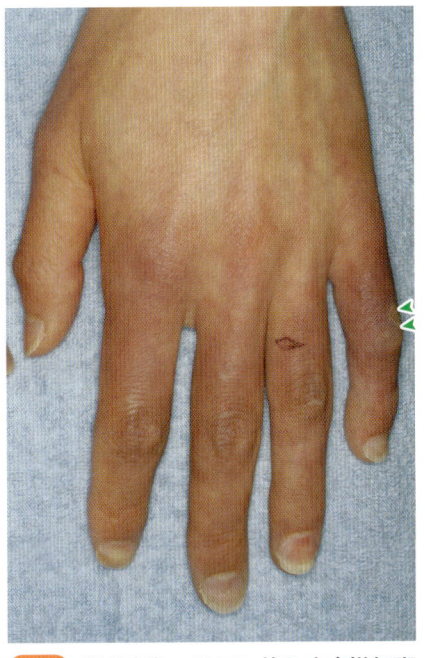

図3　鑑別疾患：SLE に伴う凍瘡様紅斑
手指に紫紅色の紅斑がみられ，小指の一部には潰瘍（▶）がみられる．

- **3** SLEに伴う凍瘡様紅斑（図3），Sjögren症候群に伴う凍瘡様紅斑（図4）は基礎疾患による発熱，関節痛，眼，口腔の乾燥症状などを伴う．
- **4** クリオグロブリン血症（図5）は，紫斑，潰瘍，網状皮斑，瘢痕などの皮膚症状を呈し，寒冷によって症状が出現しやすい．全身症状がみられることも多く，膠原病を基礎疾患とすることもある．本症例では，紫斑や網状皮斑もみられず，全身症状もなく否定的である．
- **5** コレステロール結晶塞栓症（図6）は，突然足趾に疼痛を伴う網目状の皮疹や紫斑，結節を呈する．血管内カテーテル操作を行った後に発症する．

1から**5**より，凍瘡と診断した．

3 治療とその後の経過

◆ 治療

ビタミンE外用薬（ユベラ®軟膏）を1日2〜3回マッサージしながら外用した．冷やさないように手袋，靴下を着用するように指導した．

◆ 経過

約2週間で軽快した．

4 本症例を振り返って

右示指にびらんを伴っていたので，当初，基礎疾患に膠原病がある可能性も考えた．しかし，例年同様の症状が出現するということ，また全身症状を伴わなかったため，上記の治療を開始したところ，経過も良好であった．

ゴールデンウィーク以後も症状が軽快しない場合や，手指，足趾以外にも紅斑が生じたり，微熱や関節痛を伴う場合は，SLEやSjögren症候群の初期やクリオグロブリン血症の可能性もあるので，血液検査をするなど注意が必要である．

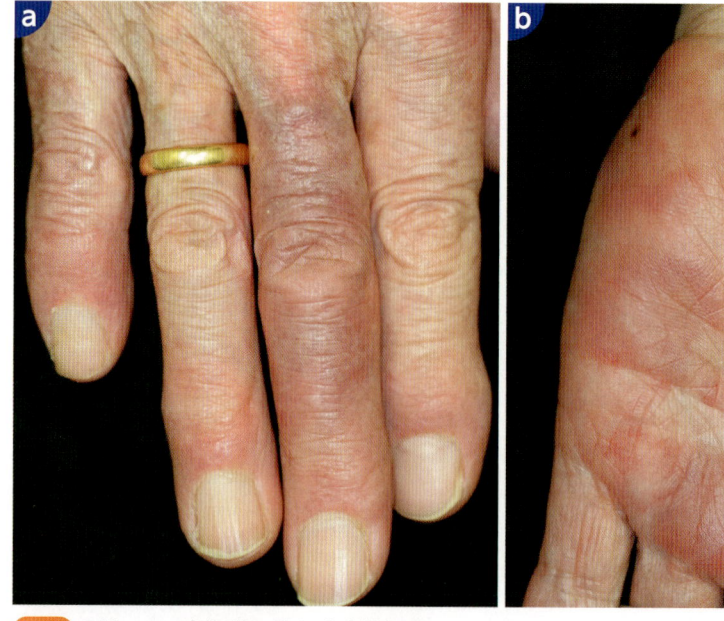

図4 Sjögren症候群に伴う凍瘡様紅斑
a 右中指を中心に紫紅色の紅斑がみられる．b 手掌に浸潤性の紅斑がみられる．

疾患をもっとよく知ろう！

1 疾患概要 ▶▶▶ 凍瘡

　凍瘡はいわゆる「しもやけ」のことである．凍瘡は寒さによる血行障害によって生じる皮膚病である．遺伝的素因が関与している．初冬と冬の終わり，昼夜の温度差が10℃以上の時期に発症しやすいといわれているが，秋口から春先までみられる疾患である．晩秋と春先に悪化する例と真冬に悪化する例がある．手足，耳朶，頬や鼻に生じる．臨床症状は，痛痒い，ジンジン，ムズムズといった痒み，指の冷感，腫脹，紅斑である．小児では指の腫脹が著明で，冷感が強い傾向にある（図7）．多形紅斑に似た症状を呈する場合も比較的多い（図8）．また，潰瘍を形成する場合もある．基本的に発熱や関節腫脹などの全身症状を伴わない．

　一方，凍傷は，寒冷地などで長時間低温に曝されたときに，血流が停滞して，組織が凍結することにより生じるもので，熱傷に似た皮膚の物理的障害である．

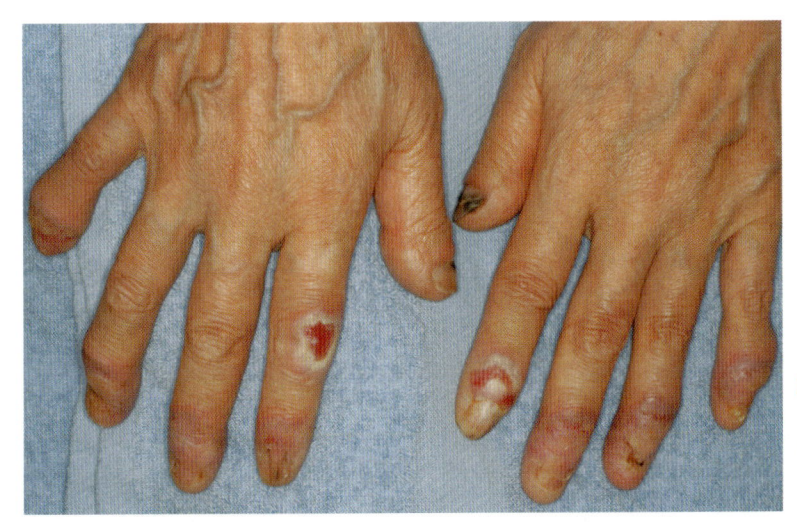

図5 クリオグロブリン血症
両示指に潰瘍がみられ，指先は角化を伴う紅斑がみられ，爪は変形，脱落している．

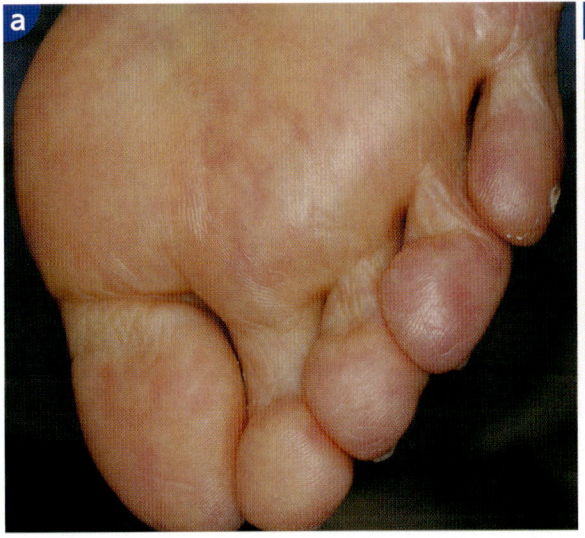

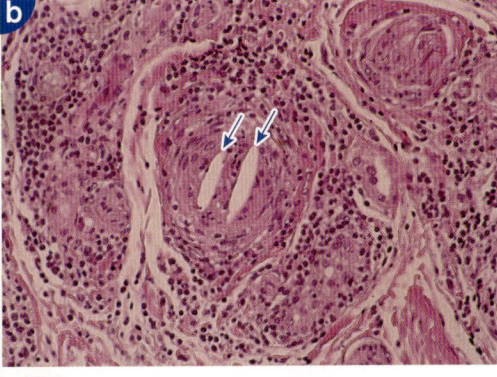

図6 コレステロール結晶塞栓症
a 網状皮斑がみられ，第Ⅳ，Ⅴ趾は紫紅色の紅斑を呈している．b コレステロール血栓塞栓の病理像．血管壁の内腔を塞栓している紡錘形に明るくぬけたコレステロール結晶の塞栓像が確認できる．

2 ポイントとなる臨床所見

①学童期，思春期に多く発症するが，乳幼児，高齢者にもみられる．
②手指，足趾の腫脹，紅斑，水疱，紅斑，結節がみられ，顔，耳，四肢末端に限局していて，暖めると疼痛，または痒みが生じる．ひどくなると潰瘍化する．
③気温が5℃以下で発生するので，夏など気温が高いときに生じた場合は除外される．

3 治療と次の一手

◆ 治療

本症の治療としては，外用薬が推奨される．
①ユベラ® 軟膏（30 g）1日2，3回　広めにマッサージしながら塗布
②ヒルドイド® ソフト軟膏（25 g）1日2，3回　広めにマッサージしながら塗布
③アンテベート® 軟膏（5 g）　炎症の強い患部に1日2回塗布
④リンデロン®V軟膏（5 g）　炎症の強い患部に1日2回塗布
⑤ゲンタシン® 軟膏（10 g）　痂皮，びらん部に1日2回塗布し，ガーゼ保護する
⑥バラマシン® 軟膏（10 g）　痂皮，びらん部に1日2回塗布，ガーゼ保護する

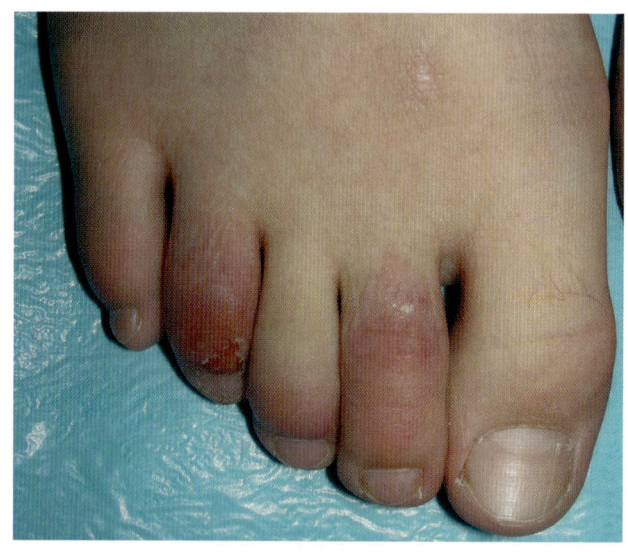

図7　小児の凍瘡典型例
足趾が腫脹し，第4趾ではびらんがみられる．

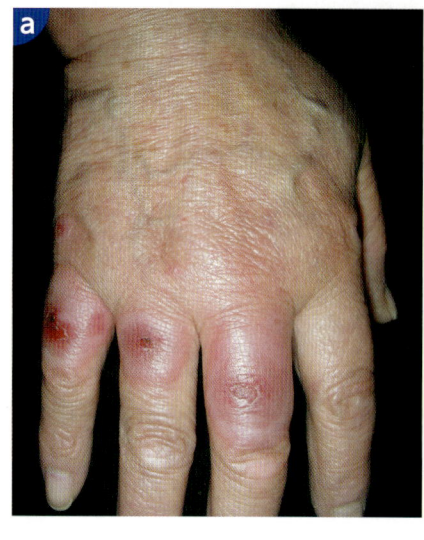

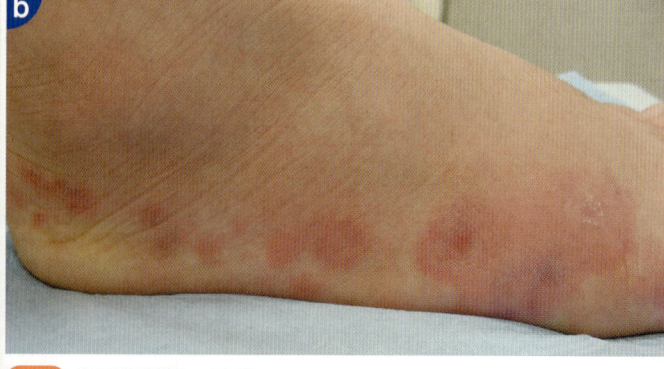

図8　多形紅斑様の凍瘡
a 指背に痂皮を中心として辺縁が堤防状に隆起した紅斑がみられ，多形紅斑に似ている．b 足縁に拇指頭大までの中心が紫紅色調で遠心性に拡大したような紅斑が多発している．
（文献1より転載）

◆ 次の一手

難治例では内服薬を併用する．
①ユベラ®　1回50〜100 mg，1日3回　14日分
②当帰四逆加呉茱萸生姜湯　1回2.5 g，1日3回（毎食前）　14日分

さらに難治な場合は，保険適応外であるが血管拡張薬（プロレナール®，ドルナー®）の内服を併用する．

4 コンサルテーション

潰瘍形成がみられるときや，頭部，四肢末端の好発部位以外に症状がみられたとき，5月以降も症状が軽快しない場合はSLE，Sjögren症候群，クリオグロブリン血症などに伴う皮疹の可能性があるので皮膚科専門医にコンサルテーションを行う（**表1**）．

5 患者説明のポイント

① 腫脹，紅斑のみの場合は治療により1〜2週間で軽快する．水疱，びらん，潰瘍を形成している場合は軽快するまでに2週間以上かかる．
② 冬の間中，皮疹が持続する場合もある．
③ 次の年には凍瘡になる前にビタミンE（ユベラ®）の内服をはじめるようにする．
④ 潰瘍を形成しても，細菌性二次感染を起こさないように石鹸を使用して洗い，清潔を保つようにする．
⑤ 手を洗ったときにぬれたままにしておくと，気化熱によって温度が下がり凍瘡になりやすいので，手の水分をしっかりふきとるようにする．
⑥ 小児では入浴後ぬれたままの素足で冷たいフロアを歩かせないようにする．

表1　凍瘡様紅斑を伴う全身性疾患

全身性エリテマトーデス（SLE）
Sjögren症候群
クリオグロブリン血症
骨髄過形成症候群
閉塞性動脈硬化症

文　献

1) 加倉井真樹, 出光俊郎：凍瘡. 今日の臨床サポート：http://www.clinicalsup.jp/, エルゼビア・ジャパン, 2013

Level 1

初級編 これだけは押さえておきたい！遭遇頻度の高い疾患

Case14 項部から背部の紅色腫瘤

原田和俊

症例

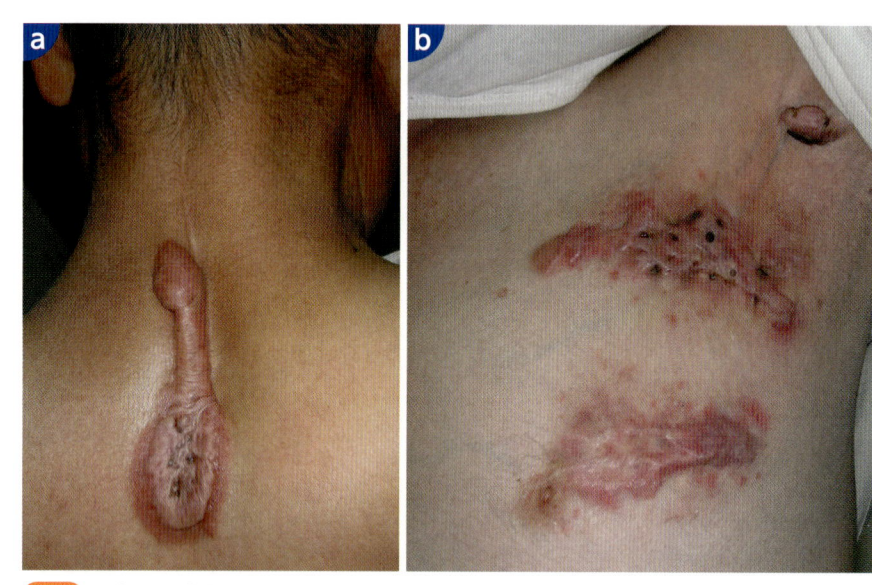

図1 項部から背部と胸部の紅色腫瘤
a 椎弓切除後に項部から背部に出現した紅色腫瘤．b 帯状疱疹後に胸部に生じた隆起性病変．

◆**患者情報** 74歳，男性．2年前，頸部脊柱管狭窄症にて頸椎の椎弓切除を受けた．術後，創部の経過は良好であったが，その後，同部位に腫瘤を形成するようになった．また，3年前，第3～4胸髄神経（Th 3～4）領域の帯状疱疹に罹患した．抗ウイルス薬投与により皮疹は改善したが，その後，罹患部位に一致して紅色結節が出現し，拡大してきた．

スナップ診断は？ ▶▶▶

1 スナップ診断

臨床症状，経過からケロイドを考える．鑑別すべき疾患として肥厚性瘢痕，皮膚線維腫，隆起性皮膚線維肉腫があげられる．

2 スナップ診断からの **確定診断の進め方**

> **確定診断のカギ** 手術後に生じた紅色腫瘤であり，以前，帯状疱疹に罹患した部位にも同様な皮疹が存在する

1. 手術の術創，すなわち外傷部位に一致して生じた弾性硬の紅色腫瘤であることから，**ケロイド**や**肥厚性瘢痕**を考える（図1a）．
2. 術後に感染などを合併し創傷治癒が遅延すると肥厚性瘢痕を生ずることがあるが，術後の経過は良好であったにもかかわらず，病変が出現している．
3. 胸部の帯状疱疹罹患部位にも同様な紅色腫瘤が生じており（図1b），創部の局所の因子より，患者の体質が発症に関与している可能性が高い．
4. 紅色腫瘤は術創より下方へ伸びている．すなわち，病変が創傷の範囲を越えている．さらに頸部の病変では下方の腫瘤の周辺部に発赤を伴っている（図1a）．肥厚性瘢痕は創部の範囲を越えて病変が拡大することはない（図2）．
5. **皮膚線維腫**は四肢に好発する限局性の結節，小腫瘤である．病変は真皮内に存在するが隆起は軽度である．腫瘍の表面は色素沈着をきたすことが多い．通常自覚症状はなく，ケロイドのように疼痛や瘙痒を訴えることはない（図3a, b）．
6. **隆起性皮膚線維肉腫**は体幹部に好発する間葉系の悪性腫瘍である．初期では浸潤を触れる局面として発症するが，徐々に隆起し半球状や有茎性の結節が出現するようになる（図4a）．色調は褐色調であることが多く，びらんや痂皮を付着することもある（図4b）．通常，ケロイドのように創部のあとに生ずることはない．

1～5により，最終的に**ケロイド**と診断した．

3 治療とその後の経過

項部，左胸部ともに発赤が強いため，まずフルドロキシコルチド含有テープ（ドレニゾン®テープ）の貼付を開始した．また線維芽細胞のコラーゲン合成を抑制する目的でトラニラスト（リザベン®）

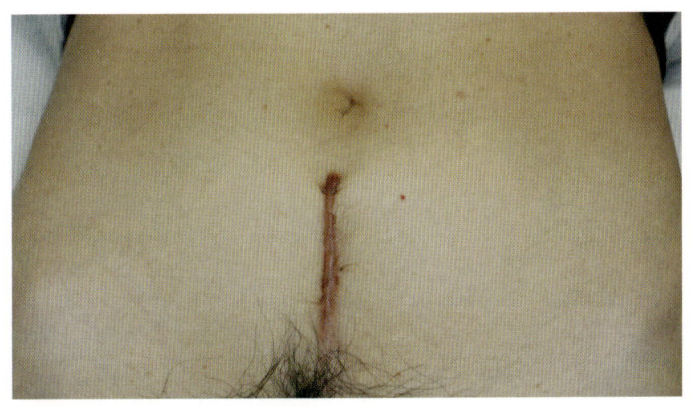

図2 鑑別疾患：肥厚性瘢痕
子宮摘出後の創部に出現した列序性に分布する紅色結節．

の投与を行った．さらに，瘙痒が強いため，抗ヒスタミン薬であるフェキソフェナジン（アレグラ®）の併用も行った．

処方例）
　ドレニゾン®テープ　1日1回患部の大きさに合わせて貼付．
　リザベン®カプセル　100 mg/カプセル，1回1カプセル，1日3回（毎食後）
　アレグラOD錠®　60 mg/錠，1回1錠，1日2回（朝，夕食後）

◆ 治療とその後の経過

上記の治療後，瘙痒はやや改善したが，腫瘤の大きさは改善していない．今後はトリアムシノロンアセトニド水性混濁液（ケナコルト-A®）の局所注入を行う予定である．この治療によっても改善がなく，患者の希望が強い場合には，局所切除と放射線照射の併用も考慮する必要がある．

4 本症例を振り返って

ケロイドの病態は不明の点が多いが，発症には体質によるところが大きく，治療抵抗性である．また，熱傷や手術後はもとより，毛嚢炎などの些細な傷からも発症することがあるので，患者にケロイドという疾患をしっかり理解してもらうように，十分に説明が必要である．

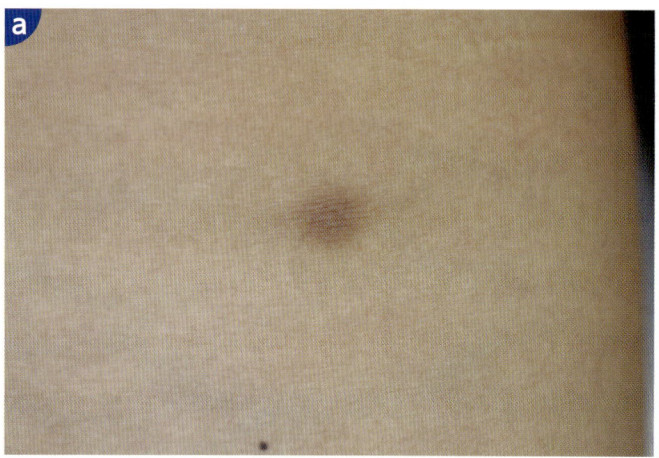

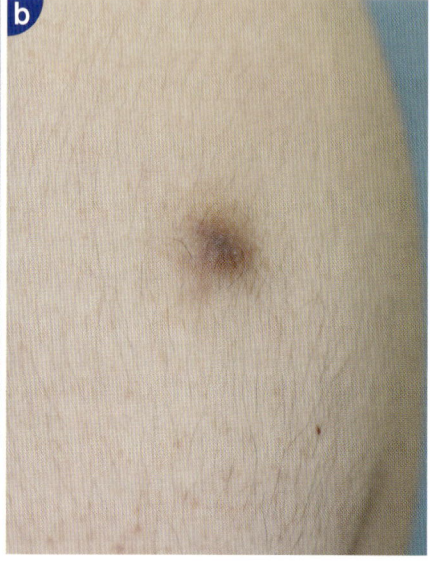

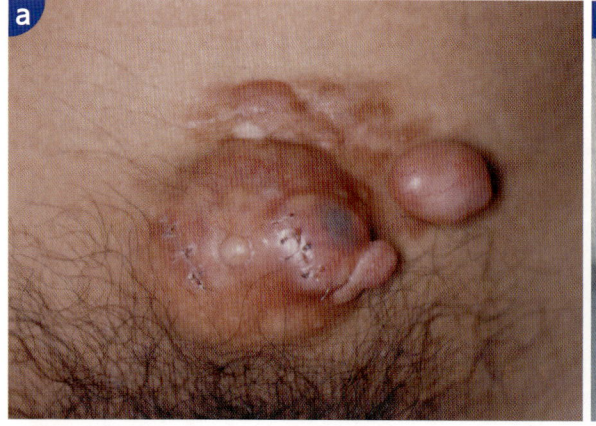

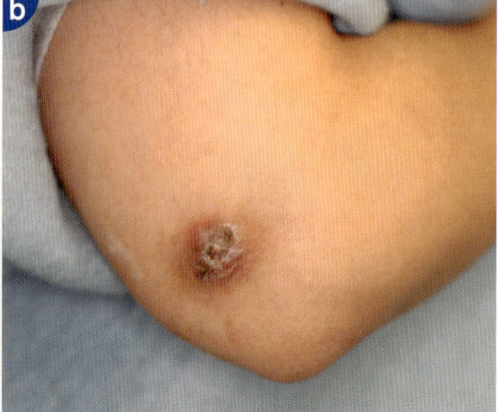

図3 鑑別疾患：皮膚線維腫
a 大腿後面に認められる褐色の軽度浸潤を触れる結節．b 左肩の褐色小局面．軽度隆起している．

図4 鑑別疾患：隆起性皮膚線維肉腫
a 下腹部の隆起性褐色局面．局面内に半球状の結節が認められる．b 右上腕の痂皮を付着する隆起性結節．

疾患をもっとよく知ろう！

1 疾患概要 ▶▶▶ ケロイド

　ケロイドは手術や熱傷などの創傷後や毛嚢炎などの軽微な外傷を契機に発症する線維増殖性病変である．反応性の病変であり，腫瘍ではないものの，創傷範囲を越えて病変が形成され治療抵抗性，難治性の疾患である．

　創傷が発生すると，創の閉鎖のため，線維芽細胞がコラーゲンの合成を行うが，通常では創傷治癒反応の成熟期に過剰なコラーゲンは分解され，創は少しずつ退縮する．一方，ケロイドでは創傷治癒反応の成熟期になってもコラーゲンの合成能の低下が不十分で，過剰なコラーゲンが局所で合成されている．この異常反応の分子メカニズムは十分に解明されてはいないが，ケロイド病変に存在する線維芽細胞はTGF-βやPDGFなどの線維化に関与する増殖因子の受容体を多く発現し，これらのサイトカインに対して強い反応を示すことが解明されている．

　また，肥厚性瘢痕も同様に創傷治癒反応の異常であると理解されているが，肥厚性瘢痕が経過中，徐々に消退するのに対し，ケロイドの病変は進行性に増殖・拡大していく．

2 ポイントとなる臨床所見

① 熱傷の受傷部位や手術の術創に出現する紅色の結節・腫瘤である．
② 病変は創部の範囲を越えて拡大する．**創部を越えるかどうかが，肥厚性瘢痕との鑑別点の1つである**．また，ケロイドでは病変の周辺に発赤を伴うことがあるが（図1a），肥厚性瘢痕では病変が大きくても辺縁には発赤がない．
③ 好発部位は耳介（図5），前胸部，肩部（図6），上腕外側，腹部，恥骨部（図7）である．
④ 瘙痒や疼痛を伴うことがある．
⑤ 発症には遺伝的素因が関与するので，ケロイドの病変が体の複数の部位にしばしば認められる．

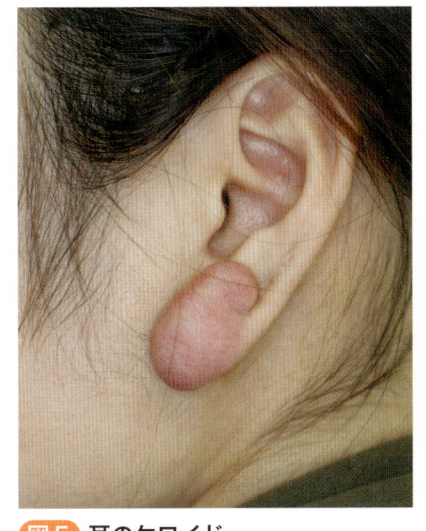

図5 耳のケロイド
耳垂部に拇指頭大の紅色腫瘤が存在する．

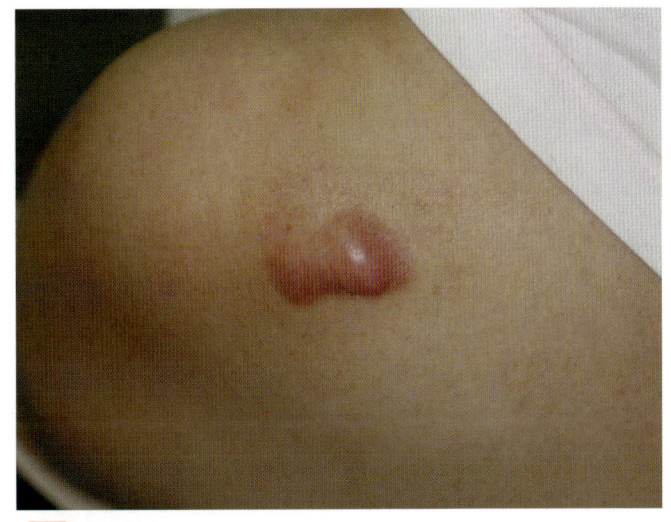

図6 肩部のケロイド
左肩に認められるドーム状の紅色結節．中心部は治癒傾向にあり平坦化しつつある．

3 治療と次の一手

◆ 治療

① 内服療法

トラニラスト（リザベン®）の内服を行う．1回100 mg，1日3回内服する．膀胱炎様の症状が出現することがあるので注意する．トラニラストは肥満細胞からケミカルメディエーターの遊離を抑制し，線維芽細胞のコラーゲン合成を抑制すると考えられている．

② 外用療法

ステロイド軟膏（デルモベート®軟膏，アンテベート®軟膏）の外用，ステロイド含有テープ（ドレニゾン®テープ）の貼付を行う．

③ シリコン材貼付

シリコンジェルシート（シカケア），シリコンクッション（クリニセル®）などをケロイドの病変部に貼付する．

④ 圧迫療法

スポンジ等をケロイド病変に置いたあと，弾性包帯などで巻いて圧迫する．

⑤ 切除

安易な切除は病変の再発，拡大をきたすので行ってはならない．しかし，耳介部のケロイドは切除するのみで再発しないことが多い（図5）．

◆ 次の一手

上記の治療に抵抗性の場合にはステロイド局所注入を考慮する．トリアムシノロンアセトニド水性懸濁液（ケナコルト-A®）をケロイドの病変内へ注入する．効果的であるが施行時に疼痛を伴う．疼痛緩和のためキシロカイン®注射液「1％」で2倍に希釈して注入することもある．炎症が強い病変にも効果があるが，注入量が多すぎると皮膚の萎縮や陥凹をきたすことがあるので，注意を要する．

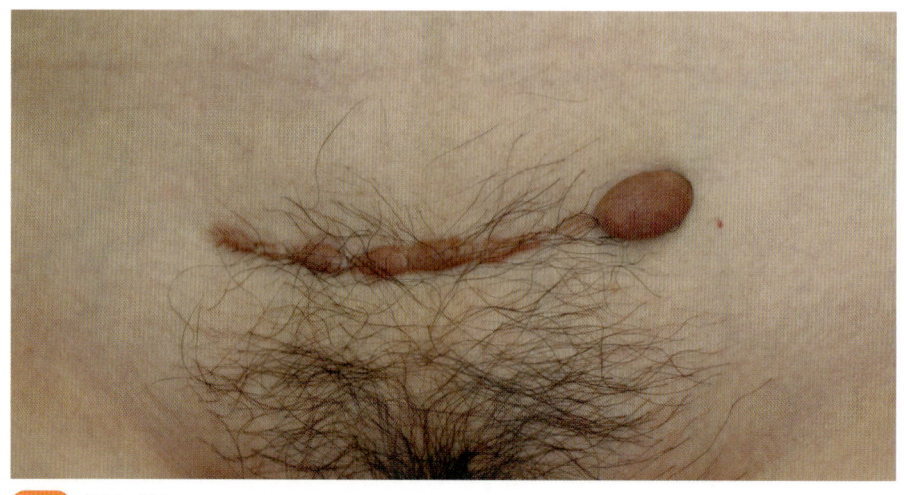

図7 ケロイド
恥骨部に存在する紅色結節．創部の範囲を越えて腫瘤が出現しており，ケロイドである．

4 コンサルテーション

これらの治療に反応しないときには皮膚科医もしくは形成外科医へ紹介する．また，ケロイドは肥厚性瘢痕やその他の皮膚線維腫などの間葉系腫瘍と鑑別が難しいことがある．ケロイドかどうか診断に苦慮する場合には，治療前に皮膚科医へ紹介することが望ましい．

5 患者説明のポイント

①難治性の疾患であり治療抵抗性である．安易に切除すると再発したり，さらに病変が拡大したりすることがある．
②外用薬や内服療法で根気よく，数年間にわたって治療する必要がある．
③発症はいわゆるケロイド体質によることが多い．今後も些細な傷口からケロイドが発症する可能性がある．

文 献

1) 土佐泰祥，保坂善明：肥厚性瘢痕・ケロイドの発生メカニズムとトータルケア．形成外科，51：S291-S299，2008
2) Wolfram, D., et al.：Hypertrophic scars and keloids -- a review of their pathophysiology, risk factors, and therapeutic management. dermatol surg, 35：171-181, 2009

Topics

肥厚性瘢痕，ケロイドの外科的治療

堂本隆志

外傷，外科手術に後に生じる肥厚性瘢痕およびケロイドに対する外科的治療について述べる．

術式の選択肢としては皮弁形成術と植皮術の2つが主にあげられる．皮弁形成術には瘢痕の部位，形状，拘縮の程度によりさまざまな術式があるがいずれの皮弁形成術も手術創を**「1本の長い直線」から「方向が異なる複数の短い線分の集合」に変えること**が拘縮解除と再発防止のみならず整容面でも満足度の高い治療を行うための重要なポイントとなる[1]．代表的な術式としてZ形成術（図1 a）とW形成術（図1 b）について説明する．植皮術については形成外科手術手技成書を参照されたい．

1 Z形成術

◆ 方法

形成外科における最も基本的な手技の1つである．瘢痕が線状でその長軸方向の拘縮を解除する際に効果的である．図1 aに示すように瘢痕の長軸方向に対し角度（約60°）をつけた皮膚切開を2カ所追加し，瘢痕周囲の皮膚を皮下脂肪まで含めた厚さで2枚の皮弁として挙上し，これを入れ替えることで**長軸方向の距離延長効果**を得る[1]．同一瘢痕に本法を複数カ所行う"連続Z形成術"ではより高い延長効果を得られる（図2）．

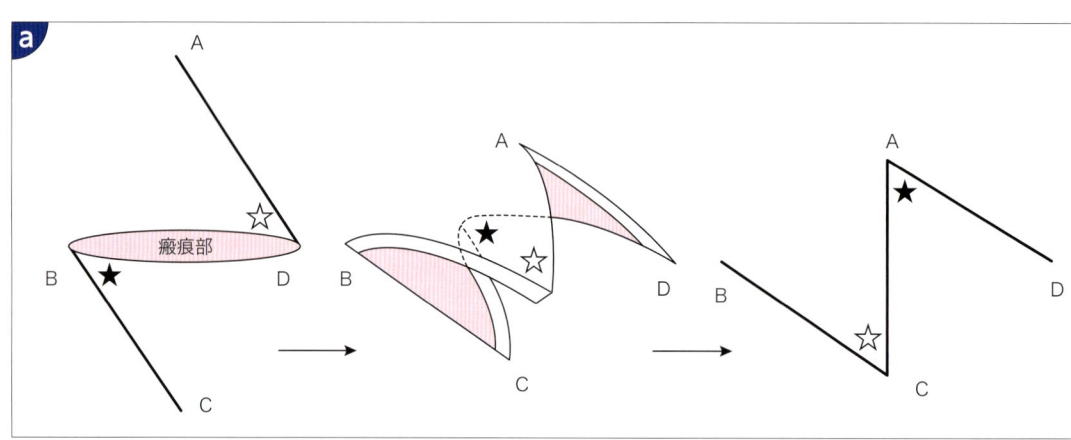

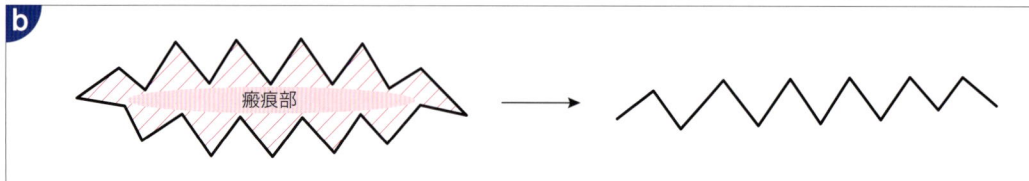

図1 Z形成術とW形成術
a Z形成術のデザイン．2つの皮弁をデザインしこれを入れ替えることで点Bと点Dの距離を延長し拘縮を解除する．
b W形成術のデザイン．斜線部の正常皮膚を含めてジグザグに切除する．

症例1:65歳女性　左頸部術後肥厚性瘢痕による瘢痕拘縮

　整形外科で頸椎の固定術を受けた後に生じた術創の肥厚化とそれによる拘縮を主訴に形成外科を受診された．診察時には瘢痕の長軸方向の拘縮が強く，頸部の運動に制限があったため局所麻酔下に形成術となった．図2のごとく3カ所にZ形成をデザインする連続Z形成術を行った．術前に認めた拘縮は完全に解除され，頸部の可動域は正常範囲に戻った．縫合線はrelaxed skin tension lines（RSTL，最少皮膚緊張線）に近い線分の集合に分割されている．

◆ Z形成術のメリット

① 2点間の延長効果

　皮弁を入れ替えることで2点間の距離が延長するため瘢痕拘縮が解除される．

② 直線の分割と方向転換

　皮膚のRSTLは皺の方向とほぼ一致する．皺の方向に直角に走る瘢痕は肥厚化しやすく，その結果として拘縮を起こし機能障害や醜状変形をもたらす．**皮弁形成術により瘢痕をよりRSTLに沿ったものに方向転換し，なおかつ短い線分に分割する**ことで目立たない瘢痕になることで伸縮性が大きくなるため瘢痕の肥厚化や再拘縮が起きにくくなる[2]．

③ 立体的方向転換によるみずかきまたはみぞの除去

　それまで山だった部分がZ形成術後には谷に変わる．熱傷による指間や腋窩の瘢痕などで浅くなったみずかきを形成する場合などに効果的である[1]．

2　W形成術

　線状の瘢痕を切除する際に，その周辺の正常皮膚を含めてジグザグ状に切除する（図1 b）．ジグザグ状の創縁はZ形成術同様に皮下脂肪まで含めた厚さの皮弁として挙上し，それぞれの凹凸を合わせるように縫合する（図3）．本法にはZ形成術のような創の延長効果や立体的変化はほとんどない．このため**術後創の凹凸を生じにくい**．一方でZ形成術同様に**直線の分割**と**方向転換**の効果により大きな伸縮性が得られるため，再発のリスクを抑えかつ目立たない瘢痕となる．W形成術ではZ形成術と異なり創周辺の正常皮膚を切除する必要がある．この切除量が多いと創部にかかる緊張が強くなるため注意が必要である[1]．ジグザグの一辺の長さは部位にもよるがおおむね5〜10 mm程

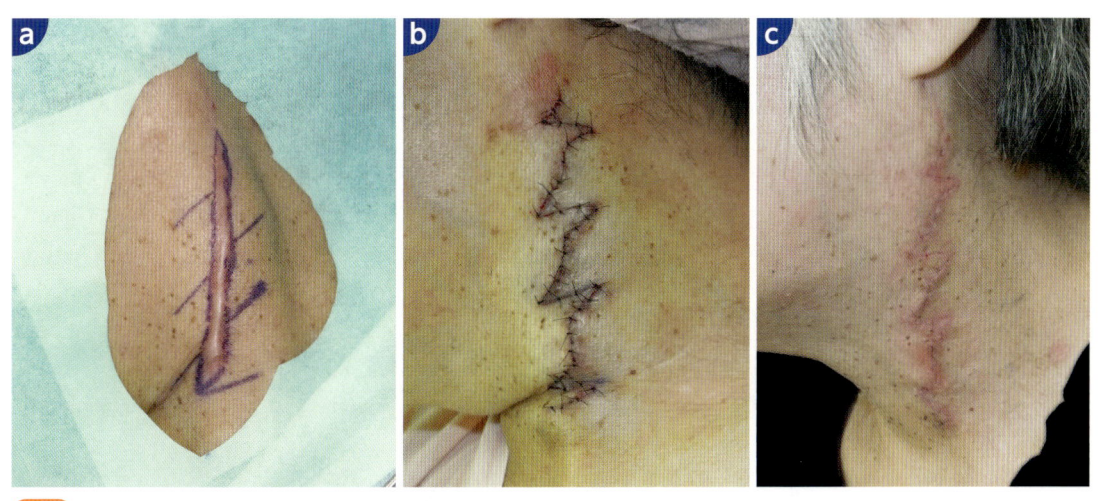

図2　症例1:65歳女性左頸部術後瘢痕拘縮
a　デザイン．頸部の皺に合わせた3カ所の連続Z形成術とした．　b　術直後．　c　術後11日．術前に認めた瘢痕による拘縮は解消した．

度がよい．短すぎると線状瘢痕と大差ないため肥厚化や再拘縮のリスクが増し，長すぎると正常皮膚の切除量が増え創部の緊張が強くなり，かえって創が目立つ結果となる．

症例2：77歳男性　右頬部外傷後の弁状瘢痕

自宅で転倒し受傷した．右頬部の皮膚が弁状に剝脱したものと思われる．形成外科受診時には創はすでに閉鎖していた．図3のごとくドーム状に隆起していたためW形成術による修正術を行った．もとの創縁に沿ってジグザグに正常皮膚を含めた瘢痕を切除し縫合した．術後経過は良好で，瘢痕は平坦化しほとんど見えない程度に改善した．

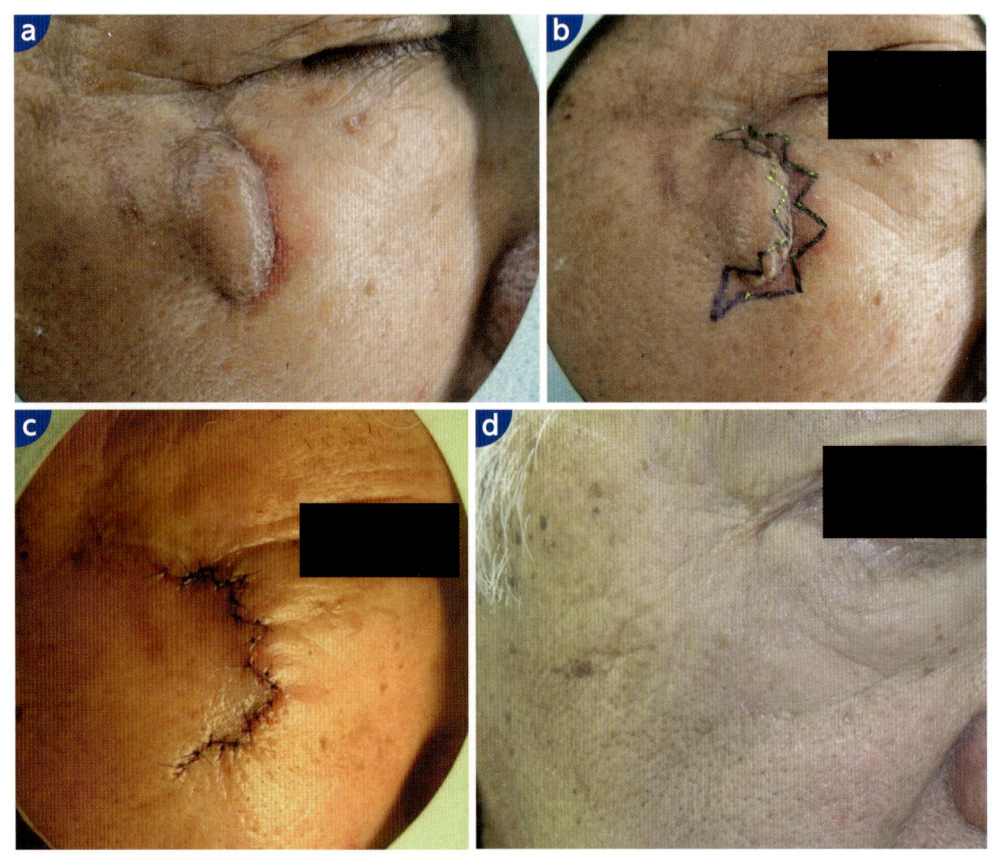

図3　症例2：77歳男性　右頬部外傷後瘢痕
a 外傷による弁状の瘢痕．b 術前．W形成術をデザインした．c 術直後．弁状だった瘢痕は平坦化した．d 術後4カ月．ほとんどわからないほどに改善している．

文献

1)「Z形成術とその他の皮膚形成術」（倉田喜一郎 著），克誠堂出版，1984
2)「スキル外来手術アトラス」（市田正成 著），文光堂，2006

Level 1　初級編　これだけは押さえておきたい！遭遇頻度の高い疾患

Case15　アトピー性皮膚炎患者の拡大するびらん・痂皮

野口奈津子，梅林芳弘

症例

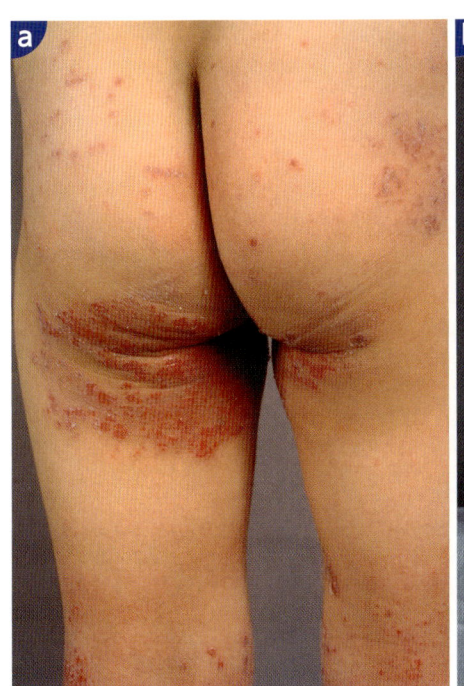

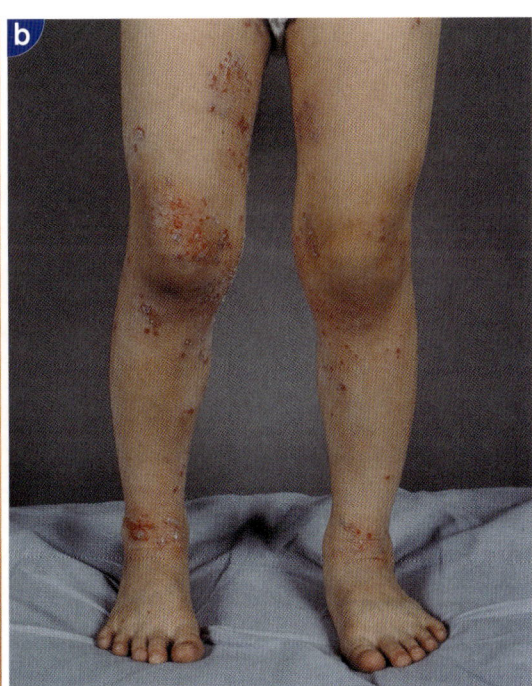

図1 臀部や下肢のびらん・痂皮
体幹・四肢に広範囲に紅斑および苔癬化局面がみられ，びらんや湿潤局面が多発している．

◆**患者情報**　4歳，女児．
現病歴：乳児期よりアトピー性皮膚炎があり近医で定期的に通院加療していたが，皮疹のコントロールは不良であった．4〜5日前よりびらんや湿潤局面が急速に拡大し，紹介された．
初診時現症：体幹・四肢に広範囲に紅斑がみられ，びらんや湿潤局面が多発して痂皮が付着していた．発熱などの全身症状はなく，粘膜部に皮疹はなかった．

スナップ診断は？▶▶▶

1 スナップ診断

アトピー性皮膚炎に合併した伝染性膿痂疹を第一に考える.

鑑別疾患として，Kaposi水痘様発疹症があげられる．他にブドウ球菌性熱傷様皮膚症候群 (staphylococcal scalded skin syndrome：SSSS)，尋常性膿瘡，落葉状天疱瘡，灯油皮膚炎などがある.

2 スナップ診断からの 確定診断の進め方

確定診断のカギ アトピー性皮膚炎患者で，びらんや湿潤局面が急速に拡大する

1. アトピー性皮膚炎の患者で，体幹や四肢に紅斑，鱗屑，丘疹，掻破痕があり，掻破に伴って生じたびらんや湿潤局面が急速に拡大した（図1）．びらんは遠隔部にも広がっていくことから，**伝染性膿痂疹**を併発したと考えた．

2. Tzanck testでは，ウイルス性巨細胞や空胞細胞は検出されなかった．また，単純ヘルペスウイルス（herpes simplex virus：HSV）抗原は検出されなかった．**Kaposi水痘様発疹症**（図2）は，HSV-1の初感染または再活性化により，アトピー性皮膚炎などの既存の皮膚病変上に小水疱やびらん，膿疱が播種状に多発する疾患であるが，上記の所見より鑑別した．

3. 患部からの細菌培養では，メチシリン耐性黄色ブドウ球菌（methicillin-resistant Staphylococcus aureus：MRSA）が分離された．**SSSS**（図3）では咽頭，口囲，鼻孔，眼脂などの遠隔部の培養で黄色ブドウ球菌が検出され，原則皮膚の水疱・びらんから菌が検出されない．0～3歳の乳幼児に好発するが，発熱やNikolsky現象，猩紅熱様紅斑，口囲の発赤（放射状亀裂）などの所見がないことから鑑別した．

4. 伝染性膿痂疹の病変が表皮浅層に留まるのに対し，**尋常性膿瘡**（図4）では病変が深く真皮まで達する．低栄養状態や免疫低下状態のもの，不衛生な生活をしているものに多いとされ，本邦では稀である．潰瘍縁に特徴があり，縁がきわめて鋭利になるとされる．

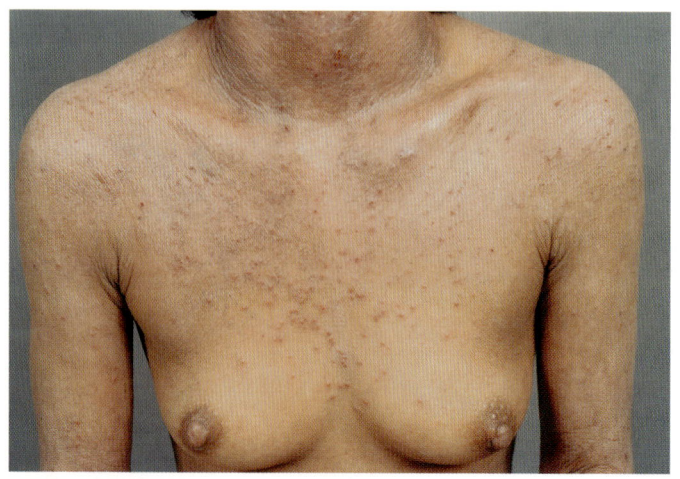

図2 鑑別疾患：Kaposi水痘様発疹症
アトピー性皮膚炎などの既存の皮膚病変上に，小水疱やびらんが播種状に多発し，リンパ節腫脹や高熱等の全身症状を伴う．

5. **落葉状天疱瘡**（図5）は，表皮上層に存在するデスモグレイン1を標的とする自己免疫性水疱症で，頭頸部，胸背部などに鱗屑，痂皮を伴った紅斑，水疱，びらんが生じる．成人に多い，抗菌薬に反応しない，血中の抗デスモグレイン1抗体が陽性になる，などから鑑別する．
6. **灯油皮膚炎**（図6）では，灯油が付着した衣類を着用し続けることで，数時間後に疼痛を伴う紅斑，水疱，びらんなどが生じる．本例では経過や灯油臭がないことから否定した．

2から6の疾患を鑑別し，最終的に**伝染性膿痂疹**と診断した．

3 治療とその後の経過

◆ 治療

入院のうえ，シャワー浴後に外用処置を行った．体幹・四肢にジフルコルトロン吉草酸エステル軟膏（ネリゾナ®軟膏）を1日2回塗布し，びらん面には亜鉛華単軟膏を重層塗布してガーゼで覆った．内服抗菌薬は，感受性があったホスホマイシン（ホスミシン®ドライシロップ）とし，瘙痒に対してセチリジン塩酸塩（ジルテック®ドライシロップ）を内服した．

◆ その後の経過

びらん面はすみやかに上皮化し，入院7日後に抗菌薬を終了した．退院後はアトピー性皮膚炎の加療を続けている．

4 本症例を振り返って

本症例ではMRSA感染や湿疹の治療が不十分だったことが難治の理由と考えた．細菌培養検査施行による抗菌薬感受性の確認や，シャワー浴による洗浄，びらん面は覆うなど患者への指導が重要と再認識された．

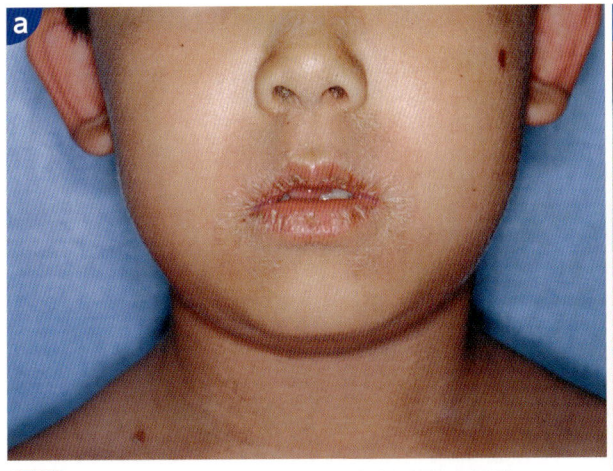

図3 鑑別疾患：ブドウ球菌性熱傷様皮膚症候群
乳幼児に好発し，発熱とともに口囲の放射状亀裂（a），体幹・四肢に大小の水疱，びらんが生じて表皮が剥脱する（b），Nikolsky現象陽性となる．伝染性膿痂疹より重篤である．

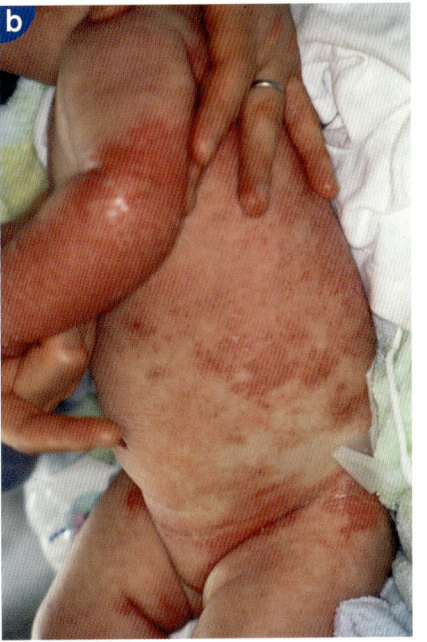

疾患をもっとよく知ろう！

1 疾患概要 ▶▶▶ 伝染性膿痂疹

伝染性膿痂疹は，表皮角層下の細菌感染症であり，黄色ブドウ球菌による**水疱性膿痂疹**と，主に化膿性連鎖球菌により生じる**非水疱性（痂皮性）膿痂疹**に分けられる．

水疱性膿痂疹（図7）では，黄色ブドウ球菌が産生するET（exfoliative toxin，表皮剝脱毒素）が表皮表層のデスモグレイン1を標的として水疱を形成する．夏季に多く，乳幼児に好発する．アトピー性皮膚炎患者では患部に黄色ブドウ球菌が高頻度にみられ，伝染性膿痂疹を発症しやすい．近年はMRSAによる割合が増加しており，治療にやや抵抗性である．

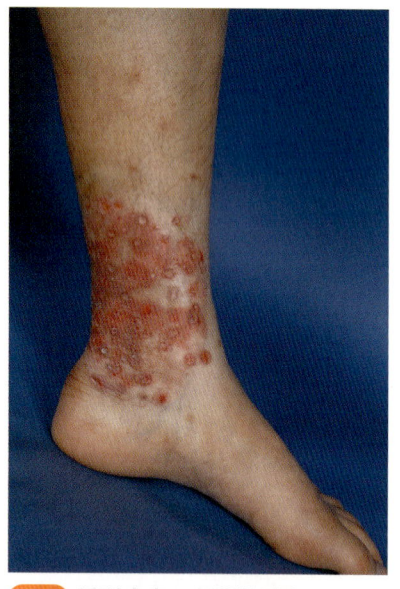

図4 鑑別疾患：尋常性膿瘡
病変が深く真皮にまで達する化膿性炎症．潰瘍縁がきわめて鋭利になるとされる．

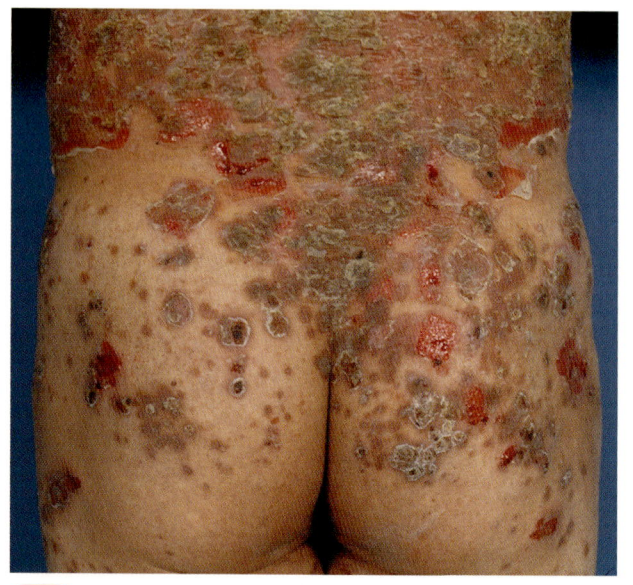

図5 鑑別疾患：落葉状天疱瘡
成人に多く，血中の抗デスモグレイン1抗体が陽性になる．

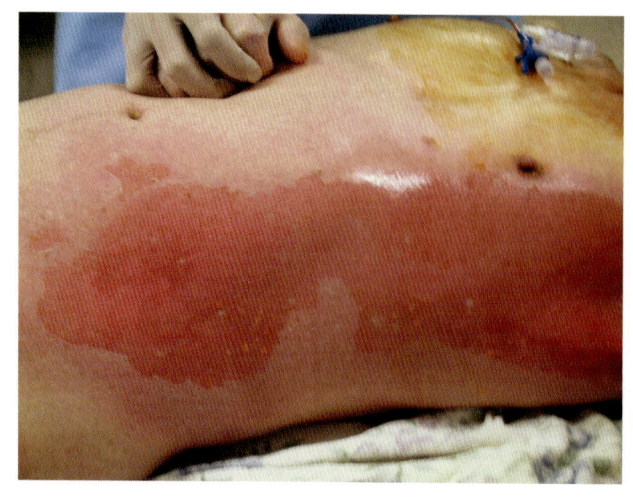

図6 鑑別疾患：灯油皮膚炎
灯油が皮膚に長時間接触し，紅斑，水疱，びらんなどが生じる．

非水疱性膿痂疹（図8）は，水疱形成に乏しく，厚く固着性の痂皮形成をきたす．A群β溶血性連鎖球菌（溶連菌）感染，あるいは溶連菌と黄色ブドウ球菌との混合感染によることが多く，季節や年齢に関係なく生じる．

2 ポイントとなる臨床所見

水疱性膿痂疹では，虫刺されや小外傷を契機に，顔面・体幹・四肢に水疱がつぎつぎに発し，容易に破れてびらん面となり，痂皮を生じる．水疱の内容が接触することにより遠隔部に伝染（いわゆる「飛び火」）する．年齢と季節を考慮する．非水疱性膿痂疹では，水疱形式に乏しく厚い痂皮を形成する．季節や年齢に関係なく生じる．

3 治療と次の一手

◆ 治療

原因菌に感受性のある抗菌薬の投与と，患部の清潔，外用薬の塗布，保護を行う．

① 抗菌薬の投与

新世代セフェム系，ペネム系，ニューマクロライドの内服が主体となる．溶連菌性のものは後遺症として糸球体腎炎を発症することがある．10日間は抗菌薬を投与することが推奨されている．

② 局所の処置・外用薬の選択

水疱内容液は吸引する．患部はシャワー浴などで十分洗浄して清潔を保つ．

抗菌薬は感受性のあるものを選択する．ナジフロキサシンは耐性が発現しにくいとされる．湿疹病変を伴っている場合はステロイド外用薬が有用である．搔破などによる「飛び火」を防ぐため，患部に亜鉛華単軟膏を重層塗布してガーゼ等で覆う．

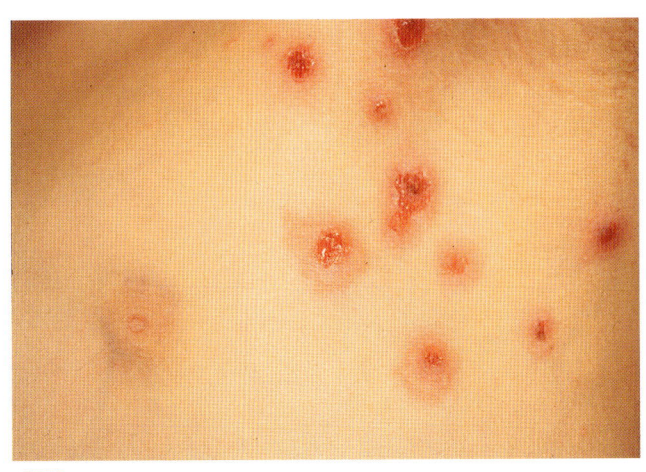

図7 水疱性膿痂疹
胸部に水疱，びらん，痂皮がみられる．

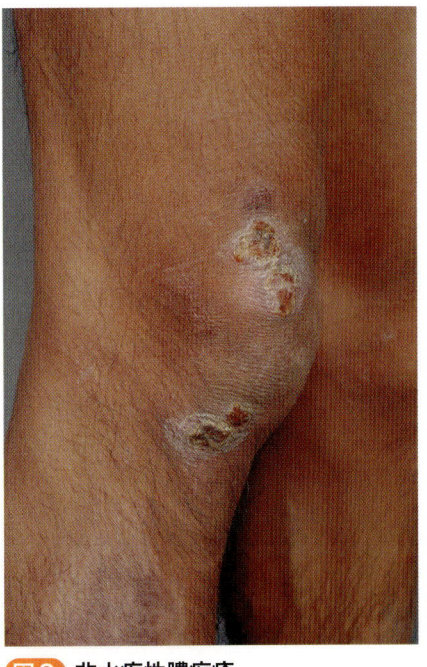

図8 非水疱性膿痂疹
右膝に厚い痂皮がみられる．

◆ 次の一手

　　水疱性膿痂疹では通常約1週間の治療で上皮化する．治療に反応せず，皮膚病変の拡大がみられるときは細菌培養の結果と薬剤感受性を確認する．MRSA感染の場合はホスホマイシンに変更するか併用する．ミノサイクリン塩酸塩も有用であるが，8歳未満の場合は歯牙着色の副作用があるため第一選択としては使えない．

4 コンサルテーション

　　治療開始後4〜5日しても改善しない場合は皮膚科専門医に紹介する．発熱やリンパ節腫脹を伴う場合はウイルス性疾患などとの鑑別が必要になる．

5 患者説明のポイント

①皮膚表層の感染症で，いわゆる「飛び火」である．
②黄色ブドウ球菌によることが多く，ほとんど1週間の治療で完治する．
③なかには，抗菌薬が効きにくい菌（MRSA）や，腎炎を起こす菌（溶連菌）による場合もある．培養の結果で判断するので，必ず再診すること．
④患部をシャワーなどで十分洗う，他の家族とタオルを共用しない，搔破しないよう爪を短く切り，手洗いなど清潔を心がける，などの生活指導を行う．
⑤患者が幼児で患部が広範囲の場合は，他児との接触を避けるため，保育園や幼稚園を休ませる．

Level 1 初級編 これだけは押さえておきたい！遭遇頻度の高い疾患

Case16 角化性結節（丘疹），点状出血

若旅功二

症 例

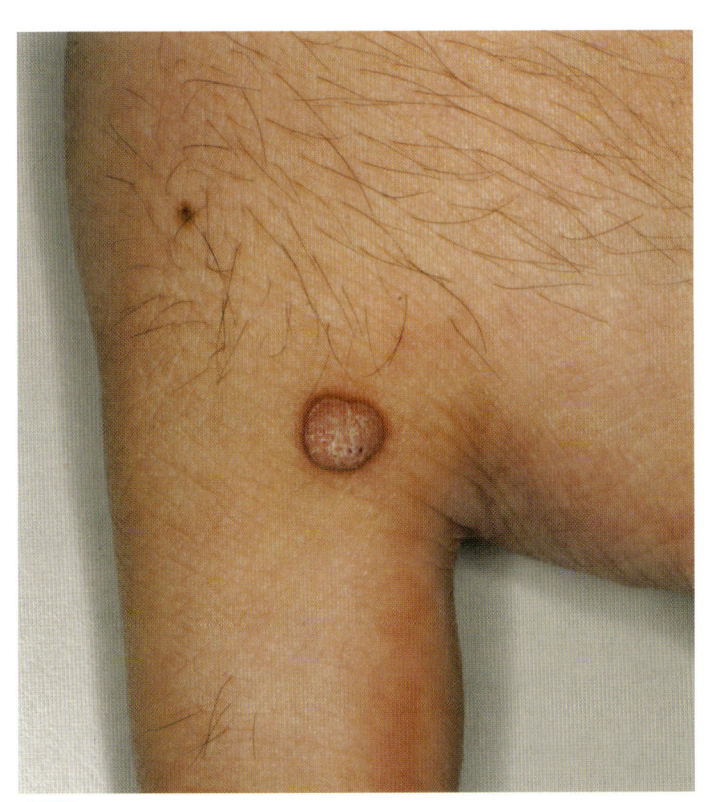

図1 手背の結節
左手背の点状出血を伴う角化性結節．

◆**患者情報** 29歳，男性．初診の数年前より左手背に小結節を自覚していたが放置していた．徐々に増大傾向がみられるようになったため皮膚科を受診した．初診時，左手背に比較的境界明瞭な小豆大で類円形の角化性結節を認めた．色調は淡褐色調を呈し，表面は粗造であり，点状出血を混じていた．

スナップ診断は？ ▶▶▶

1 スナップ診断

尋常性疣贅をまず考えるが,鑑別診断として伝染性軟属腫,日光角化症,ケラトアカントーマ,胼胝,脂漏性角化症などがあげられる.

2 スナップ診断からの 確定診断の進め方

確定診断のカギ　表面粗造,角化,点状出血

1. 手背にできた角化性局面であり,表面粗造で点状出血を伴うことから**尋常性疣贅**を考えた.
2. 肉眼的にも表面の粗造化は明らかであり,表面平滑な白色〜常色を呈する**伝染性軟属腫**（図2）とは性状が異なっていた.局面の基部やその周囲には**日光角化症**（図3）でみられるような紅斑を伴わず,数年間という経過からも急速に増大する**ケラトアカントーマ**（図4）は除外できた.
3. ダーモスコピーでは肥厚した角質の中に点状の出血を確認できた.**胼胝**（図5）では角質の肥厚のみで通常は点状出血を伴わない.また**脂漏性角化症**（図6）で特徴的なmilia-like cystやcomedo-like openingなどの所見もみられなかった.
    milia-like cyst：乳白色調の顆粒状構造物で,組織学的にはpseudohorn cystに相当する.

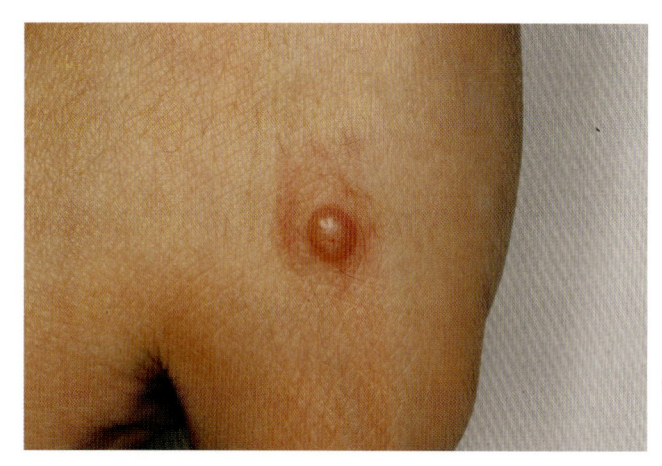

図2 鑑別疾患：伝染性軟属腫
表面は平滑で光沢があり,白色の内容物が透見できる.

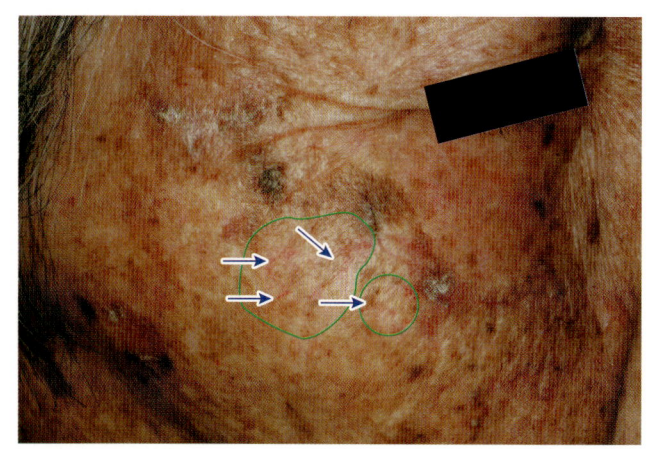

図3 鑑別疾患：日光角化症
露光部に多発する角化性紅斑.皮膚萎縮（○）と血管拡張（→）がみられる.

comedo-like opening：皮表に開口し，角質を充満する keratotic pluggings（表皮角栓）に相当する．

■1～■3 により **尋常性疣贅** と診断した．

3 治療とその後の経過

◆ 治療
　液体窒素による凍結療法を 2 週間に 1 回のペースで施行した．

◆ その後の経過
　治療に対する反応は良好であり，凍結療法を 4 回施行後に病変は脱落，肉眼的に消失した．

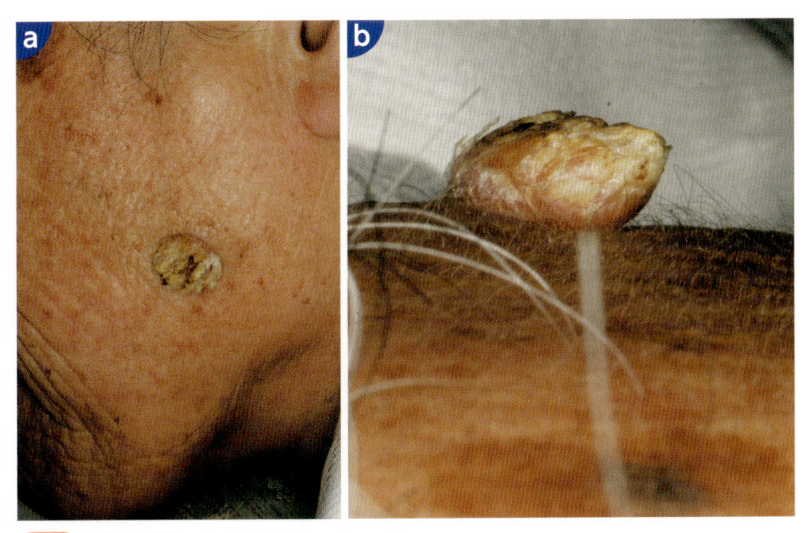

図4 鑑別疾患：ケラトアカントーマ
a 頬部に著明な角化を伴う結節．b 頬部にドーム状を呈し外方性に増殖する（a と同一症例）．

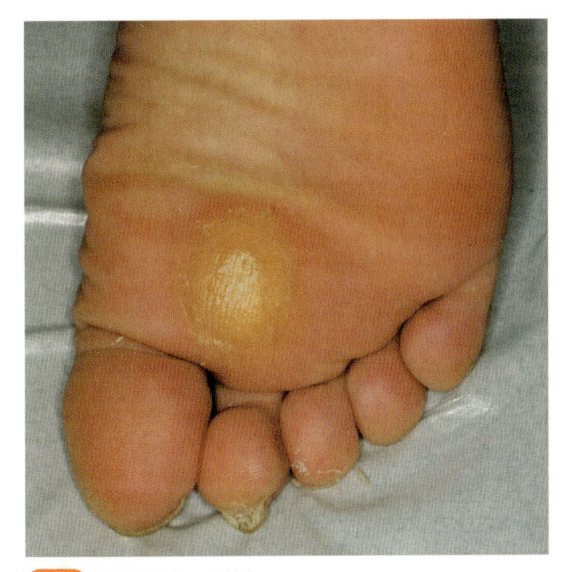

図5 鑑別疾患：胼胝
表面平滑な角化性局面で点状出血はない．

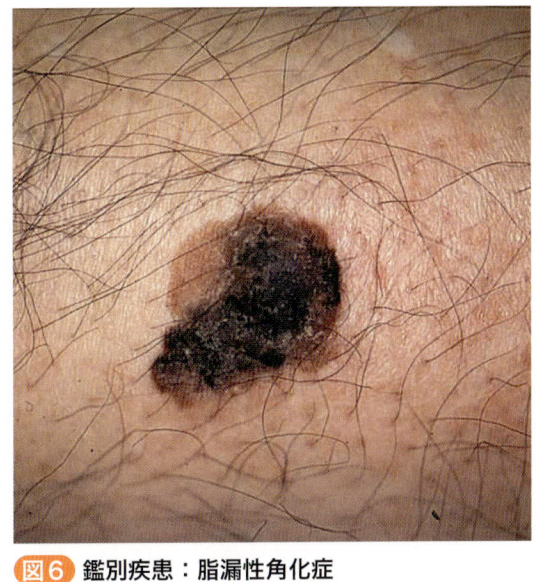

図6 鑑別疾患：脂漏性角化症
大腿に黒褐色の角化性局面を認める．表面は粘土を擦りつけたような外観を呈する．

4 本症例を振り返って

疣贅としては比較的大きな病変であったが，掌蹠でみられる病変とは異なり外方性増殖を示す病変であったため凍結療法が奏効した．結果的に凍結療法としては少ない回数で治癒を確認できたが，本症例のように大きな病変においては，一般的に行われる凍結療法では治療に難渋することも少なくない．今回のように皮膚の伸展に余裕がある部位で単発性の病変であれば，組織診断も考慮し外科的切除もよい適応であったと考える．

疾患をもっとよく知ろう！

1 疾患概要 ▶▶▶ 尋常性疣贅

尋常性疣贅はヒト乳頭腫ウイルス（human papillomavirus：HPV）の感染によるウイルス性疣贅の1つであり，ウイルス性疣贅は感染しているウイルスの遺伝型によりいくつかの臨床型が存在する．例えば，ミルメシア（HPV 1），尋常性疣贅（HPV 2／4），青年性扁平疣贅（HPV 3／10），疣贅状表皮発育異常症（HPV 5／8／9／12/14/15/17/19〜26），足底表皮嚢腫（HPV57/60），尖圭コンジローマ（HPV 6／11），Bowen様丘疹症（HPV16/18）などが知られている．

尋常性疣贅は小児に好発し，手背，足背，足底，手指，足趾などの四肢末梢の皮膚の微小外傷を介してウイルスが基底細胞へ感染する．通常は正常皮膚色から淡褐色で粟粒大からエンドウ豆大程度の境界明瞭な丘疹（図7，8）であるが，いくつか融合して局面を形成することもある．単発性のこともあるが，多くは集簇性に多発する（図9）．一般的に自覚症状は伴わないが，足底の疣贅では歩行時に圧痛を伴うことがある（図10）．特徴的な臨床所見から診断は比較的容易であるが，時に足底の疣贅は鶏眼や胼胝との鑑別が困難なこともある．いずれも角化を主な変化とする疾患であるが，疣贅では表面は粗造化し，削ると点状出血を認めることが鑑別点となる．

2 ポイントとなる臨床所見

①四肢末梢の被刺激部位に生じた角化性病変．
②多発，集簇，融合傾向．
③表面粗造，点状出血の存在．

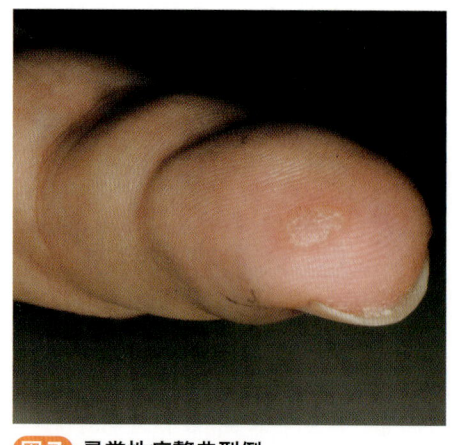

図7 尋常性疣贅典型例
指尖部の角化を伴う局面で，表面は粗造である．

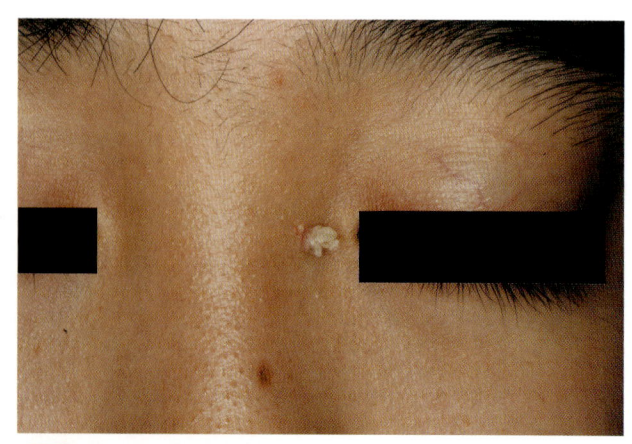

図8 尋常性疣贅典型例
形状から糸状疣贅と呼ばれる．

3 治療と次の一手

◆ 治療
　一般的には液体窒素による凍結療法を行うことが多い．具体的には液体窒素を含ませた綿棒を数秒間疣贅に圧抵し，病変全体が白くなったのを確認したら綿棒を疣贅から離し，融解を待つ．この操作を数回（筆者は3回行っている）くり返す．病変の大きさにもよるが，通常1～2週間ごとに再診し，残存病変を認めれば同様の方法で追加治療を行う．この治療法は主に外方性増殖を示すタイプの疣贅に効果的であるが，内方性増殖を示すことが多い手掌足底の疣贅には効果不十分なことがある．そのような部位ではブレオマイシンの局所注射や電気メス，CO_2レーザーを用いた焼灼術，外科的切除などを行うこともある．また，多発する病変に対してはヨクイニンエキス内服，グルタラール外用などを行う．

◆ 次の一手
　凍結療法単独で効果不十分の際は，スピール膏®Mの貼付やビタミンD3軟膏の外用などを併用するのもよい[1,2]．特に角化が強いものではスピール膏®Mを3～5日間貼付したのち，浸軟した角質をメスなどを用いて除去してから凍結療法を行うとよい．ブレオマイシン局注や焼灼術，外科的切除などに比し簡便で侵襲も少ないため，まずは次の一手として施行してみる価値がある．

4 コンサルテーション

　熟練した皮膚科医であれば視診で比較的容易に診断が可能であるが，ダーモスコピーを用いることでより一層診断は確実なものになる．実際に疣贅の臨床所見はバリエーションに富んでいるため（図11～13），明らかな場合を除き診断確定のためには治療修飾を加える前に専門医に紹介するのが望ましい．というのも，臨床の現場では「疣贅（あるいは鶏眼・胼胝）だと思って切除したら皮膚癌であった」という紹介症例をしばしば経験するからである．**一見疣贅を思わせる病変のなかには有棘細胞癌や悪性黒色腫が紛れていることもある**ため，診断に苦慮するような際はむやみに侵襲を加えず，早期にコンサルテーションするのがよい．

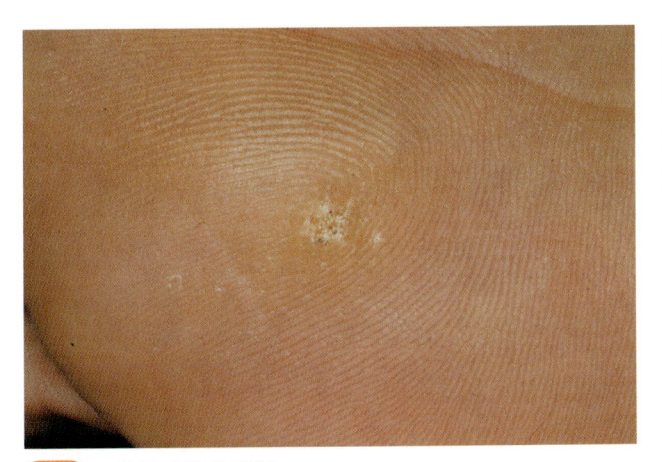

図9 尋常性疣贅典型例
足底に多発する疣贅であり，一部融合して局面を呈しモザイク疣贅と呼ばれる．

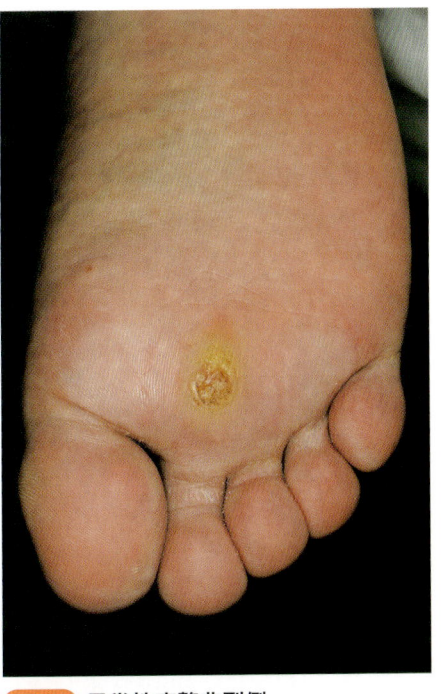

図10 尋常性疣贅典型例
胼胝・鶏眼と間違われやすい足底疣贅．表面は粗造であり点状出血を伴う．

5 患者説明のポイント

①微小外傷を介したウイルス感染による疾患であり，掻破や髭剃りなどによる自家接種に注意を要する．
②自然治癒を認めることもあるが，増大・増数を認めるものは治療した方がよい．
③確立された治療方法がないため，医師により治療法が異なることがあるが，いずれも単回治療では治癒しないことが多く，根気よく治療を継続する必要がある．
④いずれ必ず治癒する疾患である（「イボとり地蔵」など，暗示効果も治療の一助になることが知られている）．
⑤治療により肉眼的に病変の消失を認めても，感染細胞が残存し再発することがある．

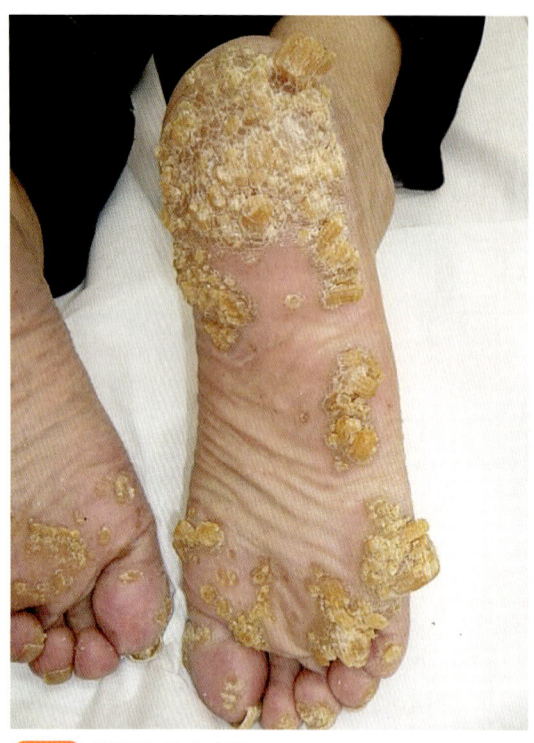

図11 難治性足底疣贅

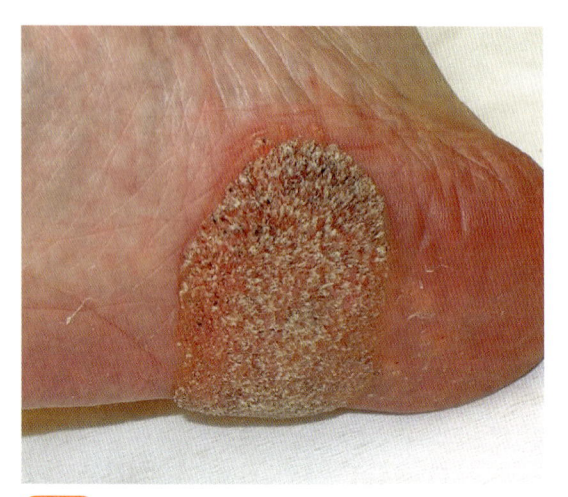

図12 SLEでステロイド治療患者の難治性疣贅

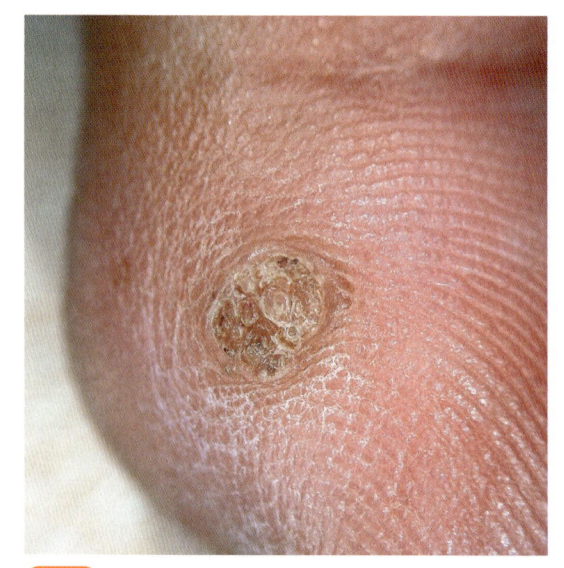

図13 尋常性疣贅と鶏眼

文 献

1) 稲葉浩子，鈴木民夫，富田靖：手掌の多発性難治性疣贅に対し活性化ビタミンD3軟膏とサリチル酸絆創膏併用療法が奏効した1例．臨床皮膚科，59（13）1339-1341，2005
2) 大礒直毅：活性型ビタミンD3軟膏を用いた疣贅治療．Derma 193；45-51，2012

Level 2 中級編 これでもう困らない！鑑別でつまづきやすい疾患

Case 17 四肢を中心とした円形紅斑, 発熱

蓮沼直子, 梅林芳弘

症例

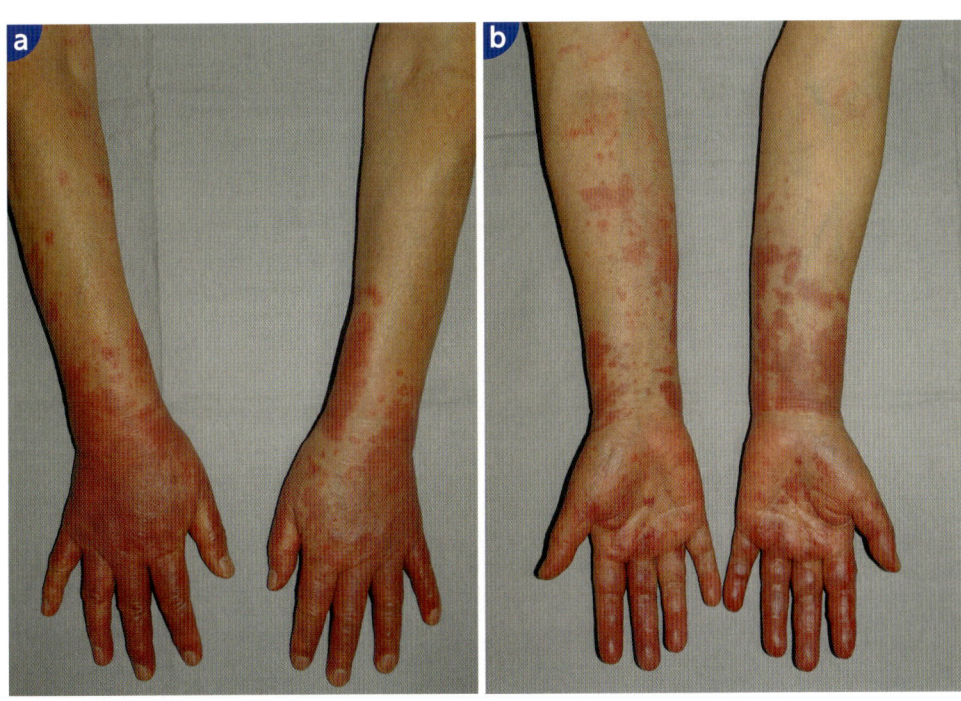

図1 症例の皮疹
手掌, 手背を中心にした紅斑. 手背は融合しているが, その辺縁や手掌, 前腕では円形の標的状紅斑がみられる.

◆**患者情報** 61歳, 女性. 4月の深夜に体の痒みがあり, 近くの病院の救急外来を受診した. 強力ネオミノファーゲンシー®を静注され, 抗菌薬を内服したが, その後, 39℃台の発熱, 皮疹拡大もみられたため, 皮膚科を受診した.

スナップ診断は？ ▶▶▶

1 スナップ診断

多形滲出性紅斑をまず考えるが，鑑別診断として薬疹，蕁麻疹，凍瘡，Sweet病，成人Still病などを除外する必要がある．

2 スナップ診断からの 確定診断の進め方

> **確定診断のカギ** 特徴的な円形標的状紅斑の存在．四肢を中心とした分布

1. 標的状（target lesion），虹彩状（iris lesion）と呼ばれる特徴的な円形紅斑より，まずは**多形滲出性紅斑**を考えた．
2. 個疹が一過性・再発性である**蕁麻疹**（図2，3）や，皮疹が発熱と同期して出現する**成人Still病**と異なり，皮疹の消長がなく持続性であった．**結節性紅斑**（図4）や**Sweet病**（図5，6）は，皮疹に疼痛がないことから，臨床的に鑑別した．**薬疹**（図7，8）は薬歴がないことから除外した．手足に好発する紅斑としては**凍瘡**（図9）も考えられるが，冬に好発する軽度瘙痒のある暗赤色紅斑であり，本症例は4月の発症であるため除外される．
3. 発熱があることからは，Sweet病，ウイルス感染などに伴う中毒疹，間欠的弛張熱を呈する成人Still病を考える必要があったが，白血球は$5,100 \times 10^3/\mu L$（分画：好中球57％，好酸球2.2％，好塩基球1％，単球7.5％，リンパ球32.3％）と正常値，CRPは3.73 mg/dLで軽度の上昇であったことから否定的であった．
4. 肝機能検査値の軽度の上昇（AST 81 IU/L, ALT 52 IU/L）がみられた．
5. 口腔粘膜，結膜などの粘膜疹はなかった．

以上 1 から 5 より**多形滲出性紅斑**と診断した．

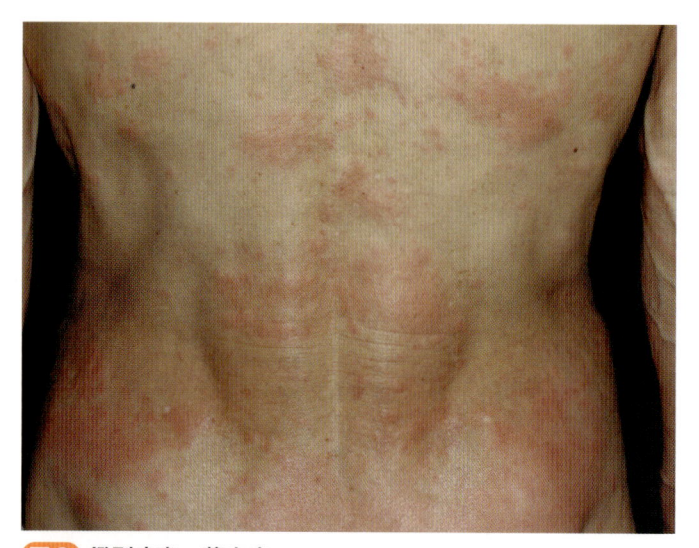

図2 鑑別疾患：蕁麻疹
地図状に融合した膨疹．

3 治療とその後の経過

　発熱と食欲不振もあり，入院した．抗菌薬が投与されていたが改善なく，胸部X線写真や採血データからも感染症は否定的であったため，プレドニゾロン20 mg/日の内服を開始した．ステロイド内服後はすみやかに解熱し，皮疹も軽快した．

　入院後の採血でRF（rheumatoid factor，リウマチ因子）122 IU/mL，抗核抗体160倍と上昇していたため，膠原病が原因である可能性が考えられた．その後の精査でSjögren症候群と診断された．

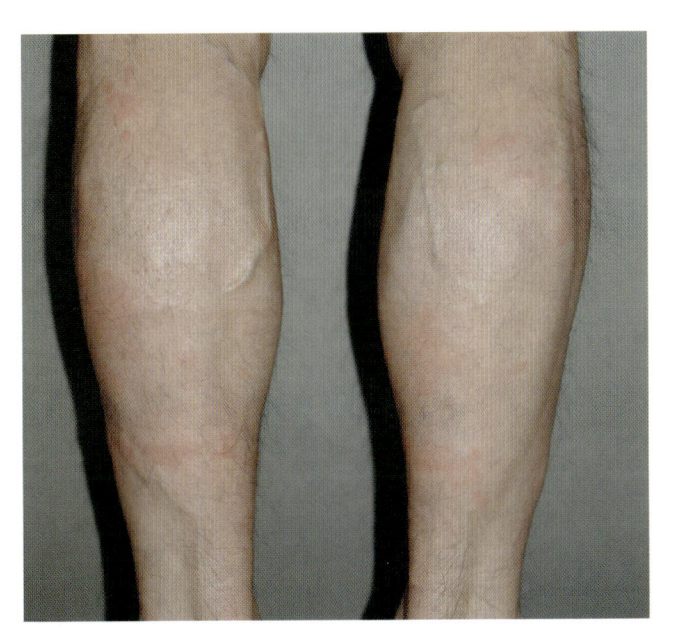

図3 鑑別疾患：蕁麻疹
下肢屈側の膨疹．

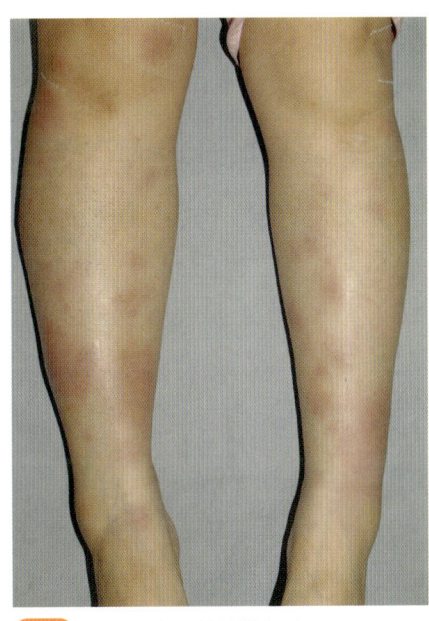

図4 鑑別疾患：結節性紅斑
両下腿に大小の潮紅と疼痛を伴う皮下結節が散在している．

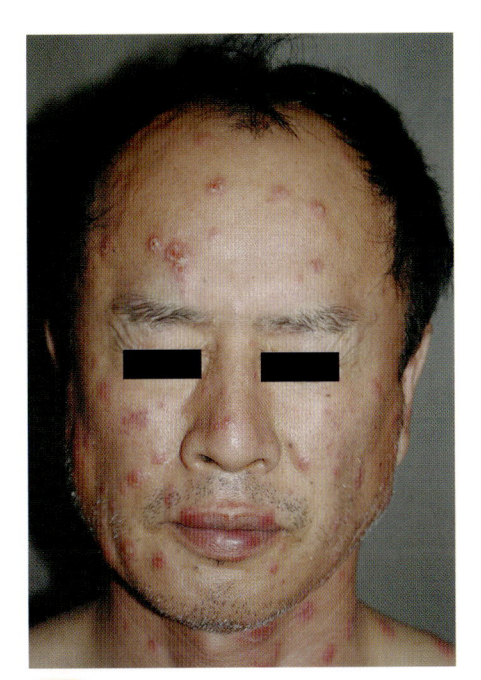

図5 鑑別疾患：Sweet病
顔面に小膿疱と疼痛を伴う浸潤性紅斑が散在する．

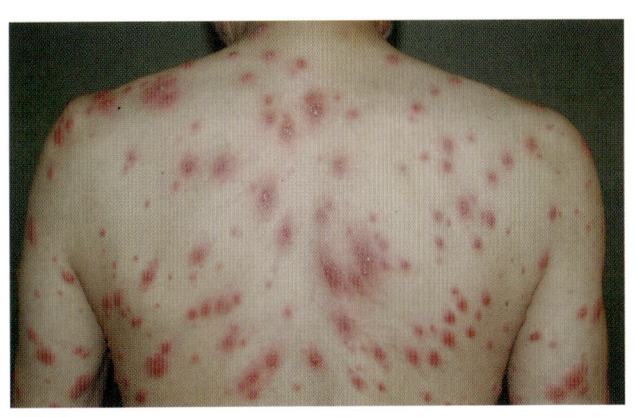

図6 図5の背部

4 本症例を振り返って

当初感染やアレルギーが疑われたが、抗菌薬は無効であった。薬歴など、鑑別診断につながる病歴聴取は重要である。まず、その特徴的な皮疹から本症を疑う必要がある。

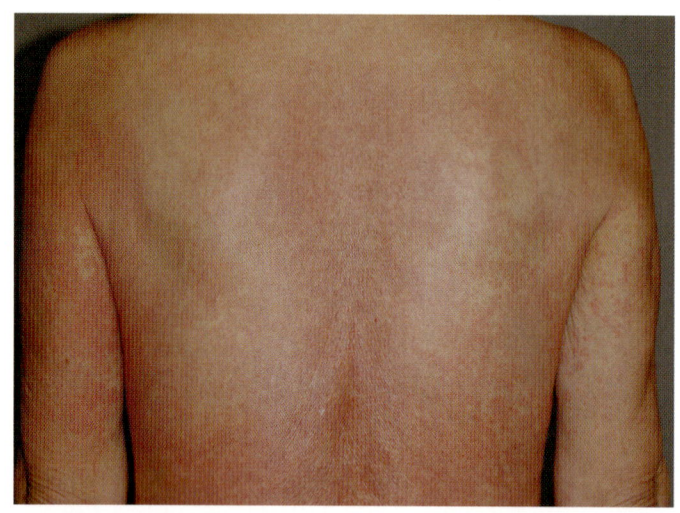

図7 鑑別疾患：薬疹（播種状紅斑丘疹型）

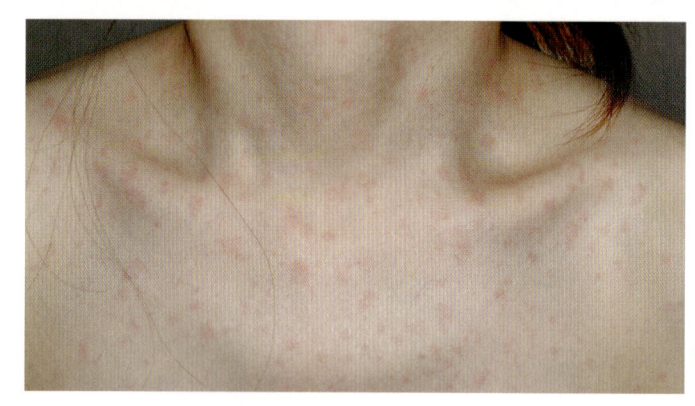

図8 鑑別疾患：薬疹（淡い浮腫性紅斑）

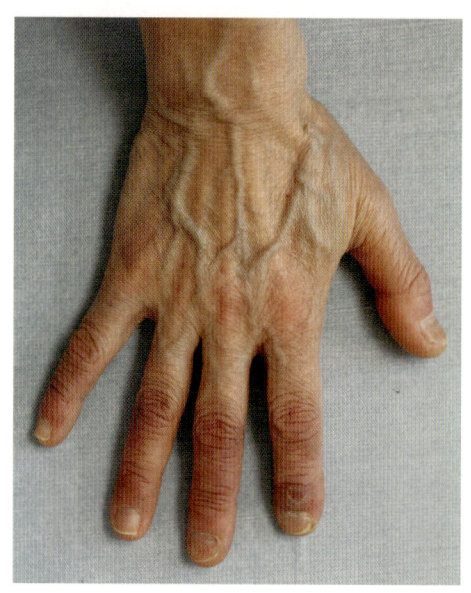

図9 鑑別疾患：凍瘡
指先の暗赤色紅斑。冬に好発する。

疾患をもっとよく知ろう！

1 疾患概要 ▶▶▶ 多形滲出性紅斑

　本症は，標的状（target lesion），虹彩状（iris lesion）と呼ばれる特徴的な紅斑（図10）が両側対称性に四肢を中心に出現する（図11〜13）．原因は，ウイルス感染，薬剤アレルギー，膠原病など多因子性であり，おのおのの症例で検討が必要である．薬剤アレルギーの場合，さらに最重症型のStevens-Johnson症候群に移行することがあり，注意が必要である（Stevens-Johnson症候群は病態や治療，予後の観点で別の疾患として扱うという考え方もある）．

　若年から成人に多く，やや女性に多い．春，秋に再発性に生じることがある．

2 ポイントとなる臨床所見

①特徴的な皮疹．円形で浮腫状の堤防状紅斑を呈する標的状（target lesion），虹彩状（iris lesion）と呼ばれる皮疹が出現する．皮疹は四肢伸側を中心に生じ，遠心性に拡大する．中央が退色し，融合することもある．数週間で色素沈着を残して消退する．

②発熱を伴うことも多く，発熱と皮疹を生じる疾患との鑑別が必要である．ステロイド内服薬を使うのであれば，特に感染症との鑑別が重要になる．

③前駆症状として，頭痛，発熱，食欲不振などがあげられるが，それほど強くないことが多い．

④原因として，薬剤のほか小児ではマイコプラズマ感染，成人では単純ヘルペスウイルス（HSV）感染が原因になることが多い．先行病変の有無やHSV抗体価，マイコプラズマ抗体価，ASO（抗ストレプトリジンO）値などを検査する．

⑤粘膜が侵されているかどうかが，重症型への移行をみる際のポイントとなる．また全身症状が強い場合も注意が必要と考えられる．

⑥治療としてはステロイド外用，抗ヒスタミン薬内服のほか，原因に合わせた治療が必要となる．

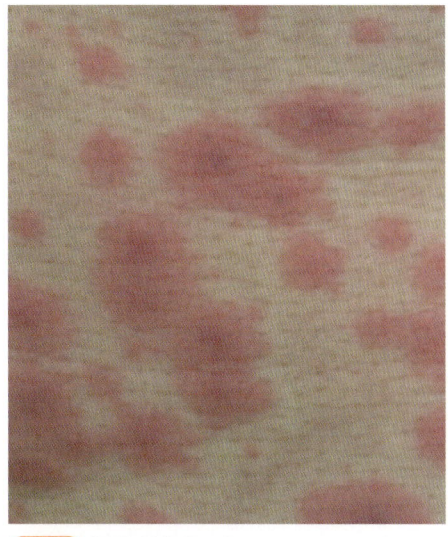

図10 標的状紅斑（target lesion）

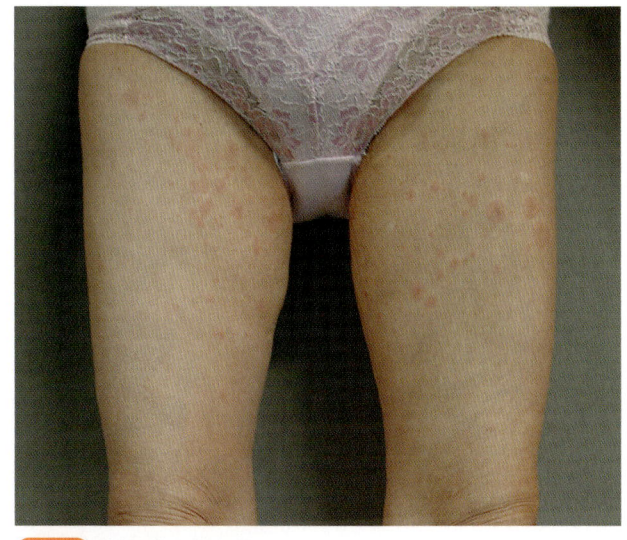

図11 多形滲出性紅斑
大腿伸側の小円形紅斑．標的状紅斑もみられる．

3 治療と次の一手

◆ 治療

軽症例では自然消退もあるが,重症度に応じた治療が求められる.
①ステロイドの外用と抗ヒスタミン薬の内服を行う.
②効果がみられない場合,症状が強い場合は,ステロイドの内服が必要である.プレドニゾロン1日10〜30 mgより開始する.
③種々の検査により原因が明らかになった場合にはその治療を併用する.
　薬剤の場合は該当薬剤の中止.溶連菌感染,上気道感染の場合は抗菌薬などを投与する.単純ヘルペスの場合は先行病変の活動期を過ぎてから発症することが多いため,抗ウイルス薬は無効な症例もある.慢性再発性ヘルペスにより反復性に発症する例は効果が期待される.

◆ 次の一手

現在では免疫グロブリン製剤での効果が認められている.粘膜病変を呈するような重症型には考慮する.

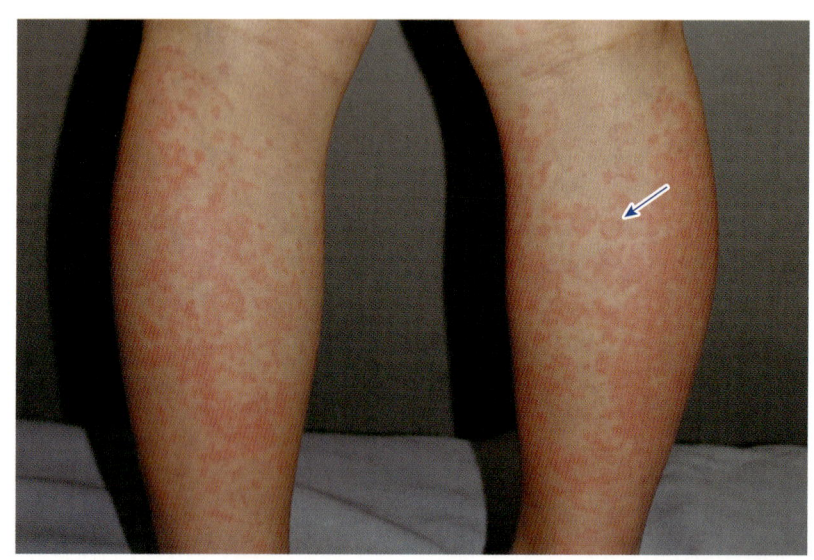

図12 多形滲出性紅斑：小児例

下腿の皮疹.一部融合しているが標的状紅斑（→）もみられる.

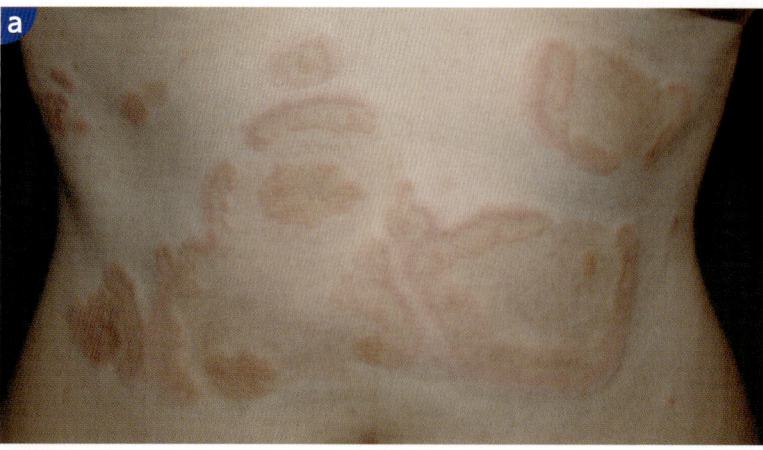

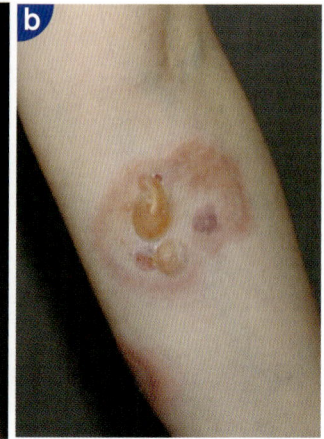

図13 多形滲出性紅斑：水疱を伴った症例

4 コンサルテーション

全身症状が強い，皮疹の範囲が広範な場合，粘膜症状の徴候があれば，重症型であるStevens-Johnson症候群の可能性があるため早期に診断し治療が必要である．特に眼症状の重篤化は失明につながるので，皮膚科のみならず眼科にも早急にコンサルトする．

5 患者説明のポイント

①多病因性の疾患で，症例ごとの原因検索が必要である．
②再発することがある．
③粘膜病変を伴う重症型の場合，時に予後不良なことがある．

文 献

1) 大塚藤男 編著：紅斑症・紅皮症．「皮膚科学 第9版」，pp. 177-197, 金芳堂, 2011
2) 足立　真：多型滲出性紅斑．「皮膚疾患最新の治療 2011-2012」(瀧川雅浩, 渡辺晋一 編), pp. 65-67, 南江堂, 2011

Level 2

中級編 これでもう困らない！鑑別でつまづきやすい疾患

Case18 下肢の有痛性の紅斑, 硬結

前川武雄

症例

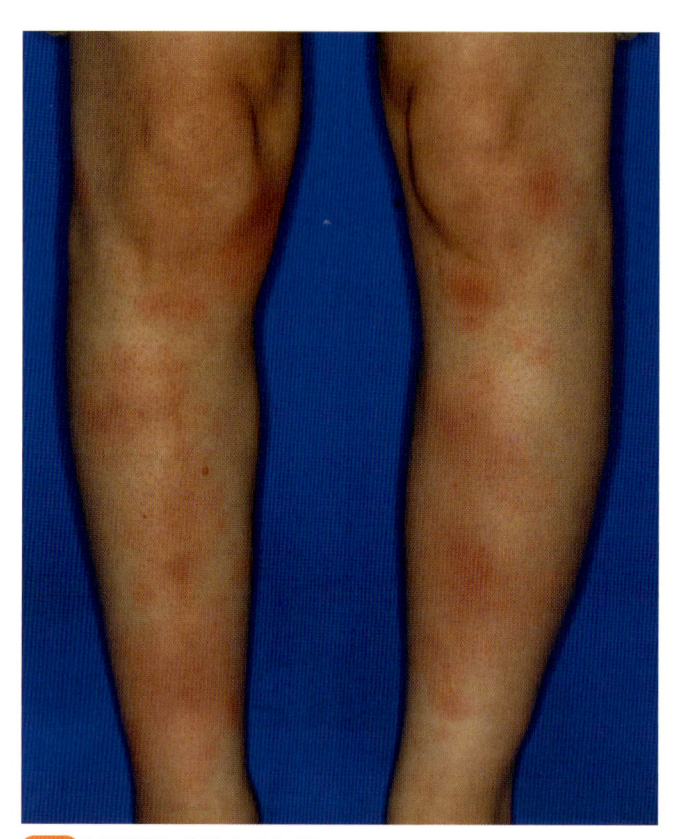

図1 両下腿に多発する紅斑
両下腿伸側に爪甲大から鶏卵大程度までの境界不明瞭な暗赤色紅斑が多発し, 圧痛を伴っていた.

◆**患者情報** 32歳, 女性. 特記すべき既往歴なし. 2カ月前から, 両下腿に有痛性の紅斑が出現し, 微熱と全身倦怠感を伴っていた. 市販の感冒薬で治療していたが改善なく, 緩徐に増数してきたため, 皮膚科を受診した. 皮膚科受診時, 体温37.4℃, 全身倦怠感と軽度の関節痛を伴っていた. 両下腿伸側に, 鶏卵大までの有痛性の紅斑が散在性に多発していた.

スナップ診断は？ ▶▶▶

1 スナップ診断

結節性紅斑を第一に考える．鑑別疾患としては，蜂窩織炎，うっ滞性脂肪織炎，血栓性静脈炎，硬結性紅斑，サルコイドーシス，悪性リンパ腫（subcutaneous panniculitis like T-cell lymphoma）などを考える．また，結節性紅斑の基礎疾患として，薬疹，Behçet病，潰瘍性大腸炎，サルコイドーシスなどを除外する必要がある．

2 スナップ診断からの 確定診断の進め方

確定診断のカギ　下肢に出現する両側性の有痛性紅斑，熱発や関節痛などの全身症状の存在

1. 全身症状を伴い，下肢に両側性に存在する有痛性の紅斑（図1）からは，第一に**結節性紅斑**を考えた．
2. 血液検査所見では白血球 12,200/μL，CRP 4.48 mg/dL と軽度の炎症所見を呈し，ASO（抗ストレプトリジンO）640 IU/mL と上昇を認めた．37℃台の熱発があることと併せると溶連菌感染による**丹毒**や**蜂窩織炎**（図2）も鑑別となるが，両側性であり，多発性の紅斑であることからは積極的には考えにくい．
3. 下肢静脈エコーでは，静脈瘤や血栓の所見はなく，D-ダイマーも陰性であったことから，**うっ滞性脂肪織炎**（図3）や**血栓性静脈炎**（図4）も否定的であった．
4. 病理組織所見からは，脂肪小葉間の結合組織を炎症の主座としたいわゆる septal panniculitis（中隔性脂肪織炎）（図5）の像であり，脂肪小葉を炎症の主座とした lobular panniculitis（小葉性脂肪織炎）の像を呈する**硬結性紅斑**（図6）の所見はみられなかった．また，異型リ

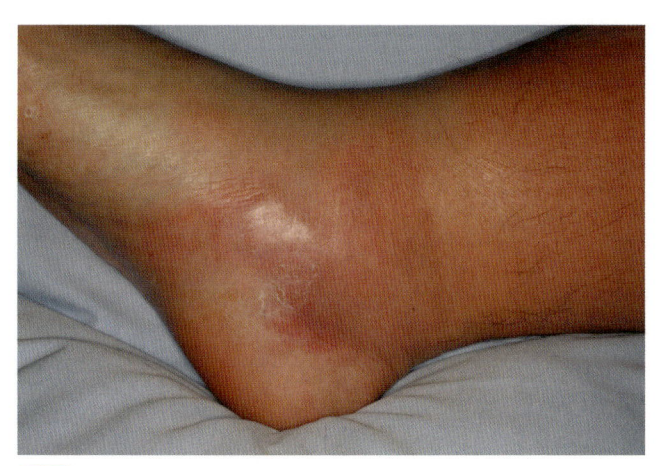

図2　鑑別疾患：蜂窩織炎
右下腿から足関節部内側にかけて，びまん性の発赤，腫脹，熱感，疼痛があり，特に足関節部では強い紅色調の局面を形成している．

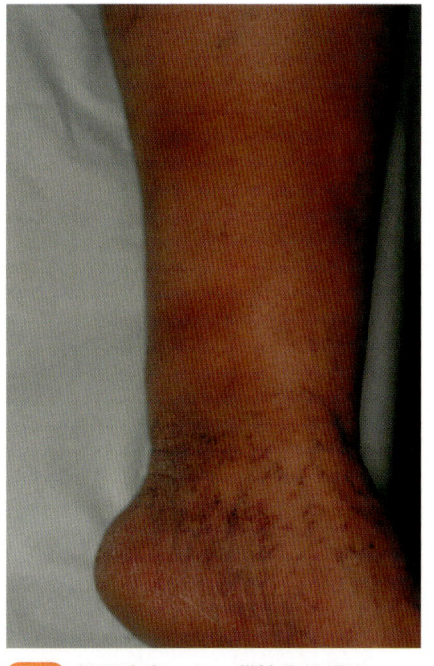

図3　鑑別疾患：うっ滞性脂肪織炎
下腿内側に圧痛を伴う紅褐色局面があり，周囲には色素沈着や血管拡張を伴っている．

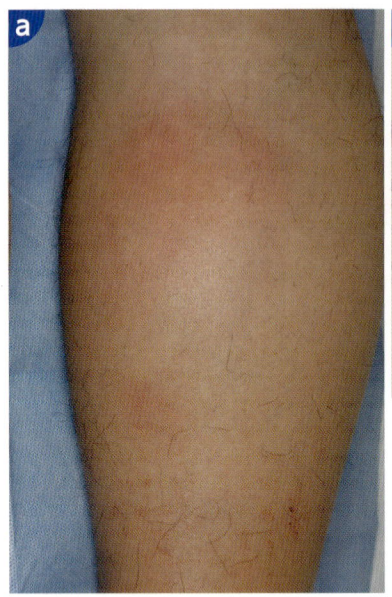

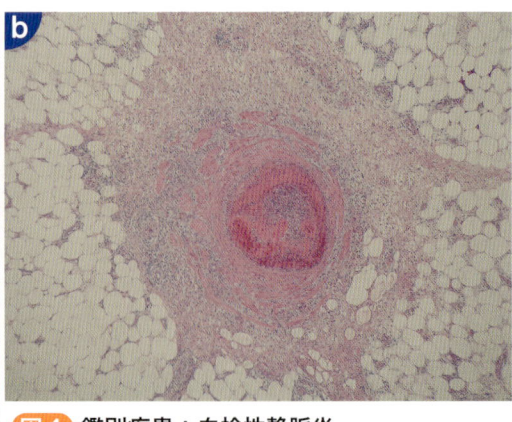

図4 鑑別疾患：血栓性静脈炎
a 下腿屈側に疼痛，熱感を伴う鶏卵大の発赤，腫脹がみられる．
b 病理組織では血栓による静脈の閉塞を認めた．

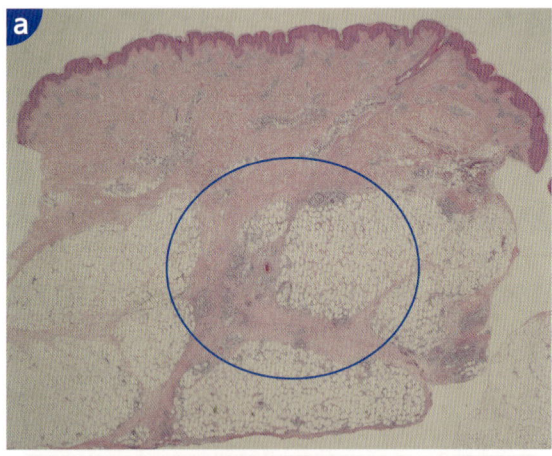

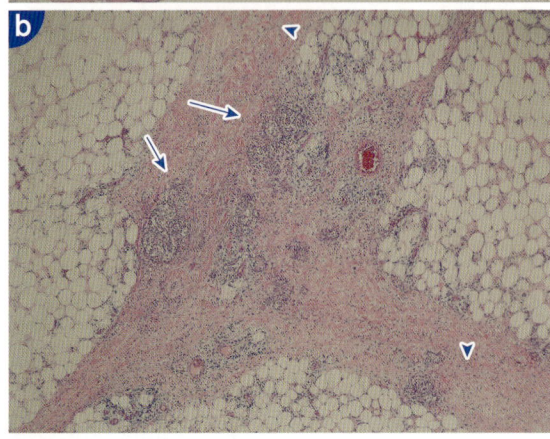

図5 症例の病理組織学的所見
a 病変の主座は脂肪織の葉間結合織にみられる（septal panniculitis）．
b 葉間結合織にはリンパ球や組織球による炎症細胞浸潤（→）があり，線維化（▶）を伴っている．

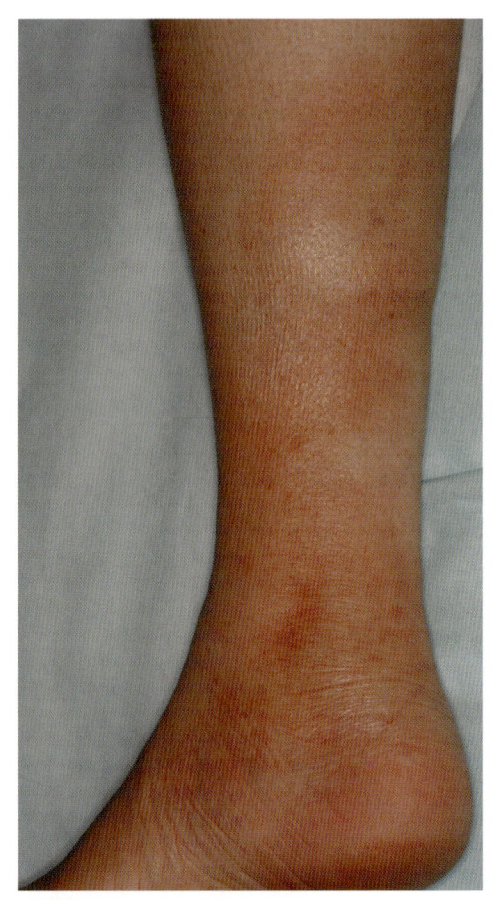

図6 鑑別疾患：硬結性紅斑
下腿屈側から足関節にかけて，不整形の有痛性紅斑を認める．

ンパ球による悪性リンパ腫の所見も認めなかった．

5 Behçet病にみられる口腔内アフタや外陰部潰瘍，眼病変などは認められなかった．下部消化管内視鏡において潰瘍性大腸炎の所見もなく，胸部X線でBHL（両側肺門リンパ節腫脹）もみられず，**潰瘍性大腸炎**や**サルコイドーシス**などの存在も明らかではなかった．

1から5により溶連菌感染に伴う結節性紅斑と診断した．

3 治療とその経過

◆ 治療

自宅での安静は困難ということで，入院のうえ加療した．下肢の挙上と安静を徹底し，ASOの上昇と上気道炎症状を伴うため，ペニシリンの内服を開始した．局所の疼痛に対しては，インドメタシンの内服を併用した．内服開始後1週間で，徐々に紅斑，疼痛は軽快傾向，上気道炎症状も改善し退院となった．退院後ペニシリンをもう1週間内服継続し，インドメタシンは疼痛時頓用とした．退院後1週間目の受診時には，紅斑はすべて色素沈着となり，全身症状もすべて消失した．

◆ その後の経過

しばしば再発性の疾患であるため，1カ月ごとの外来受診を続けたが，1年半の経過観察中に再発はみられなかった．

4 本症例を振り返って

本症例は比較的典型例であり，治療の反応もよく，経過を通じて大きな問題は生じなかった．しかし，典型例にみえる場合でも，時に鑑別疾患にあげたような疾患である場合や，基礎疾患に後述のような全身性疾患が存在する症例も決して少なくないので，一通りの全身検索は重要と考える．

疾患をもっとよく知ろう！

1 疾患概要 ▶▶▶ 結節性紅斑

結節性紅斑は，両下腿伸側に好発する疾患で，圧痛を伴う紅斑が左右対称性に出現する．皮疹は爪甲大から鶏卵大までの軽度隆起した境界不明瞭な紅斑で，熱感や圧痛を伴う．自潰はしない．多くは原因不明であるが，原因の明らかなものとしては，溶連菌感染症，薬剤（サルファ剤，抗菌薬，経口避妊薬など），Behçet病，Sweet病，潰瘍性大腸炎，Crohn病，大動脈炎症候群，白血病，MDS，サルコイドーシス，Hansen病，エルシニア感染症などがあげられる．思春期から中年期までの女性に多い．特異的な検査はないが，白血球やCRPなど炎症反応，ASO・ASK，咽頭培養，ツベルクリン反応，胸部X線などをスクリーニングとして施行し，必要に応じてさらなる精査を施行する．確定診断には皮膚生検が必要となる．サルコイドーシスに伴う場合，サルコイドーシスに伴う結節性紅斑（組織は結節性紅斑）と，結節性紅斑様にみえるサルコイドーシス（組織はサルコイドーシス）とがあるので注意する（図7）．

2 ポイントとなる臨床所見

①四肢（特に下腿伸側）に，両側性に有痛性の紅斑が多発する．
②熱発，全身倦怠感，関節痛など全身症状を伴う．
③白血球，CRPなど炎症反応の上昇．
④咽頭培養，ASOなど上気道炎の有無．
⑤片側性であれば，血栓性静脈炎の可能性もあり，D-ダイマーや下肢静脈エコーで鑑別．

⑥圧痛のないものや潰瘍化する場合は硬結性紅斑も鑑別となるが，確定診断には生検が必須となる．

基礎疾患の精査については，必要に応じて進める必要がある．口内炎や外陰部潰瘍を伴う場合は，Behçet病を強く疑うため，眼科でのブドウ膜炎の精査は必ず行う必要がある．経過と一致する薬歴がある場合は，薬剤性の可能性を考え，中止や変更を検討する．潰瘍性大腸炎やCrohn病のスクリーニングとして便潜血検査を行い，陽性であれば消化管内視鏡検査や消化器科へのコンサルテーションを行う．また，小児例ではエルシニア感染が原因として重要であるとの報告もあり注意を要する．

3 治療と次の一手

◆ 治療

原因がある程度わかっている症例では，原疾患への治療を行う．上気道炎の場合は抗菌薬の全身投与を行い，Behçet病の場合はコルヒチンやシクロスポリン，サルコイドーシスではステロイド内服が有効である．薬剤性の場合は原因薬剤の中止や変更は必須であり，特に，近年経口避妊薬による結節性紅斑の報告例が増加しており注意を要する．

原因不明例では，NSAIDsやヨードカリの内服が有効であるが，効果不十分な場合にはステロイドの内服を要することもある．

また，原因にかかわらず安静や下肢挙上，局所のクーリングも有効であり，薬物療法とともに重要である．

① 抗菌薬内服

結節性紅斑に先行する上気道炎の原因菌の多くは溶連菌であることがわかっているので，ペニシリン系内服薬が第一選択薬となる．セフェム系も同等の有効性が期待できる．ペニシリンアレルギー

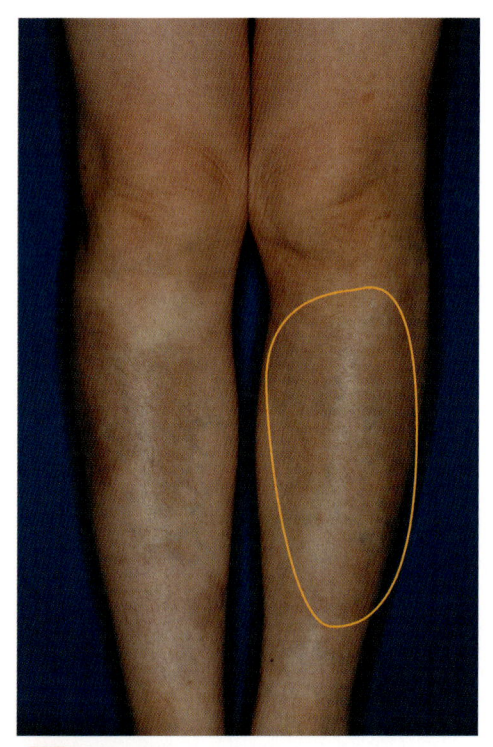

図7 鑑別疾患：サルコイドーシス
両下腿伸側に鶏卵大までの紅褐色斑が多発し，左下腿ではびまん性の局面（◯）を形成している．

のある場合は，マクロライド系を選択することとなるが，耐性菌の報告もあり注意を要する．A群溶連菌の場合は，続発するリウマチ熱や急性糸球体腎炎の発症を防ぐため，ペニシリン内服10日間が推奨されているが，除菌の確認には，抗菌薬終了後1週間前後のタイミングで，咽頭培養の再検や尿検査による蛋白尿や血尿の確認が必要とされる．

② NSAIDs 内服
古くはインドメタシンやアスピリンなどの有効例が多数報告されているが，現在ではその他多数のNSAIDs内服も有効とされている．

③ ヨードカリ内服
NSAIDsと並び，多数の著効例が報告されている．900〜1,500 mg/日の内服から開始し，症状に併せて漸減する．ヨードカリは好中球の遊走や活性酸素を抑制することが知られている．副作用として胃腸障害を起こすことがあるので，必要に応じて胃腸薬を併用する．また，妊婦への投与は胎児の甲状腺異常の原因となる可能性があり注意する．

④ ステロイド内服
NSAIDsやヨードカリの効果が乏しい際には，感染症の関与が否定されている場合に限り，プレドニゾロン（プレドニン®）20〜30 mg/日の内服を行う．

◆ 次の一手

Behçet病に伴う場合はコルヒチンやシクロスポリンの内服が有効とされており，Hansen病に伴う場合はサリドマイドの内服も有効とされている．

4 コンサルテーション

結節性紅斑は全身性疾患の一症状として出現している場合が少なくないため，可能な限りの全身精査を行う．臨床所見や検査所見から全身性疾患が疑われる際は，Behçet病やSweet病であれば眼科，潰瘍性大腸炎やCrohn病であれば消化器科，サルコイドーシスであれば呼吸器科など，必要に応じて当該科へのコンサルテーションを行う必要がある．

5 患者説明のポイント

①原因不明な場合が多いが，全身性疾患の一症状の可能性もあり，全身精査や他科受診が必要になる．
②原因不明の場合，ヨードカリやNSAIDsの内服を数週行えば皮疹は消失するが，再発率は比較的高い．
③安静や下肢挙上が重要であり，長時間の立ち仕事などは避けた方がよい．

文 献
1）出光俊郎：結節性紅斑．「EBM皮膚科 科学的根拠に基づく common disease の診療」（真鍋 求，宮地良樹 編），pp. 53-61，文光堂，2001
2）山﨑雙次：結節性紅斑．「最新皮膚科学大系 第4巻」（玉置邦彦 総編集），pp. 11-16，中山書店，2003

Level 2

中級編 これでもう困らない！鑑別でつまづきやすい疾患

Case19 角化, 境界明瞭な紅斑

横倉英人

症例

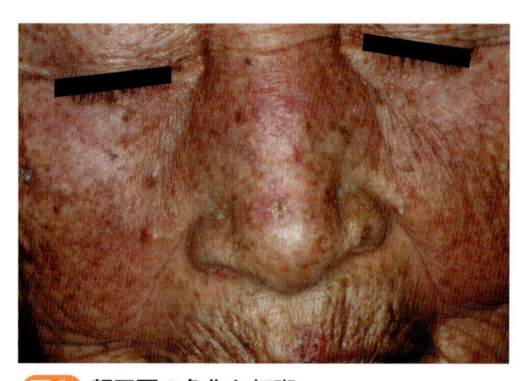

図1 顔正面の角化と紅斑
顔面に多発する境界明瞭で表面に角化を伴う紅斑.

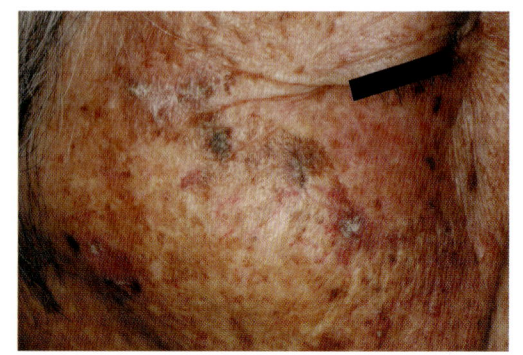

図2 顔面右側
白色調の部分は角化が強い.

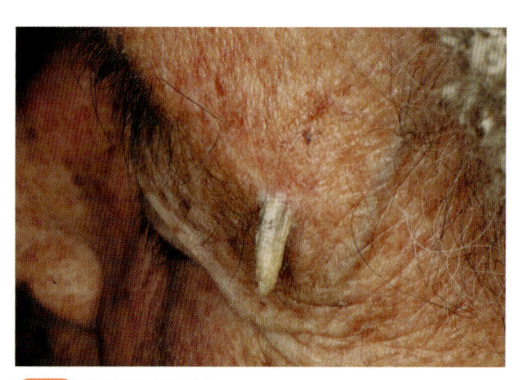

図3 顔面左側眉上
角化が高度で, 皮角を呈する.

◆**患者情報** 82歳, 女. 数年前より, 自覚症状のない表面に鱗屑を伴う紅斑が出現, 次第に増数してきたため皮膚科を受診.

スナップ診断は？▶▶▶

1 スナップ診断

多発する紅斑については角化を伴っており，日光角化症と診断する．皮角については脂漏性角化症との鑑別が必要である．

2 スナップ診断からの 確定診断の進め方

確定診断のカギ　日光露出部位に多発する角化を伴う紅斑

1. 境界が比較的明瞭であり，角化のみならず紅斑を伴う．
2. 多発する傾向にある．
3. 皮角を呈している病変がある．皮角を呈する疾患として**ケラトアカントーマ**や**脂漏性角化症**との鑑別が必要となる．ケラトアカントーマは特徴的臨床像を呈することから除外できる（図4）．脂漏性角化症については典型例では表面が褐色の角化性局面で紅斑を伴うことが少ない点から鑑別は容易（図5）だが，皮角を呈した場合は病理組織学的評価が必要となる．脂漏性角化症では細胞異型のない有棘細胞様あるいは基底細胞様細胞の増殖を認める．
4. 本症例の皮角を呈した病変の生検では病理組織学的に表皮基底層を中心に異型細胞が認められ，真皮ではsolar elastosis（日光による弾力線維変性）を伴っていた．

上記 1 から 4 により 日光角化症 と診断した．

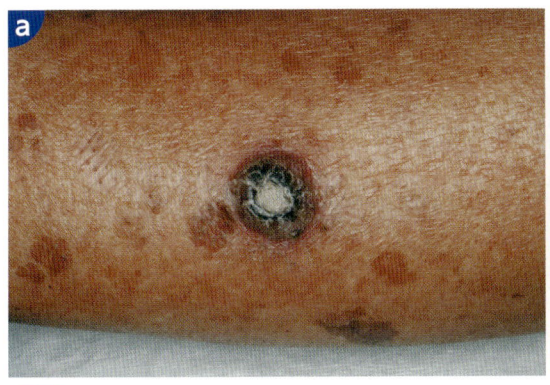

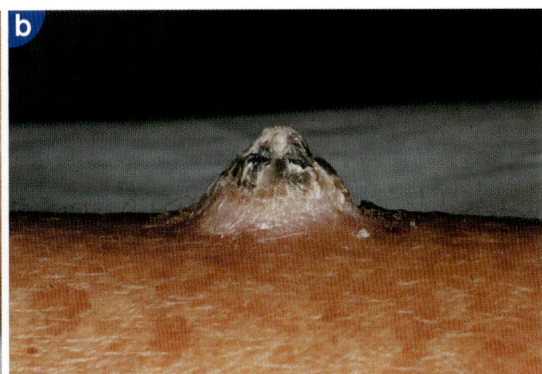

図4 鑑別疾患：ケラトアカントーマ
a ドーム状に隆起し，中央に角化を伴う結節．急速に増大する傾向にある．　b 横からみたところ．

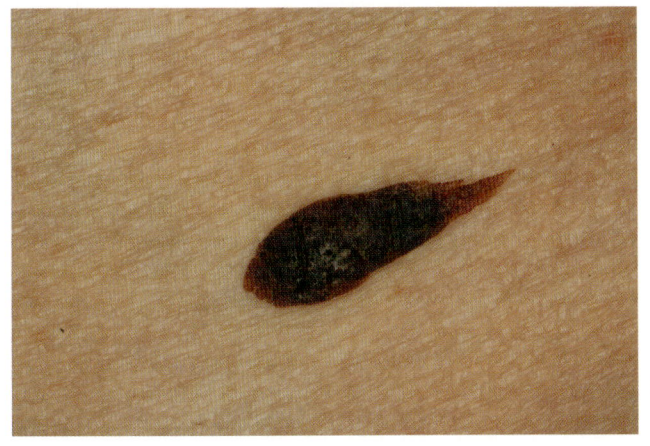

図5 鑑別疾患：脂漏性角化症
頸部に境界明瞭な表面顆粒状の角化を伴う黒褐色局面．

3 治療とその後の経過

◆ 治療

定期的通院が可能とのことで，2週に1回の液体窒素による冷凍凝固療法を施行した．計8回の治療後，角化はほぼ消失した．

◆ その後の経過

顔面の他部位に新たな病変の新生があり，適宜，液体窒素による冷凍凝固療法を施行中である．

4 本症例を振り返って

顔面に多発する角化性紅斑，皮角を認めた症例であり，状況的には皮角も日光角化症で矛盾しないと思われたが，生検による確定診断を行った．前癌病変の性質をもつ疾患であることから早期診断，治療が重要であるが，認知度は非常に低く，今後の啓蒙が必要な疾患と思われた．

疾患をもっとよく知ろう！

1 疾患概要 ▶▶▶ 日光角化症

高齢者の日光露出部（顔面，耳介，手背）に好発する表皮内癌である．相当な罹病率かと思われるが，認知度は低い．

2 ポイントとなる臨床所見

①高齢者の日光露出部に生じる角化性紅斑．
②多発する傾向にある．
③皮角を呈した場合，脂漏性角化症との鑑別が必要になる．その場合，積極的に生検を行い病理組織学的に確定診断を付ける必要がある．

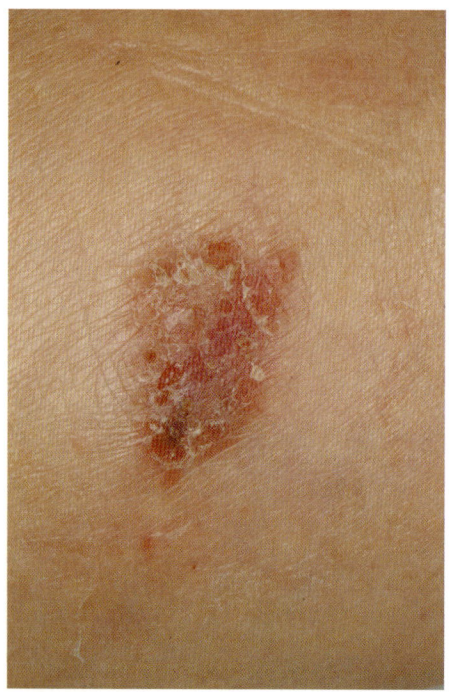

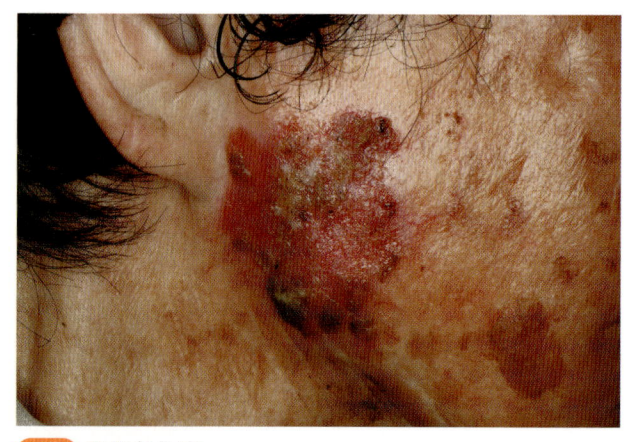

図7 日光角化症
表面に痂皮をつけるびらん，紅斑．

図6 鑑別疾患：Bowen病
体幹に境界明瞭，角化を伴う紅褐色局面．

④組織型としては肥大型，萎縮型，Bowen様型に分けられる．
⑤Bowen病との鑑別が問題になることがあるが，臨床症状で鑑別する（図6）．Bowen病では境界明瞭な角化を伴う紅褐色局面を呈する．
⑥角化に乏しく，接触皮膚炎様の炎症所見を伴っている場合，診断に苦慮することがある（図7）．その場合は安易にステロイド外用薬を使うのではなく，生検を行い病理組織学的に評価することが重要である．

3 治療と次の一手

◆ 治療

前癌病変であり，放置は危険である．
①液体窒素療法
②イミキモド外用

上記①，②はほぼ同等の効果と思われるが，①は短い間隔でくり返しの処置が必要であり，②では正しい使用法が求められることからケースバイケースで治療方針を決定する．
③切除

◆ 次の一手

結節形成（図8），潰瘍化など有棘細胞癌への進展を示唆する所見を認めた場合は切除術が第一選択となる．放置すれば，転移を起こすリスクが高まる．

4 コンサルテーション

前癌病変という性質を理解し，本疾患が疑われた場合は積極的に皮膚科専門医に紹介する．

5 患者説明のポイント

①単なる炎症疾患ではなく，前癌病変の性質があり放置すれば死に至る可能性があることを説明する．
②早期の診断，治療が重要であることも伝える．

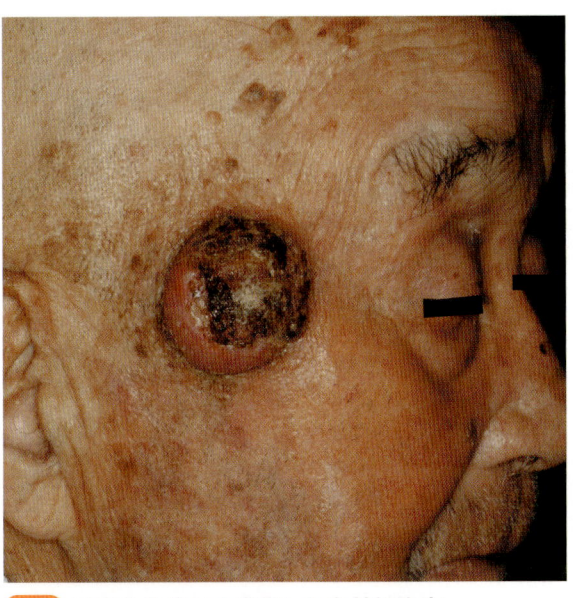

図8 日光角化症から進展した有棘細胞癌
ドーム状に隆起，一部潰瘍化を伴う腫瘤．

Level 2　中級編　これでもう困らない！鑑別でつまづきやすい疾患

Case20　多発する境界明瞭な落屑性紅斑

小宮根真弓

症例

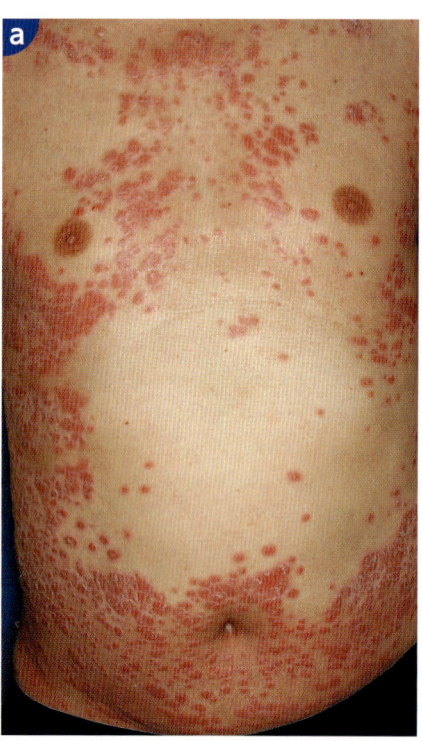

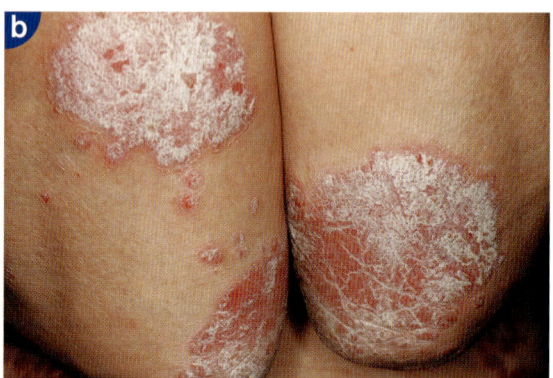

図1　躯幹の皮疹（a）と肘頭部の皮疹（b）

◆**患者情報**　57歳，男性．7月に初診．初診1カ月前より，四肢躯幹に皮疹出現したため皮膚科受診．数年前にも類似の皮疹が出たことがあるが，自然に消えたというエピソードあり．瘙痒がある．

スナップ診断は？▶▶▶

1 スナップ診断

乾癬をまず考えるが，鑑別診断として，中毒疹，乾癬型薬疹，Gibertばら色粃糠疹，貨幣状湿疹，毛孔性紅色粃糠疹などがあがる．

2 スナップ診断からの 確定診断の進め方

確定診断のカギ　境界明瞭で，浸潤がありやや扁平に隆起する紅斑，厚く付着する銀白色の鱗屑は，乾癬の皮疹に典型的である．特に肘頭部，被髪頭部，膝蓋部，臀部などは，乾癬の好発部位である

1 躯幹四肢に広範囲に皮疹が汎発しており，左右対称の中毒疹様の分布である．**中毒疹**にはウイルス性，薬剤性などがあるが，薬剤によって乾癬様の皮疹が誘発される場合がある．最近では関節リウマチやCrohn病に対する抗TNF抗体製剤によって乾癬様皮疹が誘発される症例の報告がある（図2）．この症例では，他科からの薬剤の投与はなく，薬疹は否定された．乾癬の場合，溶連菌などの細菌感染に伴って皮疹が急激に悪化し汎発化する現象を認めることもある．

2 Gibertばら色粃糠疹（図3）では，クリスマスツリー状に類円形の落屑性紅斑が皮膚割線に長軸を合わせるように分布する．この症例では，Gibertばら色粃糠疹に特徴的な皮疹の分布ではなかった．またGibertばら色粃糠疹にみられる皮疹辺縁のやや内側に環状に配列する落屑やHerald patch（全身に皮疹が多発する前1～2週間に，単独の類似の皮疹が認められる）はみられなかった．Gibertばら色粃糠疹の皮疹はこの症例にみられるような浸潤の強いやや隆起する局面は呈さない．

3 貨幣状湿疹（図4）は，基本的に湿疹病変であり，点状の丘疹，小水疱，漿液性丘疹などの集簇がみられるが，この症例の皮疹には点状の漿液性丘疹など湿疹性変化は認めなかった．

4 毛孔性紅色粃糠疹（図5）では，肘頭や膝蓋に孤立性紅色丘疹が多発，融合傾向を示し，手掌足底に広範囲に過角化を認めるが，この症例では孤立性丘疹はなく，手掌足底の過角化も認めなかった．

以上，**1**～**4**により **尋常性乾癬** と診断した．

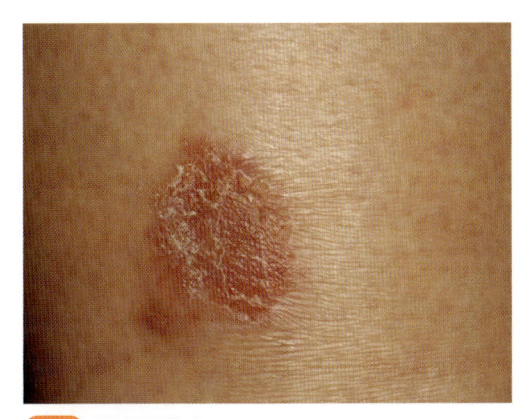

図2　乾癬型薬疹
リウマチ患者に抗TNF-α抗体製剤を投与して生じた大腿部の乾癬様皮疹．

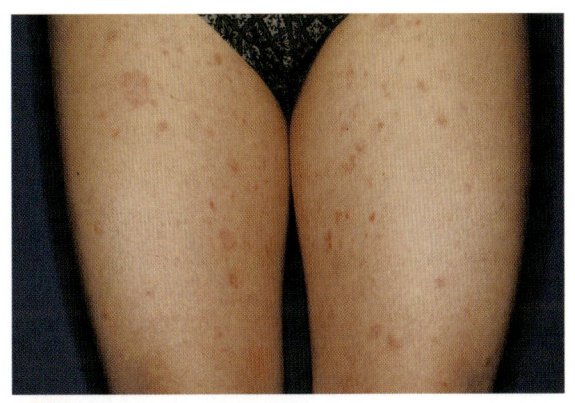

図3　Gibertばら色粃糠疹
Herald patch出現後1～2週間して全身に皮疹が多発した．

3 治療とその後の経過

　光線療法を導入．週3回の照射を2カ月間施行し，軽快したため中断したところ皮疹再燃したため，シクロスポリン150 mg/日内服開始した．シクロスポリンにて皮疹は軽快し比較的良好にコン

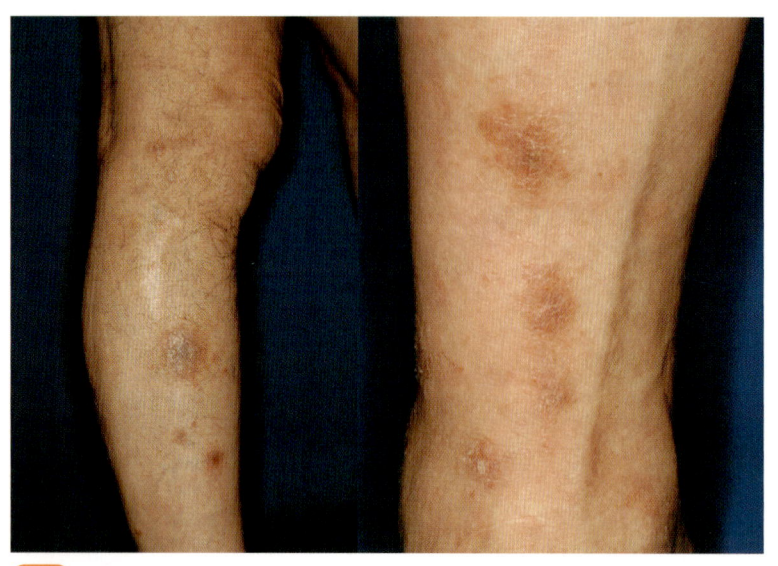

図4 貨幣状湿疹
皮脂欠乏症をベースに，くり返す搔破によって生じた貨幣状湿疹．

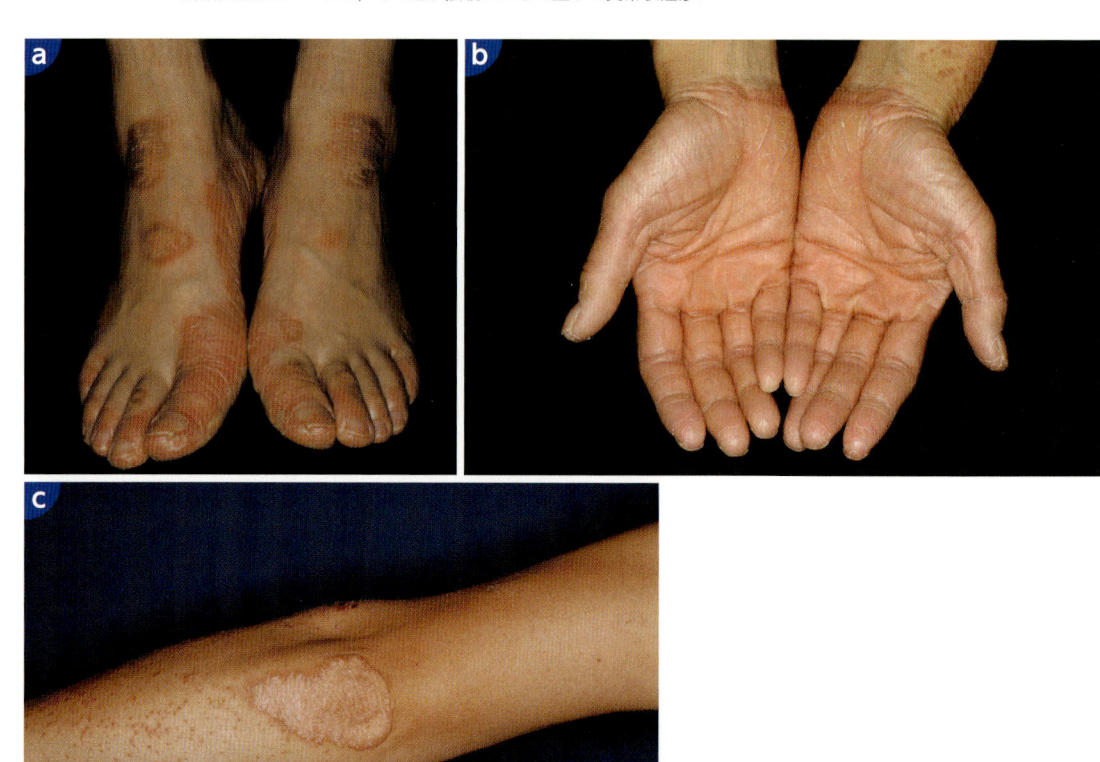

図5 毛孔性紅色粃糠疹
a 足背から足底の，境界明瞭な，やや橙色を呈する角化性皮疹．　b 手掌にはびまん性に角質化を認める．手首の皮疹の境界は非常に明瞭．　c 肘頭部の境界明瞭な角化性皮疹と，周囲の孤立性の丘疹．

トロール可能であった．初診より3年後より肝機能悪化，クレアチニン値も上昇したためシクロスポリンを中止したところ皮疹が再燃，再び光線療法を試みたが十分な効果が得られず，生物学的製剤（インフリキシマブ）導入を考慮した．肝機能異常については抗ミトコンドリア抗体陽性であり，胆道系酵素が高値であったため原発性胆汁性肝硬変と考えられた．B型肝炎表面（HBs）抗原およびC型肝炎ウイルス（HCV）抗体は陰性，HBs抗体とB型肝炎コア（HBc）抗体が陽性であった．B型肝炎ウイルス（HBV）-DNA量をチェックしたところ検出感度以下であったため，HBV-DNA量をチェックしながら注意深くインフリキシマブ投与を開始した．しかしながらインフリキシマブは無効であったため，ウステキヌマブに変更したところPASIスコアはほぼゼロに達し，副作用の徴候もなく，コントロールは良好である．

4 本症例を振り返って

全身に皮疹が汎発しており，光線療法やシクロスポリン内服に反応はするが中止によりすぐに悪化する，比較的病勢の強い乾癬の症例と考えられる．最終的に生物学的製剤を導入したことにより，皮疹はほとんど消失し，患者にとっても非常に満足のいく状態でコントロールが可能となっている．

生物学的製剤導入にあたっては，ウイルス性肝炎の有無，結核感染の有無を精査することが必要で，本症例の場合にはHBs抗体，HBc抗体が陽性であったためHBVのDNA量をチェックしながらの生物学的製剤導入となった．

疾患をもっとよく知ろう！

1 疾患概要 ▶▶▶ 乾癬

乾癬は，慢性に経過する炎症性皮膚疾患であり，病因は不明であるが，遺伝的素因が背景にあると考えられている．家族内発症頻度は約5％といわれている．

表皮の棍棒状肥厚や表皮ケラチノサイトの増殖亢進から，以前はケラチノサイトに病因があると考えられてきたが，現在ではT細胞や樹状細胞などの骨髄由来の免疫細胞が病態の形成に中心的役割を果たしていると考えられている．実際に皮疹部にはCD3陽性T細胞，CD11c陽性樹状細胞が多数浸潤している．これらの細胞が産生するサイトカインがケラチノサイトを刺激して表皮肥厚が生じ，ケラチノサイトから産生されるIL-8や補体などが表皮内への好中球遊走を引き起こしていると考えられる．

乾癬にはいくつかの亜型が存在する．最も頻度が高いのは，**尋常性乾癬**で，境界明瞭な紅斑上に銀白色の雲母状鱗屑を付着するのが特徴的である．**急性滴状乾癬**は，上気道炎をきっかけに全身に播種状に比較的小さい皮疹が多発するタイプで，自然治癒することも多い．**乾癬性紅皮症**は乾癬皮疹が全身に汎発して紅皮症状態となったものである．**関節症性乾癬**は，リウマチ因子陰性の関節炎を合併するタイプで，腱の付着部に炎症が生じる付着部炎が特徴的であり，関節の変形を伴う場合もある．**膿疱性乾癬**は，浮腫性紅斑上に小膿疱が多発する病型であり，発熱などの全身症状を伴うことも多い．本症例は尋常性乾癬である．

2 ポイントとなる臨床所見

①境界明瞭な紅斑，時に軽度扁平に隆起する．
②銀白色，雲母状鱗屑（落屑）．
③鱗屑をメスで軽く削ると，銀白色雲母状の鱗屑がはげ落ちてくる（蠟片現象）．
④さらに削り続けると，点状小出血を認める（Auspitz現象）．

⑤摩擦や外傷などの刺激により，健常皮膚に乾癬病変が誘発される（Koebner現象）．
⑥痒みは伴わないことも多いが，痒みを伴う症例もある．
⑦軽快増悪をくり返しながら慢性に経過する．
⑧精神的ストレスや感冒などの感染症をきっかけに悪化することが多い．
⑨爪の変化（点状陥凹，粗造化，油滴状黄褐色斑，爪甲剝離）を伴うことがある．

3 治療と次の一手

◆ 治療

・外用療法

　乾癬の治療方針は，軽症例ではまず外用療法（ステロイド外用薬，ビタミンD_3外用薬），中等症から重症例では，光線療法（ナローバンドUVB療法，PUVA療法）や内服療法（シクロスポリン，エトレチナート）を考慮するが，中等症以上の症例は皮膚科専門医にコンサルテーションすることが望ましい．最近では，関節症状の強い症例や全身症状を伴う膿疱性乾癬，既存治療がうまくいかない症例には，本症例のように生物学的製剤の投与も行われている．

　外用としてはstrong～very strong rankのステロイド外用薬，ビタミンD_3外用薬を，それぞれ単独，あるいは混合して，通常1日2回外用する．2～4週間の外用で，比較的広範囲に皮疹が存在する症例でも，外用のみでかなり軽快することも多い．軽快後も，数週間は外用を継続することで再燃を抑制できる．

　ステロイド外用薬は皮膚萎縮をきたしやすいが即効性があり，ビタミンD_3外用薬は効果の発現は遅いが長期的な副作用が少ないことから，初期にはステロイド外用薬を中心に用い，維持期にはビタミンD_3外用薬へ移行する，という方法がとられることも多い．

◆ 次の一手

① **光線療法**

　光線療法としては，ナローバンドUVB療法，メトキサレン（Psoralen）（オクソラレン®）内服後にUVAを照射するPUVA療法が行われているが，いずれも照射装置が必要であり，機器を保有する施設へ紹介が必要である．

② **内服療法**

　内服療法は，免疫抑制薬であるシクロスポリン，レチノイドの1つであるエトレチナートが用いられる．関節症状の強い症例には関節リウマチに適応のあるメトトレキサート（メソトレキセート®）が用いられる場合もあるが，乾癬には保険適用はない．

③ **生物学的製剤**

　従来の全身療法（光線療法やシクロスポリン，エトレチナートなどの内服療法）で，効果が得られないか，副作用が出現して投与を継続できない症例や，関節症状などにより著しくQOLが損われている患者では，日本皮膚科学会が承認した施設において，生物学的製剤の導入ができることになっている．生物学的製剤は，呼吸器感染症などの副作用が生じるリスクがあるため，皮膚科専門医が常勤であり，呼吸器内科医や放射線科医が常に対応可能などの条件を満たした施設のみが承認されている．

　①～③のような治療が必要な患者については，皮膚科専門医にコンサルテーションすることが望ましい．

4 コンサルテーション

皮膚科専門医コンサルテーションのタイミングとしては，上記①〜③の治療が必要な患者に加え，A. 外用療法に反応しない，B. 皮疹が全身皮膚の10％以上を占める，C. 関節症状を伴う，D. 発熱や膿疱化を伴う，E. 治療に対する満足度が低いあるいは，患者が皮膚科専門医受診を希望している，などの状態を呈した場合，皮膚科専門医にコンサルテーションする．

5 患者説明のポイント

① 経過が長く慢性に続く疾患で，治療はなかなか難しい．
② まず外用薬が効果があるかどうかを見極めるためにきちんと外用してほしい．
③ 外用薬が効かないようであれば，光線療法や，内服療法，さらには生物学的製剤による治療も可能である．
④ 刺激によって皮疹が誘発されるので，入浴時などに鱗屑を過剰にはがさないようにする．
⑤ メタボリックシンドロームを伴うことも多いので，喫煙や太りすぎにも注意し，健康的な生活を心がける．

文　献

1) 「皮膚科学 第9版」（大塚藤男 編著，上野賢一 原著），金芳堂，2011
2) 「皮膚科臨床アセット10 ここまでわかった乾癬の病態と治療」（古江増隆 総編集，大槻マミ太郎 専門編集），中山書店，2012
3) 大槻マミ太郎 ほか；日本皮膚科学会生物学的製剤検討委員会：日本皮膚科学会マニュアル 乾癬における生物学的製剤の使用指針および安全対策マニュアル（2011年版）．日本皮膚科学会雑誌，121：1561-1572，2011

| Level 2 | 中級編 これでもう困らない！鑑別でつまづきやすい疾患 |

Case21　（顔の）しみ

秋田浩孝

症例

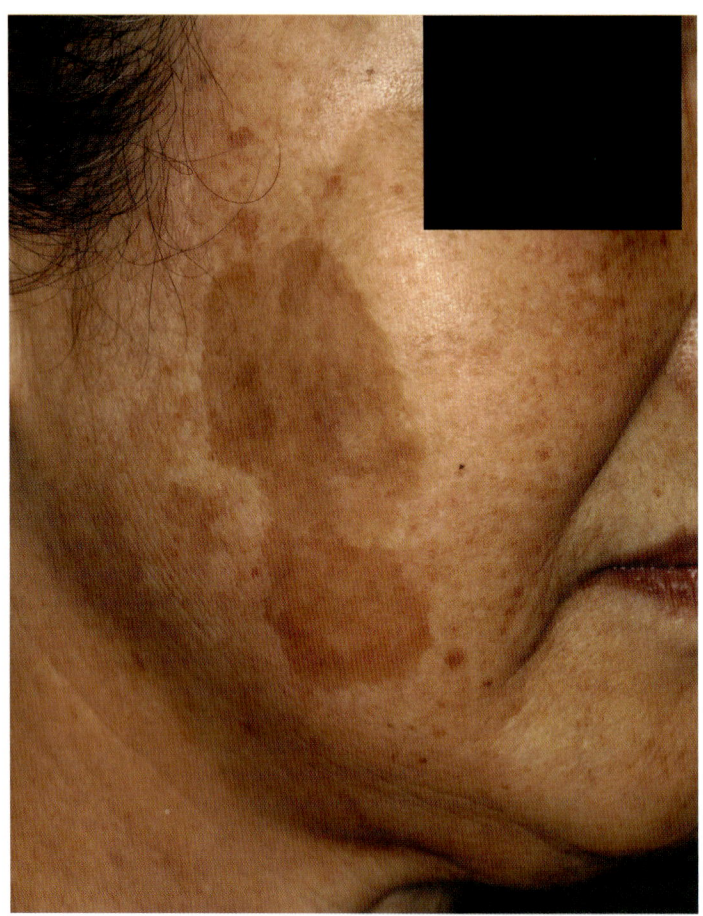

図1　頬部の色素斑
右頬部に境界明瞭な褐色色素斑.

◆**患者情報**　71歳，女性．10年前より右頬部に褐色色素斑が出現．3年前より徐々に拡大し2つの色素斑はつながった．一部色調のむらもあり，悪性の可能性も否定できないため，診断・治療目的により近医皮膚科から紹介受診となった．痒み・疼痛なども含め自覚症状はない．

スナップ診断は？▶▶▶▶

1 スナップ診断

老人性色素斑をまず考えるが，鑑別診断として悪性黒子，日光角化症などを除外しておく必要がある．

2 スナップ診断からの 確定診断の進め方

確定診断のカギ　境界明瞭の比較的色調の均一な茶褐色色素斑，急速な変化はなく緩徐な進行，自覚症状や浸出液などの随伴症状がない

1. 境界明瞭の比較的色調の均一な茶褐色色素斑，急速な変化はなく緩徐な進行，自覚症状や浸出液などの随伴症状がないことから，まずは第一に**老人性色素斑**を考えた．
2. ダーモスコピー検査（図2）で，pseudonetwork（顔面の開大した毛孔部が色素沈着を免れるために生じる粗大な網目状パターン），fingerprint-like structure（淡褐色調の指紋状の細線様の色素沈着）がみられる．しかし非定型的・不規則ではない．
3. 色調の濃い部位からの皮膚生検では，軽度の表皮肥厚と表皮突起の延長，メラニンの増生がみられた．

1〜3により最終的に**老人性色素斑**と診断した．

3 治療とその後の経過

◆ 治療

ダーモスコピー，皮膚生検の結果により老人性色素斑と診断したため，治療方針としては①経過観察，②Qスイッチレーザー治療，③炭酸ガスレーザー治療・電気焼灼治療などの皮膚剝削術，④液体窒素療法，⑤その他（手術療法やケミカルピーリングなど）があげられる．

患者より美容的側面からも治療を希望されたため各種治療法につき利点・欠点を詳細に説明した結果，自費診療下でのQスイッチレーザー治療を選択された．

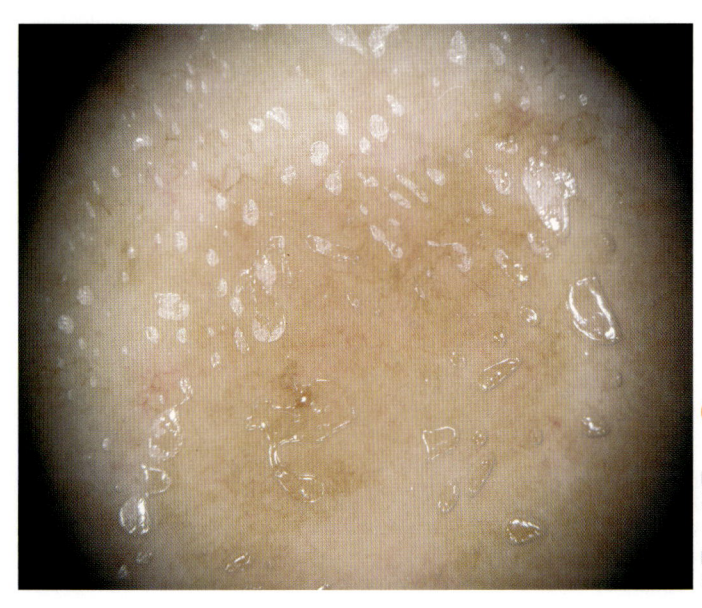

図2 症例のダーモスコピー所見

pseudonetwork（顔面の開大した毛孔部が色素沈着を免れるために生じる粗大な網目状パターン），fingerprint-like structure（淡褐色調の指紋状の細線様の色素沈着）がみられる．

◆ その後の経過

　　Qスイッチルビーレーザー治療後，約1週間で治療部位の色素斑は痂皮形成し脱落した．本症例は治療部位に生じやすい炎症後色素沈着（post-inflammatory hyperpigmentation：PIH）の出現や再発・再燃もなく経過良好である（図3）．

4 本症例を振り返って

　　臨床症状，ダーモスコピー所見から老人性色素斑を考えたが，患者の希望と部分的に色調のむらも存在したため皮膚生検により確定診断した．

　　美容医療が身近になり，診療科を問わず「しみ」の相談を受けることが増えている．本症例は，熟練した皮膚科専門医からの紹介受診であったが，各種「しみ」の診断は，熟練した専門科医ですら迷うことも多い．診断・治療におけるトラブル回避のためには，安易な考えで美容医療に手を出すよりも，適切に専門医に紹介することが重要であると考えた．

疾患をもっとよく知ろう！

1 疾患概要とポイントとなる臨床所見 ▶▶▶ 老人性色素斑

　　老人性色素斑は，ほとんどの中年以後の男女にみられる，**顔面・手背・前腕・上背などの露出部に単発もしくは多発する境界明瞭な淡〜濃褐色の良性色素斑である**．発生原因としては長期の反復性の日光曝露が考えられており，色素細胞の異常による色素病変というよりは，表皮角化細胞の変化が主体であると考えられている．

　　顔面にできる色素性疾患は，良・悪性を含め種々のものがあり，鑑別が困難なことも多い．併存が多い良性疾患では，肝斑，後天性真皮メラノーシス（遅発性両側性太田母斑様色素斑），脂漏性角化症（図4）が多い．

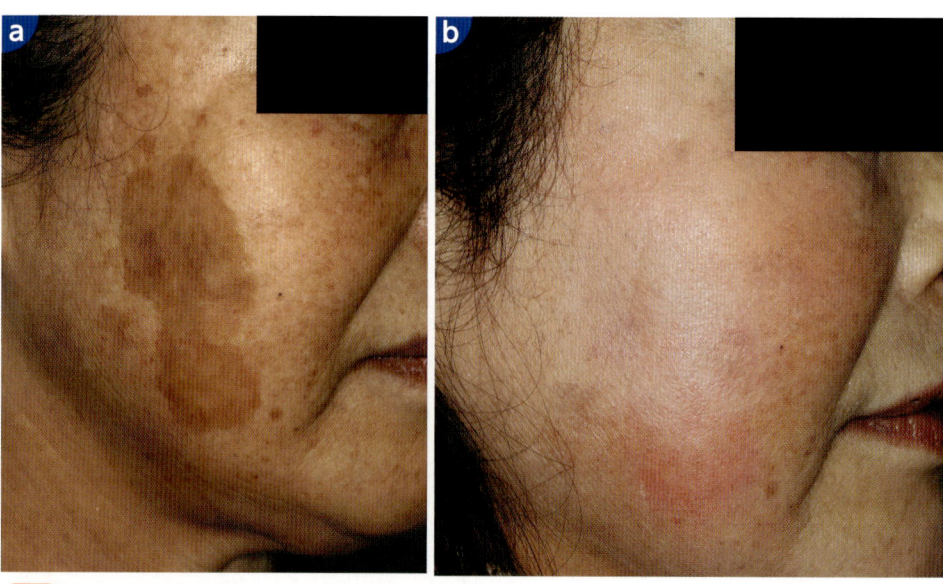

図3　症例の治療経過
a 初診時臨床．b Qスイッチルビーレーザー治療5カ月後．本患者は治療後に生じやすい炎症後色素沈着も生じず，1回の治療で色素斑の残存もなく，患者の満足度も非常に高かった．

肝斑とは，境界明瞭な淡褐色斑が顔面，特に額，頬，頬骨部，口囲に左右対称性にみられ，眼周囲が抜けるのが特徴であり，図5のように老人性色素斑と併存することも多くみられる．紫外線により増悪するため，夏季に増悪，冬季に軽減することが多い．肝斑の治療の第一選択は，レーザー治療ではなく（現時点では基本的には禁忌），トラネキサム酸内服もしくはハイドロキノンなどの美白外用剤である．

　後天性真皮メラノーシス（遅発性両側性太田母斑様色素斑）は，20歳以上の女性に多くみられることが多く，頬骨部，両下眼瞼，前頭部外側，鼻根部，両鼻翼部，両側こめかみ部に両側性，左右対称性に分布する，灰褐色～灰紫褐色の小色素斑から局面を呈するのが特徴である（図6）．肝斑と合併することも多いことが知られており，鑑別が困難であり皮膚生検を要することも多い．治療はQスイッチレーザー治療である．

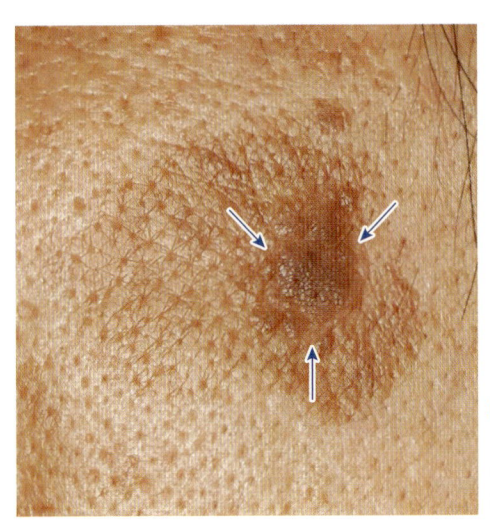

case 21

図4 老人性色素斑の中に併在する脂漏性角化症
老人性色素斑と違い，表面がざらざらした疣贅状の結節病変．

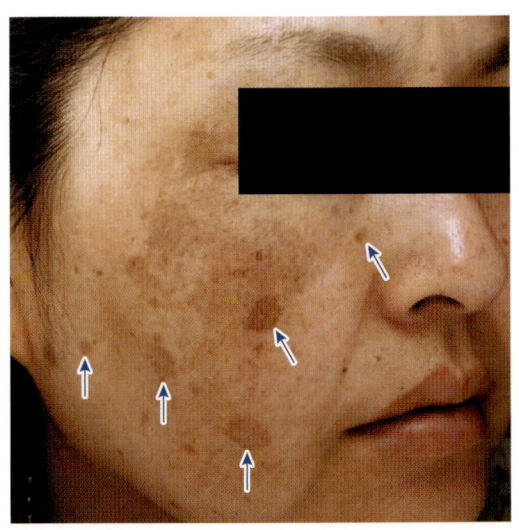

図5 典型的な肝斑の色素斑の中に老人性色素斑（→）が併存している

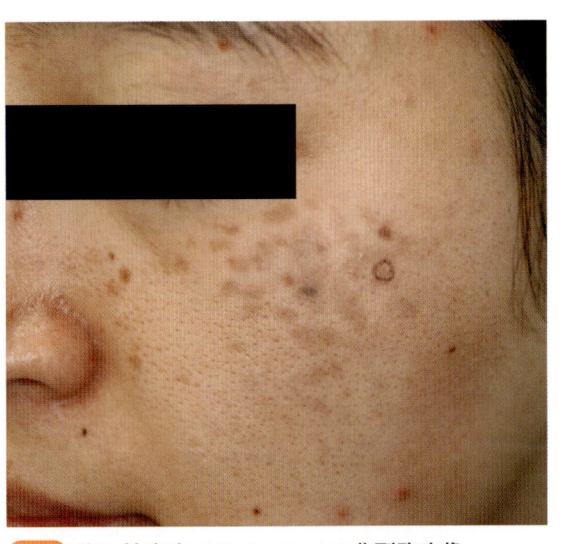

図6 後天性真皮メラノーシスの典型臨床像
肝斑と合併することが多いため確定診断のためにはしばしば皮膚生検を要する．○の部位は確定診断のための皮膚生検を行う部分．

また老人性色素斑が好発する年齢を考慮すると悪性疾患も鑑別にあがるが，今回は日光角化症，悪性黒子を説明する（図7，8）．

日光角化症は，60歳以上の高齢者に単発もしくは多発に生じやすい，顔面や手背などの露光部に，直径数mm〜1cm程度の淡紅色の紅斑性局面を形成し，固着性の鱗屑や痂皮を伴う表皮内有棘細胞癌の一型である．治療は手術もしくは冷凍凝固法が主体であったが，近年イミキモドクリーム（ベセルナクリーム）が保険適応となった．

悪性黒色腫の一型である悪性黒子は，高齢者の日光曝露部位に（黒）褐色斑が初発し，非常に緩やかな経過で拡大していくため老人性色素斑と鑑別が困難なことが多い．色調のむらなどが多いこともあるため，悪性黒子を疑った場合にはダーモスコピー[2]や皮膚生検などで確認をすべきである．

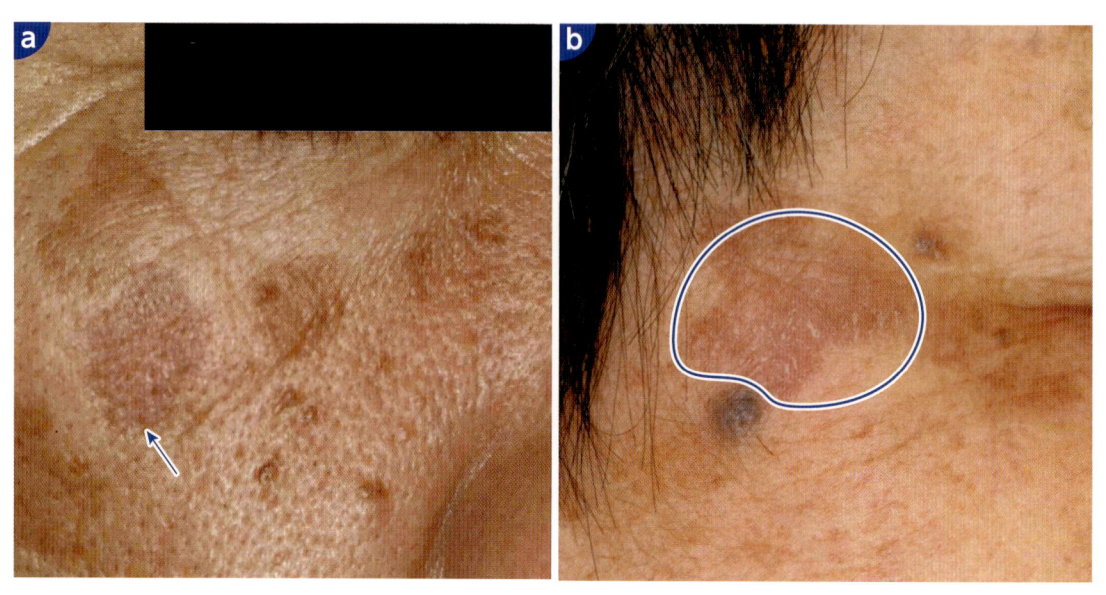

図7 鑑別疾患：日光角化症
a 56歳男性．老人性色素斑と混在して日光角化症が混じっている（→ 部を皮膚生検で確認）．やや灰色を呈している．　b 78歳女性．表面がやや角化して鱗屑を付着した紅斑性局面を呈している．

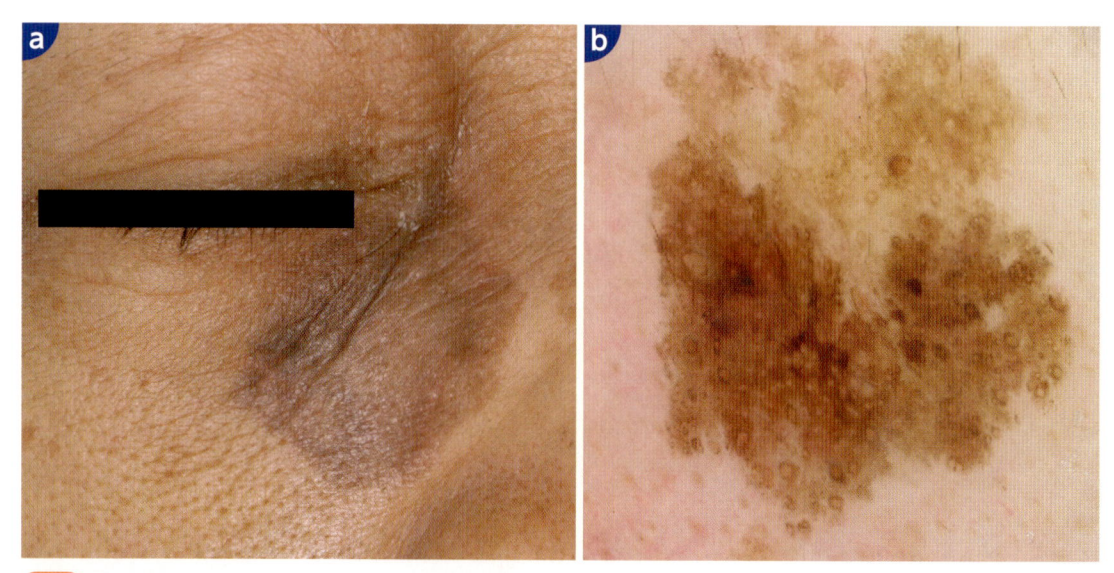

図8 鑑別疾患：悪性黒子（lentigo maligna）
a 70歳女性．近医（美容外科）にてレーザー治療後に色調も再燃してきたため当科受診．皮膚生検により悪性黒子と診断された．　b 37歳男性（白色人種）のダーモスコピー像．通常の老人性色素斑と比較し色むらなども激しい．
（aは文献1より転載）

2 治療と次の一手

◆ 治療

　治療希望がなければ経過観察で問題ない．美容的側面より治療を希望される場合は，自費診療下（保険診療ではない）のQスイッチレーザー治療が最も簡便かつ有効性が高い．炭酸ガスレーザー治療，電気焼灼術，液体窒素療法などを行う施設も多いが，①色素斑が残存しやすい，②残存部とPIHの判断が困難，③PIHに対し治療を重ねてしまい永久的な色素沈着の残存を生じる頻度が高いことより勧めていない．

①Qスイッチレーザー治療[3]

　本疾患に有効なQスイッチレーザーにはルビー（694 nm），アレキサンドライト（755 nm）半波長のNd：YAGレーザー（532 nm）が存在する．メラニンに対する吸収波長と各波長の深達性，メラニン顆粒に対するパルス幅（カメラでいうシャッタースピードのようなもの）との関連により機種が作成されている．通常1回の治療で改善することが多い．本治療はメラニン選択的に軽度熱傷反応を生じさせる治療法であり，照射部位に生じた痂皮形成が治療約10日前後で脱落する．治療後約1カ月以内に，約半数程度の症例で後述するようなPIHを生じるが，ハイドロキノンなどの美白剤を含有する外用剤などを併用することにより数カ月から半年程度で消失することが多い．

◆ 次の一手

・治療経過におけるポイント

　Qスイッチレーザー治療，IPL（intense pulsed light）などの光治療，炭酸ガスレーザー治療，電気焼灼，液体窒素療法などの治療中に生じやすい（避けられない）副反応としてPIHがある．このPIHは無治療でも約1年程度の経過で消退することが多いため，最低でも半年程度は継続治療を行わない．PIHに対しくり返し治療を重ねることは永久的に色素斑（老人性色素斑ではなく医原性の色素斑）を残存させることに繋がる．またPIHに対しては，ハイドロキノンなどの美白剤を含有する外用剤などを併用する方が早期に改善する傾向である．治療後の有効性をさらに高めるためには，サンスクリーン剤の使用やスキンケアの徹底も重要である．

3 コンサルテーション

　老人性色素斑は良性の色素性疾患であるため，治療希望がなければ経過観察で問題ない．コンサルテーションの必要性も少ないが，悪性黒子・日光角化症をはじめとして悪性疾患を少しでも疑う場合や，本疾患のみならず肝斑・後天性真皮メラノーシス・脂漏性角化症などの種々の色素斑が存在し診断・治療に自信がない場合は，**皮膚科もしくは形成外科専門医**に紹介する必要性がある．

　本疾患を治療希望された際には，Qスイッチレーザー治療が可能な**皮膚科もしくは形成外科専門医**が在籍するクリニックを紹介することが望ましい[4]．

4 患者説明のポイント

① 老人性色素斑は良性の色素性疾患であるため，治療希望がなければ経過観察で問題ない．しかし診断に不安な場合，患者も不安視している場合は皮膚科もしくは形成外科専門医を紹介し確認してもらう必要性がある．

② 治療法はいくつかあるが，Qスイッチレーザー治療（自費診療下）が最も簡便かつ有効である．

③ 治療効果・経過には個人差があること，また再発・再燃することもある．治療費用も各病院により違う．

文　献

1) 秋田浩孝：レーザーによる治療でやってはいけないこと．「これはやってはいけない美容皮膚診療」，Derma，165：59-66, 2010
2) 澤田美月：日光黒子と悪性黒子．日皮会誌，121（13）：3128-3130, 2011
3) 秋田浩孝：レーザーによるしみの治療．日皮会誌，121（13）：2828-2830, 2011
4) 秋田浩孝：レーザー・光治療を行ってもいい疾患，避けるべき疾患．「レーザー・光治療テクニック最前線」Derma，174：7-10, 2011

Level 2 中級編 これでもう困らない！鑑別でつまづきやすい疾患

Case22 寒冷時の手指の腫脹，皮膚硬化

大塚 勤

症例

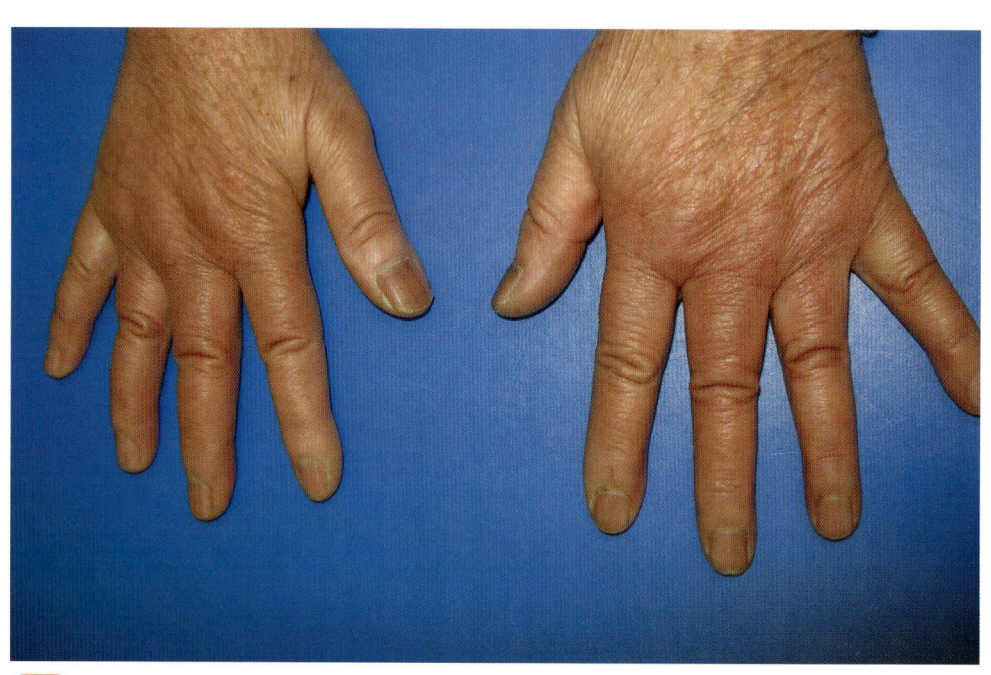

図1 両手の腫脹
両側の手指および手背に軽度の紅斑を伴った浮腫性の腫脹，皮膚硬化を認めた．

◆**患者情報** 62歳，女性．約10年前より冬季になると手指が冷え紫色になることをくり返していた．また，冷たい水に手指が触れると白くなり，暖めるとしばらくして通常の皮膚色にもどっていた．3〜4年前頃より手指のむくみおよび硬さを自覚，徐々に進行してきた．診断および治療目的に皮膚科を受診した．

スナップ診断は？▶▶▶

1 スナップ診断

全身性強皮症，好酸球性筋膜炎，腎性全身性線維症（nephrogenic systemic fibrosis）．

2 スナップ診断からの確定診断の進め方

確定診断のカギ 冬季の手指冷感，皮膚の腫脹，皮膚硬化．これらの症状が進行性

case 22

1. 冬季の手指冷感が約10年間あり，その後皮膚の腫脹，皮膚硬化が出現してきたことから，全身性強皮症を考えた．
2. 血液検査所見では抗核抗体640倍陽性（homogeneous speckled），抗セントロメア抗体陽性，抗SS-A抗体陽性であった．手指よりの皮膚生検による組織学的所見（図2）では真皮の膠原線維増生を認めた．
3. 胸部単純X線写真および胸部単純CT写真で軽度の肺線維症を認めた．肺拡散能は96.3%であり著明な低下を認めなかった．
4. 鑑別診断として**好酸球性筋膜炎**があげられたが，多発性関節炎や多発性筋痛は認めなかった．両前腕の皮膚に対する圧痛も認めなかった．血液検査上好酸球増多も認めず，組織学的に筋膜への好酸球浸潤（図3）も認めなかった．以上より，好酸球性筋膜炎は否定された．
5. また，他の鑑別診断として**腎性全身性線維症（nephrogenic systemic fibrosis）**[1]があげられた．この疾患は全身の皮膚が硬化してくる全身性強皮症類似の疾患であり，最初ヨーロッパから報告された．この疾患の原因は造影剤の一種であるガドリニウムであることがほぼ確立している．本症例はガドリニウムの使用の既往はなく，nephrogenic systemic fibrosisは否定された．

1から5により最終的に**全身性強皮症（limited type）**と診断した．

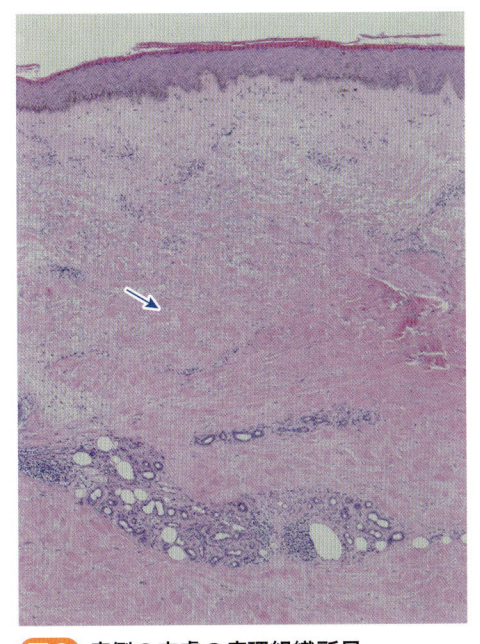

図2 症例の皮膚の病理組織所見
手指よりの皮膚生検による組織学的検索により，真皮中層から下層にかけて膠原線維の増生（→）を認めた．

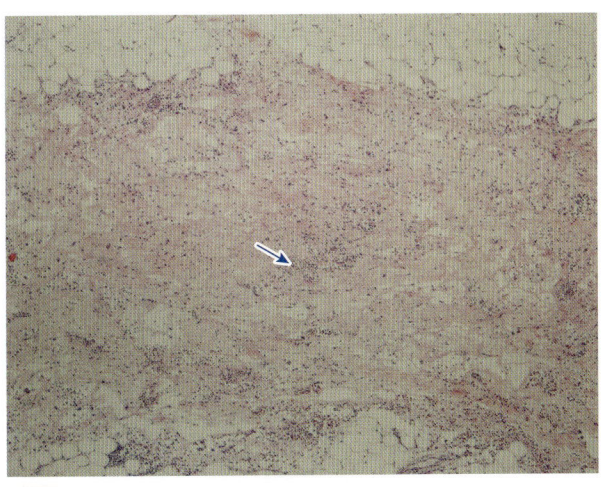

図3 鑑別疾患：好酸球性筋膜炎における筋膜への好酸球浸潤（→）の組織学的所見

3 治療とその後の経過

◆ 治療

皮膚硬化に対してプレドニゾロン（プレドニン®）内服（5 mg/錠，1回1錠，1日2回）開始した．同時にRaynaud現象などの末梢循環不全に対してサルポグレラート塩酸塩（アンプラーグ®）内服（100 mg/錠，1回1錠，1日3回）開始した．

◆ その後の経過

2週間後の再診時には末梢循環不全はやや軽快した．その時点では皮膚硬化には変化を認めなかった．その後治療を継続したが2〜3カ月後に皮膚硬化もやや軽快を認めた．

4 本症例を振り返って

本症例は約10年間Raynaud現象などの末梢循環不全を認め，その後皮膚の腫脹，皮膚硬化が出現してきた．組織学的に真皮への膠原線維の増生を認め，抗核抗体陽性，抗セントロメア抗体陽性より全身性強皮症（limited type）の確定診断に至った．

Raynaud現象は全人口の10％前後に認められ，寒冷により手指が白，紫，赤の三相性の変化を示す．しかし，この症状は数分間で消失するため，診療の現場で観察されることは稀である．そのため，医療従事者側から聞き出すことが必要となる．この症状が数年から10年前後続いた後皮膚の浮腫性硬化が出現し，全身性強皮症の診断に至る．この時期になると強皮症の症状がそろってくる．しかし，現在の診断基準では初期例が検出できず多くの症例が見落とされる．Raynaud現象患者のうち，爪郭部の毛細血管異常があれば全身性強皮症と診断してよいとの案も出されている．今後の進展が待たれる．

疾患をもっとよく知ろう！

1 疾患概要 ▶▶▶ 全身性強皮症

全身性強皮症は，皮膚のみでなく内臓諸臓器を含めた全身の膠原線維の増生による硬化，Raynaud現象などの末梢循環不全および免疫学的異常を呈する原因不明の膠原病の一種である．大きくdiffuse type（図4）とlimited typeにわかれる．diffuse typeは末梢循環不全および皮膚硬化が1〜2年ほ

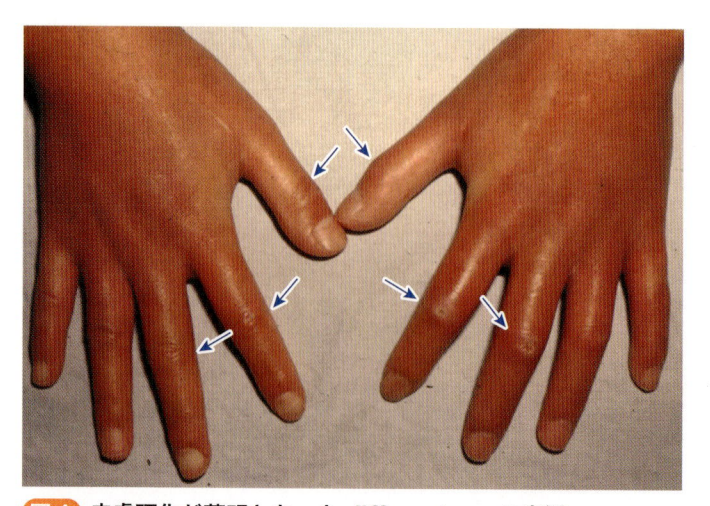

図4 皮膚硬化が著明となったdiffuse typeの症例
関節背面にpitting scar（軽度陥凹した潰瘍瘢痕）も認められる（→）．

どで急速に進行し，肺線維症を高頻度に合併する．抗 scl-70 抗体陽性率が高く予後不良の転帰をとることが多い．limited type は数年から 10 年前後 Raynaud 現象などの末梢循環不全症状が冬季にみられその後皮膚硬化が徐々に出現する．抗セントロメア抗体の陽性率が高く，爪囲紅斑，爪郭部に点状出血を認めることが多い．肺線維症が合併することは稀である．一般的には予後良好であるが，肺高血圧が合併すると予後不良である．

2 ポイントとなる臨床所見

①寒冷による Raynaud 現象（図5）の出現を病歴から探り出す．
②皮膚硬化の有無を観察する．手指末梢より硬化が出現する．
③爪囲紅斑，爪郭部の点状出血（図6）を観察する．ダーモスコピーがあれば爪郭毛細血管の異常（図7）を観察する．

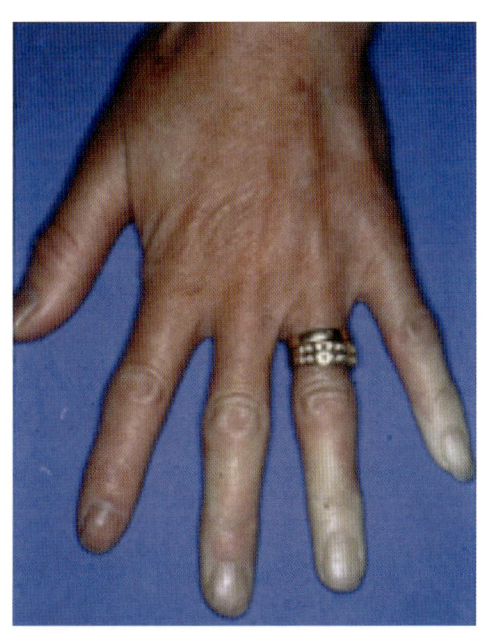

図5 寒冷による Raynaud 現象の症状
手指が虚血になり白色となっている．

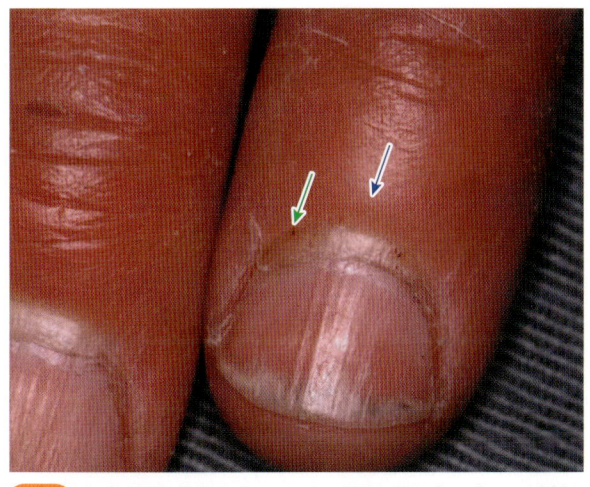

図6 全身性強皮症にみられた爪囲紅斑（→），爪郭部の点状出血（→）

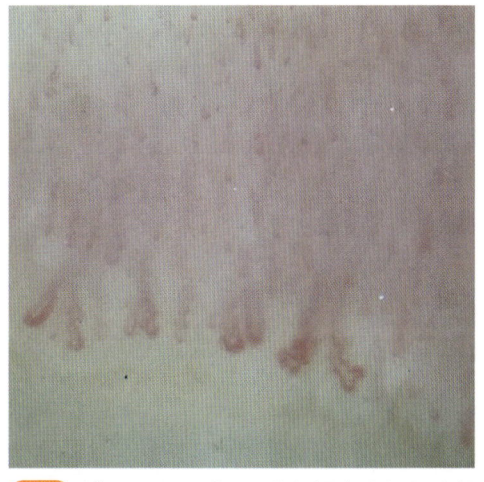

図7 ダーモスコピーにより観察された爪郭毛細血管の拡張，蛇行

④皮膚の組織学的検索により膠原線維の増生の有無を観察する．
⑤自己抗体として，抗核抗体，抗セントロメア抗体，抗scl-70抗体を調べる．他の自己免疫疾患の合併を調べるため，必要に応じて当該疾患の標識抗体を調べる．
⑥肺線維症，肺高血圧の有無を調べるため，胸部X線，胸部CT，肺拡散能を検索する．

3 治療と次の一手

◆ 治療

本症の原因は不明であり根本的治療法はない．

① 経口ステロイドおよび免疫抑制薬投与

diffuse typeの早期例，浮腫性硬化が主体．急速な皮膚硬化の進行のうち，2項目以上を満たせばステロイド治療を考慮する．初期量はプレドニゾロン20〜30 mg/日とし，皮膚硬化の改善が少ないと考えられる場合にプレドニゾロン30 mg/日への増量を考慮する．上記の適応基準を満たしていても，副作用などでステロイドが使用できない場合，あるいはステロイド以外の治療が皮膚硬化に対して臨床的に必要と判断される場合や，上記の適応基準を満たさなくても，皮膚硬化に対する治療が必要と判断される場合などには免疫抑制薬の投与を考慮してもよい．

② 合併肺高血圧の治療

全身性強皮症の予後を最も左右する症状である．数〜20％前後に合併し治療しないと致死的になる．臨床的には，高齢（65歳以上），vital capacity低下および肺拡散能低下で強く疑われる．心エコーや右心カテーテルにより診断されたら早期の治療開始が望まれる．従来は5年生存率20％以下と予後不良であった．しかし近年，エンドセリン拮抗薬，NO阻害薬およびプロスタグランジンの投与により予後は改善しつつある．

③ 食道潰瘍の治療

全身性強皮症においては50％以上に食道潰瘍が合併する．二次性の食道潰瘍のうち最も発症率が高い．臨床的に胸焼けの症状を訴えるが，無症状のことも多いので上部消化管内視鏡検査を施行しその有無を確認する．治療薬としてはH$_2$ブロッカーやプロトンポンプ阻害薬を投与する．

◆ 次の一手およびコンサルテーション

次の一手としては上記の合併症の治療が主体となる．皮膚科だけでなく，リウマチ膠原病内科，循環器内科，呼吸器内科および消化器内科など各科との連携が重要となる．

4 患者説明のポイント

①全身性強皮症は難治性であるが，多くの症例は数年から10年ほどの治療で軽快することを説明する．
②各種合併臓器障害の治療を続けるようくり返し説明する．
③従来は予後不良の症例もあったが，近年改善しつつあることも伝える．

文 献

1）三橋善比古：nephrogenic systemic fibrosis．皮膚科医が知っておくべき新しい疾患や治療法，日本皮膚科学会雑誌，121，3070-3072，2011
2）「よくわかる強皮症のすべて」（竹原和彦 編著），永井書店，2004
3）佐藤伸一 ほか：全身性強皮症診療ガイドライン，日皮会誌，122：1293-1345，2012

Level 2 中級編 これでもう困らない！鑑別でつまづきやすい疾患

Case23 体幹・四肢に散在，融合する浸潤性紅斑

梅本尚可

症例

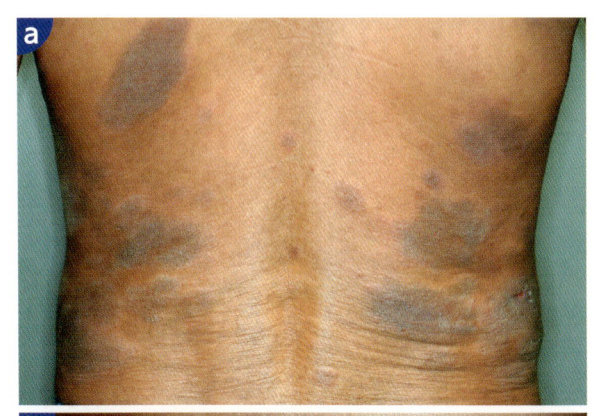

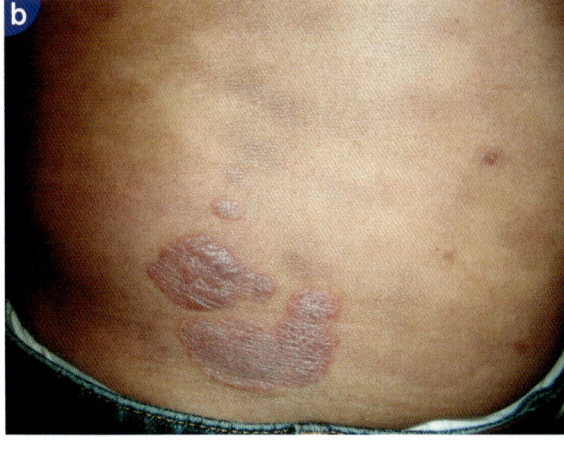

図1 体幹の浸潤性紅斑
a 腰背部の境界明瞭で色素沈着，粃糠様鱗屑を伴う浸潤性紅斑．
b 境界明瞭で扁平隆起した乾癬様紅斑．周囲に紅斑消退後の色素斑が残る．

◆**患者情報** 65歳，男性．当科初診の6年前から皮疹が出現，複数の皮膚科を受診し，いずれでも尋常性乾癬の診断でステロイドを外用していたが，改善傾向に乏しく紹介受診となった．全身に軽度の痒みを伴う境界明瞭な手拳大までの細かい（粃糠様）鱗屑を付着する，触ると厚みを感じる（浸潤性）紅斑が散在，融合していた．紅斑のなかには扁平に隆起するものも存在した．腋窩，鼠径リンパ節は小指頭大に腫脹していた．

スナップ診断は？ ▶▶▶

1 スナップ診断

境界明瞭な浸潤性紅斑，扁平隆起した紅斑で鱗屑が粃糠様であることから菌状息肉症を最も疑うが，尋常性乾癬が鑑別にあがる．成人T細胞白血病リンパ腫(adult T-cell leukemia-lymphoma：ATLL)の可能性も検討する．

2 スナップ診断からの 確定診断の進め方

確定診断のカギ　数年にわたり経過する粃糠様鱗屑を付着する浸潤性紅斑と扁平隆起性紅斑

1. 数年にわたり出現，消退をくり返す痒みが軽く，境界明瞭で鱗屑を付着する浸潤性紅斑，扁平隆起する紅斑で，ステロイド外用を十分に行っていてもコントロールできない疾患として**菌状息肉症**または**尋常性乾癬**の可能性が高い．

2. 尋常性乾癬の紅斑に付着する鱗屑は一般的に層状，雲母状である（図2）．また乾癬の皮疹は膝蓋部，肘頭などの刺激の加わる部位や頭髪部に好発する．しばしば爪甲に点状陥凹などの変化を認める．

3. 菌状息肉症の紅斑期では病理組織検査をしても表皮内にわずかに浸潤するリンパ球の異型性を証明するのは困難で確定診断をつけるのは難しい．扁平浸潤期になると表皮への異型リンパ球の浸潤が明らかになってくる．本症例でも前医の皮膚生検では診断がつかなかった．当科の生検で表皮内への異型リンパ球の浸潤，集簇像（Pautrier微小膿瘍）を認め菌状息肉症と診断しえた．

4. 臨床像，病理組織検査所見が菌状息肉症と一致するようでも，**ATLL**の可能性は残されている．ATLL中には皮膚に病変が初発し，末期になるまで皮膚外病変を形成しない皮膚型ATLLというべき病型が存在し，臨床・病理組織所見では通常の菌状息肉症と鑑別しがたい．血清中のhuman T-lymphotropic virus（HTLV-1）抗体を検査し，もし陽性であれば腫瘍細胞内のHTLV-1プロウイルスのモノクローナルな組み込みを調べる．本症例ではHTLV-1抗体は陰性であった．

5. 腋窩，鼠径部の超音波検査ではリンパ節の形状は扁平で反応性の腫大と考えられた．胸腹骨盤部のCT検査で，その他の部位のリンパ節腫脹は認めなかった．

以上，1～5より本症例を**菌状息肉症**と診断した．

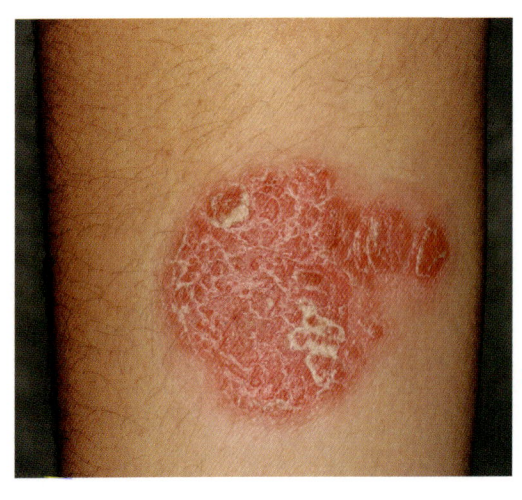

図2　鑑別疾患：尋常性乾癬の紅斑
境界明瞭で軽度隆起し，雲母状の鱗屑が付着する．

3 治療とその後の経過

デルモベート®軟膏に加え，ナローバンドUVB照射を行ったが，完全に消失しないためチガソン®内服を併用した．しかし腫瘤形成をきたし，初診8カ月には腫瘤に対して切除術，電子線照射を施行した．その後，ゾリンザ®を導入したが皮疹は徐々に増悪した．

4 本症例を振り返って

6年間以上の紅斑期を経て扁平浸潤期への移行期に当科を受診した症例である．扁平浸潤期から腫瘍期へは短期間で進展した．今後，リンパ節，他臓器への浸潤が認められれば化学療法を行う予定である．

疾患をもっとよく知ろう！

1 疾患概要 ▶▶▶ 菌状息肉症

菌状息肉症は慢性に経過する皮膚原発のCD4陽性T細胞リンパ腫である．通常数年から十数年に及ぶ長い紅斑期を経て，扁平浸潤期，腫瘍期へ進展し，末期にはリンパ節，内臓転移をきたす．紅斑期の5年生存率は88％と報告される．

紅斑期の病変は比較的境界明瞭な粃糠様鱗屑を付着する浸潤性紅斑である．初期には紅斑の色調も淡く，ほとんど浸潤も触れず，自覚されないこともある．表面は萎縮性で縮緬様の皺を伴うことが多い（図3）．進行すると浸潤を触れるようになり，さらには扁平に隆起する．中心治癒傾向を示

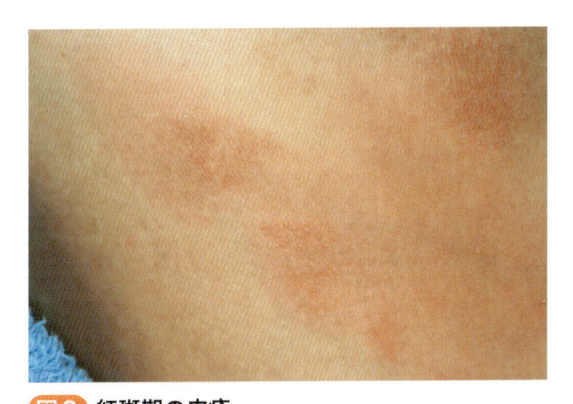

図3 紅斑期の皮疹
色調は淡いが，わずかに浸潤を触れ，表面は萎縮性で縮緬様の皺，細かい鱗屑を伴う紅斑．

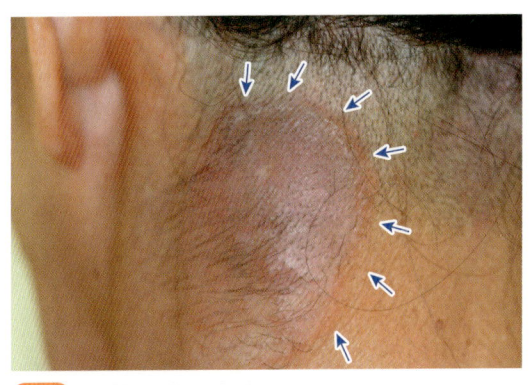

図4 扁平浸潤期の紅斑
環状を呈し，白癬様である．

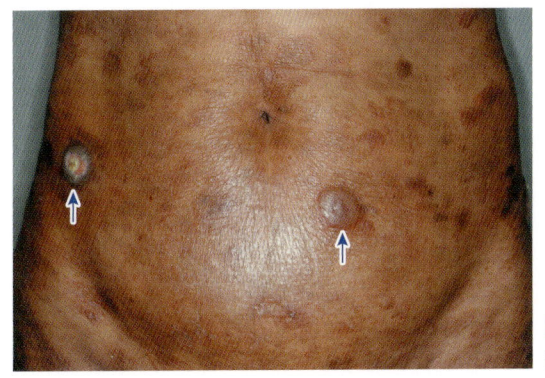

図5 腫瘍期の結節
結節の表面が潰瘍化する．

し，環状，馬蹄形の外観を呈することもある（図4）．腫瘤はしばしば潰瘍化する（図5）．

菌状息肉症の発症の9割は中高年であるが，若年発症した症例では，アトピー性皮膚炎と誤診されることが少なくない（図6）．菌状息肉症はアトピー性皮膚炎に比べ痒みは少なく掻破痕は目立たないことが多いが，時に激しい痒みを伴う例もある．また，通常アトピー性皮膚炎では一見健常部にみえる部位でも，軽い湿疹を伴う（図7）が，菌状息肉症では病変の境界は明瞭である．

菌状息肉症が皮脂欠乏性皮膚炎とよく似た臨床像を呈することもある（図8）．皮脂欠乏性皮膚炎では紅斑には丘疹成分を認め，しばしば表面の角層にさざ波状，亀甲文様の亀裂を有する（図9）．乾燥する冬季に下腿伸側，背部に好発し，痒みが強い．保湿剤とステロイド外用薬で軽快する．

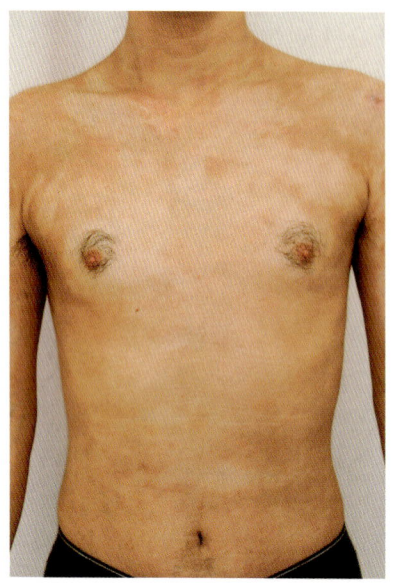

図6 アトピー性皮膚炎として数年間治療されていた菌状息肉症
病変の境界は明瞭である．

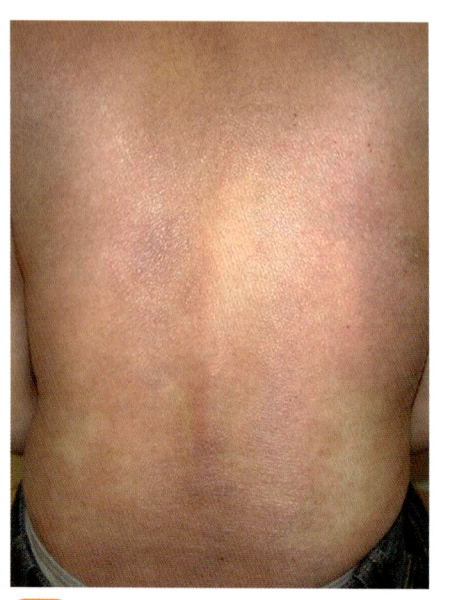

図7 鑑別疾患：アトピー性皮膚炎
島状に残る一見健常の皮膚にも丘疹が散在する．
（文献1より転載）

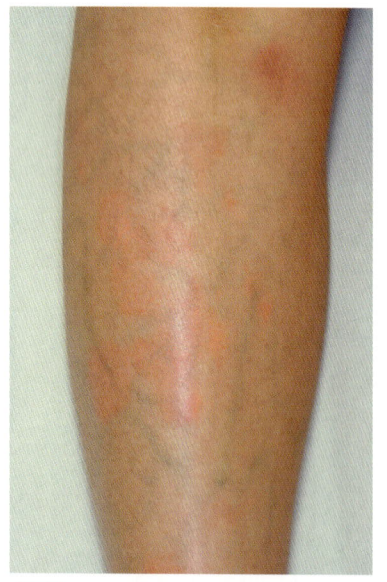

図8 皮脂欠乏性皮膚炎に酷似したさざ波状亀裂を伴う菌状息肉症の紅斑

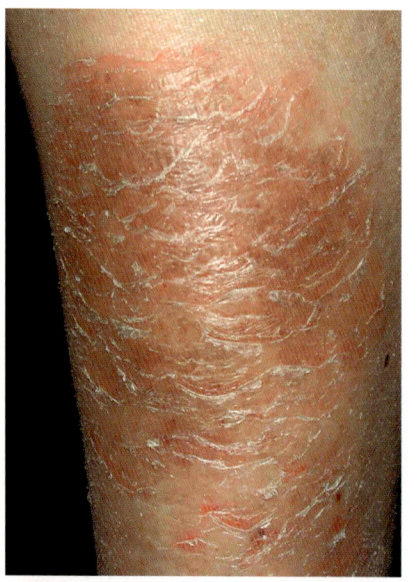

図9 鑑別疾患：皮脂欠乏性皮膚炎
下腿のさざ波状亀裂を伴う紅斑．
（文献1より転載）

以前，局面状（斑状）類乾癬と呼ばれ菌状息肉症への移行を喚起されていた疾患は，現在では菌状息肉症の紅斑期から扁平浸潤期の皮疹と考えられる．

2 ポイントとなる臨床所見

①比較的境界明瞭な紅斑が散在，融合し，慢性に経過する．
②紅斑は糠糠様鱗屑を付着し，経過とともに浸潤を厚く触れるようになり，扁平に隆起してくる．
③湿疹性疾患（アトピー性皮膚炎，皮脂欠乏性皮膚炎など）に比べ痒みが軽く，ステロイド外用で治りが悪いことが多い．

3 治療と次の一手

◆ 治療
①診療ガイドラインでは紅斑期では無治療での経過観察も推奨している．
②紅斑期ではステロイド外用薬が奏効することもある．very strong～strongest rank のステロイド軟膏を使用する．

◆ 次の一手
ステロイド外用薬で皮疹が消失する紅斑期を過ぎれば，菌状息肉症の治療は皮膚科専門医に委ねる．
①光線療法（PUVA 療法，ナローバンド UVB 照射）
②エトレチナート（チガソン®）内服
③ボリノスタット（ゾリンザ®）内服
④電子線照射
⑤化学療法（CHOP 療法など）

4 コンサルテーション

菌状息肉症の診断，治療には皮膚科専門医の眼が不可欠である．慢性炎症性疾患（乾癬，アトピー性皮膚炎，皮脂欠乏性皮膚炎など）として安易にステロイド外用を行っている患者のなかに菌状息肉症が隠れている可能性がある．ステロイド外用薬に反応が悪いなど疑問を感じる点があれば皮膚科専門医に相談すべきである．一度の生検では診断がつかないことが多く，何度でも紹介が必要である．

5 患者説明のポイント

悪性腫瘍ではあるが経過の長い疾患であり，紅斑期にとどまる例も多いので，紅斑期の患者に対し不必要な不安を抱かせない．ただ，皮疹が消失しているようにみえても，病気とのつき合いは一生であり，定期的な受診や，皮膚生検をくり返す必要があることを納得してもらう．

文 献

1) 中村考伸，出光俊郎：1．皮脂欠乏性皮膚炎．「内科で出会う 見ためで探す皮膚疾患アトラス」（出光俊郎 編），p. 206-207，羊土社，2012
2) 「皮膚悪性腫瘍診療ガイドラインⅡ：皮膚リンパ腫【暫定版】」（日本皮膚科学会，日本皮膚悪性腫瘍学会 編），2008

Level 2 中級編 これでもう困らない！鑑別でつまづきやすい疾患

Case24 長期間続く口内炎と全身に多発する水疱

鈴木正之

症例

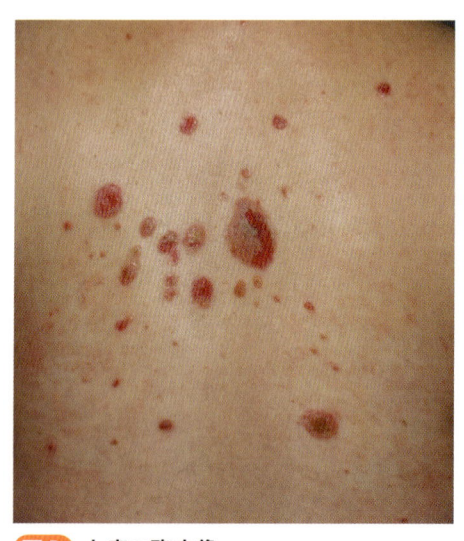

図1 水疱の臨床像
背部に弛緩性水疱とびらんがある．

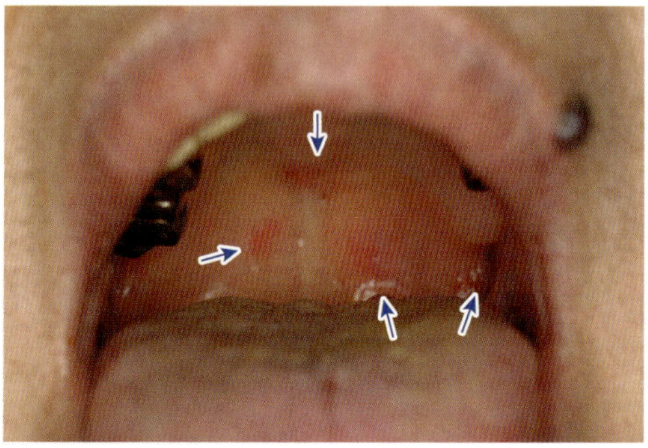

図2 口腔内の所見
硬口蓋と頬粘膜にびらん（→）がある．

◆**患者情報** 59歳，女性．口腔内に有痛性のびらんが多発したため近医を受診した．加療を受けたが改善増悪をくり返した．その1年後には体に水疱が出現した．その後半年間，以前と同様の治療をくり返すが徐々に病変が拡大したため，当院紹介受診となった．初診時には頭部，顔面，背部を中心に小指頭大から鶏卵大くらいまでの比較的境界明瞭な瘙痒を伴う紅斑が多発し，その中央には弛緩性水疱ないしびらんがあった（図1）．硬口蓋，頬粘膜にびらんが散在していた（図2）．

スナップ診断は？▶▶▶

1 スナップ診断

当院受診時には尋常性天疱瘡を疑える．鑑別は①薬疹，②水痘などのヘルペスウイルス感染症，③水疱性類天疱瘡などの他の自己免疫性水疱症である．

2 スナップ診断からの 確定診断の進め方

確定診断のカギ　年齢が50代で長期間続く水疱やびらんが口腔内や全身の皮膚にある

1. 口腔内のびらんが長期間続いていること，体幹に弛緩性水疱やびらんが多発して，長期間続いていることより，尋常性天疱瘡をはじめとする自己免疫性水疱症を考えた．
2. 水疱部皮膚の病理像では表皮内水疱と棘融解細胞が認められ（図3），免疫組織学的検査では表皮細胞間にIgGの沈着があった（図4）．血液中の抗デスモグレイン1および3抗体価が各々100と124であった．

1 2 の所見より**粘膜皮膚型尋常性天疱瘡**と診断した．

3 治療とその経過

入院前はプレドニゾロンを12.5 mg/日内服していたが，60 mg/日まで増量した．その後皮疹および粘膜疹ともに徐々に改善し抗体価も徐々に低下したのでプレドニゾロンを減量し，現在3 mg/日になっている．途中プレドニゾロン内服により糖尿病の悪化，脂質異常症，骨粗鬆症が認められた．

4 本症例を振り返って

当院受診時のように症状が揃えば診断は比較的簡単だが，当初病変が口腔内のみだったため口腔カンジダ症や扁平苔癬が疑われ診断に苦慮した可能性がある．また，KOH直接鏡検で真菌陽性のため診断に迷った可能性もある．その後治療効果や経過よりこれらの疾患が否定されたため天疱瘡が疑われた．本疾患は普段遭遇しない疾患なので疑わないと見過ごしてしまう可能性がある．臨床診断後，プレドニゾロン10 mgが投与された．しかし糖尿病があり，十分な量のステロイドが投与できず，病気が遷延化した可能性がある．口腔内の病変のみで症状が軽いと思われる場合でも大量のステロイド内服が必要なこともある．

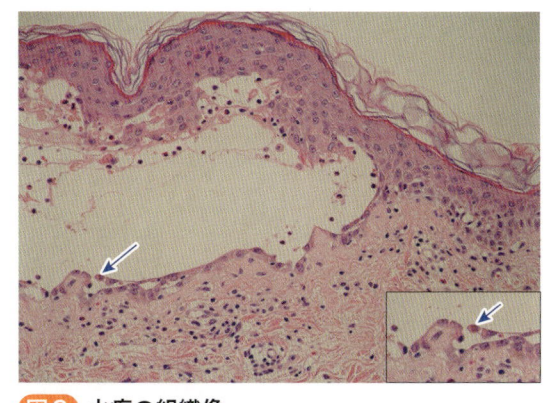

図3　水疱の組織像
基底細胞直上に水疱があり，棘融解細胞（→）がみられる．右下は拡大像．

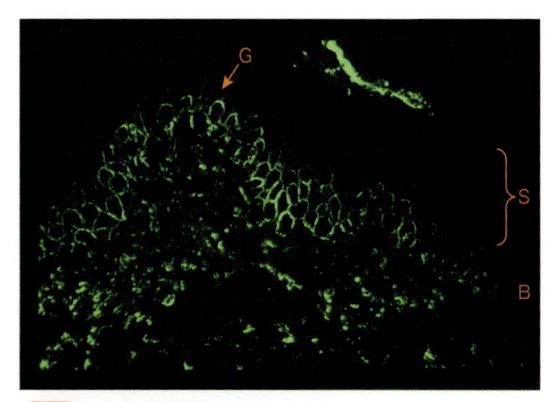

図4　患者皮膚の蛍光抗体法所見
表皮細胞間に網目状にIgGの沈着がある．基底細胞付近に蛍光が強い．B：基底細胞．S：有棘層．G：IgG．

疾患をもっとよく知ろう！

1 疾患概要 ▶▶▶ 自己免疫性水疱症

　水疱症とは水疱やびらんを生じる疾患をまとめて称するが，ウイルス，細菌，熱傷等の物理的刺激などの原因が特定できる疾患は除かれる．主に遺伝子の異常による疾患と自己免疫による疾患に大別できる．このうち自己免疫的機序が想定される疾患を自己免疫性水疱症という．

　自己免疫性水疱症は，水疱ができる深さによりおおまかに2グループに分けられる．表皮内に水疱ができる天疱瘡群と表皮真皮境界部に水疱ができる類天疱瘡群がある．各グループの疾患は今日では病変部に沈着する免疫グロブリンの種類や標的抗原の種類によりさらに細分化されている（表1）．このうち尋常性天疱瘡，落葉状天疱瘡，水疱性類天疱瘡が重要である（表2，図5，6）．

表1 自己免疫水疱症の分類・自己抗体・抗原

病名	血中抗体	抗原物質	1M食塩水剥離皮膚	水疱の位置
天疱瘡				
（尋常性・増殖性）（粘膜優位型）	IgG	デスモグレイン3		表皮内水疱
（尋常性・増殖性）（粘膜・皮膚型）		デスモグレイン1，デスモグレイン3		
天疱瘡（落葉状・紅斑性）	IgG（+IgA）	デスモグレイン1		表皮内水疱
腫瘍随伴天疱瘡	IgG	デスモプラキンⅠ/Ⅱ，BP230，プレクチン，エピプラキン		表皮内水疱
		エンボプラキン，ペリプラキン，α2マクログロブリン like1protein		
		デスモグレイン3，デスモグレイン1，デスモコリン1-3		
疱疹状天疱瘡	IgG	デスモグレイン3，デスモグレイン1，デスモコリン1-3		表皮内水疱
IgA天疱瘡				
SPD（角層下膿疱症）型	IgA	デスモコリン1		表皮内水疱
IEN（表皮内好中球）型	IgA	不明		表皮内水疱
PV（尋常性天疱瘡）型	IgA	デスモグレイン3		表皮内水疱
PF（落葉状天疱瘡）型	IgA	デスモグレイン1		表皮内水疱
水疱性類天疱瘡	IgG（+IgA）	BP230，BP180（ⅩⅦ型コラーゲン）	水疱蓋	表皮下水疱
妊娠性疱疹	IgG	BP180	水疱蓋	表皮下水疱
粘膜類天疱瘡				
抗BP180型	IgG+IgA	BP180	水疱蓋	表皮下水疱
抗ラミニン332型	IgG	ラミニン332	水疱底	表皮下水疱
眼型	IgG（+IgA）	β4インテグリン	水疱蓋	表皮下水疱
抗ラミニンγ1類天疱瘡（乾癬を伴う）	IgG（+IgA）	ラミニンγ1	水疱底	表皮下水疱
線状IgA（水疱性）皮膚症				
lamina lucida型	IgA（+IgG）	BP180	水疱蓋	表皮下水疱
sublamina densa型	IgA	Ⅶ型コラーゲン	水疱底	表皮下水疱
後天性表皮水疱症	IgG（+IgA）	Ⅶ型コラーゲン	水疱底	表皮下水疱
水疱性SLE	IgG	Ⅶ型コラーゲン	水疱底	表皮下水疱
疱疹状皮膚炎（ジューリング）	なし	トランスグルタミナーゼ3		表皮下水疱

（文献1を参考に作成）

表2 尋常性および落葉状天疱瘡と水疱性類天疱瘡の鑑別点

	尋常性天疱瘡	落葉状天疱瘡	水疱性類天疱瘡
年齢	40〜50歳代		高齢者
水疱	健常皮膚上に大〜小水疱・びらん 疱膜は薄い 弛緩性水疱	小水疱，すぐに葉状鱗屑化	大〜小緊満性水疱 浮腫性紅斑を伴うものと伴わないものがある
瘙痒	−（稀に＋）	−	−〜＋
びらん	難治性	少ない	すぐ上皮化
粘膜侵襲	ほぼ全例	原則的には−	時に＋
Nikolsky現象	＋	＋	時に＋
血中好酸球増多	時に＋	時に＋	−〜＋＋＋
経過	大量の内服ステロイドが必要 難治	内服ステロイドの反応良好 時に難治	内服ステロイドの反応良好 時に難治
組織所見	表皮内水疱 （基底層上部） 棘融解細胞	表皮内水疱 （角層下・顆粒層内・棘上層）	表皮下水疱 好酸球の浸潤
自己抗体 （血清中）	抗表皮細胞間（膜）抗体 抗デスモグレイン1/3抗体	抗デスモグレイン1抗体	抗表皮基底膜部抗体 抗BP180/230抗体
蛍光抗体法所見	表皮細胞間にIgGおよびC3（稀にIgAを伴う）		基底膜部にIgGおよびC3（稀にIgAを伴う）
Tzanck細胞	＋	＋	−
治療	ステロイド薬，免疫抑制薬，血液浄化療法 γグロブリンの静注		ステロイド薬，免疫抑制薬，血液浄化療法 軽症ではニコチン酸アミドとミノサイクリン

（文献2を参考に作成）

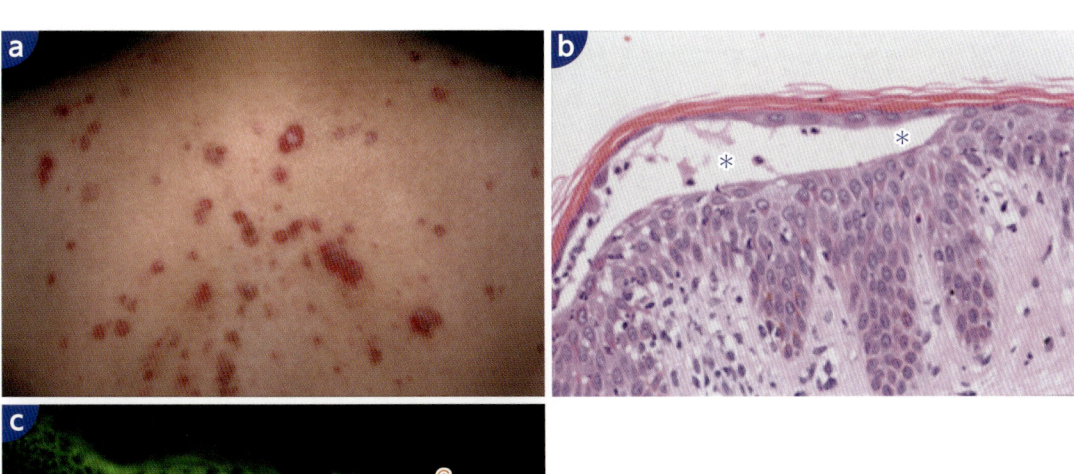

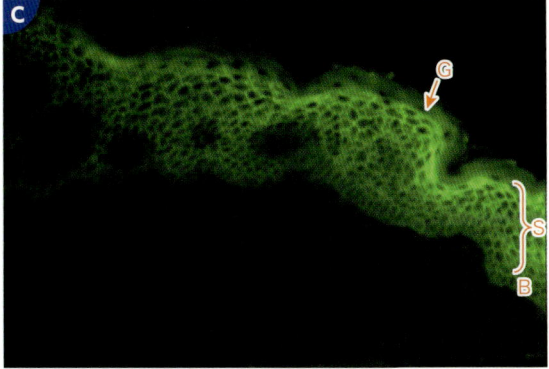

図5 落葉状天疱瘡の臨床（a），病理組織（b），蛍光抗体法（c）所見

a 水疱はほとんどない．b 有棘層上層に水疱（＊）がある．c 表皮細胞間にIgGの沈着がある．有棘層上層に強い蛍光がある．S：有棘層．B：基底層．G：IgG．

2 ポイントとなる臨床所見と鑑別診断

①中高年に発症．
②口腔内や全身の皮膚に水疱が多発．慢性的に反復出現．
③表皮内水疱．表皮細胞間（膜）にIgGが沈着．
④血液中に抗デスモグレイン1および3抗体の存在．

水疱やびらんを生じる疾患をみる場合以下のような点を検討する．①先天性か後天性か，②急性か慢性か，③単発か多発か，④部位や分布，⑤皮膚のみか，粘膜のみか，両方か，⑥思い当たる原因があるか．

自己免疫性水疱症の場合は後天性，慢性の経過をとり，皮膚や粘膜などいろいろな部位に多発する．自己免疫性水疱症を疑う場合には表3に示すような他の原因による水疱を否定する必要がある．緊急で診断を要する場合にはまず感染症，中毒性表皮壊死症などの重症な薬疹と広範囲の熱傷を否定し，その後皮膚生検等を行って診断を確定する．

口腔内の病変で鑑別すべき疾患には単純ヘルペス，扁平苔癬（図7），口腔カンジダ症（図8）がある．単発のびらんを呈した場合には悪性腫瘍との鑑別が必要である．

また自己免疫性水疱症内の疾患の鑑別は臨床的には難しく，最終的には病理組織所見や免疫学的な検査に頼らざるを得ない（図9）．

3 治療と次の一手

◆ 治療

本症は自己免疫的機序が関与する皮膚疾患なのでステロイドの内服が第一選択である．

① **ステロイド内服療法**

重症度によりプレドニゾロン（プレドニン®）0.5〜1 mg/kg/日で治療を開始する．水疱の新生が止まって，1週ぐらいしてから減量を開始する．投与開始後，3週ほどみて改善がなければ他の治療の併用を考える．

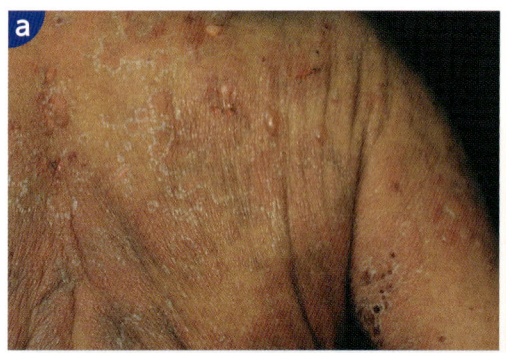

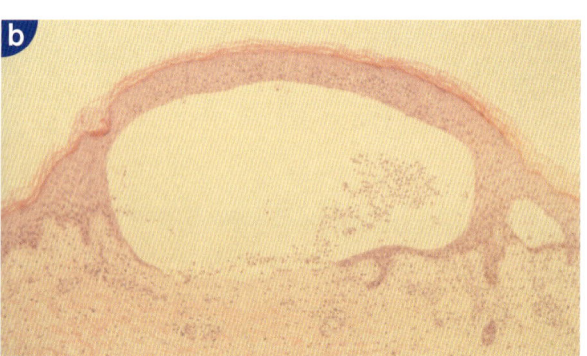

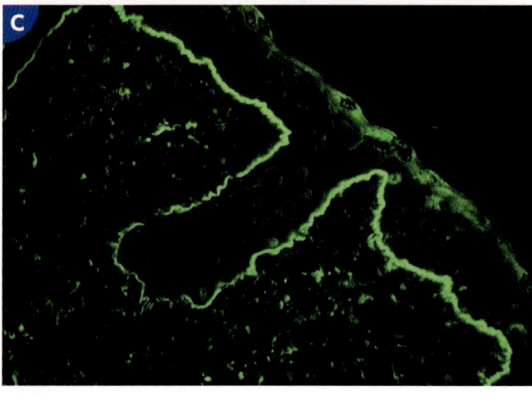

図6 水疱性類天疱瘡の臨床（a）病理組織（b）蛍光抗体法（c）所見
a 緊満性水疱がみられる．b 表皮真皮境界部に水疱がある．c 表皮真皮境界部に線状にIgGの沈着がある．

② **水疱，びらん部の処置**

二次感染の予防と瘡面の保護を行う．シャワーを用い局所をよく洗い，白色ワセリンなどをメロリンガーゼ®のような瘡面に密着しないガーゼに貼付するか，またはリント布に亜鉛華軟膏をのばして貼付する．この際**絆創膏を直接皮膚に貼らない**．

③ **ステロイドの副作用のチェック**

ステロイドの長期投与が必要なため副作用が出る可能性が高い．感染症，特にカリニ肺炎に対して場合によりバクタ®の予防投与をする．骨粗鬆症に対してはできるだけビスホスホネート系の薬物を予防投与する．糖尿病，消化性潰瘍，緑内障や白内障などの眼合併症，脂質異常症，高血圧などをチェックする．

◆ **次の一手**

ステロイドの内服が効果のない場合にはステロイドのパルス療法を施行するか，免疫抑制薬（シクロスポリン，ミゾリビンなど）γ-グロブリンの大量静注療法，血液浄化療法（二重濾過膜法など）などを併用する．水疱性類天疱瘡の場合には中等症まででではテトラサイクリン系の抗菌薬とニコチン酸アミドを用いる場合もある．

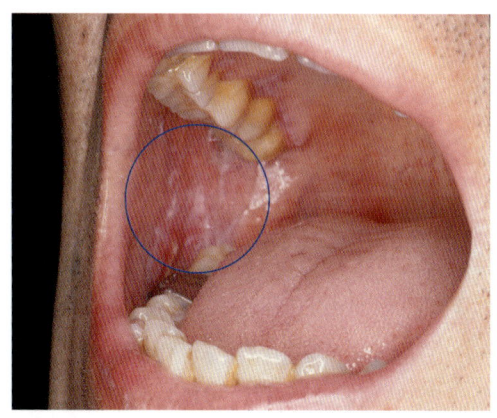

図7 鑑別疾患：口腔内扁平苔癬の臨床像

白色のレース状（網状）を呈する（○）．悪性腫瘍の発生母地になることもある．

表3 水疱をつくる主な疾患の水疱の深さによる分類

1. 表皮内水疱	主な鑑別疾患	原因
顆粒層	落葉状天疱瘡	自己免疫
	伝染性膿痂疹	細菌の毒素による
	ブドウ球菌性熱傷様皮膚症候群	デスモグレイン1の分解
有棘層	単純または帯状疱疹・水痘	ウイルス感染による細胞変性
	接触皮膚炎・湿疹	細胞間浮腫
有棘層直上	尋常性天疱瘡	自己免疫
	Hailey Hailey病	遺伝子異常
2. 表皮下水疱	**主な鑑別疾患**	**原因**
	水疱性類天疱瘡	自己免疫
	扁平苔癬	リンパ球による表皮基底層の変性
	中毒性表皮壊死症などの薬疹	リンパ球による表皮細胞の変性
	血管炎	
	アミロイドーシス	アミロイド沈着による皮膚の脆弱化
	多形紅斑	真皮乳頭層の浮腫
	熱傷	熱による表皮細胞の融解
	虫刺症	
	糖尿病	微小血管障害

（文献3を参考に作成）

4 コンサルテーション

ステロイドの長期投与を必要とするので最初に診断をきちんとつけた方がよいと思われること，前述したように初期治療が十分に行われないと最終的に必要以上のステロイドを投与してしまうことより疑ったらできるだけ早く専門医に相談した方がよい．特に天疱瘡の場合には特定疾患の対象疾患なので診断を的確につける必要がある．

5 患者説明のポイント：長期の加療が必要

自己免疫性水疱症は自己抗体により水疱ができる疾患である．大量長期にステロイド等の薬剤を内服する必要がある．このため薬剤の副作用が出ることがある．症状がよくなっても自己判断による薬剤の中止や通院の中止をしないよう説明する．将来，ステロイドなしでも病気が治まる治癒の状態になる可能性も伝える．

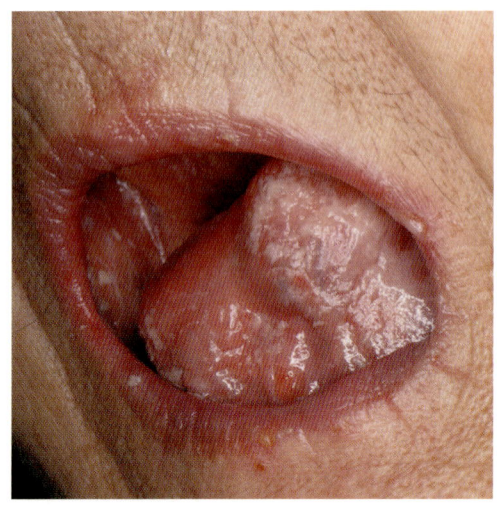

図8 鑑別疾患：口腔カンジダ症の臨床像
乳白色の偽膜形成がある．病変部を綿棒でこすって塗抹標本をつくり，KOH直接鏡検を行い菌要素が発見できれば診断は確定する．

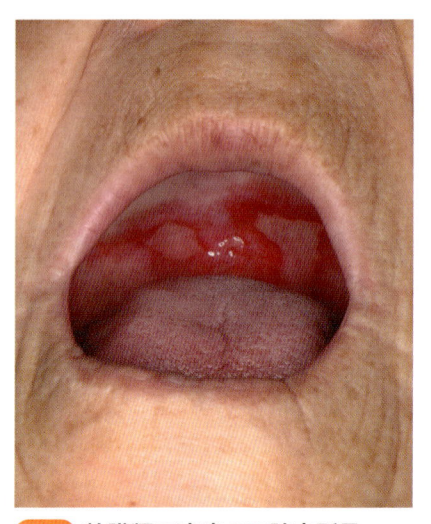

図9 粘膜類天疱瘡の口腔内所見
臨床像では尋常性天疱瘡と鑑別ができない．蛍光抗体法でIgGおよびIgAが表皮基底膜部に沈着しているため上記診断となった．

文 献

1) Hashimoto, T., et al.：Pathogenesis of epidermolysis bullosa acquisita, an autoimmune subepidermal bullous disease. J Pathol, 228： doi：10. 1002/path 4062, 2012
2) 大塚藤男（編著），上野賢一（原著）：自己免疫水疱症．「皮膚科学 第9版」，pp. 291-306, 金芳堂，2011
3) 今山修平：水疱．「皮膚病理イラストレイテッド ①炎症性疾患」，pp. 78-83, 学研メディカル秀潤社，2012
4) 藤本亘：自己免疫水疱症の診断と治療，西日本皮膚科，71：164-179および71：294-305, 2009

Topics

四肢の浮腫にみられる類天疱瘡様の多発性緊満性水疱

梅本尚可

　皮膚科医は下腿に多発する水疱から，どんな疾患を考えるだろうか？　水疱性類天疱瘡？　ネコノミなどの虫刺症？　熱傷？

　図1は胃癌の骨盤内リンパ節転移のため腹水，下肢の浮腫を生じた患者の足背から下腿に出現した大型の類天疱瘡様緊満性水疱である．図2は心不全で浮腫をきたした患者の下腿にみられた母指頭大の水疱と潰瘍で，周囲には小水疱が散在している（→）．どちらの例でも，紅斑は伴わず，皮膚は著明な浮腫のため伸展されむしろ白色調にみえる．

　このような症例を重ね，高度な浮腫には時に水疱を併発すると認識するようになったが，浮腫に伴う水疱について教科書にはほとんど記載がない．2001年にBhushan M[1]がacute oedema blistersとして13例をまとめ，浮腫に伴う水疱形成には高齢であること，浮腫の程度より急激な発症であることが関連していると報告した．本邦では石黒[2]がstriaelike epidermal distensionに伴った皮膚症状として水疱，潰瘍を報告している．

　皮膚科医が浮腫に伴う水疱をみる機会は，診断のためというより大量の滲出液の対処に難渋した主治医から何かよい処置方法，治療方法はないかと相談されるケースが多い．下腿の浮腫に悩まされる内科医や外科医の方が，皮膚科医より急速な浮腫に類天疱瘡様の多発性緊満性水疱が発症することを認識しているのかもしれない．

図1 胃癌患者の類天疱瘡様緊満性水疱

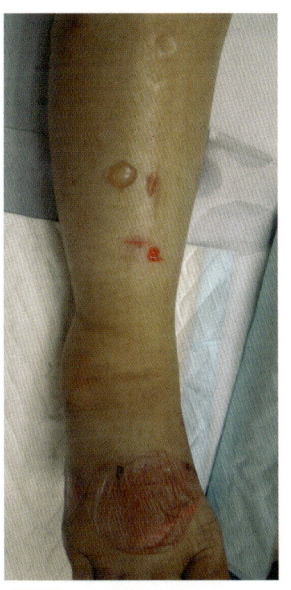

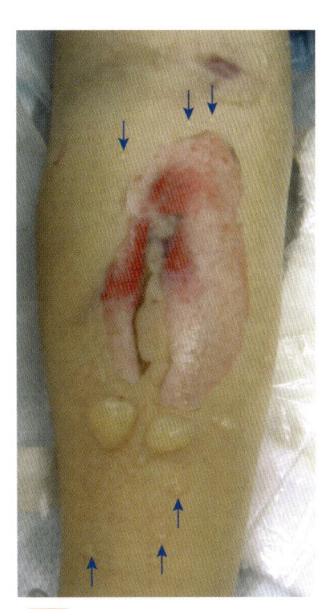

図2 心不全患者の下腿の水疱と潰瘍
→ は小水疱．

文献

1) Bhushan, M., et al.：Acute oedema blisters：a report of 13 cases. Br J Dermatol, 144：580-582, 2001
2) 石黒直子：Striaelike epidermal distension：下肢の急激な浮腫に伴って出現する皮膚症状．日本臨床皮膚科医会雑誌，57：22-27, 2003

Level 2 中級編 これでもう困らない！鑑別でつまづきやすい疾患

Case25 成人の発熱，頸部リンパ節腫脹，発疹

飯澤 理

症例

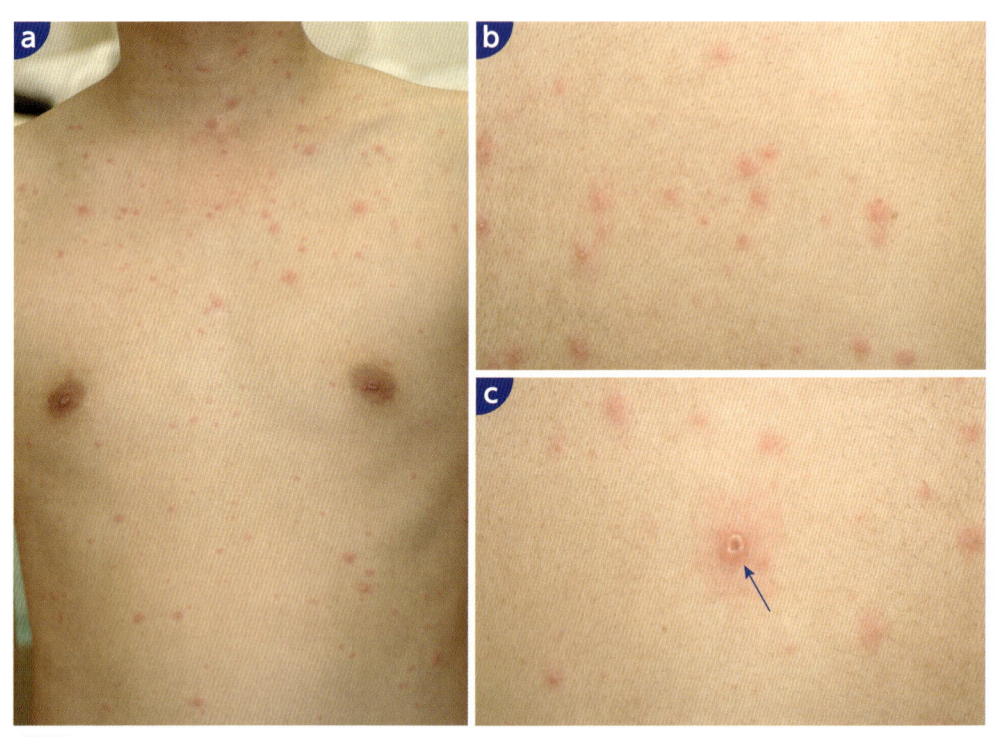

図1 発熱と頸部リンパ節の腫脹を伴う全身の発疹
a 弱拡大．全身に散在する皮疹．図は胸腹部．b 中拡大．小水疱と紅色丘疹が散在してみられる（背部）．c 拡大像．中心臍窩を伴う小水疱．

◆**患者情報** 35歳，男性．既往疾患は高血圧症のみで，仕事のため各県の主要都市を巡る生活をおくっている．3日前から発熱があり，昨日皮疹が出現し近医皮膚科を受診し入院加療を目的として当科に紹介された．来院時，発熱（38℃），頸部リンパ節腫脹，全身に散在する皮疹がみられた．水痘の既往はない．

スナップ診断は？ ▶▶▶▶

1 スナップ診断

成人水痘を考えるが，単純性ヘルペス感染症，汎発性帯状疱疹，手足口病，水痘に似た虫さされ（虫刺症）などを除外しておく必要がある．

2 スナップ診断からの 確定診断の進め方

確定診断のカギ　成人，発熱，頸部リンパ節腫脹，中心臍窩を伴う小水疱

1. 成人，発熱，頸部リンパ節腫脹，中心臍窩を伴う小水疱（図1c）から，成人水痘を考えた．
2. 水痘の既往がないこと，集簇する小水疱がないことから汎発性帯状疱疹（図2）は除外した．
3. 虫刺症（図3）と比較すると発熱，頸部リンパ節腫脹などの全身症状がみられ，臨床検査所見でも白血球数が12,000/μL，CRP 2.9 mg/dLと軽度炎症所見がみられ，異型リンパ球（4,560/μL）の出現と血小板数（93,000/μL）の減少とウイルス感染症を示唆する所見があり，また AST 66 IU/L, ALT 91 IU/L, LD 508 IU/L と肝機能値の軽度上昇がみられた．

以上 1 〜 3 より **成人水痘** と診断した．

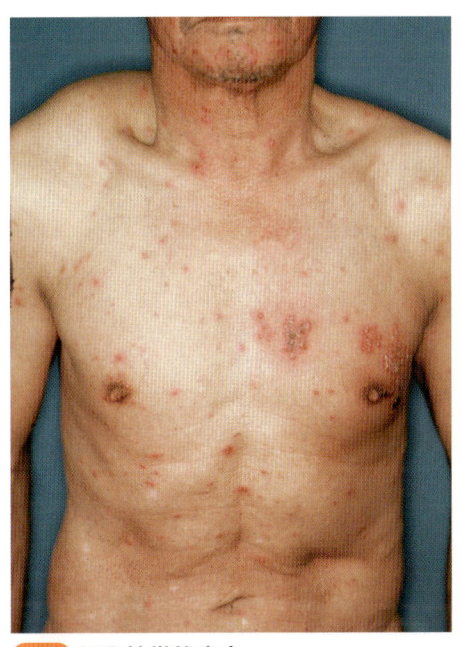

図2　汎発性帯状疱疹
左Th4の帯状疱疹とそれ以外の部位に汎発疹がみられる．
（文献3より転載）

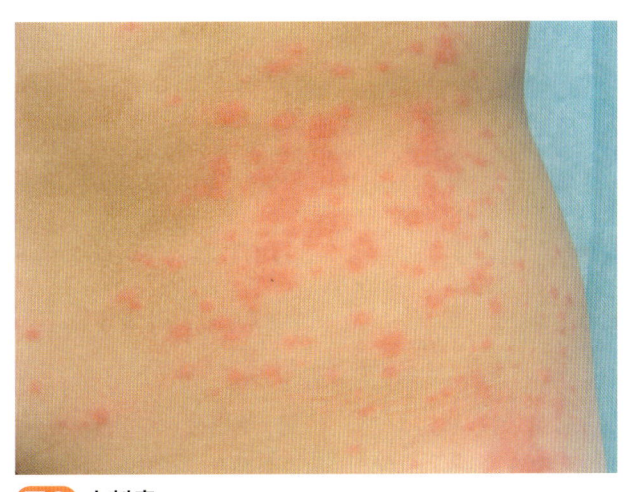

図3　虫刺症
紅色丘疹が主体で，多くは瘙痒を伴う．
（文献3より転載）

3 治療とその後の経過

◆ 治療

主治療として抗ウイルス薬の投与を選択し，BUN 11 mg/dL，クレアチニン 0.90 mg/dLでクレアチニンクリアランスの推算値（Cockcroft-Gaultの式）が100を超えていたことからアシクロビル（ゾビラックス®）250 mg/回，1日3回の点滴静注を行った．補助療法として発熱時にNSAIDの投与と外用薬（フェノール・亜鉛華リニメント）を用いた．

Cockcroft-GaultのCcr計算式

男性：$Ccr = \{(140-年齢) \times 体重(kg)\} / \{72 \times 血清クレアチニン値(mg/dL)\}$

女性：$Ccr = 0.85 \times \{(140-年齢) \times 体重(kg)\} / \{72 \times 血清クレアチニン値(mg/dL)\}$

◆ その後の経過

第2病日には37℃台，第3病日には36℃台に解熱し，第4病日にはすべての皮疹が痂皮化，膿疱化した．第4病日の臨床検査でAST 28 IU/L，ALT 60 IU/L，LD 303 IU/Lと肝機能値の改善傾向と血小板数の正常化が確認できた．第5病日に退院し，退院後は別の都市で仕事をするため異型リンパ球と肝機能値のfollow upを依頼する紹介状を書いた．

4 本症例を振り返って

近医皮膚科にて成人水痘と診断され，出張中の発症で自宅での安静療養ができない状況で発熱も伴っていたことから，入院し抗ウイルス薬の点滴静注を目的として紹介された症例である．感染経路は不明だが多くの人を相手に物を販売する職業のため仕事中に感染したと考えられた．皮疹や症状は成人水痘として典型的で問題がなく，検査データも異型リンパ球の出現，CRPの軽度上昇，血小板数の減少，肝機能値の上昇はウイルス感染症の所見に一致していた．通常の成人水痘と比較するとアシクロビルの点滴静注ですみやかに改善が得られており，自宅での安静療養が可能であれば内服の抗ウイルス薬でも治療ができた可能性がある．

疾患をもっとよく知ろう！

1 疾患概要 ▶▶▶ 水痘

ヒトに感染するヘルペスウイルス8種類が知られており，水痘はそのなかの水痘・帯状疱疹ウイルス（varicella-zoster virus：VZV）の初感染によって起こる．主に小児において，12月～6月に流行し，感染は水痘患者からは気道分泌物による空気，飛沫，および水疱内容液による接触により，帯状疱疹患者からは水疱内容液による接触により起こり，潜伏期間は曝露後2週間程度である．また，水痘はVZVがメモリーT細胞に感染して発症するため，メモリーT細胞が小児より多い成人では重症化する．

2 ポイントとなる臨床所見

◆ 小児の水痘

① 疫学
- 日本では冬から初夏にかけて患者数が多い．
- 患者の90％以上は10歳未満の小児で，特に1～5歳での罹患が多い．
- 乳児は母親由来の免疫グロブリンの量が十分でない場合には感染し，乳児期の発症が10％程度を占める．

② 症状
- 通常2週間程度の潜伏期間の後，体幹，顔面，頭部に皮疹が出現し，やがて全身に拡大する．
- 水疱出現前には瘙痒を伴うこともあり，虫刺症や毛囊炎，薬疹などと区別がつかないこともある．
- 出現した発疹は，通常約1週間の経過で，紅斑→丘疹→水疱→膿疱→痂皮と変化する．
- 初期は皮疹の新生をみるため，紅斑，水疱，痂皮の各段階の皮疹が混在するのが特徴である．
- 発疹のでき方には個体差があり，発熱もなく数個程度の水疱を認めるのみのものから，高熱をきたし多数の水疱を全身に生ずるものまで，さまざまである．発疹出現前に微熱や倦怠感などを呈することもある．

③ 合併症
- 合併症は健康な乳幼児ではあまりみられない．
- 15歳以上と1歳以下では合併症の発現率が高くなり注意が必要（合併症については「成人の水痘」を参照）．

◆ 成人の水痘
① 疫学
- 小児期に免疫を付与されなかった場合，成人でも水痘に罹患する．

② 症状
- 皮疹の経過は小児と同様であるが，成人の場合多くが重篤化し，高熱と倦怠感をきたし多数の水疱を全身に生じ，合併症の危険性も増す．

③ 合併症
- 合併症の危険性は年齢により異なり，1〜14歳の子どもの死亡率は10万当たり約1例であるのに対し，15〜19歳では2.7例，30〜49歳では25.2例との報告がある．
- 合併症としては，ブドウ球菌やA群β溶血性連鎖球菌（溶連菌）による皮膚の二次細菌感染が多い．その他，脱水，肺炎，中枢神経合併症，肝炎，血小板減少などがある．

◆ 治癒の判断
すべての発疹が痂皮化すれば感染性はなくなったと判断される．

3 治療と次の一手

◆ 治療
① 小児の水痘
- 基本的には対症療法が中心

A）止痒剤

抗ヒスタミン薬内服
カルボール・チンク・リニメント；カチリ外用
二次感染を併発した場合には抗菌薬の内服

B）解熱剤
- イブプロフェンなどを用いる
    注意：アスピリンなどのサリチル酸製剤の投与を行うと急性脳症の特殊型であるReye症候群を発症することがある
- アシクロビルの内服
    - 健康小児の水痘に対するアシクロビル投与についての統一した見解はない
    - 家庭内などで濃厚な接触がある，1歳未満の乳児，15歳以上の小児，アトピー性皮膚炎などの皮膚疾患をもつ，ステロイドを使用しているなど，重症化が予想される場合
    - アシクロビル1回20 mg/kg，1日4回投与
    - 腎機能が低下している患者への投与は添付文書を参照

② 成人の水痘
- 重症化しやすいので抗ウイルス薬を使用
    - 症状が軽ければ内服薬，発熱や倦怠感などがあれば注射薬を検討する

A) 内服薬

ファムシクロビル（ファムビル®，250 mg/錠）1回2錠，1日3回投与
- 透析患者と腎機能が低下している患者への投与は添付文書を参照

バラシクロビル（バルトレックス®，500 mg/錠）1回1錠，1日3回投与
- 腎機能が低下している患者への投与は添付文書を参照

B) 注射薬

アシクロビル
- 量：5 mg/kg/回，1回250 mgを超えない
- 投与間隔

クレアチニンクリアランス（mL/分/1.73 m^2）＞50：投与間隔8時間

クレアチニンクリアランス（mL/分/1.73 m^2）25〜50：投与間隔12時間

クレアチニンクリアランス（mL/分/1.73 m^2）10〜25：投与間隔24時間

クレアチニンクリアランス（mL/分/1.73 m^2）0〜10：上記の量の1/2の量で投与間隔24時間

C) 対症療法

解熱剤
- NSAIDs：ロキソプロフェン（ロキソニン®），ジクロフェナク（ボルタレン®）など

止痒剤・二次感染を併発：小児に準じる

D) 予防：水痘未感染の成人が水痘患者との接触があった場合

接触3日以内：水痘ワクチンの接種

接触後4日〜1週間：抗ウイルス薬内服

◆ 次の一手

抗ウイルス薬の内服薬で治療を開始後に症状が悪化した場合
- 注射薬に変更（内服薬開始3日以内に判断する）

抗ウイルス薬の注射薬で治療を開始後に症状が悪化した場合
- アシクロビルを10 mg/kg/回に増量
- γグロブリンの投与

4 コンサルテーション

小児の水痘は軽症で経過することが多いが重症化することもあるので，経過や皮疹から診断が確定していれば小児科に，診断が付かない場合は皮膚科へ紹介する．

成人の水痘は重症化しやすいので，水痘未感染の成人が水痘患者との接触があった場合や皮疹を伴う発熱があった場合は皮膚科へ紹介する．

5 患者説明のポイント

◆ 小児の水痘

① 伝染性の疾患で，集団生活からの隔離が必要なことを説明する．
- 学校保健法では，水痘は学校伝染病第二類疾患に指定されている．学校での伝播を防ぐため，すべての発疹が痂皮化するまで出席を停止する．
- 水痘未感染者が家族内にいる場合はワクチン接種あるいは抗ウイルス薬内服を勧める．

② 健康小児の水痘は重症化することは稀なので，過剰な心配は不要だが，経過観察と対症療法が必要なことを説明する．

③ 家庭内などで濃厚な接触がある，1歳未満の乳児，15歳以上の小児，アトピー性皮膚炎などの

皮膚疾患をもつ，ステロイドを使用しているなど，重症化が予想される場合は抗ウイルス薬の内服が必要なことを説明する．

◆ **成人の水痘**
①隔離など公衆衛生上の説明は小児の場合に準じる．
②重症化しやすいので抗ウイルス薬による治療が必要なこと，特に発熱や倦怠感を伴う場合は入院し抗ウイルス薬の点滴静注が必要なことを説明する．

文　献
1) 松尾光馬：水痘・帯状疱疹．MB derma, 127：94-101, 2007
2) 細矢光亮：水痘・帯状疱疹．MB derma, 164：80-84, 2010
3) 「内科で出会う 見ためで探す皮膚疾患アトラス」（出光俊郎 編）p. 23, 96, 羊土社, 2012

Level 3 上級編 これで完璧！緊急性が高い疾患，鑑別が難しい疾患

Case26 発熱，急速に拡大する紅斑，臓器障害

飯島茂子

症例 1

薬剤内服歴がなく，眼・口・外陰部の紅斑，びらんを呈した小児例

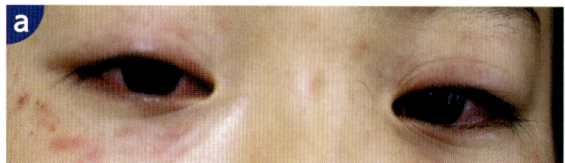

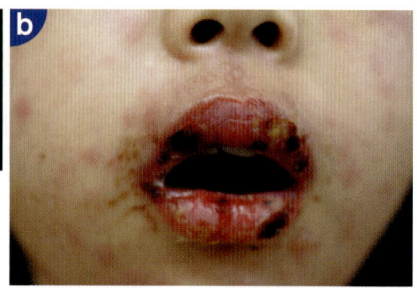

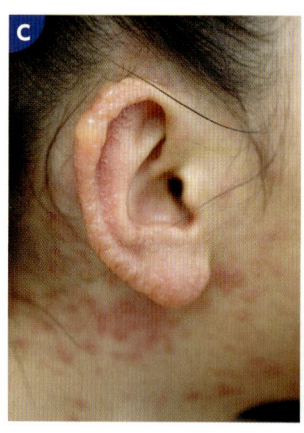

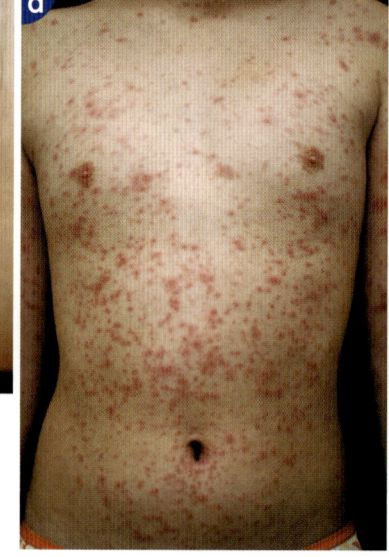

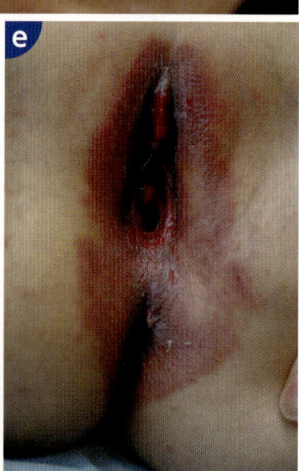

図1 全身の紅斑，びらん
a 眼球結膜の充血． b 口腔・口唇粘膜のびらん． c 耳介部の水疱． d 散在する滲出性紅斑． e 外陰粘膜の発赤・びらん．

◆**患者情報** 9歳，女児．特別な感冒症状・内服歴なく，初診の12日前より口唇が腫脹した．10日前に上下歯肉に腫脹と疼痛が出現．6日前の朝，口唇に水疱と膿性浸出物，3日前の午後から目の充血と外陰部痛が出現．2日前の朝から体幹に紅斑が多発し，夕方より39℃に発熱したため，最初の症状出現から13日目に当科を紹介受診した．受診時，38.7℃，体重30 kg．全身に径10 mm大前後の滲出性紅斑が散在し，紅斑の中央に小水疱を伴うものもあった．両耳介に水疱，口腔・外陰粘膜のびらん，眼球結膜の充血を認めた．

スナップ診断は？ ▶▶▶

1 スナップ診断

Stevens-Johnson症候群（Stevens-Johnson syndrome：SJS）をまず考えるが，単純ヘルペス初感染であるヘルペス性歯肉口内炎，多形滲出性紅斑，中毒性表皮壊死症（toxic epidermal necrolysis：TEN），小児尋常性天疱瘡などを除外しておく必要がある．

2 スナップ診断からの 確定診断の進め方

確定診断のカギ 高熱，皮膚粘膜移行部における重症な粘膜疹，体表面積10%未満のびらん・水疱

1. 高熱，眼球結膜の充血（図1 a），口腔・外陰粘膜の高度なびらん（図1 b, e），耳介部の水疱（図1 c），散在する滲出性紅斑（図1 d）より，まず第一にSJSを考えた．
2. 一般血液検査所見では，CRP1.7 mg/dL以外肝腎機能などに異常はなかった．感染症に関しては，ASO＜50U/mL，マイコプラズマ抗体IgM陽性，マイコプラズマ抗体40倍（当科受診当日），同＜40倍（当科受診8日目），HSV・CMV抗体既感染パターン，EBV抗体未感染パターン，寒冷凝集反応64倍であった．
3. 多形滲出性紅斑（図2）では粘膜症状を伴わないこと，TENではびらん面積が10%以上であること（後述），小児尋常性天疱瘡（図3）では発熱はなく，口腔粘膜および体幹・四肢に難治性の水疱があることより除外した．
4. ヘルペス性歯肉口内炎（図4）はヘルペス性の小円形潰瘍が散在すること，HSV抗体IgMが陽性となること，口腔内びらん部からのTzanck testで，ウイルス性巨細胞が認められることから除外した．
5. 右前腕部の滲出性紅斑より皮膚生検したところ，表皮下水疱，水疱蓋の表皮壊死像，水疱辺縁表皮の液状変性と散在する個細胞壊死像を認めた（図5）．
6. 角膜びらんの有無を確認するため，眼科医に診察を依頼した．偽膜形成する結膜炎はないものの，結膜・角膜の炎症所見を指摘された．

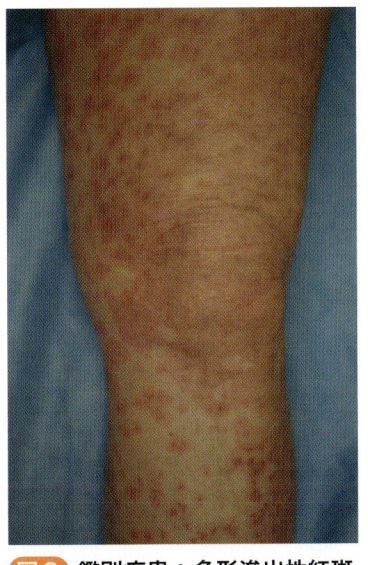

図2 鑑別疾患：多形滲出性紅斑
下肢の滲出性紅斑が多発し，癒合している．大腿内側にはtarget lesionもみられる．

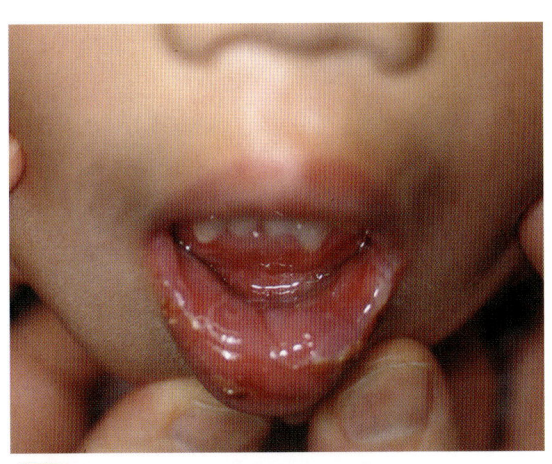

図3 鑑別疾患：小児尋常性天疱瘡
下口唇・歯肉に弛緩性水疱およびびらんを認める．

❶〜❻よりマイコプラズマ感染症によるSJSと診断した．

3 治療とその後の経過

即日入院後，口腔内のびらんに伴う疼痛で食事の摂取が困難であったため，点滴による補液，2％リドカイン塩酸塩（キシロカイン®ビスカス）による含嗽を行った．眼科からフルオロメトロン（フルメトロン®）点眼液，レボフロキサシン（クラビット®）点眼液が処方された．全身的には当科初診翌日からデキサメタゾン（デカドロン®）エリキシル30 mL（プレドニゾロン換算18.75 mg，0.625 mg/kg）10日間，同20 mL 3日間，同10 mL 2日間の投与にて皮疹および粘膜疹とも徐々に軽快し，後遺症なく入院16日目に退院した．

4 本症例を振り返って

口腔・眼・陰部の粘膜疹の存在と顔面・体幹・四肢に多発する滲出性紅斑および一部の水疱形成より，診断は容易であり，皮膚生検でもSJSに一致した．しかし，本症では薬剤の摂取歴がなく，感染症の既往もなかった．一般にSJSの病因としては，薬剤誘発型53.3 %，感染症誘導型21.5 %，両者の混合型10.4 %である．小児と青年ではマイコプラズマ感染に伴う型があるが，本症では，ペア血清での有意な抗体価の変動を確認することができなかったため，疑い例とした．

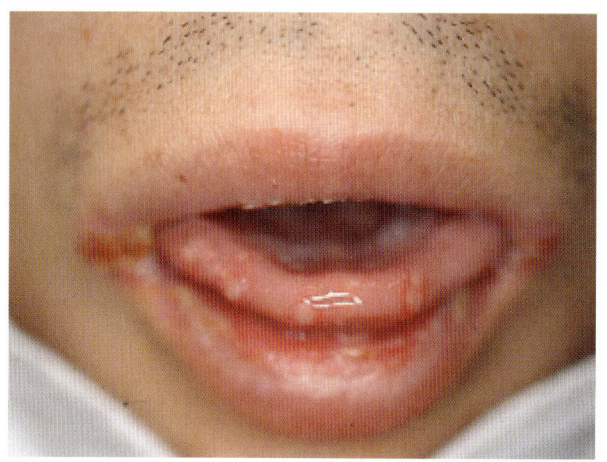

図4 鑑別疾患：ヘルペス性歯肉口内炎
舌先，下口唇に小水疱が散在している．

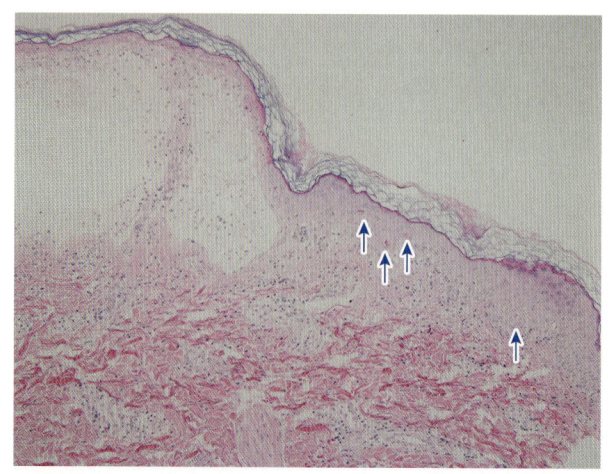

図5 症例1の皮膚生検所見（右前腕の滲出性紅斑部）
表皮下水疱，水疱蓋の表皮壊死像，水疱辺縁表皮の液状変性と散在する個細胞壊死像（→）を認めた．

症例2

内服薬の開始後，全身の皮疹と発熱，意識障害を呈した糖尿病患者

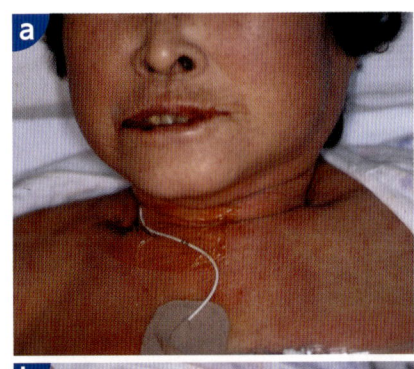

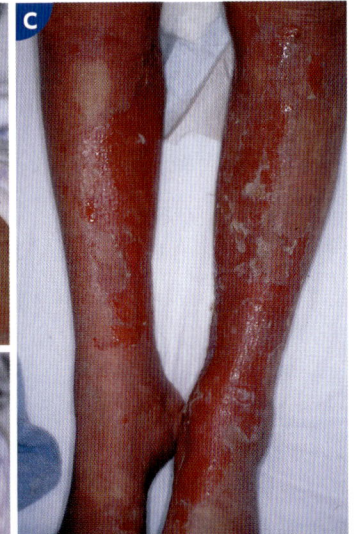

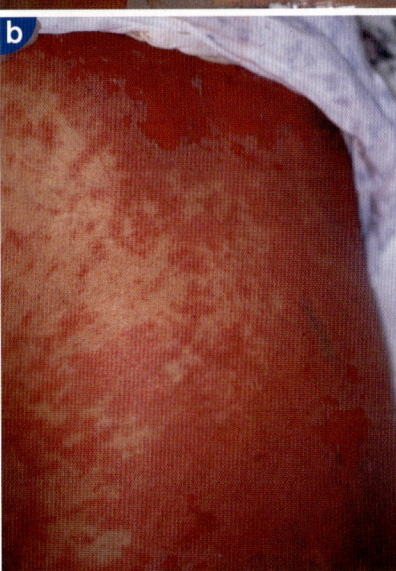

図6 全身の発赤疹，水疱，びらん

a 口唇粘膜のびらん．背部（b），下腿（c）のびまん性紅斑と広範なびらん．

◆**患者情報** 77歳，女性．20年前より重複症候群（overlap syndrome）にてプレドニゾロン10 mg内服中．糖尿病あり．31日前から高尿酸血症に対してアロプリノール（サロベール®）内服を開始した．29日前に顔が腫れ，全身に膨隆疹が出現した．26日前から発熱，傾眠傾向も出現し，夜間近医に入院．意識消失，ショック状態となりステロイド点滴にて軽快した．入院中，アロプリノールは中止されていた．6日前にプレドニゾロン10 mgで退院し，アロプリノールが再開された．5日前の朝，トイレで倒れているのを家人が見つけ，前医に再入院した．40℃の発熱，嘔吐，全身性の発赤疹がみられた．プレドニゾロン50 mg/日（1 mg/kg/日）点滴にて解熱したが，徐々に水疱・びらんが出現し，一見健常にみえる皮膚を摩擦すると表皮剥離が生ずるNikolsky現象や粘膜疹もみられるようになったため，投与再開から6日後にアロプリノールを中止し，当科に転入院した．

スナップ診断は？ ▶▶▶

1 スナップ診断

中毒性表皮壊死症（toxic epidermal necrolysis：TEN）をまず考える．ブドウ球菌性熱傷様皮膚症候群（staphylococcal scalded skin syndrome：SSSS）とは鑑別をする必要がある．

2 スナップ診断からの 確定診断の進め方

> **確定診断のカギ** 高熱，くり返すショック症状，薬剤歴の存在，広範囲な紅斑と10％以上のびらん，Nikolsky現象，粘膜疹

1. 高熱，意識障害，粘膜疹（図6a），著明な全身性の紅斑および体表面積10％以上を占めるびらん（図6b，c），アロプリノール内服歴より，まずは最重症薬疹であるTENを考えた．
2. プレドニゾロン50 mg/日点滴中の血液検査所見では，血算，生化学は正常で，好酸球増多もなかった．軽度の炎症反応（CRP 3.6 mg/dL），耐糖能の異常を認め（血糖値 175.0 mg/dL，HbA1c 6.4％），IgGは473 mg/dLと著明に低下していた．アロプリノールによる薬剤添加リンパ球刺激試験（DLST）は陰性であった．咽頭・血液培養では菌は検出されなかった．
3. SSSS（図7）は，6歳までの乳幼児に多いが，きわめて稀に成人でも発症する．本疾患では咽頭・口囲・鼻孔・眼脂よりブドウ球菌が培養されること，水疱が汗疹様で小さく，膜様水疱蓋は破れて薄い表皮が脱落すること，落屑は体幹で粃糠様となることなどより，除外した．
4. 腹部の小水疱を伴う紅斑から皮膚生検を施行したところ，紅斑部では基底層の著明な液状変性，表皮内に散在する個細胞壊死像，その周囲に数個のリンパ球が接着する衛星細胞壊死（satellite cell necrosis）と思われる像もあった．また，水疱辺縁部の全層性の表皮壊死像を認めた（図8）．
5. 胸部X線・CTでは軽度の両側胸水，肺うっ血，心拡大，気管支壁の浮腫を認めた．

1〜5より，アロプリノールによるTENと診断した．

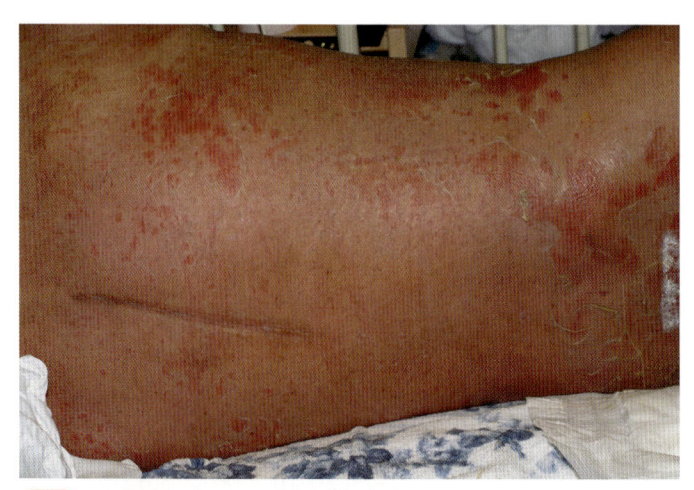

図7 鑑別疾患：ブドウ球菌性熱傷様皮膚症候群（成人例）
全身の皮膚が熱傷様に潮紅し，膜様水疱蓋が破れてびらんとなり，粃糠様落屑が付着している．

3 治療とその後の経過

大量プレドニゾロン使用中であったため，セフタジジム（CAZ：モダシン®）とクリンダマイシン（CLDM：ダラシン®S）を点滴しつつ，血漿交換療法（plasma exchange：PE），その後メチルプレドニゾロン（methylprednisolone：mPSL）1 g/日，3日間のパルス療法と大量γグロブリン療法（5 g/日，3日間）を行った．その結果，皮膚症状は改善したが，DIC，尿量減少，心房細動，頻脈（158/分），高血圧が出現し，広範な多発性脳梗塞を併発して，転院後18日目に永眠した．

4 本症例を振り返って

遅延型アレルギーの血液検査として汎用されているDLSTをどの時期に行うかについてはさまざまな議論がなされてきている．DLSTを発症〜経時的に施行した結果では，SJS/TENでは発症から1〜2週間以内の早期に行うのが陽性結果を呈しやすく（TENでの陽性率：287例中52％），病勢が落ち着くにつれて徐々に低下する傾向があるものの，本薬剤では98例中11例（11.2％）と陽性率が低いことが知られている．本症例でもTEN発症早期に検査を行ったにもかかわらず陰性であった．その理由として，本薬剤は内服吸収後すみやかにオキシプリノールに代謝され，その代謝産物でアレルギーを獲得する場合が多いからと考えられている．したがって，現病歴が重要な原因薬剤決定の決め手となる．本症例ではアロプリノール内服後3日目から膨隆疹が出現し，6日目にはショックとなっている．通常の薬疹としては感作の成立が早いが，TENでは34.8％が3日以内に発症しているという報告がある．一時退院後の常用量内服は，重症薬疹で禁忌とされている内服テストを実施したと同じであり，病初期の現病歴の聴取が非常に重要であることを物語っている．また，本症例は全身に発疹がみられた2回目の入院時に皮膚科に紹介されるべき症例であり，早期診断・治療が遅れた反省例と考えた．

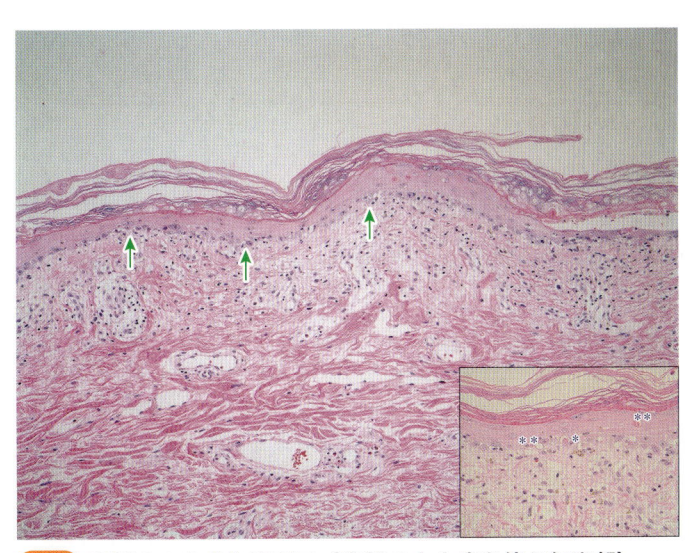

図8 症例2の皮膚生検所見（腹部の小水疱を伴う紅斑部）
紅斑部では基底層の著明な液状変性（→），表皮内の個細胞壊死像（＊），衛星細胞壊死（＊＊）がみられた．図の右側には全層性の表皮壊死像を認めた．

症例3

内服薬の開始後，発熱と全身の紅斑，肝障害などを呈した女性

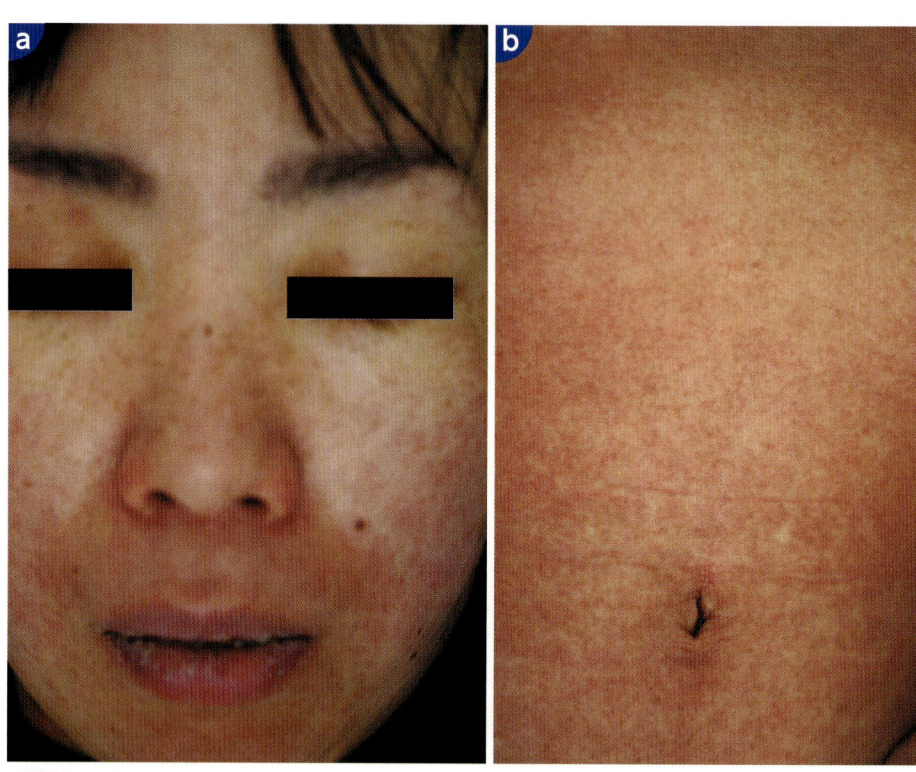

図9 口囲の落屑と体幹の紅斑
a 顔面の浮腫と口囲の落屑．b 体幹のびまん性紅斑．

◆**患者情報** 37歳，女性．約3カ月前より頭痛あり，38日前に近医よりカルバマゼピン（テグレトール®），アミトリプチリン（トリプタノール®）を処方された．9日前より発熱あり，6日前より体幹に紅斑が出現したため，カルバマゼピン，アミトリプチリンを中止した．他医受診し，オロパタジン（アレロック®），アセトアミノフェン（カロナール®）が処方された．3日前に全身性の紅斑と肝障害，表在リンパ節腫脹が出現したため，すべての薬剤を中止し，ステロイド外用，補液，グリチルリチン製剤（強力ネオミノファーゲンシー®）を投与したが，38～39℃の発熱が持続したため，発熱の症状発現から10日目に当科に紹介となった．

スナップ診断は？ ▶▶▶

1 スナップ診断

顔面の浮腫性紅斑，口囲の落屑性皮疹，体幹・四肢の紅色丘疹および体幹のびまん性紅斑より，薬剤過敏症症候群（drug induced hypersensitivity syndrome：DIHS）を考えるが，ウイルス感染や細菌感染による中毒疹も鑑別する必要がある．

2 スナップ診断からの 確定診断の進め方

確定診断のカギ　高熱，表在リンパ節腫脹，口囲の落屑性皮疹，抗痙攣薬の内服歴

1. 高熱，口囲の落屑（図9a），広範囲な紅斑（図9b），発疹出現時抗痙攣薬を内服していたこと，薬剤内服から発疹出現まで33日目と通常の薬疹より長いこと，薬剤中止後も症状が遷延していること，などより **DIHS** の可能性を第一に考えた．

2. 血液検査所見では，AST 102（前医での3日前のデータ；395）U/L，ALT 338（同608）U/L，LDH 393（同530）U/Lと著明な肝障害を認めたが，腎障害はなかった．また，CRP 2.4 mg/dL，白血球9,600/μL（seg 30%，band 5%，lym 46%，好酸球7%，異型リンパ球2%）と，軽度の炎症反応があった．DLSTはアミトリプチリン，カルバマゼピンともに陰性だった．

3. 鑑別診断としての**細菌・ウイルス感染症**に対する検査結果は，咽頭，血液，髄液培養陰性．ASO 184 U/mL，マイコプラズマ抗体＜40倍，CMV・EBV抗体：既感染パターン．髄液でのVZV・HSV抗体・インフルエンザウイルスA，B抗体陰性であった．HHV-6 IgG抗体は，当科受診2日目40倍，16日目80倍，65日目40倍と推移した．

4. 右大腿部の紅色丘疹から皮膚生検を施行した．真皮全層の軽度の浮腫とリンパ球を主体とした真皮上層の血管周囲性の浸潤，および軽度の表皮内浸潤を認めた（図10）．

1～4およびその後の経過より，カルバマゼピンによる**非典型的DIHS**と診断した．

3 治療とその後の経過

入院後，薬剤のwash outのための輸液を開始し，肝障害・発熱はすみやかに改善し，皮疹も消褪傾向となった．しかし，2日目からWBC 12,800/μL，好酸球9.0%と増加し，5日目から38℃台の発熱，8日目より肘頭，膝蓋，臀部，大腿に紅斑が再燃してきた．9日目からは好酸球は30～40%（絶対数2,900～3,400/μL）にまで上昇したため，17日目からプレドニゾロン10 mgの内服を開始した．その後，徐々に白血球，好酸球は正常化，発熱もなくなり，発疹も色素沈着となった．プレドニゾロンは漸減して44日目（プレドニゾロン内服期間28日）で中止した．皮疹消褪後のパッチテストにて，カルバマゼピンのみ陽性となった．

4 本症例を振り返って

体幹・四肢の発疹からは感染性の中毒疹が鑑別となるが，本症例では顔面の浮腫性紅斑，口唇から口囲の落屑が特徴的であった．原因薬剤はパッチテストにて，抗痙攣薬であるカルバマゼピンと確定した．また，通常の薬疹が内服10日から2週間後に発症するのに対して，本症例では33日目に発疹が出現した．発症時の肝障害，一時軽快後の皮疹の再燃と白血球・好酸球増多がみられたことも本疾患に一致する．ただし本症例では，HHV-6による再活性化はみられなかった．DLSTについては，DIHSでは一般に発症4～5週目くらいまでの急性期には陰性で，6週目以降の皮疹回復期には陽性を示す場合が多い．しかし本症例では初診時の急性期および発症10週目にも陰性であった．

疾患をもっとよく知ろう！

1 疾患概要 ▶▶▶ 重症薬疹

　発熱，急速に拡大する紅斑，多臓器障害などの生命予後にかかわる全身症状を伴い，治療のための入院治療が必要で，重篤な後遺症を残す可能性がある薬疹を**重症薬疹**と呼ぶ．重症薬疹にはSJS，TEN，DIHSが含まれる．SJSとTENとの異同に関しては，両者は一連の疾患スペクトルに属し，傷害される皮膚の範囲の違いと皮膚粘膜移行部における粘膜疹の重症度の違いであると考えられている．DIHSは薬剤中止後も遷延し，発症2〜3週間後にHHV-6の再活性化を生じることを特徴とする．

2 ポイントとなる臨床所見

　それぞれに診断基準が提唱されている．

◆ SJS

　主要所見（必須）：①皮膚粘膜移行部の重篤な粘膜病変（出血性あるいは充血性）がみられること．②しばしば認められるびらんもしくは水疱は，体表面積の10％未満であること．③発熱．
　副所見：④皮疹は非典型的標的状多形紅斑．⑤角膜上皮障害と偽膜形成のどちらか，あるいは両方を伴う両眼性の非特異的結膜炎．⑥病理組織学的に，表皮の壊死性変化を認める．

◆ TEN

　主要所見（必須）：①体表面積の10％を超える水疱，表皮剥離，びらんなどの表皮の壊死性障害．②SSSSを除外できる．③発熱．
　副所見：④皮膚は広範囲のびまん性紅斑および斑状紅斑である．⑤粘膜疹を伴う．眼症状は，角膜上皮障害と偽膜形成のどちらかあるいは両方を伴う両眼性の非特異的結膜炎．⑥病理組織学的に，顕著な表皮の壊死を認める．

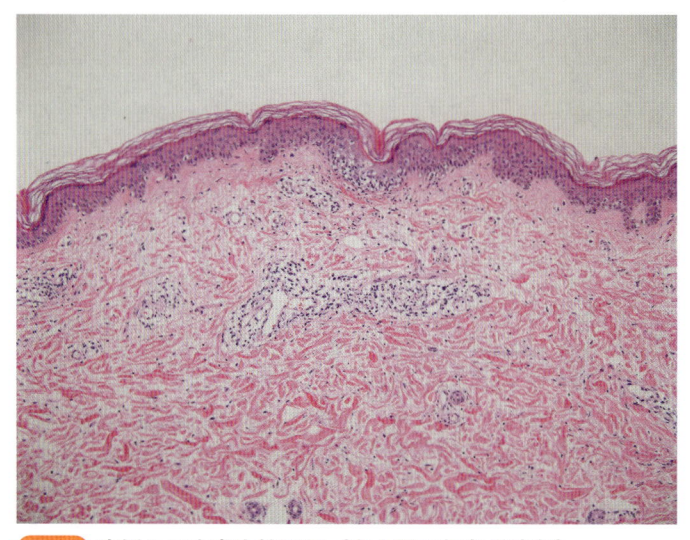

図10 症例3の皮膚生検所見（右大腿の紅色丘疹部）
リンパ球を主体とした真皮上層の血管周囲性浸潤と軽度の表皮内浸潤を示す．

◆ DIHS
主要所見：①限られた薬剤投与後に遅発性に生じ，急速に拡大する紅斑．しばしば紅皮症に移行する．②薬剤中止後も2週間以上，遷延する．③38℃以上の発熱．④肝機能障害．⑤血液学的異常（a，b，cのうち1つ以上）：a. 白血球増多（11,000/μL以上），b. 異型リンパ球の出現（5％以上），c. 好酸球増多（1,500/μL以上）．⑥リンパ節腫脹．⑦HHV-6の再活性化

典型的DIHS：①〜⑦すべて，非典型的DIHS：①〜⑤すべて．

①に関しての原因薬剤として，抗痙攣薬，ジアフェニルスルホン，サラゾスルファピリジン，アロプリノール，ミノサイクリン，メキシレチンであることが多く，発症までの内服期間は2〜6週間が多い．皮疹は，初期には紅斑丘疹型，多形紅斑型で，後にしばしば紅皮症に移行する．顔面の浮腫，口囲の紅色丘疹，膿疱，小水疱，鱗屑が特徴的である．④に関しては，その他の重篤な臓器障害（腎障害，糖尿病，脳炎，肺炎，甲状腺炎，心筋炎など）をもって代えることができる．これらの臨床症状はしばしば再燃する．

3 治療と次の一手

◆ 治療

SJSでは20％ほど，TENでも稀に感染症により誘発される症例があるが，当初は感染性か薬剤性かの鑑別は不可能であるので，まず投与薬剤の中止が必要である．原則的には全投与薬剤の中止が望ましい．投与を中止しても発疹がさらに進行するような症例では，下記の治療を実施する．

① 発疹に対する全身療法

①中高用量ステロイド療法：プレドニゾロン0.5〜2 mg/kg/日の早期全身投与．

②ステロイドセミパルスまたはパルス療法：mPSL 500 mg/日または1,000 mg/日，3日間
または

③シクロスポリン療法：3〜5 mg/kg/日，8〜12日間で以後漸減中止．

これでも抑えられない重症型薬疹，または感染症の併発がある場合

④免疫グロブリン大量静注療法：10〜20〜40 g/日，3日間（2013年3月時点で保険適応外）
または

⑤血漿交換療法：連続または隔日で3日間

ただし，免疫低下または重症感染症があり，ステロイドパルス療法が不可能な症例では，最初から上記④，⑤を開始し，症状や病勢の経過に合わせて①〜③の治療を追加併用する．

② 粘膜部病変

SJSやTENで眼，口，外陰部の壊死・びらんがひどい場合には，粘膜が癒着して開眼，開口不能になるため，上皮化するまで抗菌性の油脂性軟膏を連日数回塗布または貼付する．眼所見は特に重篤で角膜が白濁化して失明することがあるため，連日眼科医が併診して適切なステロイド点眼などによる処置が必要である．

③ 全身管理

関連した専門医診療科と連携をとりつつ，敗血症，DIC，腎不全，基礎疾患である糖尿病や肝硬変などに対する検査および治療を行う．

4 コンサルテーション

急速に拡大する紅斑が出た場合には，発熱，臓器障害の有無にかかわらず，皮膚科に診察を依頼する．症例2のように，診断がつかないままプレドニゾロン50 mgを5日間投与してしまった後では，早期治療を行えない．特に，TENでは，20～30％が死に至る疾患であることを念頭に置く必要がある．

5 患者説明のポイント

①薬剤が病因として多いが，感染症（マイコプラズマ，単純疱疹など）も考えられること．
②原因薬剤中止後，軽快するまで約1～2カ月を要し，時に数カ月となる場合もある．
③早期診断，適切な早期治療が必要な疾患で，予期せぬ合併症（SJSやTENにおける下気道の拘束性呼吸機能障害，ウイルス性の髄膜炎など）をきたし，致命的となる場合もある．
④SJSでは角膜の障害により角膜混濁をもたらし，失明することもある．

文　献

1) 大野貴司：皮膚科セミナリウム 第61回薬疹，3．重症薬疹，日皮会誌，120：1171-1178, 2010
2) 平原和久：重症薬疹診断ガイドラインのポイント，日皮会誌，119：2856-2859, 2009
3) 相原道子，池澤善郎 編：重症薬疹の治療―どの治療をどの時期に選択するか，「薬疹のすべて―エキスパートにまなぶ診療の実際」，pp. 108-112, 南江堂, 2008

Case27 小児の発熱，咽頭痛，腋窩・陰股部の紅斑

Level 3 上級編 これで完璧！緊急性が高い疾患，鑑別が難しい疾患

日野治子

症例

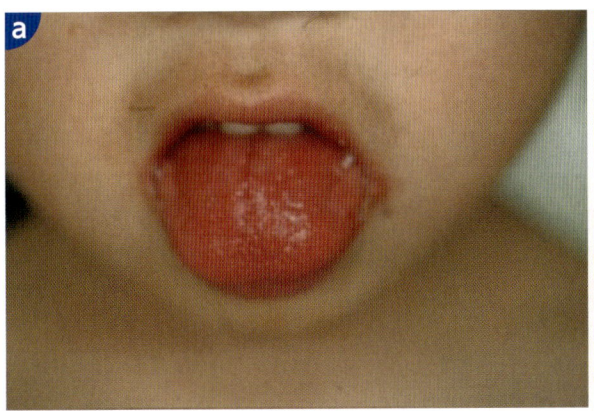

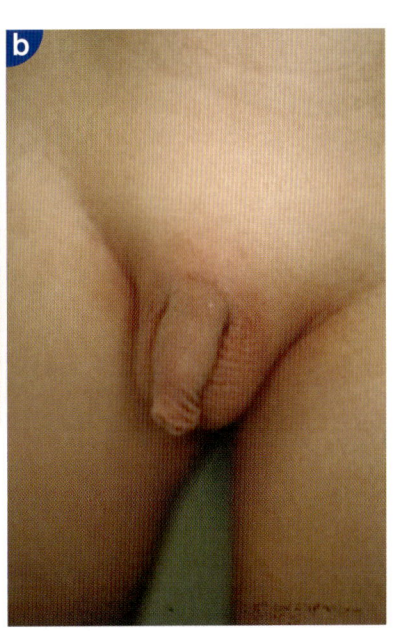

図1 初診時の口囲，陰股部の所見
a 舌の発赤，腫脹．口角炎．　b 体幹のびまん性紅斑．陰股部に特に顕著．

◆**患者情報**　4歳，男児．前日，咽頭痛，不機嫌，39℃の発熱があった．初診日，朝から皮疹が出現したといって来院した．初診時，元気なく，頭痛，咽頭の発赤・疼痛を強く訴えた．腋窩・陰股部に粟粒大紅色丘疹が集簇し，局面を形成していた．そのほかの体幹にもびまん性の紅斑がみられ，全体に強い潮紅を帯びていた．頸部，腋窩，鼠径部のリンパ節が腫脹していた．白血球数の増多，CRP上昇がみられたが，ASO値は正常範囲内であった．

スナップ診断は？▶▶▶

1 スナップ診断

何らかの感染症，特に小児に好発するA群β群溶血性連鎖球菌（溶連菌）感染症（猩紅熱），ブドウ球菌性熱傷様皮膚症候群（staphylococcal scalded skin syndrome：SSSS），川崎病（mucocutaneous lymph node syndrome：MCLS）などをあげる．

2 スナップ診断からの 確定診断の進め方

> **確定診断のカギ** ✓ 発熱，咽頭痛，腋窩・陰股部の紅斑

1. 発熱：鼻汁，咳，くしゃみなどの感冒症状は顕著でなく，比較的急な38～39℃の発熱から，細菌やウイルスなど何らかの**感染症**を考える．
2. 咽喉頭の所見：咽頭痛を伴い，左右の扁桃は発赤が顕著である．このような場合，咽頭培養をして，原因菌を確認する．起因菌の培養同定で確認するには時間がかかるため，小児の咽頭に炎症をみた場合は酵素免疫学的方法の迅速検査で病原体を証明する．この症例では，迅速診断で溶連菌反応陽性，かつ咽頭培養でもその後溶連菌が証明された．
3. 皮膚症状：腋窩・陰股部，肘窩・膝窩など間擦部から始まる紅斑は特徴的である．よくみると粟粒大の丘疹が集簇し，局面を形成しているが，急激に全身に拡大する．触るとザラッと触知し，いわゆる紙やすり状である．
4. 咽頭培養のほかに，左方移動を伴う白血球増多，CRPの上昇，ASOの上昇をみる．

特徴的な皮疹，咽頭の所見，迅速診断で溶連菌を証明したことから溶連菌感染症，特に **猩紅熱** といわれる病態を考えた．

3 治療とその後の経過

◆ 治療
ペニシリン〔ビクシリン®（通常25～50 mg/kg，4回分服）〕を投与した．

◆ その後の経過
翌日解熱，2日後に平熱になり，元気になった．皮疹は徐々に消退しはじめたが，強い瘙痒を訴えたので，抗ヒスタミン薬を併用した．1週間後にはほぼ正常に復していた．この日のASO値は上昇していた．

4 本症例を振り返って

初診時の臨床症状，検査値，その後の経過から，診断は難しくなく，抗菌薬が著効した．

疾患 をもっとよく知ろう！

1 疾患概要 ▶▶▶ 猩紅熱

猩紅熱は，A群β溶血性連鎖球菌（溶連菌）の全身性感染症である．この菌の産生する発赤毒（erythrogenic toxin）による中毒反応といわれている．

溶連菌（*Streptococcus pyogenes*：*S. pyogenes*）の関与する臨床疾患は，一次的な感染症とし

ては，化膿性皮膚疾患（膿痂疹，丹毒），敗血症，咽頭炎，扁桃炎，猩紅熱などが，二次的な疾患，すなわち菌に対するアレルギーと考えられている疾患では，急性糸球体腎炎，リウマチ熱，アレルギー性紫斑病などがある．

猩紅熱は S. pyogenes の菌体外酵素のうち，発赤毒によって生じるが，すべての菌で産生されるのではなく，一部の菌株で産生される．合併症で問題になる糸球体腎炎もこれを起こしやすい株 (nephritogenic strain) の場合は通常の約10倍の合併率といわれている．

2 ポイントとなる臨床所見

S. pyogenes に感染すると，数日の潜伏期の後，急に咽頭痛と発熱で発症し，ほとんど同時期に皮膚症状が出現しはじめる．頸部リンパ節腫脹を伴う．扁桃に白色膜様物の付着をみる．

皮膚病変は紅色の点状ないし粟粒大の小丘疹で，頸部，腋窩，鼠径部などから始まる．これらの間擦部位では小丘疹は集簇・融合してびまん性・浮腫性の紅斑局面を形成し，体幹へと拡大する．発疹は全身に広がり，触るとザラザラとして，紙やすり状と表現される．時には小水疱，小膿疱を伴うこともある．

顔面では，両頬部に紅斑がみられ，口周囲は白く抜ける．口角炎を伴う．

発疹は5〜6日で消退しはじめ，1週間目ごろから体幹・四肢は色素沈着，粃糠様落屑を伴い，掌蹠は膜様落屑を伴う．

よく知られているイチゴ状の舌ははじめは先端が発赤，舌背は白苔を伴うが，経過とともに舌乳頭が目立ち，イチゴ状舌を呈する．

確定診断は咽頭培養でA群β溶連菌を細菌学的に証明することが最も確実であるが，最低3日はかかる．最近酵素免疫法を用いた迅速診断法を用いると短時間で診断が可能である．咽頭培養で細菌数 10^4 個以上で陽性となる．

◆ 鑑別疾患

① SSSS（図2）

黄色ブドウ球菌によって猩紅熱様の症状を呈することがあり，咽頭，鼻孔，眼脂，皮表などの培養からブドウ球菌が得られ，SSSSの軽症例とされる．

② 急性熱性皮膚粘膜リンパ節症候群（mucocutaneous lymph node syndrome：MCLS，川崎病）（図3）

本症は未だに原因不明の疾患であり，厚生労働省川崎病研究班による診断の手引き（2002年の改訂5版）によれば，

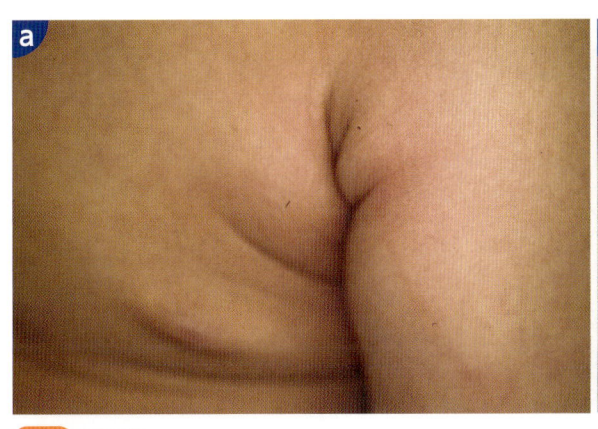

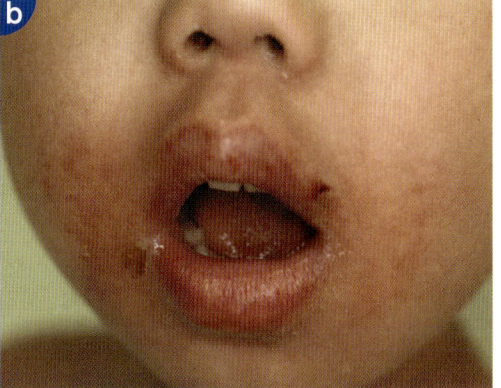

図2 SSSS
a 体幹のびまん性紅斑．　b 口周囲のびらん．

①原因不明の5日以上続く発熱
②四肢末端の変化
　急性期；手足の硬性浮腫，掌蹠ないしは指趾先端の紅斑
　回復期；指先からの膜様落屑
③不定形発疹
④両側眼球結膜の充血
⑤口唇，口腔所見；口唇の紅潮，イチゴ状舌，口腔咽頭粘膜のびまん性発赤
⑥急性期における非化膿性頸部リンパ節腫脹

が主要症状となっている．

◆猩紅熱とMCLSとの鑑別

両者の鑑別が困難な場合があるが，まず，MCLSは前駆症状なく急に39〜40℃の高熱が1〜2週間持続し，抗菌薬が無効である．猩紅熱は発熱があっても正確な治療によく反応し，すみやかに解熱する．

全身症状は発熱を伴う炎症性疾患にみられる全身倦怠感，頭痛，機嫌の悪さなどは両疾患にみられる．

MCLSは眼粘膜症状が顕著であるが，猩紅熱は眼結膜の充血は通常みられない．

口唇の発赤，亀裂はMCLSで高度であるが，猩紅熱ではみられず，むしろ口唇周囲は白く抜け，いわゆる口囲蒼白（circumoral pallor）となる．両疾患ともにイチゴ状舌がみられる．

リンパ節は両者に高率に腫大，触知できる．

MCLSでは，掌蹠の硬性浮腫は高率に出現し，消退後の約2週間後には末梢から膜様落屑をみる．また，BCG接種部位の炎症もよく知られているが，これらは猩紅熱ではみられない．発疹は猩紅熱は個疹，分布，経過などが特異的な例が多いが，MCLSでは多形紅斑，蕁麻疹様，風疹・麻疹様，異形麻疹様，猩紅熱様などと多彩である．体幹に紅色小丘疹，小水疱・小膿疱が出現することがあり，消退した後で，猩紅熱でみられるような粃糠様落屑を伴い，鑑別がさらに困難な場合がある．

抗菌薬治療は猩紅熱がPc系抗菌薬が第一選択で，しかもよく反応するのに対し，MCLSはアスピリンが用いられる．予後については，前者は十分な治療を早期から行うとともに，尿検査によって腎炎の発症に注意する．1カ月程も経って尿蛋白陽性をみることもある．後者は心・血管の合併症によって突然死があることはよく知られている．急性期の心膜炎・心筋炎，長期経過後の冠動脈瘤・心筋梗塞などの合併に注意を要する．

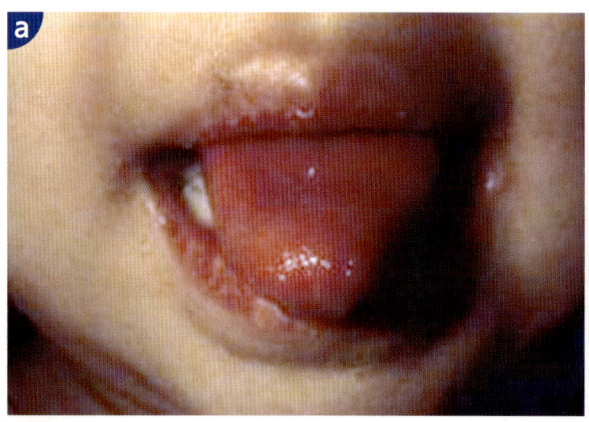

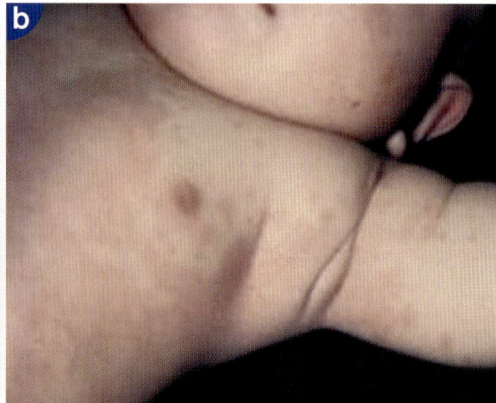

図3 MCLS
a イチゴ状舌． b 体幹の浮腫性紅斑．

◆ その他
① 薬疹
　使用薬剤について詳細に病歴聴取する．疑わしい場合は，後にパッチテストなどで確認することも必要である．
② その他の感染症
　多種のウイルスやリケッチアなどの感染症で，紛らわしい疾患がある．咽頭培養で溶連菌の証明が必要，一方ウイルスなどについてはペア血清で抗体価の上昇をチェックする．
③ 膠原病
　エリテマトーデス，若年性リウマチ性関節炎，血管炎なども鑑別にあげる必要のある疾患群である．これらは，生検，抗核抗体をはじめとする血清学的反応などを確認する．

3 治療と次の一手

◆ 治療
　溶連菌の感染症に対しては，まず第一選択として，ペニシリン（Pc）系抗菌薬が使われる．例えばペントシリン®，ビクシリン®などを100〜200 mg/kg，重症の場合は1日2〜3回に分け点滴静注，内服可能ならばビクシリン®25〜50 mg/kg 1日4回に分服する．溶連菌はセフェム系抗菌薬も有効である．
　猩紅熱に対する治療で，いつまで抗菌薬の投与を続ければよいのかという問いが常に問題になる．これには，厳格には通常14日以上投与し，その2日後に咽頭培養し，菌が陰性であればよいとされる．

◆ 次の一手
① 感染拡大を防ぐ
　猩紅熱は感染力が強いため，患者を周囲から隔離する必要がある．すなわち，兄弟や家族との接触を避けるように指導する．家族内の感染，リウマチ熱既往者などへの感染を防ぐため，Pc系抗菌薬を7日間程予防的に投与し，続発的感染の発生を予防する．
② 治療にPc系抗菌薬が使えない場合
　Pc系抗菌薬にアレルギーがある場合は，セフェム系，マクロライド系などの他の感受性のある抗菌薬を用いる．乳幼児ではテトラサイクリン系やニューキノロン系抗菌薬はその副作用などを考慮すると，積極的には用いたくはないが，やむをえない場合は適量を使用する．

4 コンサルテーション

　溶連菌感染症には，稀ながら，腎炎やリウマチ熱などの合併症がある．咽頭炎の約1カ月後に生じることもあり，尿の検査は1〜数カ月経過を追えともいわれている．状況により，腎臓内科などとの併診が必要になる．

5 患者説明のポイント

　猩紅熱はかつては法定伝染病にあげられていたほど小児にとって恐ろしい疾患であったが，抗菌薬が開発された現在では，かつてのような死亡例が少なくなったために猩紅熱という病名すら知らない人たちが多い．しかしいったん発生すれば周囲への感染・影響の大きさは昔も今も大差はなく，しかも予後に生じる可能性がある腎症・心疾患なども考慮すれば，早期の診断・治療は必要である．
　猩紅熱，すなわち溶連菌感染症は，学校保健安全法で学校感染症第三種にあげられている．"感染のおそれがなくなるまで出席停止"であるが，溶連菌に感受性のある抗菌薬を治療に用いれば24時間以内に感染力は低下するため，周囲への感染を予防する点においてはそれ以降ならば登校を許可できる．本人の全身状態などによって判断すべきである．

Level 3 上級編 これで完璧！緊急性が高い疾患，鑑別が難しい疾患

Case28 発熱，顔面の境界明瞭な紅斑，腫脹

梅本尚可

症例

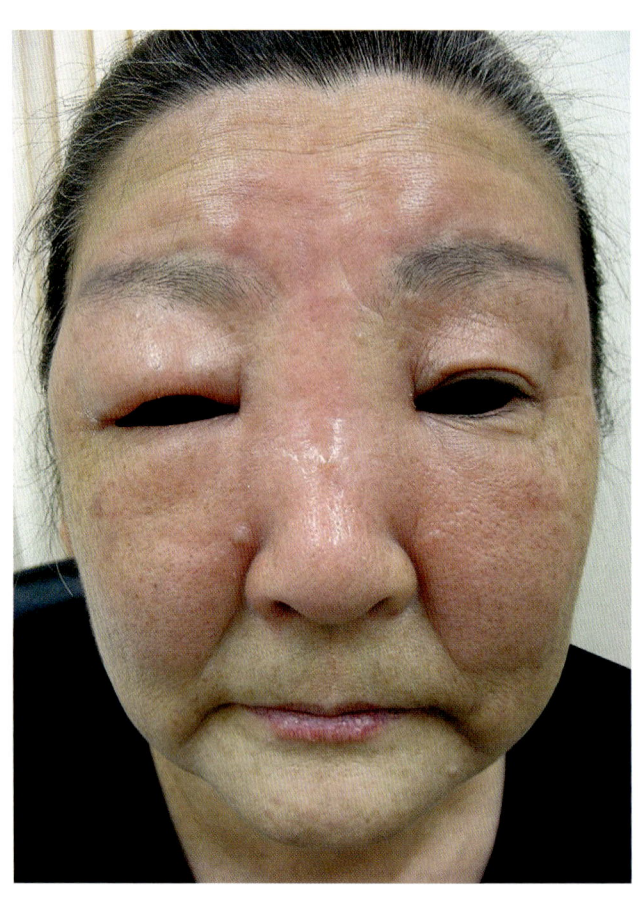

図1 顔面の紅斑，腫脹
前額部から両眼瞼，両頬，鼻部に光沢のある境界明瞭な紅斑，腫脹を生じた．右上眼瞼は著明な浮腫を伴った．

◆**患者情報** 56歳，女性．糖尿病，心房細動があり内服治療中．初診3日前に全身倦怠感と38℃台の発熱があり近医内科で抗菌薬を投与された．翌日には解熱したものの，顔面に紅斑が出現，拡大してきた．近医内科では湿疹を疑い，当科へ紹介した．初診時，前額部から両眼瞼，両頬，鼻部に熱感を伴う境界明瞭で光沢のある紅斑，腫脹を認めた．圧痛はわずかであった．

スナップ診断は？ ▶▶▶

1 スナップ診断

第一に丹毒を考える臨床像であるが，すでに解熱している点，圧痛が乏しい点が典型的ではない．鑑別診断として急性に発症する接触皮膚炎，血管性浮腫，薬疹，さらに皮膚筋炎の可能性も検討する．

2 スナップ診断からの 確定診断の進め方

確定診断のカギ 発熱とほぼ同時に出現した顔面の境界明瞭な紅斑，腫脹

1. 本症例のような顔面に突然発症し拡大する境界明瞭で表面光沢のある紅斑，腫脹は**丹毒**に特徴的である．顔面は好発部位で両側性発症も多い．第一に丹毒を疑う皮膚症状であった．突然，顔面両側に紅斑と腫脹が出現する疾患として接触皮膚炎，薬疹，血管性浮腫などを鑑別として考える．

2. 典型的な接触皮膚炎は強い痒みと漿液性丘疹，小水疱を生じており，丹毒との鑑別は難しくないが，浮腫性紅斑主体の**接触皮膚炎**（図2，3）では鑑別が問題となる．漿液性丘疹がないか，顔面以外の部位に同様の病変がないか診察し，全身症状，血液検査上の炎症所見を参考にする．

3. **薬疹**（図4），**血管性浮腫**（図5）も丹毒様の顔面紅斑，腫脹を呈することがある．多くの場合，発症前の詳細な病歴，顔面以外の皮疹，全身症状，血液検査所見などから鑑別できる．

4. また急性の経過をとることは少ないが**皮膚筋炎**の顔面の紅斑，腫脹も丹毒に類似することがある．特に皮膚筋炎でも片側から発症する症例もあり注意を要する（図6）．また，頭部に好発する血

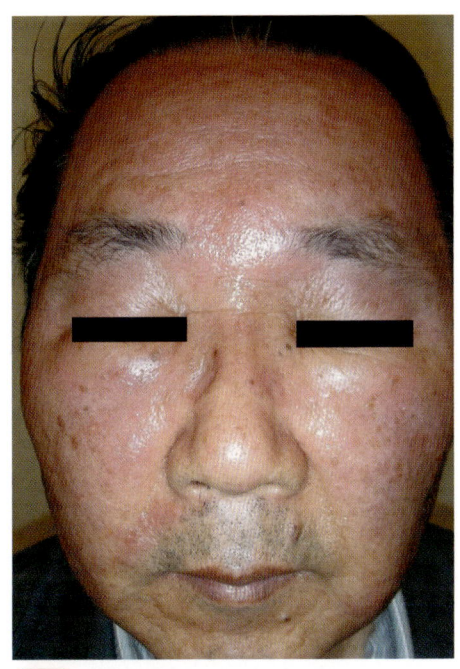

図2 接触皮膚炎と誤診されていた丹毒
（文献1より転載）

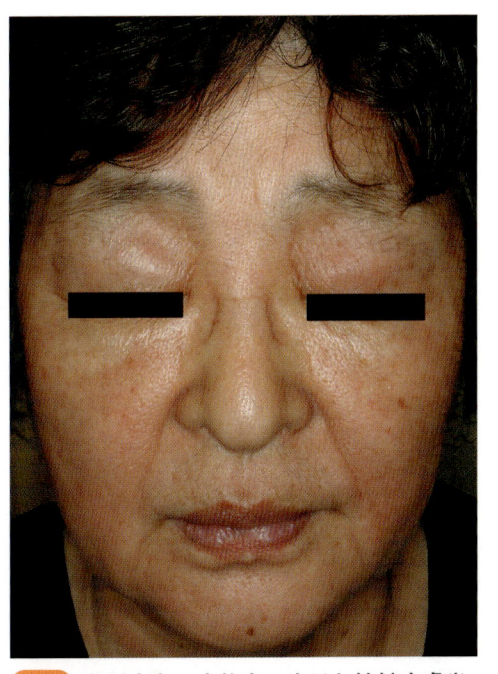

図3 鑑別疾患：庭仕事で生じた接触皮膚炎
丘疹がほとんどないびまん性浮腫性紅斑で，丹毒と鑑別を要した．頸部にも同様の紅斑を認めた．

管肉腫は病変が顔面に拡大すると浮腫や浸潤性紅斑を呈し，丹毒の鑑別疾患になりうる（図7）．

5 通常丹毒では高熱を認めるが，本症例では**発熱**は一過性で，全身症状も乏しかった．しかし，発熱と同時に抗菌薬が開始されており，**抗菌薬に反応**して解熱したと考えられた．

6 血液検査所見では，白血球は9,050/μL，CRP 10.87 mg/dLと炎症所見を認め，丹毒と矛盾しなかった．抗ストレプトリジン-O（ASO）は130 Toddと正常範囲内であったが，丹毒の初期ではASOは上昇していないことが多い．

7 また尿検査では蛋白定性と潜血反応が（2+），糖定性が（3+）であった．

1～7より丹毒と診断した．

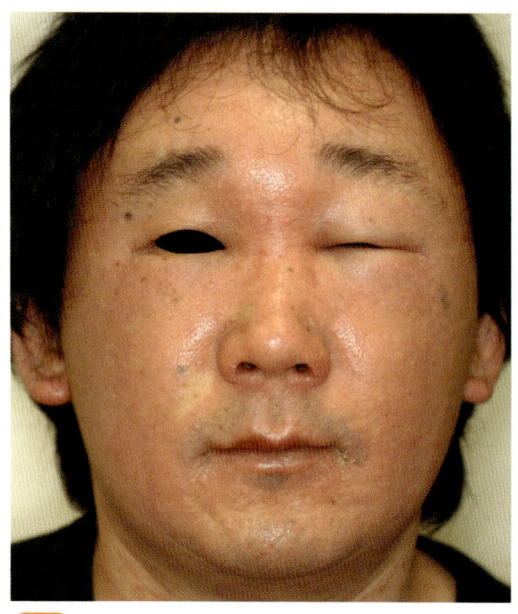

図4 鑑別疾患：顔面の腫脹を主訴に受診した薬疹患者
顔面の皮疹が目立つが体幹，四肢にも紅斑が散在，好酸球増多症を伴っていた．

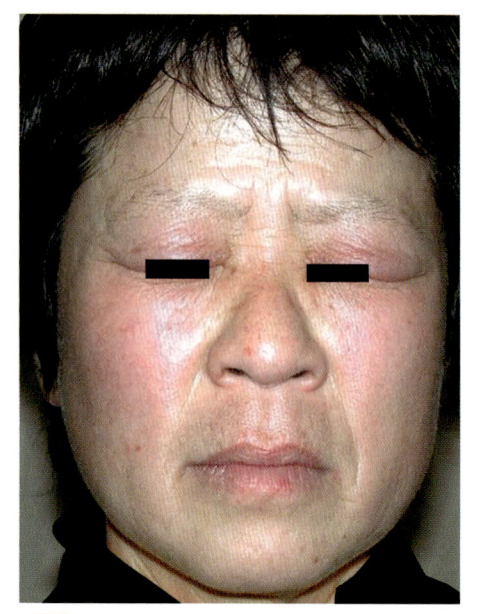

図5 鑑別疾患：血管性浮腫
眼瞼を中心とした浮腫，紅斑を認めた．
（文献1より転載）

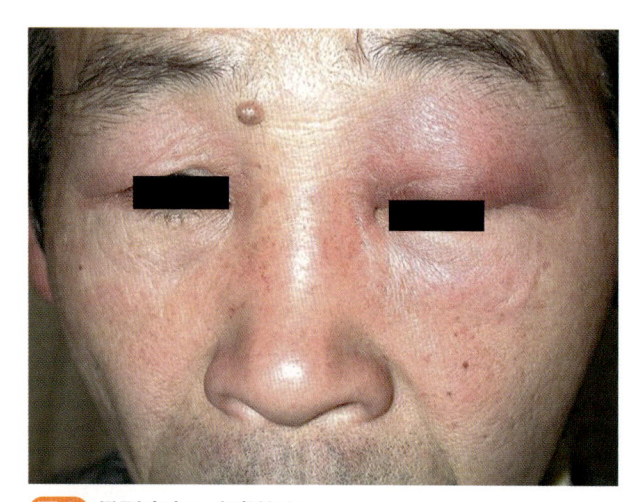

図6 鑑別疾患：皮膚筋炎
紅斑，浮腫は左側のみに発症後しばらくして両側に拡大した．
（文献1より転載）

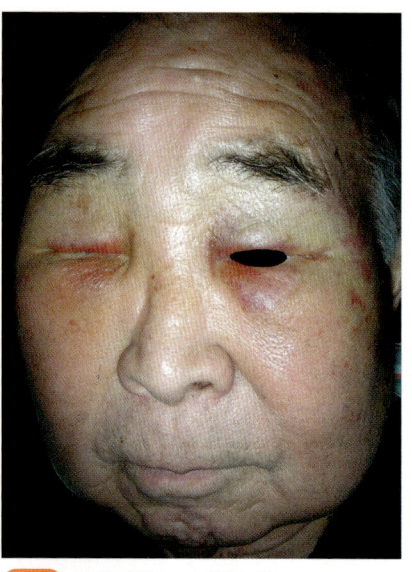

図7 鑑別疾患：血管肉腫
頭部には典型的な紫斑，顔面には浮腫性紅斑を認めた．

3 治療とその後の経過

臨床所見，血液検査所見から丹毒と診断したが，すでに解熱しており全身症状も伴わないことから，外来でスルタミシリントシル酸塩水和物（ユナシン®）375 mg/錠，1回1錠，1日3回の内服を行った．1週間後の再診時には発熱はなく，顔面の紅斑はほぼ消退していた．さらに内服継続1週間後には紅斑は完全に消退，白血球4,530/μL，CRP 0.07 mg/dL，尿所見も蛋白定性，潜血反応，糖定性すべて陰性で終診となった．

4 本症例を振り返って

発熱が出現してすぐに近医から抗菌薬が開始され3日目に当科を受診したため，すでに発熱，全身倦怠感は改善傾向であった．皮膚症状は著明で，丹毒として典型的だったが，疼痛は軽度であった．

疾患をもっとよく知ろう！

1 疾患概要 ▶▶▶ 丹毒

主に化膿性連鎖球菌（A群β溶血性連鎖球菌）による真皮を主座とする感染症である．B，C，G群連鎖球菌や黄色ブドウ球菌が原因菌となることもある．顔面と下肢に好発する．

顔面丹毒は片側性に発症するものも多い（図8）．両側性と同じく光沢のある境界明瞭な紅斑，腫脹を呈する．片側性症例はその特徴ある分布から比較的診断しやすいが，最も鑑別に苦慮することが多いのは水疱を伴わない**初期の帯状疱疹**である（図9）．また，**眼窩，副鼻腔，口腔領域の感染症**が波及して，片側性顔面紅斑，腫脹が出現することもあるが，病変が深いため紅斑の境界は不明瞭である．その他，**Sweet病**などの紅斑症が類似した所見を呈することもある．

下肢に発症したものは蜂窩織炎と鑑別し難い．丹毒は蜂窩織炎より浅層に炎症があるため，紅斑

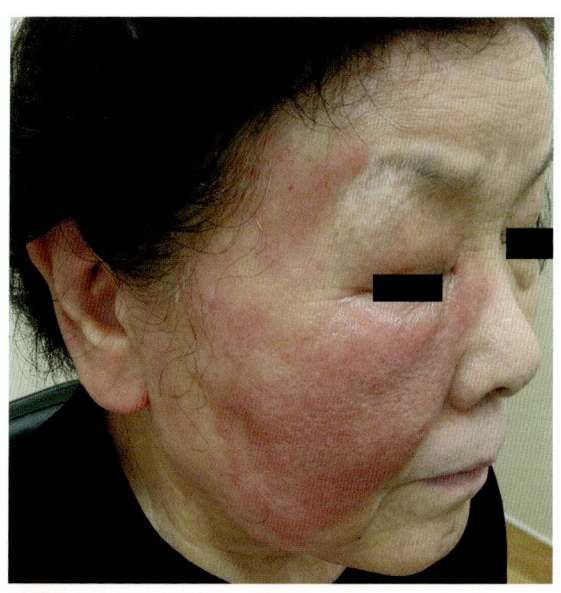

図8 典型的な顔面の片側性丹毒
境界明瞭で光沢を伴う紅斑と腫脹．

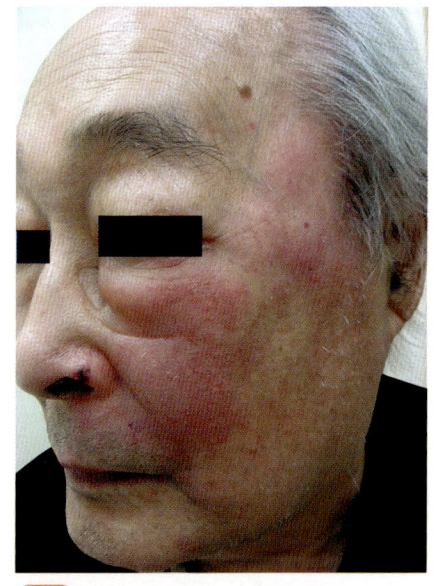

図9 丹毒と誤診した帯状疱疹
紅斑の性状は丹毒と酷似していた．振り返れば，鼻翼の点状血痂が帯状疱疹を示唆する所見であった．
（文献1より転載）

の境界が明瞭である（図10）．丹毒と蜂窩織炎を厳密に区別する必要はないが，定型的丹毒は化膿性連鎖球菌を原因菌としペニシリン系抗菌薬が治療の第一選択になる点や，腎炎発症を警戒する必要があることから診断的意義がある．

　高熱を伴い，表面に水疱や壊死を生じて急速に拡大する下肢の紅斑は，丹毒か初期の壊死性筋膜炎か鑑別が難しい（図11）．全身症状の強い，炎症反応が激しい，抗菌薬に反応が乏しい，糖尿病や肝不全など免疫低下をきたす基礎疾患がある場合は壊死性筋膜炎を疑う．

　菌の侵入経路については不明なことが多いが，外耳道や鼻腔の微小な外傷，足白癬などからの侵入が疑われる症例もある．

　習慣性丹毒はある一定の部位に丹毒をくり返す病態で，リンパ浮腫や静脈血流不全，糖尿病や免疫不全を呈する基礎疾患をもつ患者で危険性が高い．不十分な治療は習慣性丹毒のみならず溶連菌感染後糸球体腎炎の発症誘因にもなる．

2 ポイントとなる臨床所見

①突然の高熱で発症し，悪寒，頭痛，嘔吐，倦怠感などの全身症状を伴うことが多い．
②疼痛を伴う境界明瞭で表面に光沢をもつ紅斑・腫脹，局所熱感がある．比較的急速に拡大する．紅斑上に水疱や膿疱，あるいは紫斑，稀には壊死を伴う．好発部位は顔面と下腿である．
③血液検査所見では白血球数の増加，核の左方移動，CRPの上昇がみられる．ASO, ASKは発症から1〜3週間経過して後に上昇する例が多く，また抗菌薬の早期投与などで上昇しない症例もある．
④起炎菌の同定は，生検組織片や吸引組織液から試みられる場合もあるが，菌の検出率は低い．
⑤抗菌薬の全身投与ですみやかに症状は改善する．

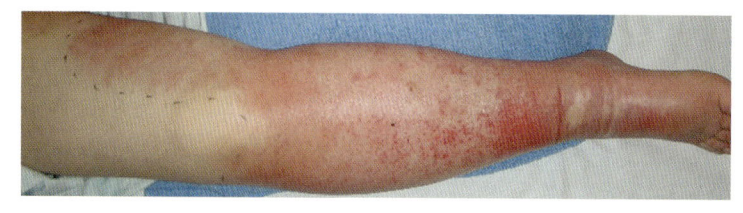

図10　下肢の丹毒
一部紫斑を伴う．紅斑の境界が明瞭である．

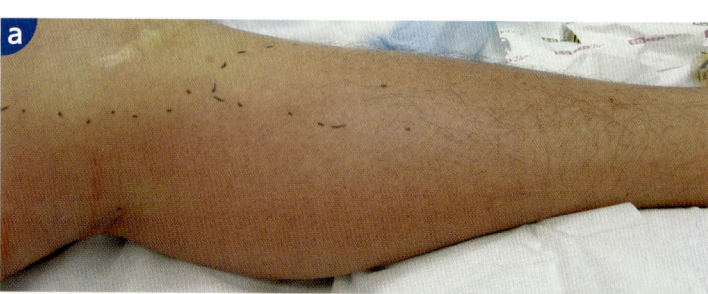

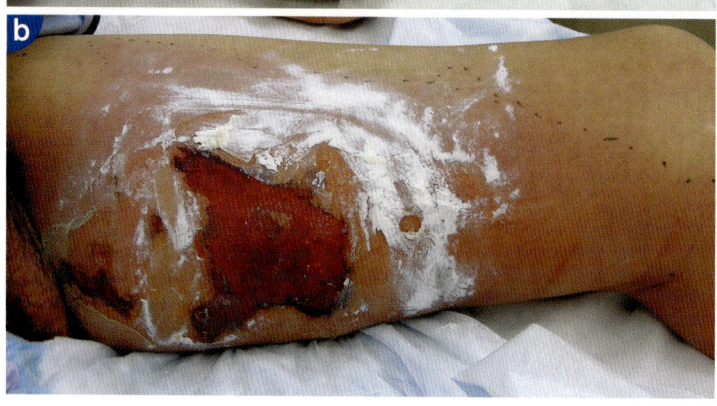

図11　亜急性型壊死性筋膜炎
他院で抗菌薬の点滴静注を行うも改善なく当院転院．**a**．一見は丹毒とも思われる浮腫性紅斑．**b**．大腿の内側では紫斑，潰瘍を生じてきた．
（aは文献1より転載）

3 治療と次の一手

◆ 治療

① 抗菌薬の投与

化膿性連鎖球菌を標的としてペニシリン系抗菌薬を第一選択とするが，セフェム系，マクロライド系抗菌薬も有効である．軽症例は内服治療で対応できるが，局所の疼痛が激しい，発熱，頭痛，倦怠感などの全身症状が強い中等症以上の患者では点滴静注が望ましい．症状改善後，内服に切り替える．一般的には抗菌薬投与1週間程で発熱，皮膚症状ともに改善するが，下肢で安静，挙上が保てないと遷延する．腎炎の発症，再発の予防のために，症状軽快後も約10日間は抗菌薬を継続する．

1）軽症例

アモキシシリン水和物（サワシリン®）250 mg/錠，1回1錠，1日4回内服

アモキシシリン水和物・クラブラン酸カリウム（オーグメンチン®）250 mg/錠，1回1錠，1日4回内服

メロペネム水和物（メイアクト®）100 mg/錠，1回1錠，1日3回内服

2）中等症～重症例

ピペラシリンナトリウム（ペントシリン®）4 g/日，1日2回点滴静注

アンピシリン・スルバクタムナトリウム（ユナシン®-S）3 g/日，1日2回点滴静注

メロペネム（メロペン®）1 g/日，1日2回点滴静注

② 患部の処置

原則的には患部は清潔に保てばよい．消炎，疼痛緩和目的に冷却を行うのもよい．下肢発症例では患肢を挙上する．

③ 基礎疾患の治療

糖尿病，免疫不全，足白癬，リンパ浮腫，静脈血流不全などの合併症をもつ患者では，習慣性丹毒にならないように基礎疾患の治療も重要である．

◆ 次の一手

抗菌薬への反応は通常良好である．3日投与しても改善傾向がみられなければ，抗菌薬の変更を考慮するか，診断を見直す．乳幼児では敗血症，髄膜炎を併発することもある．

4 コンサルテーション

治療の遅れが致命傷になる壊死性筋膜炎の可能性があれば，早めに壊死性筋膜炎の治療経験が豊富な専門医に紹介する．

また，血管肉腫，丹毒様癌などの悪性腫瘍が丹毒として抗菌薬の投与を受けていた報告もある．抗菌薬にすみやかに反応しなければ皮膚科専門医を紹介すべきであろう．

5 患者説明のポイント

①細菌の侵入門戸は不明であることが多いが，軽微な外傷から入ることが多いと考えられる．顔面，耳の発症例では鼻をほじりすぎたり，耳掃除をしすぎないことを指導する．

②十分に抗菌薬を投与すれば，予後は良好である．しかし，十分に治療しないと習慣性丹毒になるリスクが高まり，腎炎の併発が起こりうることを説明する．きちんと抗菌薬を内服し，局所の清潔をこころがけ，基礎疾患の治療を行うよう注意を促す．下肢であれば安静，患肢挙上も大切である．

文 献

1）「内科で出会う 見た目で探す皮膚疾患アトラス」（出光俊郎 編），羊土社，2012

2）赤坂季代美 ほか：帯状疱疹vs悪性血管内皮細胞腫．Visual Dermatology，4：24-25，2005

Level 3 上級編 これで完璧！緊急性が高い疾患，鑑別が難しい疾患

Case29 両頬の紅斑

村田 哲

症例

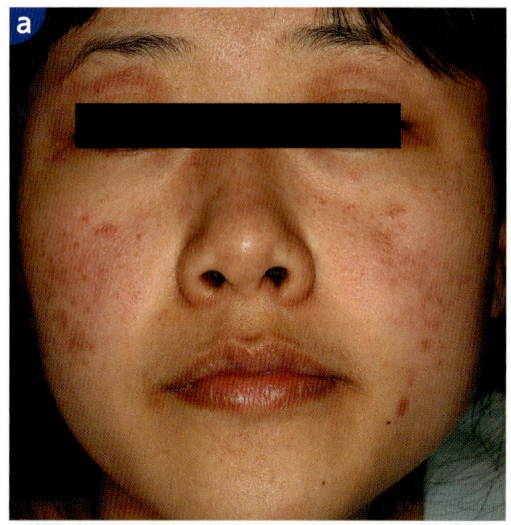

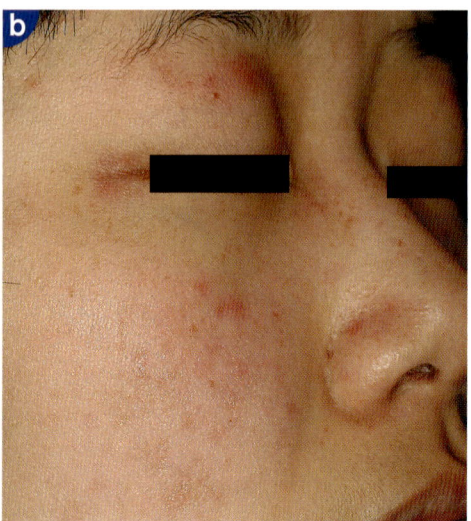

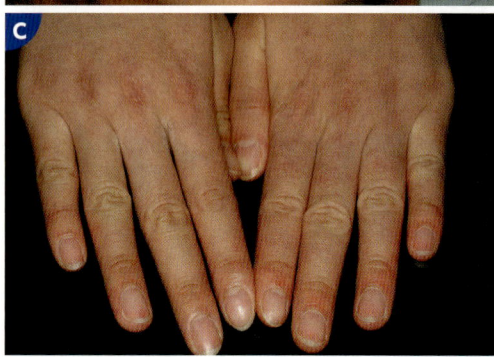

図1 両頬と手指の紅斑
a, b 頬と眼瞼の紅斑. c 手指の紅斑

◆**患者情報** 21歳，女性．前年の12月頃から頬に紅斑（図1）が出現．
主訴 両頬の紅斑．
既往歴 なし．薬歴もなし．
現病歴 受診前年の12月より顔面に紅斑出現．皮疹軽快せず，白血球減少あり3月に紹介初診．

スナップ診断は？ ▶▶▶

1 スナップ診断

年齢，性別と頬の紅斑の分布，性状から全身性エリテマトーデス（systemic lupus erythematosus：SLE）を考えるが，伝染性紅斑，脂漏性皮膚炎，酒さ，皮膚筋炎，薬疹などを鑑別する必要がある．

2 スナップ診断からの**確定診断の進め方**

> **確定診断のカギ** 年齢，性別．両側の頬隆起部に一致し鼻背に及び，鼻唇溝を避ける蝶形の紅斑．皮疹の持続期間，軽快増悪の有無．

1. パルボウイルス感染症である**伝染性紅斑**は，小児に好発し，両頬の平手打ち様紅斑（図2）と四肢の網状紅斑が特徴である．稀に成人も発症し，非典型疹の他，関節痛や血球減少，抗核抗体などが出現することがあり，SLEとの鑑別が問題となる症例もあるが，2～3週程度で軽快する．本症例はすでに3カ月以上経過していることから否定した．
2. **脂漏性皮膚炎**は，成人の顔面，頭部，耳介などに出現する境界不明瞭な紅斑で，軽度の瘙痒を伴い，軽快増悪がみられる．顔面では鼻唇溝，特に鼻翼の基部に好発する（図3）が，本症例では，むしろ頬の隆起部にみられ，鼻唇溝を避けていることから否定した．
3. **酒さ**は，更年期前後の女性に多く，冬の寒暖の刺激や夏の日光曝露で頬に境界不明瞭なびまん性紅斑（図4）が増悪する．毛孔が開大し，皮脂で光沢を伴う皮膚をもつことが多い．特徴は，毛細血管拡張で，毛孔一致性膿疱や毛孔に一致しない真皮性紅色丘疹を併発することもある．本症例は，融合傾向のある類円形紅斑で，鱗屑，色素斑を伴い，毛孔開大や毛細血管拡張はなく否定した．

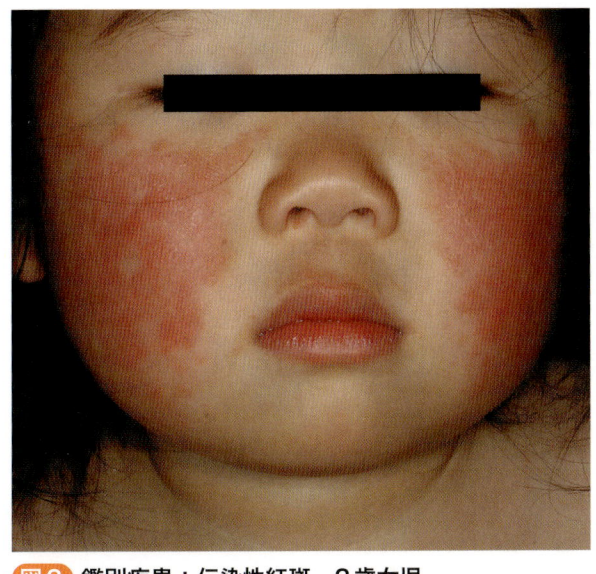

図2 鑑別疾患：伝染性紅斑　2歳女児
頬，四肢に紅斑，瘙痒あり．鱗屑痂皮を伴う．頸部リンパ節腫脹あり．2週間で軽快．

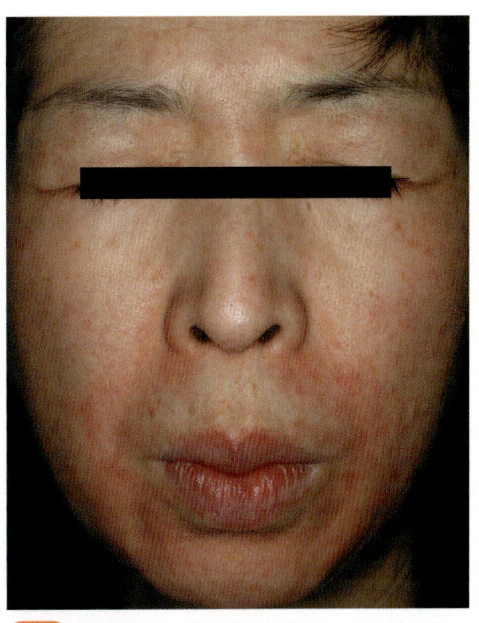

図3 鑑別疾患：脂漏性皮膚炎　43歳女性

4 **皮膚筋炎**も頬部の紅斑を伴い，時に蝶形となることもある（図5a）．特徴は，ヘリオトロープ疹と呼ばれる上眼瞼の紫紅色浮腫性紅斑（図5b）であるが，本症例の上眼瞼にも紅斑を認める（図1）．手指関節背面にGottron徴候は認めなかったが，浸潤を伴う紅斑や爪囲紅斑があり，皮疹からは皮膚筋炎を否定はできないと判断した．

5 **薬疹**（図6）は，薬歴がないことから否定した．

6 採血では，WBC $2.4 \times 10^3/\mu L$ と白血球減少あり，抗核抗体320倍陽性，抗ds-DNA抗体184.4 IU/mL高値，補体はC3 53 mg/dL, C4 6 mg/dLと低下がみられ，1997年改訂米国リウマチ学会のSLEのための分類基準（表1，後述）のうち，1. 頬部紅斑に加え，9. 血液学的異常：白血球減少症(4,000/μL未満が2回以上)，10. 免疫学的異常：2本鎖DNAに対する抗体の異常高値，11. 抗核抗体異常高値などがみられ，11項目のうち4項目を満たし，**全身性エリテマトーデス**と診断した．

7 頬の皮膚生検では，真皮表皮境界部の液状変性，melanophage, Civatte体がみられた（図7）．蛍光抗体直接法では，表皮と毛包の基底膜部に，IgG, IgA, IgM, C1q, C3, Fibrinogenの沈着がみられ，これも全身性エリテマトーデスの所見に一致した．

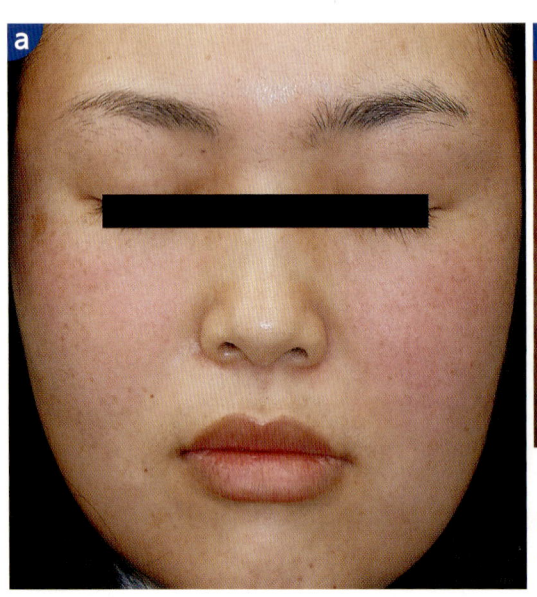

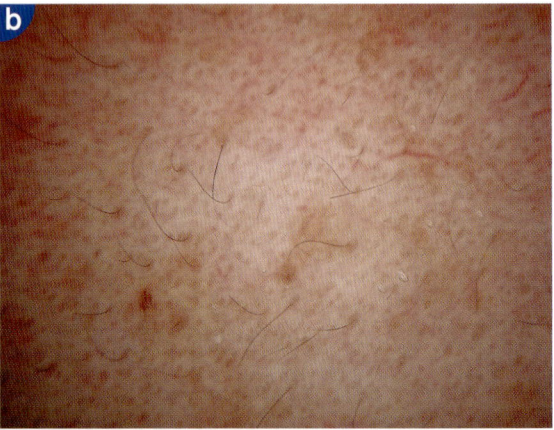

図4 鑑別疾患：酒さ　30歳女性
a 頬のびまん性紅斑．b ダーモスコピー所見．毛孔の油滴状開大と毛細血管拡張．

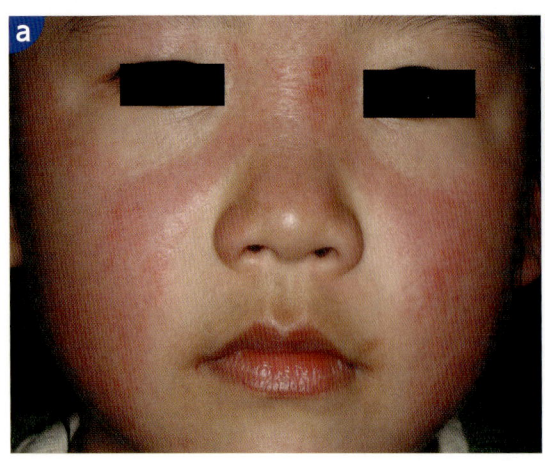

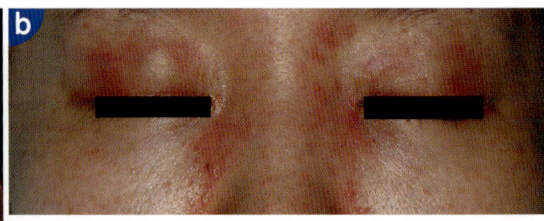

図5 鑑別疾患：皮膚筋炎
a 4歳女児．両頬から鼻背をまたいで連続する蝶形紅斑様の紅斑．b 28歳女性．上眼瞼，紫紅色浮腫性紅斑（ヘリオトロープ疹）．

3 治療とその後の経過

◆ 治療

全身症状，他臓器障害はなく，皮膚症状のみであったことから，顔面の皮疹にステロイド軟膏を外用し，6月には顔面の皮疹は消失した．

◆ その後の経過

その後，多発関節痛，腎障害，脱毛などが出現．6月末からプレドニン® 20 mg/日内服を開始．7月になっても尿蛋白強陽性持続．7月末からプレドニン® 50 mg/日に増量，腎生検を行い，ループス腎炎と診断した．

4 本症例を振り返って

全身性エリテマトーデスの頬部紅斑は鑑別すべき疾患が多い．しかし，この症例のように，年齢，性別，血液所見が典型であれば，診断は難しくない．年代により頻度の高い疾患は異なり，小児ではパルボウイルス感染症やアトピー性皮膚炎，凍瘡など，高齢者では，脂漏性皮膚炎，酒さ，薬疹，皮膚筋炎などが鑑別診断として優先される．しかし，いずれの年代でもSLEの発症はありうるので，常に鑑別診断に入れておく必要がある．

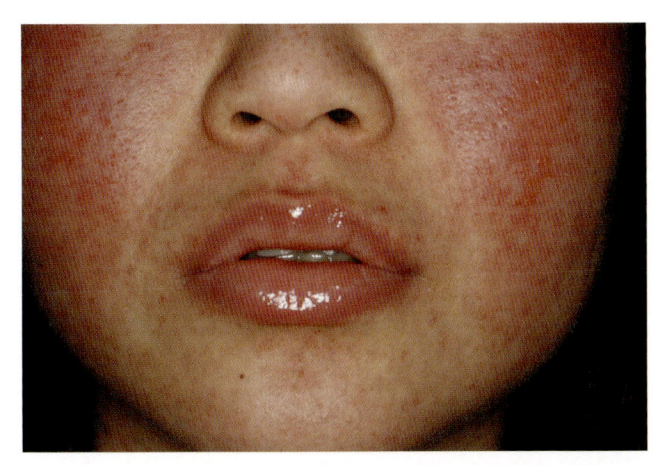

図6 鑑別疾患：薬疹　34歳女性
原因薬剤：アロシトール．

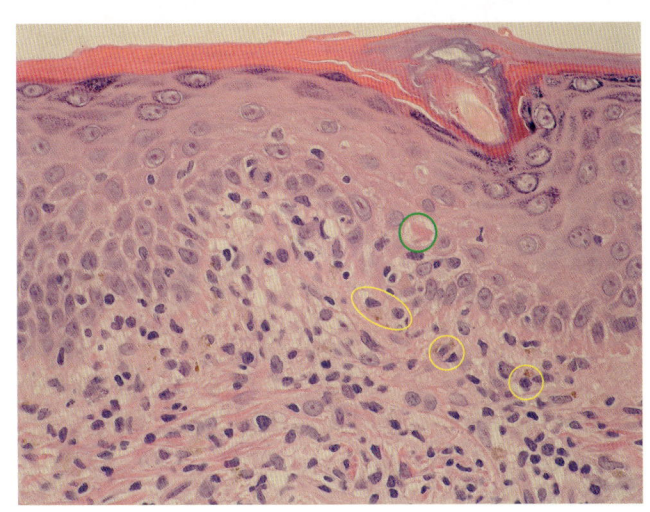

図7 頬皮膚生検HE染色所見
真皮表皮境界部の液状変性，melanophage（◯），Civatte体（◯）がみられた．

疾患をもっとよく知ろう！

1 疾患概要 ▶▶▶ 全身性エリテマトーデス

◆ 病態，症状，原因，メカニズム，分類など

　全身の臓器に炎症が起こる原因不明の自己免疫性疾患で，膠原病の1つに分類される．20～40歳の女性に多く，発症のピークは20歳代にある．大部分の患者に皮疹がみられる．

◆ 典型的所見や診断基準

　顔面の紅斑は，急性期の皮疹で，疾患活動性に相関する．両頬隆起部から鼻根部をまたぐのが典型的（蝶形紅斑）だが，鼻根部の紅斑がなくてもよく（頬部紅斑），さまざまな皮疹がみられる（図8）．顔の紅斑は一般的に鼻唇溝を避ける傾向がある．

　手掌紅斑は頬部紅斑と同じく急性期の皮疹で活動性に相関する．爪囲紅斑は非特異的だが診断的価値は高い．手指の凍瘡様皮疹は，慢性型皮疹で活動性とは関係せず，冬に出現して，暖かくなると自然に消退する．手掌紅斑とは角化傾向があることで区別される．このような皮疹に加え，脱毛，口内炎，関節痛や発熱，倦怠感，体重減少などの全身症状，血球減少，抗核抗体陽性や蛋白尿などがみられる．

　1997年に改訂された米国リウマチ学会のSLEのための分類基準（表1）は，感度，特異度ともに高く，SLEの診断基準として利用されてきたが，SLEの多様な皮疹を急性皮膚lupus erythematosus（LE）と慢性皮膚LEに整理して，さらに脱毛を加え，検査項目では低補体値を追加した新しい分類基準が2012年に発表されたので，それも付記した（表2）．

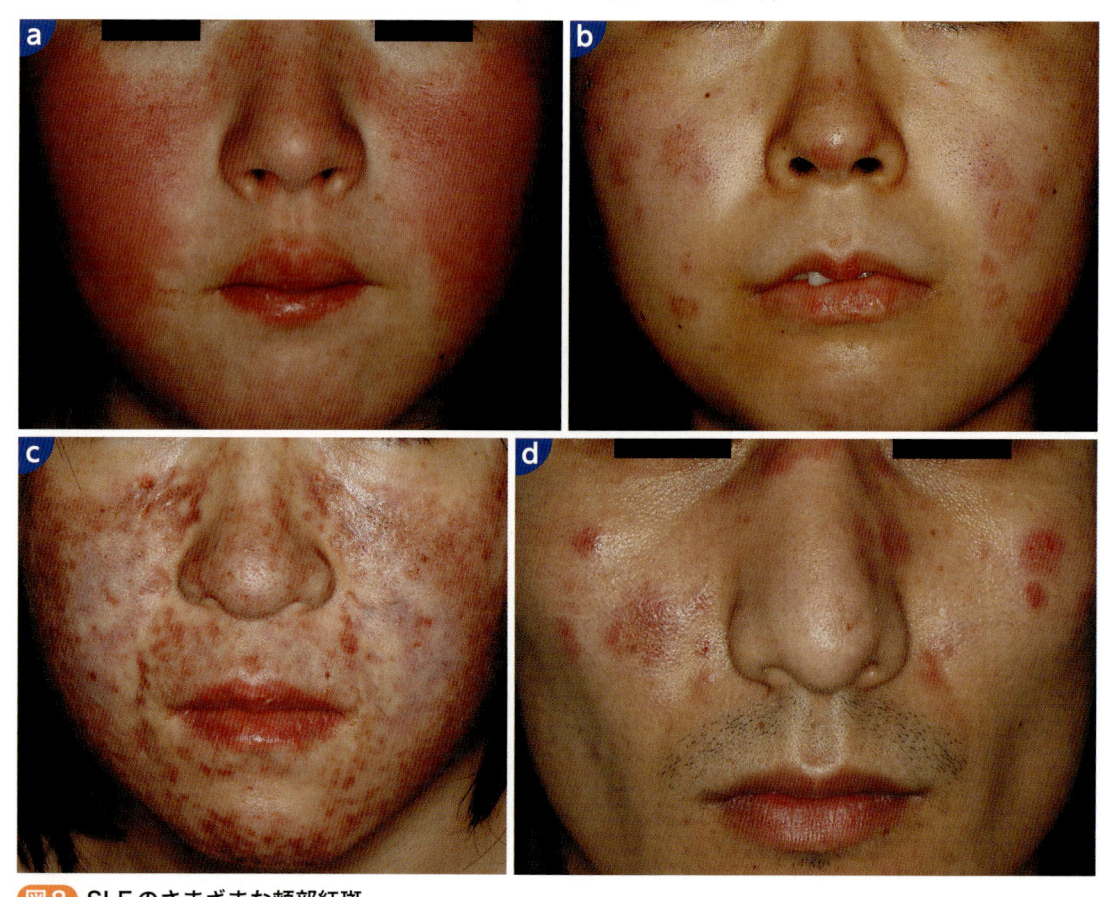

図8 SLEのさまざまな頬部紅斑
a 15歳女性．b 17歳女性．c 30歳女性．d 28歳男性．

2 ポイントとなる臨床所見

頰部，耳介，手掌などの紅斑．抗核抗体陽性に加え，血液学的異常や免疫学的異常が重要である．

3 治療と次の一手

◆ 治療

皮疹だけなら，ステロイド外用薬のみの治療も可能．軽症であれば，プレドニゾロン換算で1日15〜30 mgの少量〔例：プレドニン®，5 mg/錠，6錠/日（朝4錠，昼2錠）〕から開始する．

◆ 次の一手

持続的蛋白尿，溶血性貧血，血小板減少，多量の貯留液を伴う漿膜炎など中等症では，プレドニゾロン換算で1日40〜60 mgのステロイド中等量〔例：プレドニン®，5 mg/錠，12錠/日（朝6錠，昼4錠，夕2錠）〕を投与し，ネフローゼ症候群や進行する腎不全，その他臓器障害を伴う重症症例では，60〜80 mgのステロイド大量投与，ステロイドパルス療法（例：メチルプレドニゾロン1,000 mg/日3日間点滴，翌日から後療法プレドニン®内服開始），免疫抑制薬（例：エンドキサン® 連日または隔日，1〜2 mg/kg/日）併用などを考慮する．

4 コンサルテーション

顔面の紅斑のみでその他に皮疹がみられず，全身症状を伴わない場合は，2週間程度，スキンケアのみで経過をみて，軽快がなければ，皮膚科に紹介し診断を依頼するとよい．顔面の紅斑に診断を行わず安易にステロイド外用薬を使用すると，その後の経過を複雑化，長期化させ，正確な診断を困難にし，予後を悪化させる例が少なくない．

5 患者説明のポイント

①全身性の疾患であり，患者それぞれで，症状や重症度，経過は異なる．
②治療は長期にわたる可能性が高い．

表1 米国リウマチ学会のSLEの分類基準（1997年改訂）

1. 頰部紅斑	
2. 円板状紅斑	
3. 光線過敏症	
4. 口腔内潰瘍	
5. 関節炎：	骨浸食を伴わない2カ所以上の圧痛，腫脹，あるいは関節液貯留を伴う関節炎
6. 漿膜炎：	(a) 胸膜炎（疼痛，摩擦音の聴取，または胸水貯留）．あるいは (b) 心膜炎（心電図による確認．または摩擦音の聴取．または心嚢液貯留）
7. 腎障害：	(a) 持続性蛋白尿（1日0.5 g以上もしくは3+以上）．(b) 細胞性円柱（赤血球，ヘモグロビン，顆粒，尿細管性円柱またはそれらの混合）
8. 神経障害：	(a) 痙攣（他の原因を除外すること）．(b) 精神障害（他の原因を除外すること）
9. 血液学的異常：	(a) 溶血性貧血（網赤血球増加を伴う）．(b) 白血球減少症（4,000/μL未満が2回以上），(c) リンパ球減少症（1,500/μL未満が2回以上），(d) 血小板減少症（10万/μL未満）（薬剤性を除外する）
10. 免疫学的異常：	(a) 抗DNA抗体：2本鎖DNAに対する抗体の異常高値．(b) 抗Sm抗体：Sm核抗原に対する抗体の存在．(c) 抗リン脂質抗体陽性：(1) IgGまたはIgM抗カルジオリピン抗体陽性．(2) ループス抗凝固因子陽性．(3) 血清梅毒反応の生物学的偽陽性
11. 抗核抗体：	免疫蛍光抗体法で，異常高値を示す抗核抗体を検出すること．"薬剤誘発性ループス症候群"と関連している薬剤投与のないこと
	経時的あるいは同時に，11項目のうち4項目以上が存在するときにSLEと診断する

（文献2より引用）

表2 SLICC (the systemic lupus international collaborating clinics) によるSLE分類基準2012

臨床11項目	免疫6項目
1 急性皮膚LE*1（皮膚筋炎を除外する）	1 ANA（抗核抗体）
2 慢性皮膚LE*2	2 抗dsDNA抗体
3 口腔潰瘍	3 抗Sm抗体
4 非瘢痕性脱毛	4 抗リン脂質抗体
5 滑膜炎	5 低補体
6 漿膜炎	6 溶血性貧血がない場合の直接クームステスト陽性
7 腎症	
8 神経症状	
9 溶血性貧血	
10 白血球減少，リンパ球減少	
11 血小板減少	

*臨床11項目と免疫6項目から，それぞれ1項目以上合計4項目を認めればSLEと分類する．
*項目が同時に出現する必要はない．
*腎生検でSLEに合致した腎症があり抗核抗体か抗dsDNA抗体が陽性であればSLEと分類する．

*1 急性皮膚LE (ACLE)

1) 頬部紅斑：DLEは含まない
2) 水疱型LE (bullous lupus)
3) 中毒性表皮壊死症様SLE (toxic epidermal necrolysis variant of SLE)
4) 丘疹紅斑型LE (maculopapular lupus rash)
5) 光線過敏型LE (photosensitive lupus rash)
6) 亜急性皮膚LE (SCLE)：a) 乾癬様皮疹，b) 環状紅斑

*2 慢性皮膚LE (CCLE)

1) 古典的DLE：a) 限局型，b) 播種型
2) 疣贅状DLE (hypertorophic or verrucous lupus)
3) 深在性LE (lupus panniculitis or profundus)
4) 粘膜LE (mucosal lupus)
5) 結節性LE (lupus erythematosus tumidus)
6) 凍瘡状LE (chillblains lupus)
7) DLE・扁平苔癬オーバーラップ (discoid lupus/lichen planus overlap)

LE：lupus erythematosus, ACLE：acute cutaneous LE, DLE：discoid LE（円板状エリテマトーデス）, SCLE：subacute cutaneous LE, CCLE：chronic cutaneous LE
（文献3より引用）

③ステロイドの有効性と副作用を十分に理解し，自己判断で変更したり中止してはならない．特に，感染症を発症したとき，ステロイドの減量や中止を行うとSLEの急性増悪の原因となるので危険である．
④増悪因子である，過度の疲労，寒冷，日光照射を避け，感染症の予防にも気をつける．
⑤妊娠・出産は，病状が安定すれば可能である．

文献

1) 「膠原病診療ノート 第2版」（三森明夫 著），日本医事新報社，2002
2) Hochberg, M., C.：Updating the American College of Rheumatology revised criteria for the classification of systemic lupus erythematosus [letter]. Arthritis Rheum, 40：1725, 1997
3) Petri M, Orbai A-M, Alarcón GS, Gordon C, Merrill JT, Fortin PR, et al.：Derivation and validation of the Systemic Lupus International Collaborating Clinics classification criteria for systemic lupus erythematosus. Arthritis Rheum, 27；64 (8)：2677-2686, 2012

Case30 環状の紅斑，凍瘡様皮疹

中村哲史

Level 3 上級編 これで完璧！緊急性が高い疾患，鑑別が難しい疾患

症例

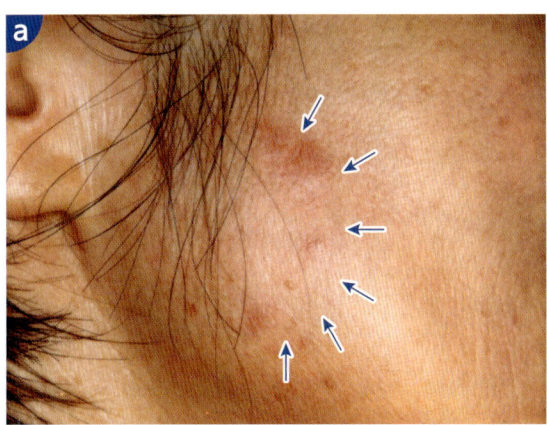

図1 顔面と手の紅斑
a 顔面の皮疹はステロイド外用の影響があるものの，全体的に観察すると丘疹と局面が環状を呈している（→）．b 手の皮疹も凍瘡様ではあるが，色調は鮮紅色で，MP関節にも紅斑がみられる．

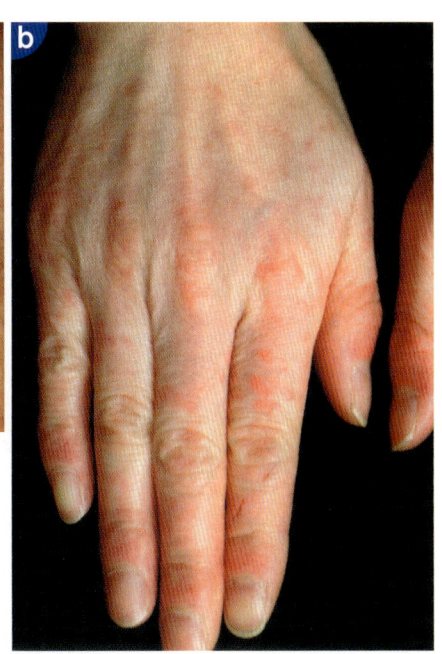

◆**患者情報** 45歳，女性．約1年前からの顔面の環状を呈する紅斑（図1 a）．1カ月前から手にも紅斑が出現したため（図1 b）近医受診し，ステロイド外用を行うも皮疹が再燃するため皮膚科初診．発熱なし，化粧品等の変更なし．口の渇きを聴取すると，そういえば乾くという．指は朝にむくみ，手指関節痛とこわばりがある．

スナップ診断は？▶▶▶

1 スナップ診断

Sjögren症候群を含めた膠原病を考える．サルコイドーシス，凍瘡，Darier遠心性環状紅斑，慢性遊走性紅斑（Lyme病），蕁麻疹，体部白癬などの除外が必要．

2 スナップ診断からの 確定診断の進め方

確定診断のカギ　環状の紅斑，手足の観察による凍瘡様皮疹，目や口腔の乾燥症状の有無，高γグロブリン血症による紫斑の存在．

1. 顔面の環状紅斑（図1a）と手の凍瘡様皮疹（図1b）から，まず第一に**Sjögren症候群**を考えた．
2. 顔面，手背の皮膚生検にて，いずれも表皮の平坦化，液状変性，毛包周囲や汗腺周囲へのリンパ球浸潤，血管周囲へのリンパ球浸潤を認めた．皮疹の分布や病理組織からは，**Darier遠心性環状紅斑**（図2）が除外された．**サルコイドーシス様肉芽腫**は認めなかった（図3）．また角層内への真菌成分もなく，**体部白癬**も鑑別できた（図4）．
3. ダニ咬傷の既往や刺し口はなく，**Lyme病**（図5）や，持続性の皮疹であるため，一過性の真皮の浮腫である**蕁麻疹**（図6）も鑑別された．
4. 血液検査で抗核抗体×1,280，抗SS-A抗体111.2 U/mL（正常＜10 U/mL），抗SS-B抗体5.7 U/mL（正常＜10 U/mL），血清アミラーゼ139 IU/L，IgG1,856 mg/dLを認めた．RF陰性，他の疾患特異的自己抗体は陰性．
5. ガリウムシンチグラフィーで左耳下腺への集積亢進を認めた（図7）．リンパ節への取り込みはみられなかった．
6. シアログラフィー（唾液腺造影）でapple tree appearanceを認めた（図8）．

上記 1 〜 6 にて**Sjögren症候群**と診断した．

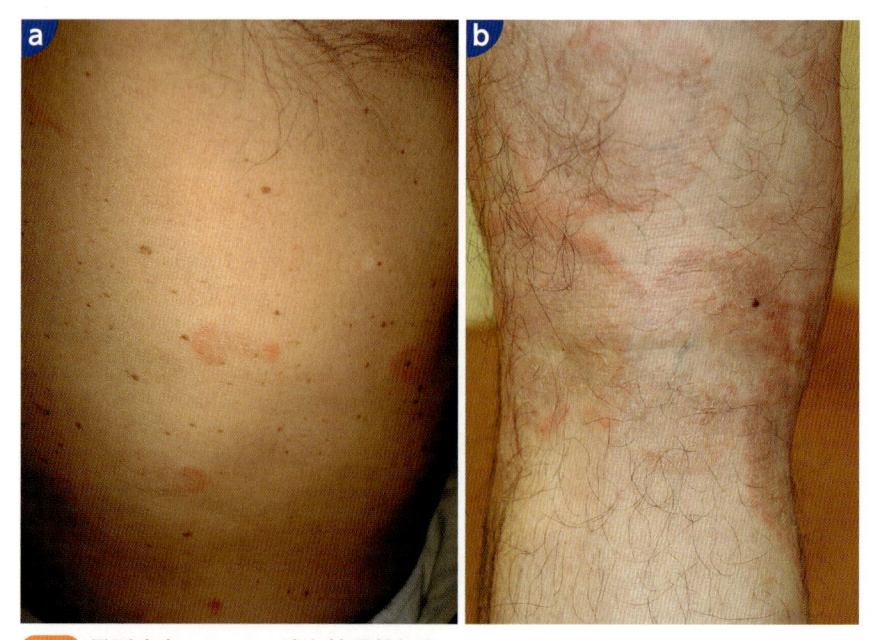

図2 鑑別疾患：Darier遠心性環状紅斑
a 中心治癒傾向がみられる．b Darier遠心性環状紅斑．遠心性に周囲に拡大していく．

3 治療とその後の経過

入院安静のうえ，皮疹にはタクロリムス軟膏外用，内服薬として抗アレルギー薬と麦門冬湯を開始し，皮疹は改善した．

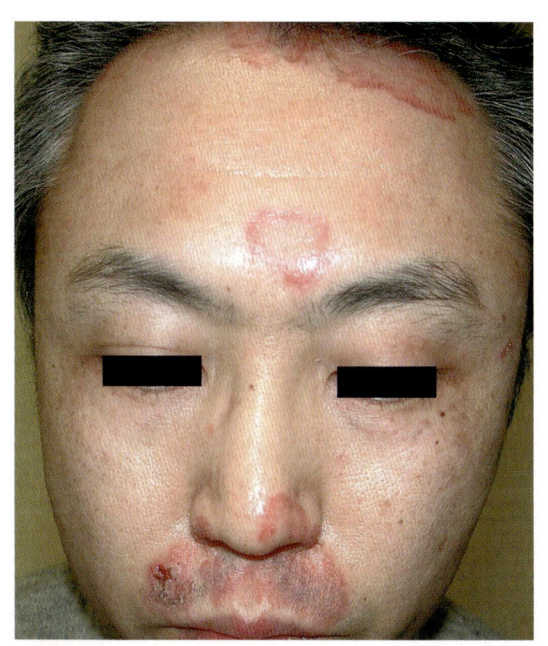

図3 鑑別疾患：顔面局面型サルコイドーシス
暗赤色環状紅斑．中心部皮膚は萎縮し，紅斑部はやや隆起する．

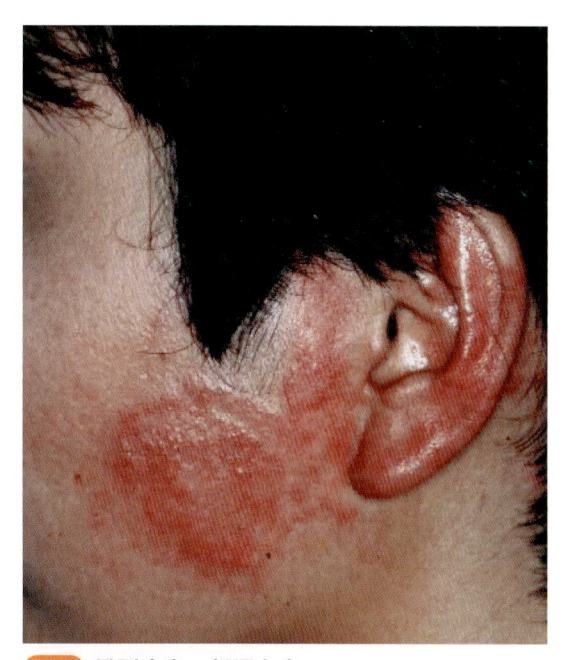

図4 鑑別疾患：顔面白癬
ステロイドの誤用により拡大している．基本的に環状を呈している．

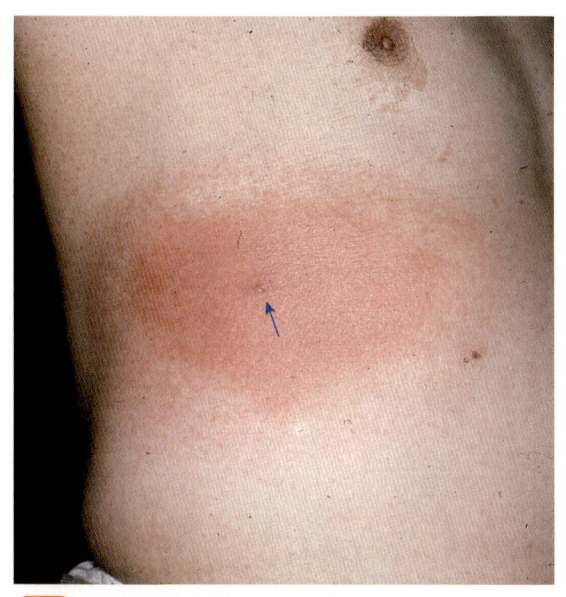

図5 鑑別疾患：慢性遊走性紅斑（Lyme病）
中心に刺し口と思われる瘢痕（→）があり，同心円状に紅斑が拡大する．

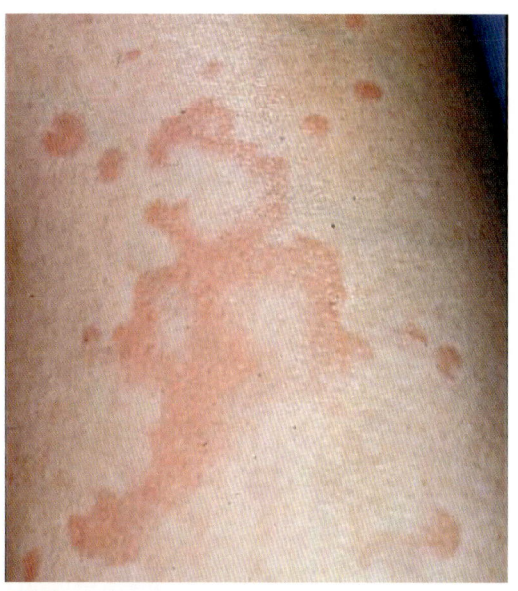

図6 鑑別疾患：急性蕁麻疹（アナフィラキシーショック）
蕁麻疹でも環状紅斑を呈することがある．真皮上層の血管拡張と浮腫のために紅斑の境界が明瞭である．

4 本症例を振り返って

近医での診断は手の凍瘡と顔面の慢性湿疹であったが，顔面の皮疹はステロイド外用の影響があるものの，全体的に観察すると丘疹と局面が環状を呈していることがわかる．また，手の皮疹も凍瘡様ではあるが，色調は鮮紅色であり，凍瘡の暗赤色紅斑（図9）とは異なっていた．

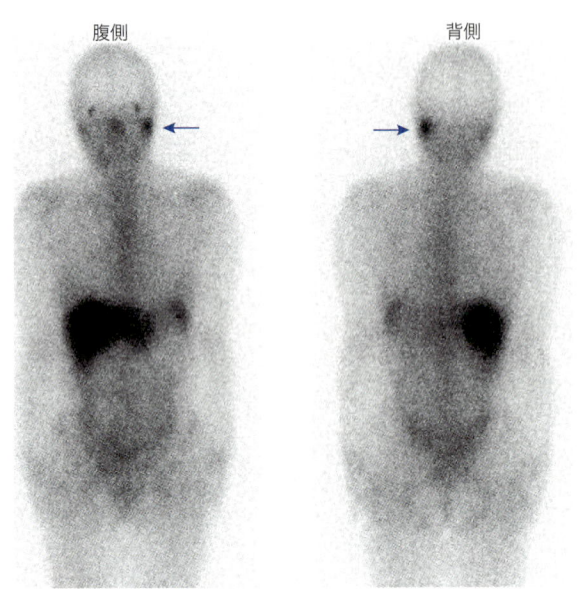

図7 Sjögren症候群患者のガリウムシンチグラフィー
ガリウムシンチグラフィーで左耳下腺への集積亢進を認めた（→）．リンパ節への取り込みはみられない．

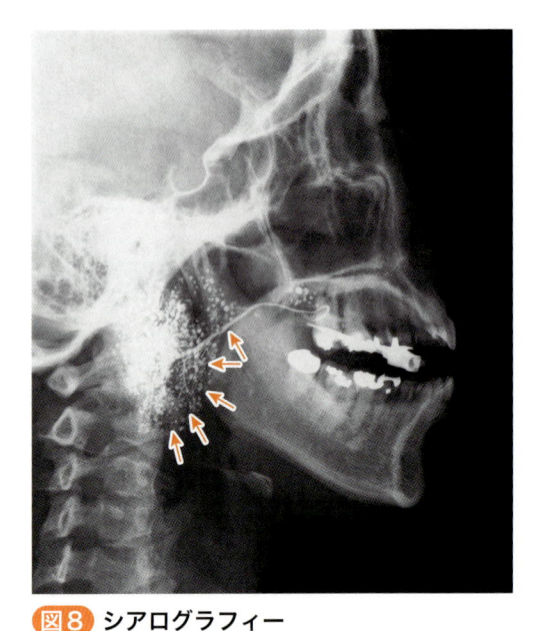

図8 シアログラフィー
唾液腺の破壊による造影剤の漏出をみる．腺内に1～2mm程度の顆粒状陰影（→）が認められ，Grade 2（RubinとHoltの分類）と診断した．

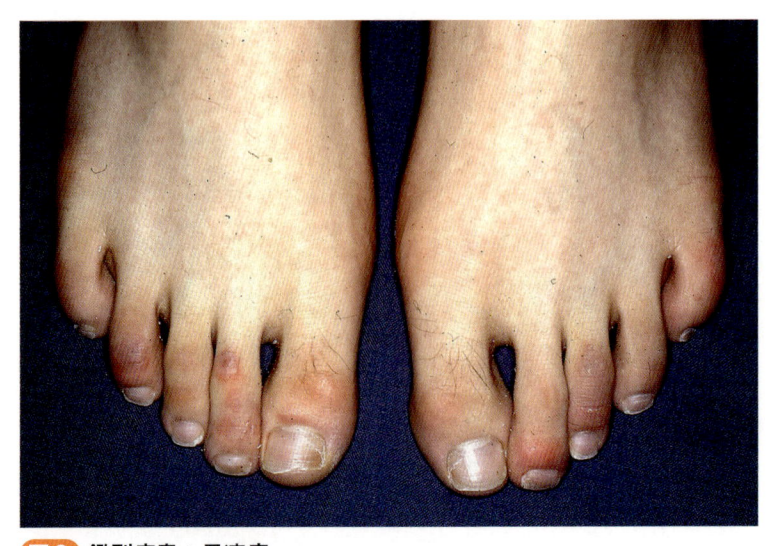

図9 鑑別疾患：足凍瘡
暗赤色の紅斑が趾の末端を主体に存在．足背までの拡大はない．

疾患をもっとよく知ろう！

1 疾患概要 ▶▶▶ Sjögren症候群

Sjögren症候群（図10）は外分泌腺の慢性炎症性疾患であり，臓器特異的自己免疫疾患と考えられている．1999年厚生省（現 厚生労働省）の診断基準を表1に示す．眼の乾燥症状，口腔の乾燥症状以外に皮疹（図11，12），関節炎，関節痛，Raynaud症状，リンパ節腫脹，薬物アレルギー，筋力低下，四肢の紫斑（図13），肝脾腫，活動性肝炎，悪性リンパ腫の続発などがよく知られている．間質性腎炎，尿細管性アシドーシス，間質性肺炎，自己免疫性肝炎，慢性甲状腺炎，萎縮性胃炎，膵炎などが起こることもあり注意を要する．また，他の膠原病との併発（二次型）もありうるため，RA，SLEなどの検索，症状の合併も念頭におく．好発年齢は50歳代で，男女比は1：8～14と女性に多いため，エストロゲンの関与も推測されている．

case 30

2 ポイントとなる臨床所見

①中年女性の皮疹，関節痛，倦怠感
②眼の乾燥症状，口腔の乾燥症状
③血液検査での抗SS-A，抗SS-B抗体陽性
④眼科でのSchirmer試験，ローズベンガル試験，蛍光色素試験
⑤耳鼻科での唾液分泌量測定，シアログラフィー，小唾液腺生検，唾液腺シンチグラフィー

乾燥症状や倦怠感などは，患者が更年期や加齢によるものと考えていることが多く，詳細な病歴聴取が必要である．眼精疲労，齲歯の増加，固形物摂食時の飲水などの所見がみられやすい．非特異的皮疹や皮脂欠乏症などもみられる．

表1 Sjögren症候群の診断基準と分類（1999年厚生省改訂基準）

I 診断
（1）生検病理組織でいずれかの陽性所見を認めること
1．口唇腺病理組織検査で4 mm^{2}当たり1 focus（導管周囲に50個以上のリンパ球浸潤）以上
2．涙腺組織で4 mm^{2}当たり1 focus（導管周囲に50個以上のリンパ球浸潤）以上
（2）口腔検査で次のいずれかの陽性所見を認めること
1．唾液腺造影でStage 1（直径1 mm未満の小点状陰影）以上の異常所見
2．唾液分泌量低下（ガム試験にて10分間に10 mLまたはサクソンテストで2分間で2 g以下）があり，かつ唾液腺シンチグラフィーにて機能低下の所見
（3）眼科検査で次のいずれかの陽性所見を認めること
1．Schirmer試験で5分間に5 mm以下で，かつローズベンガル試験（van Bistjerveld）スコアで3以上
2．Schirmer試験で5分間に5 mm以下で，かつ蛍光色素試験陽性
（4）血清検査で次のいずれかの陽性所見を認めること
1．抗SS-A抗体陽性
2．抗SS-B抗体陽性
診断基準
以上4項目のうち，いずれかの2項目以上を満たせばSjögren症候群と確定診断する．
II 病型の分類
（1）一次型：膠原病の合併のないもの
1．腺型：涙腺・唾液腺に病変が限局しているもの
2．腺外型：涙腺・唾液腺以外に病変が波及しているもの
（2）二次型：膠原病の合併があるもの

（文献1より引用）
なお都道府県で公費助成を行っているのは，北海道，東京都，富山県だけ

確定診断には血液学的異常と眼科，耳鼻科的検索が必要であり抗SS−A抗体，抗SS−B抗体陽性時にはすみやかに眼科，耳鼻科へ紹介する．

3 治療と次の一手

◆ 治療

外分泌腺の慢性炎症性疾患であるとともに，頻度は低いものの重要臓器での炎症も伴い，その病勢にも波があるため，日常生活での注意と定期診察を怠らないように指導する．

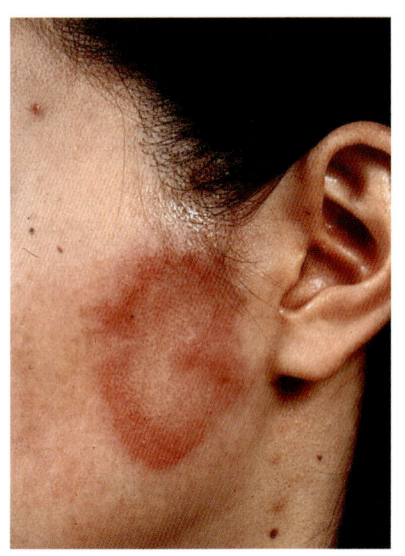

図10 Sjögren症候群

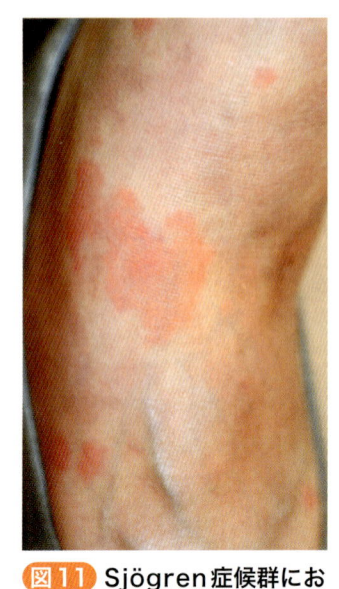

図11 Sjögren症候群における足背の環状紅斑
非特異的紅斑であったが，組織学的にはSjögren症候群の所見を呈した．

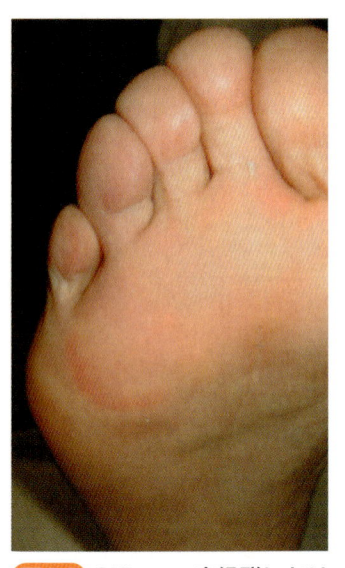

図12 Sjögren症候群における趾の凍瘡様皮疹と一部足底までの環状紅斑
Sjögren症候群で治療経過中に出現．

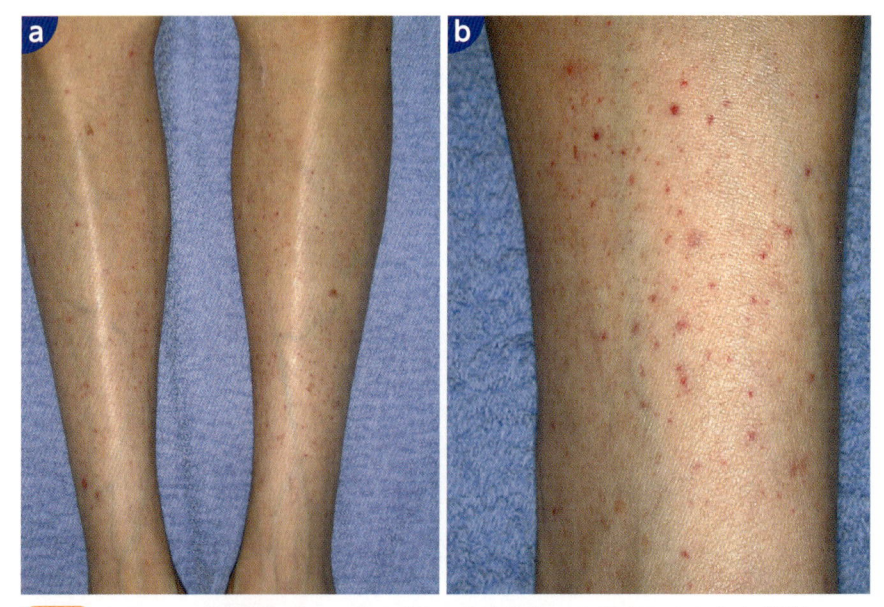

図13 Sjögren症候群に高γグロブリン血症を伴った患者にみられた紫斑
69歳，女性．血清IgG 3,200 mg/dL，抗SSA抗体256以上，抗SSB抗体32.

① 日常生活での注意
　規則正しい生活，安静と十分な睡眠，バランスのとれた食事，精神的・肉体的ストレスの回避，適度な運動（日光は避ける），定期診察と検査を怠らない．

② 口腔乾燥に対して
　サリベート®噴霧のほか，近年セビメリン塩酸塩水和物（エボザック®，サリグレン®）内服が有用とされている．麦門冬湯，人参養栄湯などの漢方薬も使用される．

③ 虫歯予防
　口内環境の維持のためアズノール®含嗽，イソジン®ガーグル含嗽，抗真菌薬含嗽などを行う．適宜歯科での歯垢除去，歯周病対策を行う．

④ 眼乾燥に対して
　人工涙液（マイティア®）点眼，ヒアレイン®点眼などを行う．セビメリン塩酸塩水和物（エボザック®，サリグレン®）内服も有用とされるが，眼乾燥には保険適応がない．

⑤ 定期検査（3～6カ月ずつ適時）
　全血球計算，肝酵素，自己免疫抗体，腎機能（尿検査，BUN，血清Crの他，eGFR，β2MG，シスタチンC等），電解質，胸部X線検査等で活動性を検討する．
　1～2年に一度は甲状腺ホルモン採血やCTや内視鏡などによる，肝脾腫，リンパ節腫大，胃炎，膵炎の検討も行う．

◆ 次の一手
　関節痛，唾液腺痛，微熱等の活動性であれば，NSAIDsの内服を行う．
　間質性腎炎の増悪，高γグロブリン血症，日常生活に支障がある関節炎などにはステロイドの全身投与を行う．
　いずれも副作用に注意し，可及的速やかに減量し，場合により少量持続にする．
　免疫抑制薬の使用（外用，内服）も有用とされる．

4 コンサルテーション

　くり返す環状紅斑，凍瘡様皮疹，および紫斑の出没はすみやかに皮膚科へコンサルテーションすべきである．皮膚科専門医の診察，視診にてSjögren症候群が疑われれば，皮膚科医が生検，採血および当該科への紹介を行うことが多い．
　逆に血液学的検査で抗SS-A抗体，抗SS-B抗体が陽性であればすみやかに耳鼻科，眼科へ紹介すべきである．頻度は低いものの，活動性肝炎，悪性リンパ腫，間質性腎炎，尿細管性アシドーシス，間質性肺炎，自己免疫性肝炎，慢性甲状腺炎，萎縮性胃炎，膵炎等を合併することがあり臨床症状，血液学的異常がみられればリウマチ，膠原病内科へのコンサルテーションが必要．

5 患者説明のポイント

①自己免疫疾患であるが，その他，感染，ストレス，遺伝的素因等も関与しているため，心身のストレスや無理を避ける．
②慢性に経過し，さらに，疾患自体の活動性に波があるため，症状の寛解増悪に一喜一憂せず，病期と共存し，定期受診を怠らない．
③本疾患においても，原因の検索が進んでおり，今後も新たな病因の発見や治療法の開発が進んでいく．

文献
1)「シェーグレン症候群改訂診断基準」（厚生省研究班），1999

Level 3

上級編 これで完璧！緊急性が高い疾患，鑑別が難しい疾患

Case31 顔面と手，そのほか多彩な皮疹

永井弥生

症例

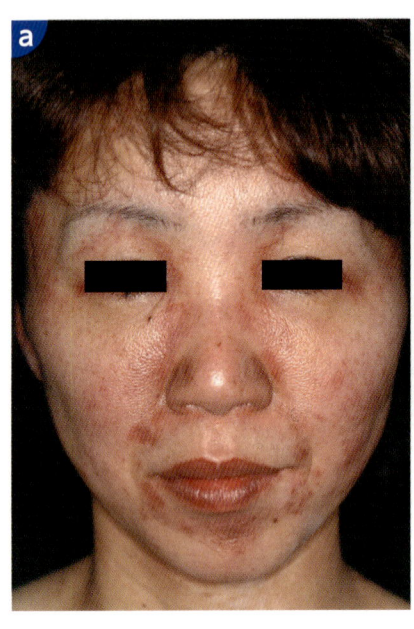

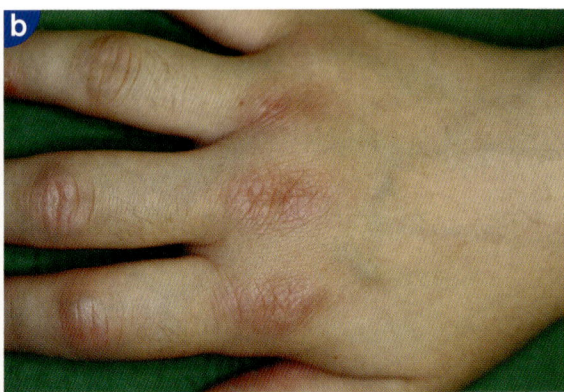

図1 顔面と手背の紅斑
a 内眼角から鼻背から頬部，鼻翼および口周囲に広がる暗紫紅色斑．両頬部から鼻背，鼻翼にかけて，軽い浸潤を伴う．b 手背MP関節およびPIP関節背面にみられる角化性丘疹．

◆**患者情報** 40歳，女性．生来健康であった．6カ月程前より，頬部の皮疹に気づいていた．痒みなどの自覚症状はなかったが，外出時に日光に曝露すると発赤が強くなるような気がしていた．さらに1カ月後くらいより，倦怠感や膝や肘，手関節などに痛みが出現，手指のこわばり，腫れぼったい感じや手の皮疹にも気づいた．次第に腕や大腿も痛みだし動くのがつらくなった．2カ月ほど前より顔面の皮疹が悪化したため受診した．

スナップ診断は？ ▶▶▶

1 スナップ診断

顔面および手の特徴的な皮疹からは皮膚筋炎を疑う．顔面の皮疹だけみると全身性エリテマトーデスも考える．

2 スナップ診断からの 確定診断の進め方

> **確定診断の カギ** 顔面の暗紫紅色斑は頰部，鼻背から鼻唇溝を越えてみられる．手の皮疹の分布は特徴的

1. 両頰部から鼻背，鼻翼にかけて，軽い浸潤を伴う淡紫紅色の類円形紅斑が多発している（図1 a）．
2. 全身性エリテマトーデスでみられる蝶形紅斑のようなきれいな蝶形は呈さず，鼻背から鼻翼，鼻唇溝を越えて分布している．
3. 皮膚筋炎では上眼瞼にみられる紫紅色の浮腫性紅斑（ヘリオトロープ疹）がよく知られている．本症例ではわずかに紫紅色調の紅斑がみられるが，腫脹は明らかでない．
4. 手の皮疹はMPおよびPIP関節背面にみられる角化性丘疹であり，典型的なGottron徴候（Gottron丘疹）である（図1 b）．特徴的な分布を呈し，診断の決め手ともなる特異疹の1つである．

1～4より皮膚筋炎と診断した．

3 治療とその後の経過

初診時の検査では血算は異常なく，生化学検査ではALT 67 IU/mL，AST 86 IU/mL，LDH 656 IU/mL，CK 950 IU/L，Aldlase 10.5 mg/dLと上昇していた．KL-6，フェリチンは正常範囲であった．

四肢MRIにて，大臀筋，両大腿にT2強調像と脂肪抑制像で両大内転筋に境界不明瞭な高信号域がみられた．胸部CTにて間質性肺炎はなかったが，悪性腫瘍の検索を行ったところ，大腸癌および肝多発転移が認められた．

◆ 治療

筋症状は明らかな進行はみられなかった．全身状態と予後を考え，副腎皮質ステロイド全身投与は行わず，腫瘍部の結腸切除術が行われた．

◆ 経過

術後，一時的に筋症状や皮疹は改善傾向がみられた．その後，経肝動脈的腫瘍塞栓術や抗癌剤による治療が行われたが，初診2年後に永眠された．

4 本症例を振り返って

本例は悪性腫瘍合併皮膚筋炎である．本症例では両者が同時に診断され，診断時にはすでに積極的な治療が困難であった．皮膚筋炎では皮膚と筋以外に，悪性腫瘍と間質性肺炎という2大合併症の管理が問題となる．皮膚筋炎と診断したら，悪性腫瘍の存在は常に念頭に置いて精査をするべきである．

疾患をもっとよく知ろう！

1 疾患概要 ▶▶▶ 皮膚筋炎

皮膚筋炎は筋症状と特徴的な皮膚症状を主症状とするが、いずれも多彩な所見を呈しうる。筋症状をとっても、症状の強い例から明らかな症状を欠く例までさまざまである。筋症状を欠く例は **clinically amyopathic dermatomyositis（CADM）** として知られている。すなわち、典型的な皮膚症状をもって診断しうる疾患なのである。

重要な合併症は、悪性腫瘍と間質性肺炎である。内臓悪性腫瘍の検索と間質性肺炎の加療、および予後不良な急速進行性間質性肺炎への留意は必須である。

近年、皮膚筋炎では多くの自己抗体が同定されている。すべて合わせると皮膚筋炎患者の8割近くでいずれかの抗体が陽性となり、全身性エリテマトーデスや強皮症と比べても遜色ない頻度である。これらは筋炎特異的抗体と呼ばれ、1人の患者で2つ以上の抗体が同時に陽性となることは稀である。さらにこれらの特異抗体は臨床的病型とも相関しており、経過の予測や治療方針の決定にも有用である。

2 ポイントとなる臨床所見

◆ 皮膚筋炎の皮膚症状

① 顔面の皮疹としては**ヘリオトロープ疹**が最もよく知られている。上眼瞼にみられる紫紅色の浮腫性紅斑であり、眼瞼浮腫のみを呈することがある。ほとんどが急性型の皮疹で病勢に相関する（図2）。

② 頬部、前額、耳介、頸部も皮疹の好発部位である。蝶形紅斑のような分布を呈することがあるが、SLEのようにきれいな蝶形とならない。鼻翼から鼻唇溝にかけて分布することが多く、粃糠様鱗屑を伴うと脂漏性皮膚炎様にみえる（図3）。

③ 手には特徴的な皮疹がみられる。**Gottron徴候（Gottron丘疹）**は手指関節背面、特にMPおよびPIP関節背面に好発する角化性紅斑や丘疹である。治療により軽快することが多いが、一部は慢性型で残存する。

④ このような皮疹は関節部以外の部分や指の側面に生じることもある。指関節屈側にみられる鉄棒豆様皮疹は逆Gottron徴候と呼ばれる（図4）。

⑤ mechanic's hands（機械工の手）は拇指尺側面や示指橈側面から指腹にかけて生じる角化性の皮疹で手湿疹に類似する（図5）。これは**抗アミノアシルtRNA合成酵素（ARS）抗体症候群**に特徴的だが特異的ではない。

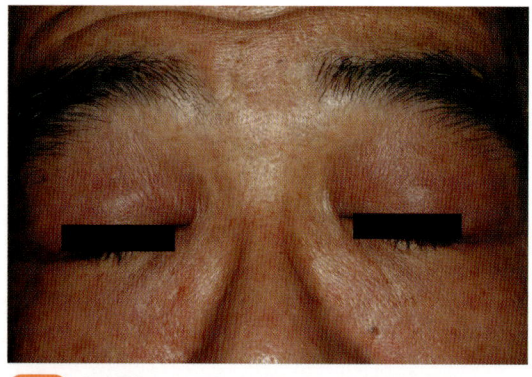

図2 上眼瞼にみられる紫紅色の浮腫性紅斑（ヘリオトロープ疹）

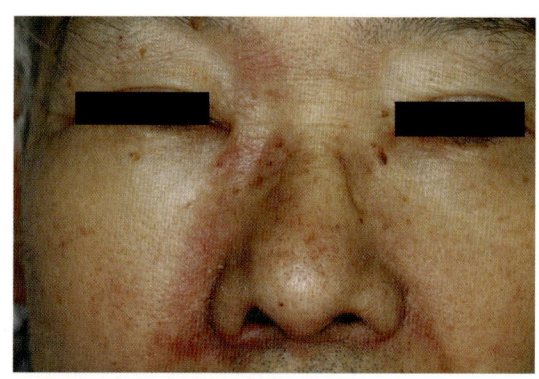

図3 顔面の脂漏性皮膚炎様皮疹

⑥体幹にも特徴的な皮疹がみられる．上背部と前胸部はそれぞれ**ショールサイン**と**V徴候**と呼ばれている．体幹の皮疹は一般に瘙痒を伴う，掻破による線状の紅斑は**鞭打ち様紅斑**やscratch dermatitisと称される（図6）．

⑦四肢の関節背面にも角化性紅斑を生じ，これは広義のGottron徴候と呼ばれている（図7）．関節背面以外の四肢伸側，特に上腕，大腿にも暗紫紅色調の皮疹がみられることがある（図8）．

◆ 皮膚筋炎の自己抗体

①抗ARS抗体は抗Jo-1抗体を含む計8種類の自己抗体が報告されている．**抗ARS抗体症候群**の主要な症状は，筋炎，間質性肺炎，関節炎，発熱，Raynaud症状，mechanic's handである．皮疹は非定型的なことが多く，ステロイド反応性は良好であるが再燃も多い．また，間質性肺炎は通常慢性の経過をたどり，急速進行性の例は少ない．

②**抗Mi-2抗体**は小児，成人とも約10％で陽性となる．皮膚筋炎に特異的であり，定型的な皮疹を持つ例が多く，筋症状も多い．悪性腫瘍や間質性肺炎の合併は稀で，予後良好な群である．

③**抗MDA5抗体（抗CADM140抗体）**はCADMに陽性になることが多い．CADMにはしばしば治療抵抗性で予後不良の急速進行性間質性肺炎が生じることが知られている．紫斑や潰瘍などの血管障害を示唆する皮膚所見（図9）の存在は皮膚症状からみた抗MDA5抗体陽性例の特徴である．

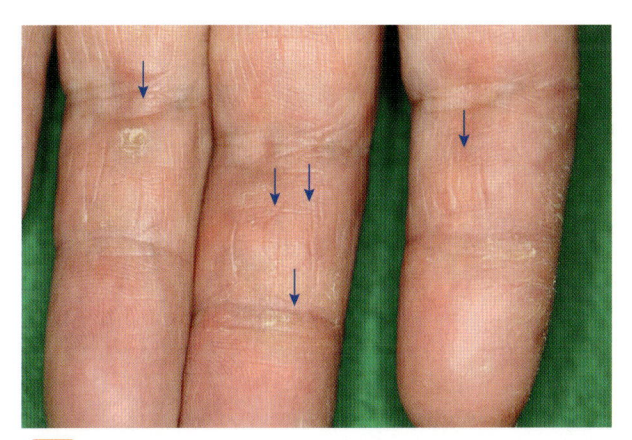

図4 指関節屈側にみられる鉄棒豆様皮疹（逆Gottron徴候）

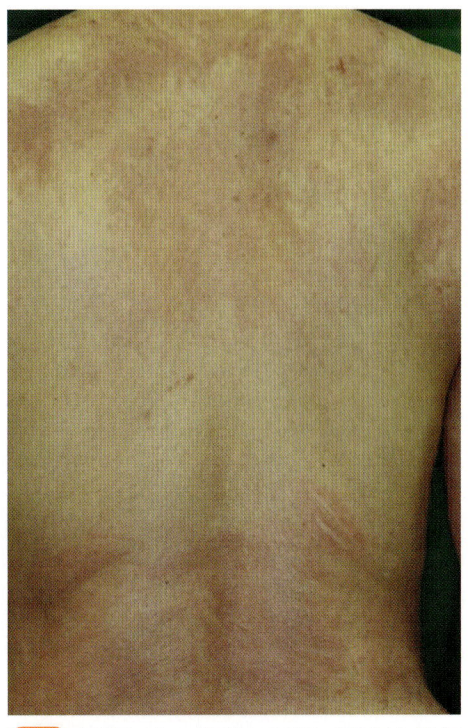

図6 掻破による線状の紅斑（鞭打ち様紅斑）とscratch dermatitis

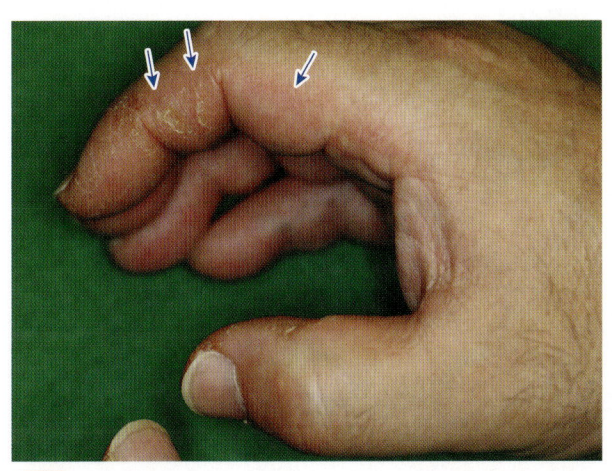

図5 示指橈側面から指腹にかけて生じる角化性の皮疹（mechanic's hands：機械工の手）

④抗TIF-1抗体（抗155/140抗体，抗p155抗体）は成人皮膚筋炎の約15〜25％に陽性となり，成人では悪性腫瘍が70％以上でみられることが特徴である．悪性腫瘍は筋症状を伴う例に多いが，CADMでもみられるので，どちらの病型でも注意が必要である．40歳以上の症例では皮膚筋炎発症1〜2年以内にくり返し検査をすることが必要である．

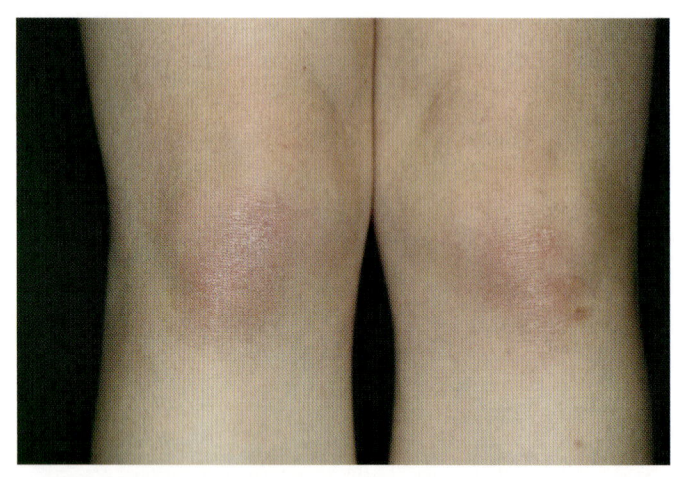

図7 膝蓋の角化性紅斑

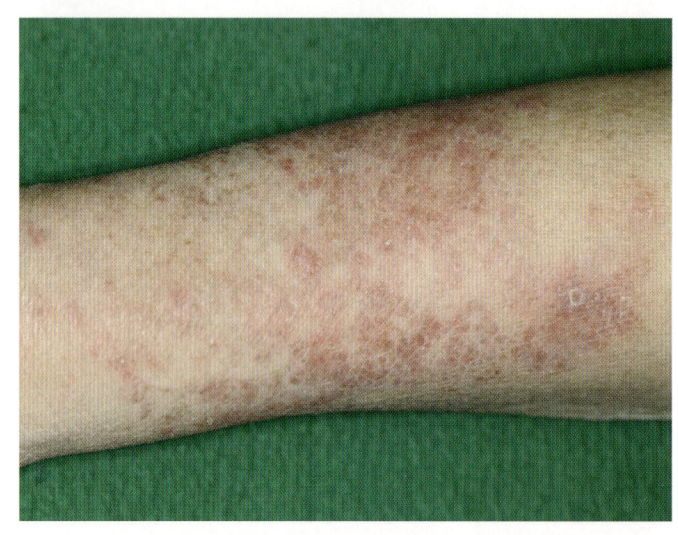

図8 四肢伸側にも暗紫紅色の角化性紅斑がみられる

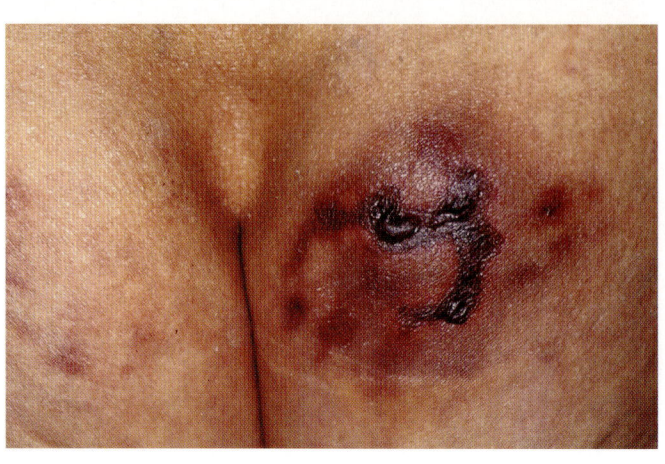

図9 臀部の潰瘍や紫斑を伴う皮膚症状

3 治療と次の一手

◆ 治療方針

　　悪性腫瘍合併例に対しては早期の悪性腫瘍切除が望まれる．しかし，嚥下筋や呼吸筋などに活動性の炎症を有する場合，CKが数千を超えるような場合や血管性病変の強い場合などには皮膚筋炎のコントロールを優先しなければならない場合もある．

　　悪性腫瘍がない場合には，筋症状に対しての第一選択は副腎皮質ステロイドであり，プレドニゾロン（PSL）1 mg/kg/日を目安に開始する．治療抵抗性な場合にはアザチオプリン，メトトレキサート，シクロホスファミドなどの免疫抑制薬やγグロブリン大量静注療法なども併用される．

◆ 次の一手

　　悪性腫瘍とともに問題となるのは間質性肺炎，特に致死的な経過をたどる**急速進行性間質性肺炎**である．通常，悪性腫瘍と急速進行性間質性肺炎は合併しないが，致死率の高い疾患でありその出現には常に留意する必要がある．現在の保険診療では，抗Jo-1抗体以外の皮膚筋炎のマーカーは測定できず，限られた施設で行われている．肺病変の病勢に関しては，動脈ガス分析，HRCTなどによる画像診断，呼吸機能検査，CRP，LDH，KL-6，SP-D，フェリチンなどの血液検査値により把握することが必要である．

　　急速進行性のタイプでは発症早期からの**ステロイド大量療法**と**免疫抑制薬の併用療法**がスタンダードである．**γグロブリン大量静注療法**も併用される．慢性に経過する例においても，再燃をくり返し，肺の長期的予後は必ずしもよくないとされており，積極的な加療が勧められている．

4 コンサルテーション

　　本症の診断には皮膚症状が非常に重要である．顔面や手背に特徴的な皮疹を有する場合には比較的診断が容易であるが，明らかなヘリオトロープ疹やGottron徴候を示さないこともある．ヘリオトロープ疹のみの場合，眼瞼腫脹として診断が遅れる例もある．前述のように，体幹の搔破による線状の紅斑や四肢伸側の紅斑など，あまり気にされないこともあるが，これは本症の特異疹といえる皮疹である．筋症状や筋原性酵素の上昇がなくても典型的な皮疹よりCADMの診断が可能であるので，好発部位や特徴を念頭に置き，早期に皮膚科へのコンサルテーションが望ましい．

　　筋症状が咽頭筋に及び嚥下障害をきたす場合には，誤嚥性肺炎をきたし予後不良となりうる．早期に耳鼻科へのコンサルテーションも必要である．このほかの合併症として，稀ではあるが心筋障害や消化管病変もきたしうる．内臓悪性腫瘍の検索は必須である．難治性の皮膚症状がみられる場合には，くり返し検索する必要がある．肺病変に関しては上述のような可能性を念頭におき，呼吸器内科と連携をとって治療にあたる．悪性腫瘍合併例については，悪性腫瘍の治療と筋炎のコントロールとの優先性，PSL使用可能量や手術適応について，関係する各科と日頃よりコミュニケーションをとっておく必要がある．

5 患者説明のポイント

①十分な初期治療の必要性ときたしうる合併症につき説明する．
②筋炎が落ち着いてからはリハビリテーションも必要であることも説明する．

文献

1) 藤本 学：皮膚筋炎の診断と病型分類．Visual Dermatol, 11（8）：794-800, 2012
2) Hamaguchi, Y., et al.：Clinical correlation with dermatomyositis-specific autoantibodies in adult japanese patients with dermatomyositis. arch dermatol, 147：391-398, 2011
3) Marie, I., et al.：Short-term and long-term outcomes of interstitial lung disease in polymyositis and dermatomyositis. arthritis rheum, 63：3439-3447, 2011

Level 3 上級編 これで完璧！緊急性が高い疾患，鑑別が難しい疾患

Case32 発熱，意識障害，紫斑

出光俊郎

症例

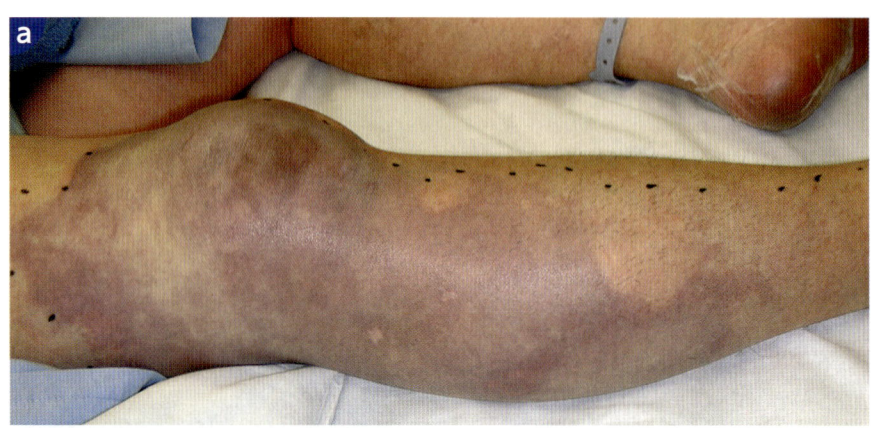

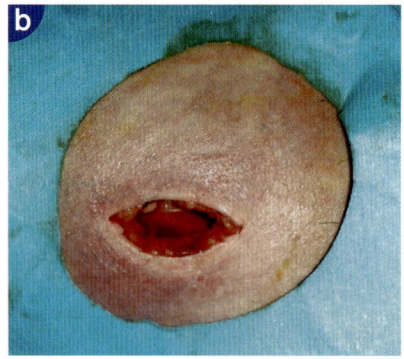

図1　下腿の紅斑，紫斑
a 右下腿の紅斑と紫斑．b 生検部位：切っても出血しない．米のとぎ汁のような漿液性の浸出液，周囲組織は指で容易に剥離された．

◆**患者情報**　79歳，女性．糖尿病を指摘されていたが無治療でいた．2週間前より食欲不振，数日前より歩行困難となった．当日の夕食後より意識レベルの低下がみられ，家人とともに近医を受診したところ，心筋梗塞を疑われて，救急車で当院救急部に搬送された．来院後，心電図上，心筋梗塞の変化はなく，意識レベルの低下，発熱（38℃）に加えて右下肢の腫脹と著明な圧痛，右大腿部から下腿部にかけての発赤，腫脹をみたため，皮膚科に診察を依頼された．また，背部に膿瘍があり，整形外科で切開，排膿し，広背筋膿瘍と診断された．

スナップ診断は？▶▶▶

1 スナップ診断

壊死性筋膜炎をまず考えるが，鑑別診断として丹毒，蜂窩織炎，深部静脈血栓症，皮下血腫，コンパートメント症候群などを除外しておく必要がある．

2 スナップ診断からの 確定診断の進め方

> **確定診断のカギ** 高熱，意識レベルの低下を伴う下肢の蜂窩織炎様の潮紅，腫脹および紫斑や水疱，壊死の存在

1. 意識障害（JCS I-3），高熱，下肢の浮腫と腫脹，同部著明な圧痛，さらに，下肢に紫斑が拡大していること（図1a）から，まずは第一に**壊死性筋膜炎**を考えた．

2. 丹毒や蜂窩織炎（図2）よりも全身症状，紫斑や圧痛が強く，血液検査所見でも白血球は14,580/μL，CRP 44.56 mg/dLと白血球増多，CRPの著明な高値を認めた．また，AST 229 IU/L，ALT 101 IU/L，CK 3,944 mg/dL，クレアチニン 1.47 mg/dL，尿素窒素 53 mg/dL，血糖は433 mg/dLであった．

3. 超音波検査では下肢**深部静脈の血栓**や血流障害はなく（図3），局所の**皮下血腫**もなかった（図4）．また，**急性動脈閉塞症**（図5）のような乾燥した黒色壊死ではなかった．

4. 試験切開・皮膚生検では，肉眼的に出血がみられず，米のとぎ汁様のさらさらした膿汁がみられた（図1b）．切開部からずぶずぶと指が入り，筋膜上の皮下組織を容易に剥離することができた（フィンガーテスト陽性）．この時点で壊死性筋膜炎を強く考えた．

5. 細菌培養では血液，広背筋内膿瘍，および皮膚生検組織からいずれも*Staphylococcus aureus*が分離された．病理組織所見では浅筋膜とみなされる脂肪組織深層で脂肪の変性や出血，多数の血栓のほかに菌塊がみられた（図6）．

1から5により最終的に**壊死性筋膜炎**と診断した．

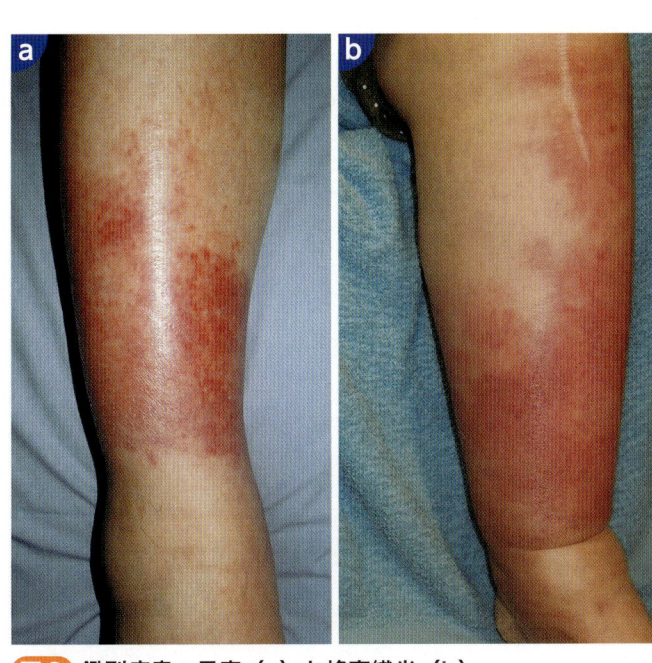

図2 鑑別疾患：丹毒（a）と蜂窩織炎（b）
a 丹毒：境界明瞭な紅斑で水疱や壊死はない．b 蜂窩織炎：丹毒よりも深在性なので紅斑は不明瞭で下腿全体に腫脹している．

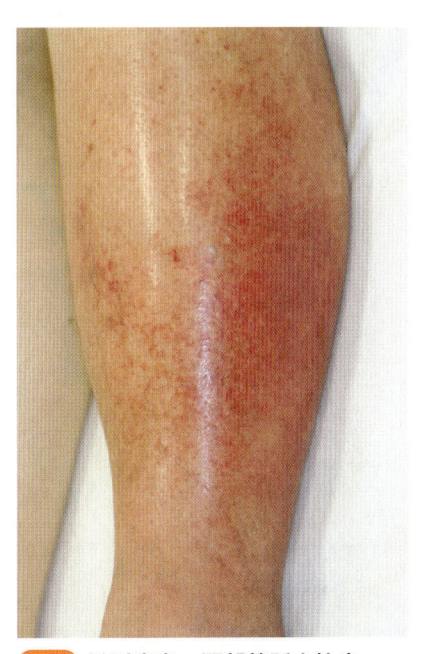

図3 鑑別疾患：深部静脈血栓症
下腿の腫脹と紫斑がみられる．

3 治療とその後の経過

◆ 治療

まずは，抗菌薬としてタゾバクタム・ピペラシリン水和物（ゾシン®）およびバンコマイシン®を使用した．抗菌薬が無効であるため，おそらく病変部の血管では血栓のために血流が途絶しているものと考えた．そのため緊急で下肢のデブリドマンを予定した．しかし，壊死組織の広範囲で急激な病変の進行がみられ，全身状態が悪化し手術は不可能の状態となった．

◆ その後の経過

その後，右下肢全体に浮腫，紫斑，水疱が進行し，全身状態の悪化，敗血症，多臓器不全により，当院搬送入院4日で死亡した．

4 本症例を振り返って

当初，近医で急性心筋梗塞を疑われたが，心電図は正常であった．下肢の症状を見逃すと診断が遅れて致死的である．急激な意識障害患者で下肢皮膚に紫斑や壊死がある場合には本症を疑う必要がある．まず，糖尿病の意識障害患者では膿瘍や壊疽，下肢の腫脹などの皮膚症状を見つけることが重要である．本症例は，急速に進行した壊死性筋膜炎で下肢切断を考慮したが，全身状態の悪化により，手術をすることができず，救命できなかった．糖尿病患者が突然歩行困難となり，意識不明で救急車で運ばれ，壊死性筋膜炎と診断されるケースは少なくない．糖尿病患者や家族には平素より，糖尿病性壊疽と同様に壊死性筋膜炎についても広報，教育の必要がある．

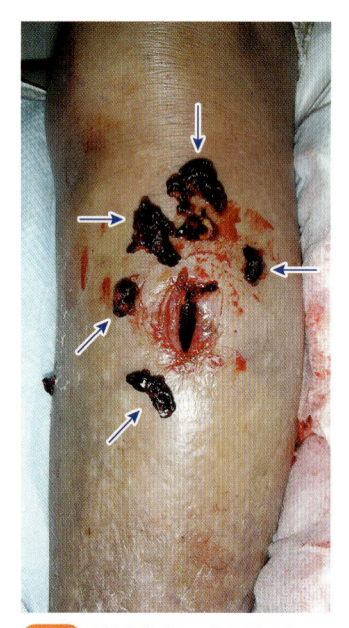

図4 鑑別疾患：皮下血腫
左下腿の疼痛と腫脹があり，切開により血腫（→）が除去された．

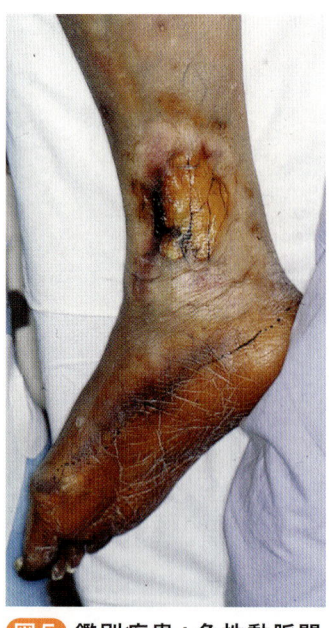

図5 鑑別疾患：急性動脈閉塞症
乾燥，ミイラ化した壊死がみられる．

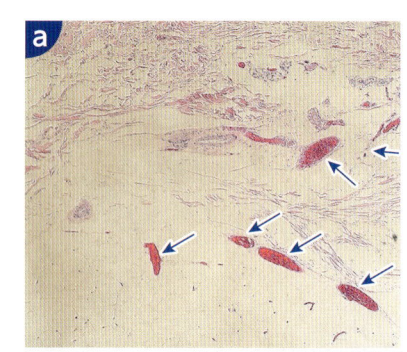

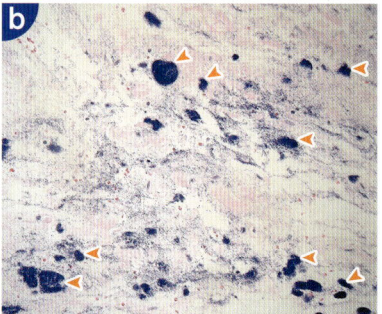

図6 症例の病理組織所見
a 真皮，皮下組織境界部付近では炎症細胞に乏しく血栓（→）の像．b 深部脂肪層深筋膜上の多数の細菌塊（▶）．

疾患をもっとよく知ろう！

1 疾患概要 ▶▶▶ 壊死性筋膜炎

　壊死性軟部組織感染症には壊死性筋膜炎，Fournier壊疽，ガス壊疽などがあり，早期に大量の抗菌薬投与と外科的処置が必要となる感染症である[1]．このうち壊死性筋膜炎は浅筋膜を含む深部皮下脂肪組織を主病変とし，強い全身症状とともに広範囲の皮膚壊死を伴う，致死率15〜30％の重症皮膚軟部組織感染症の代表である．50〜60歳代の中高年に多く，下肢に好発する．臨床像は下肢の境界の不明瞭な紅斑，腫脹で，紫斑や水疱，血疱，壊死を呈する（図7，8）．原因菌はA群β溶血性連鎖球菌（溶連菌），黄色ブドウ球菌，大腸菌，嫌気性菌などさまざまで混合感染も多い．陰茎，陰嚢，会陰部に生じた本症はFournier壊疽として知られる（図9）．また，*Vibrio vulnificus*によるものは肝硬変の患者が夏に生の魚介類を食べた後に発症することが多く，致死率が約70％と高い（図10）．

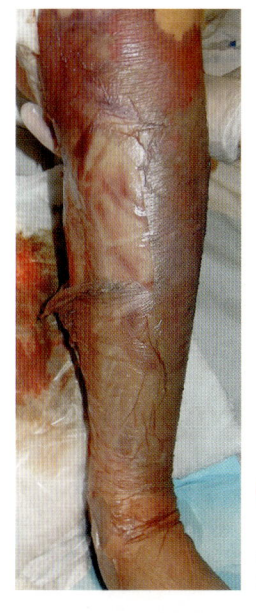

図7 壊死性筋膜炎典型例
左下腿の例，水疱が破れている．

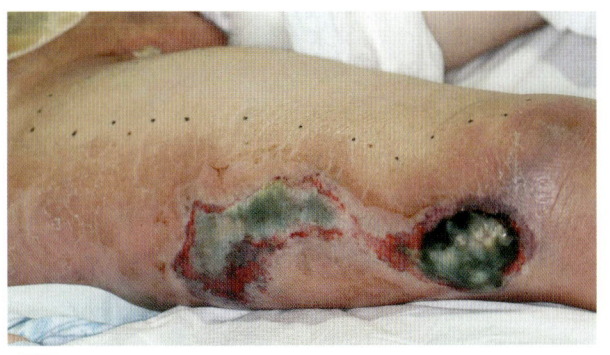

図8 壊死性筋膜炎典型例
右大腿から下腿に紅斑と黒色壊死組織がみられる．

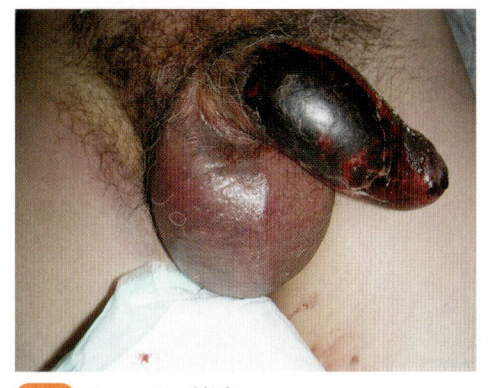

図9 Fournier壊疽
陰嚢の著明な腫脹と陰茎の壊死を認める．

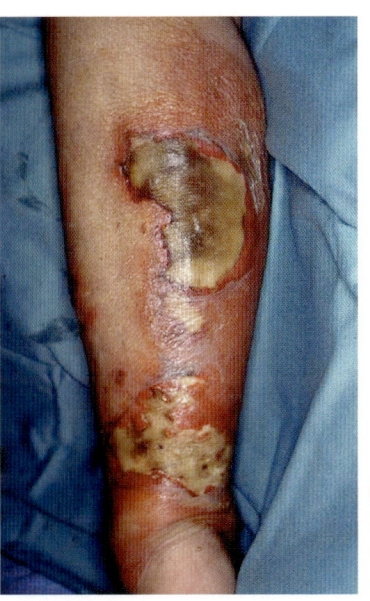

図10 *Vibrio vulnificus*敗血症による壊死性筋膜炎

2 ポイントとなる臨床所見（図11）

①高熱，疼痛が強く，下肢の蜂窩織炎としては重症感がある．
②急速に拡大する淡い潮紅と紫斑，水疱，血疱，潰瘍，壊死がみられる．
③生検時，切開部は出血に乏しく，米のとぎ汁様の膿汁がみられる．切開部から指が周囲の皮膚組織にずぶずぶと抵抗なく入るのが確認できる（**フィンガーテスト**陽性）（図12）．
④CRPの極端な上昇，白血球増加，または減少がみられる．
⑤意識レベル低下，血圧低下などのショック症状がみられる（進行例）．
⑥敗血症，DIC，多臓器不全
⑦抗菌薬に反応しない．
⑧糖尿病，肝硬変など基礎疾患がある．

急速に拡大する皮膚の潮紅や紫斑を把握するためにマジックインクで皮膚にマーキングをしておくとよい．一見蜂窩織炎様でも下腿や大腿の後面に壊死のある場合もあり，注意深くみる必要性がある（図13）．進行すると疼痛もなくなり，冷感を生じる（図14）．

診断では特に局所麻酔下における病変部の試験切開が重要で，肉眼的に切開部の出血や脂肪組織の様相をしっかりと観察する[1]．もし，フィンガーテスト陽性であれば，その部位まで切開を広げ，生検組織を取ると同時に，培養，綿棒での組織液採取，スライドグラスへの塗抹によるGram染色を行う．

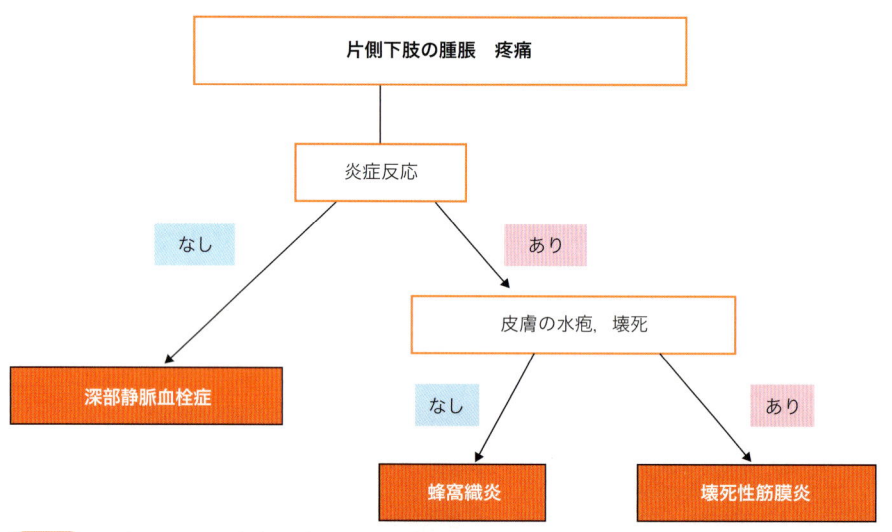

図11 四肢の腫脹，疼痛を伴う症状の鑑別

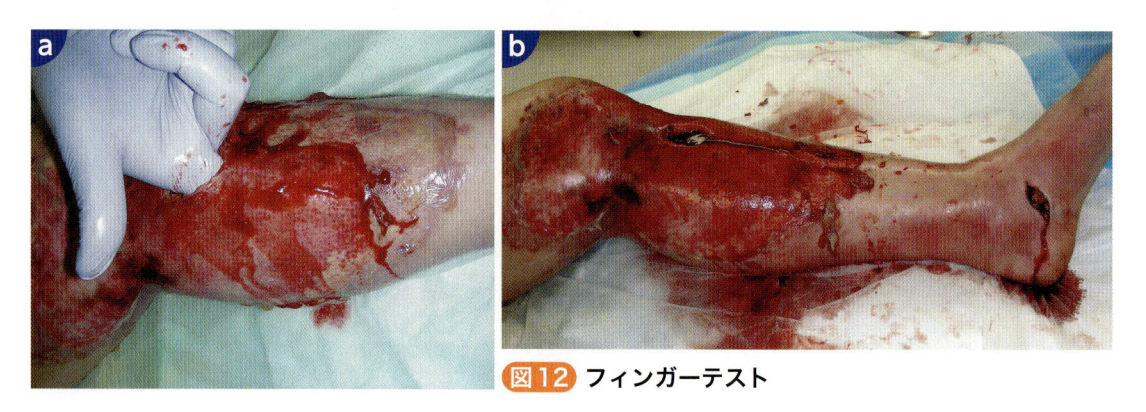

図12 フィンガーテスト

CTやMRIは画像上，ガス像の検出や内臓や筋肉への炎症の波及を知るのに有意義である．しかし，四肢での壊死性筋膜炎初期か蜂窩織炎かの鑑別をMRIなどの画像診断で行うことは実際上，かなり難しい．また，LRINECスコアが提唱されているが，このスコアで壊死性筋膜炎を診断するには限界がある[2]．**診断に最も重要なのは臨床所見と生検時の肉眼的所見，フィンガーテストである**．

3 治療と次の一手

◆ 治療

　本症は細菌感染症であり，起因菌としては溶連菌のほか，黄色ブドウ球菌や大腸菌，嫌気性菌などの混合感染も多い．病変部は広範囲に血栓を生じ，抗菌薬の局所への到達が困難であるために，外科的治療が必要である[1]．治療の原則はデブリドマン，大量の抗菌薬投与，全身管理，である[2]．壊死性筋膜炎と蜂窩織炎の中間型と思われる症例があり，**試験切開**で**フィンガーテスト**陰性や出血がみられるものは抗菌薬で経過を観察することもある．

① デブリドマン

　デブリドマンは壊死組織を十分に除去した後，十分に止血する（図15）．手術後は開放創として，十分な肉芽形成を待って植皮を行う．特に術後は十分に止血をすることが重要で，DICを起こしている場合など術後出血で再手術となる場合もある．

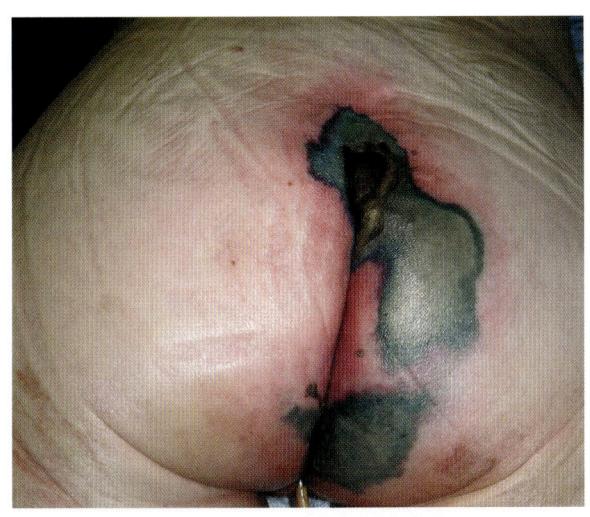

図13 臀部の壊死性筋膜炎（Fournier壊疽）
デブリドマンを施行したところ直腸癌と直腸の穿孔がみられた．

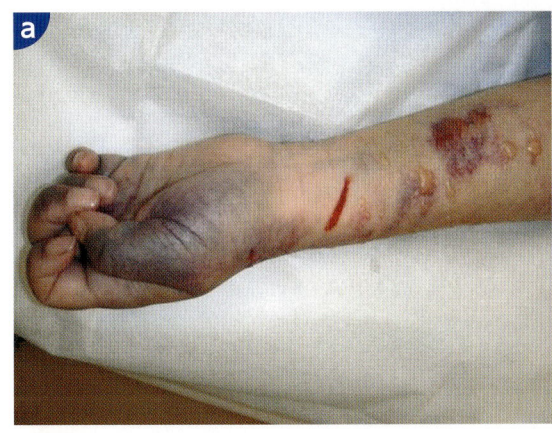

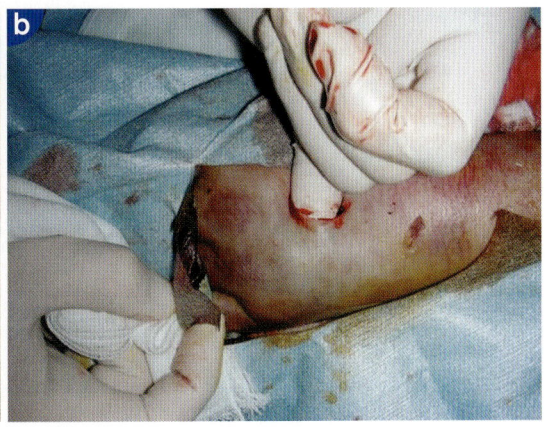

図14 上肢の切断を要した壊死性筋膜炎
81歳，女．a 進行例では局所冷感があり，疼痛もない．b 切開しても出血はなくフィンガーテストは陽性である．

② **抗菌薬の投与**[2]
  1）溶連菌 *Streptococcus* の場合：ペニシリン・クリンダマイシン投与が原則
   ①アンピシリンナトリウム・スルバクタムナトリウム（ユナシン®-S）3 g×1日2〜4回点滴静注
   ②クリンダマイシンリン酸エステル（ダラシン®）600 mg×1日3回点滴静注
  2）混合感染の場合：カルバペネム系を使用することが多い
   ①ドルペネム水和物（フィニバックス®）0.5 g×1日2回点滴静注
   ②イミペネム水和物・シラスタチンナトリウム（チエナム®）1 g×1日2回点滴静注
   ③メロペネム水和物（メロペン®）1 g×1日2回点滴静注

③ **全身管理**
　関連した専門診療科と連携をとりつつ，敗血症，DIC，腎不全，基礎疾患である糖尿病や肝硬変などの治療を行う．抗菌薬に反応しない下肢の腫脹と壊死，全身状態の悪化をみたら，広範囲のデブリドマンを考慮すべきである．

◆ **次の一手**
　次の一手として，上記の治療に反応せずに皮膚壊死病変の拡大がみられるときは，四肢では切断も考慮に入れる．皮膚症状と全身状態を勘案し，診断や治療の選択について総合的に考えることが重要である．

4 コンサルテーション

　多臓器不全，全身状態の悪化により，外科的デブリドマンや下肢切断を行えない場合もあるので早期に診断して治療を行うべき疾患である．全身症状の強い蜂窩織炎，下肢の腫脹や紫斑，水疱，壊死ではためらわずに，壊死性筋膜炎の経験の豊富な専門医に紹介する必要がある．全身管理においては，ICUでの集中治療が必要である．糖尿病や肝硬変，癌末期などでは当該専門科へのコンサルテーションを行う．

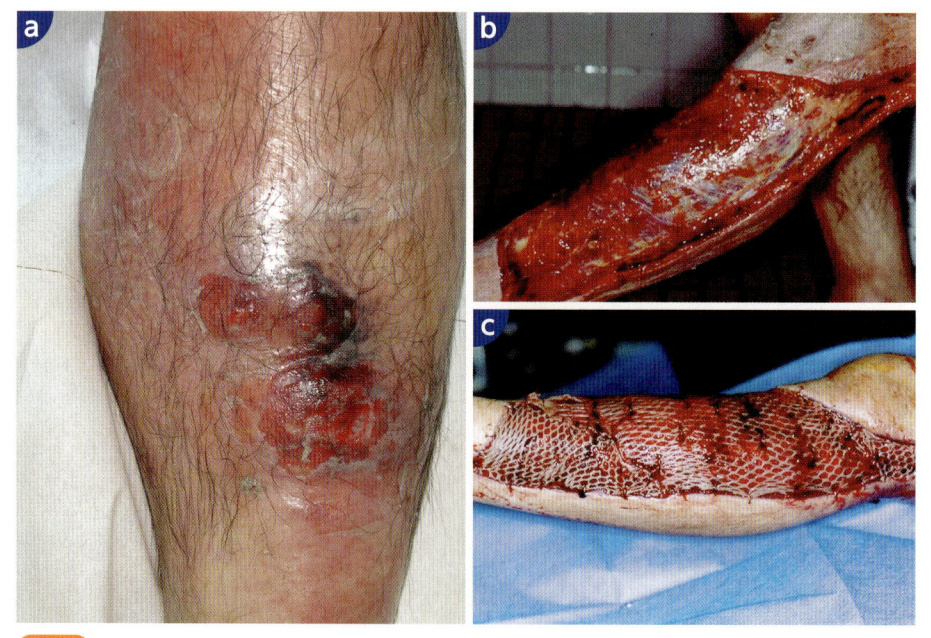

図15 健常人に生じた壊死性筋膜炎
a デブリドマン施行前．　b デブリドマン施行後．肉芽形成を待つ．　c 後日メッシュ植皮術を施行した．

5 患者説明のポイント

①抗菌薬の効きにくい重症細菌感染症で，致死率の高い疾患である．
②広範囲デブリドマンが必要で，四肢では救命のために切断を要する場合もある．
③重症蜂窩織炎と鑑別の難しい症例もあり，時間経過をみて緊急手術をするかどうか判断することもある．
④糖尿病などの易感染状態に生じることが多く，敗血症により化膿性脊椎炎や腸腰筋膿瘍など他部位に化膿性病変を起こすこともある．

文　献

1) 佐々木 薫, 出光俊郎, 他：自治医大さいたま医療センター皮膚科における壊死性皮膚軟部組織感染症18例の検討. Skin Surgery, 17：74-79, 2008
2) 山崎 修：壊死性筋膜炎. 日皮会誌, 120：2903-2906, 2010
3) 出光俊郎：壊死性軟部組織感染症の診断・治療の実際. レジデントノート, 11：1472-1478, 2010

Level 3 上級編 これで完璧！緊急性が高い疾患，鑑別が難しい疾患

Case33 高齢者陰部の難治性紅斑

梅林芳弘

症例

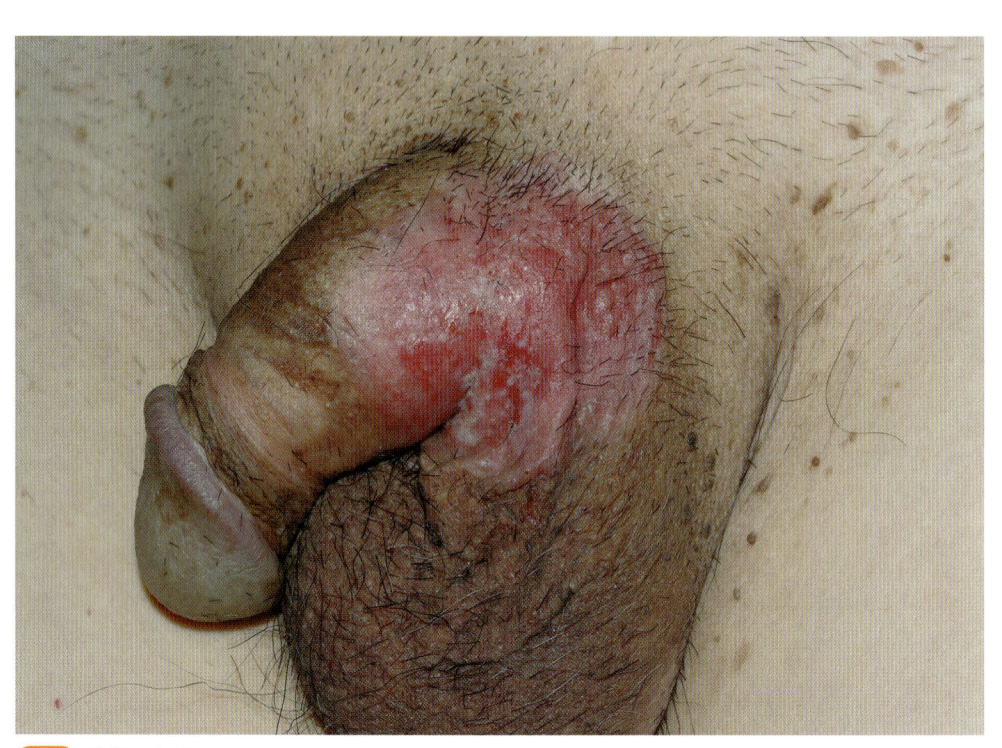

図1 陰部の紅斑
陰茎から陰嚢の基部にかけての境界明瞭な紅斑局面．患部周囲は剃毛している．

◆**患者情報** 72歳，男性．10年以上前より，陰茎から陰嚢の基部にかけて紅斑局面が存在し，徐々に拡大した．ここ1年半ほど市販の外用薬（詳細不明）を塗布していたが，効果がないため受診した．自覚症状はない．

スナップ診断は？▶▶▶

1 スナップ診断

乳房外Paget病．鑑別診断は，湿疹，白癬，カンジダ症，Bowen病，有棘細胞癌．

2 スナップ診断からの 確定診断の進め方

確定診断のカギ 高齢者の陰部の難治性紅斑局面

1. まず皮膚疾患を大まかに**炎症**と**腫瘍**とに分け，炎症はさらに**感染症**と**アレルギー**に分けて考える．
2. 「外用療法に反応しない」という経過は，**炎症**よりも**腫瘍**を思わせる所見である．もし患者が用いたのがステロイド外用薬であったなら，大雑把なアルゴリズムであるが，2週間以上治療して悪化すれば**感染症**，軽快すれば**アレルギー**性疾患，変化がなければ**腫瘍**を考える．しかし，本例では使用した外用薬の詳細が不明であり，「外用療法に反応しない」という経過のみでは炎症性疾患を否定しえない．
3. 本例を**感染症**とした場合，部位的には真菌症が考えやすい．膿疱や鱗屑（図2）があれば，KOH直接鏡検による真菌のチェックが必要である．本例ではいずれも認めないため，真菌症を思わせる臨床像ではない．
4. 本例を**アレルギー**とした場合，最もcommonなのは**湿疹**である．**湿疹**は，病変の境界が不鮮明のことが多く，通常痒みを訴える．急性湿疹であれば漿液性丘疹，慢性湿疹であれば苔癬化をみる．本例は，これらの特徴に乏しく，**湿疹**を積極的に考えさせるものではない．
5. 本例を**腫瘍**とした場合，最も重要なのは良性か悪性かということである．高齢であることからは，**悪性腫瘍**を意識しなければならない．
6. 本例を**悪性腫瘍**とした場合，部位的に考えられるのは，乳房外Paget病である．Bowen病や有棘細胞癌がたまたまこの部位に生じたという可能性も頭の隅に置く．

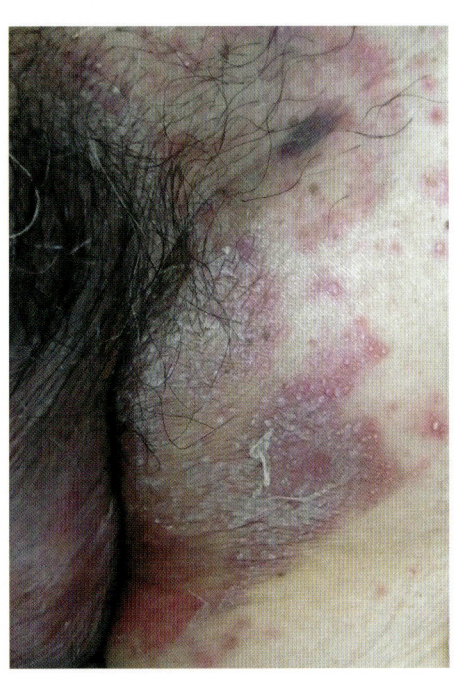

図2 鑑別疾患：皮膚カンジダ症
陰股部に紅斑，多数の小膿疱，オブラート状の鱗屑をみる．

7. 湿疹か**腫瘍**か，悪性か良性か，乳房外Paget病かその他の腫瘍か，一気に解決する手段は皮膚生検である．
8. 生検組織で，表皮内に胞体の明るい腫瘍細胞（Paget細胞）が認められれば，Paget病と確定する（図3）．本例でも，この過程により，乳房外Paget病と診断した．
9. 湿疹は表皮内の**炎症**，Paget病は表皮内の**腫瘍**である．疾患のカテゴリは全く違うが，病変の主座が一致しているので，肉眼的に紛らわしいことがある（図4，5）．
10. 最初の診断仮説として**湿疹**を考えるか**腫瘍**を考えるかは，施設における疾患頻度が影響する（availability heuristic）．**悪性腫瘍**ばかりみている施設では初診から**悪性腫瘍**を疑って生検するが，common diseaseを担当している施設ではまず**湿疹**を想起するであろうから，2週間程度ステロイドの外用を行ってから生検施行（あるいは生検可能な施設への紹介）を判断しても許されるであろう．
11. 問題は，反応がないのに漫然と外用薬を使い続けることである．根治可能な**悪性腫瘍**を見逃し，根治不可能な状況をつくってしまいかねないため，要注意である．

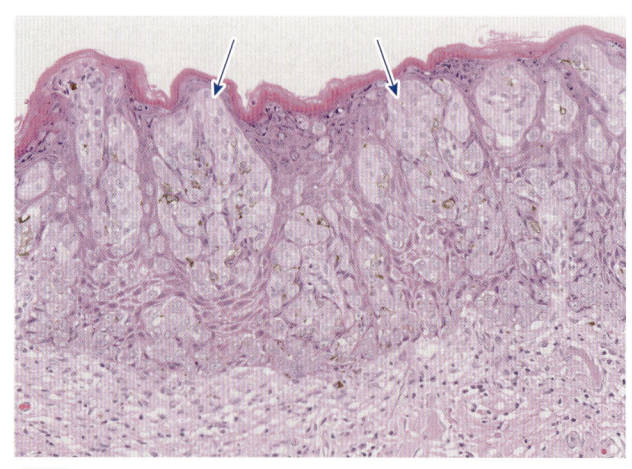

図3 乳房外Paget病の組織像
表皮内に，胞体の明るい異型細胞（Paget細胞：→）が巣状に増殖している．

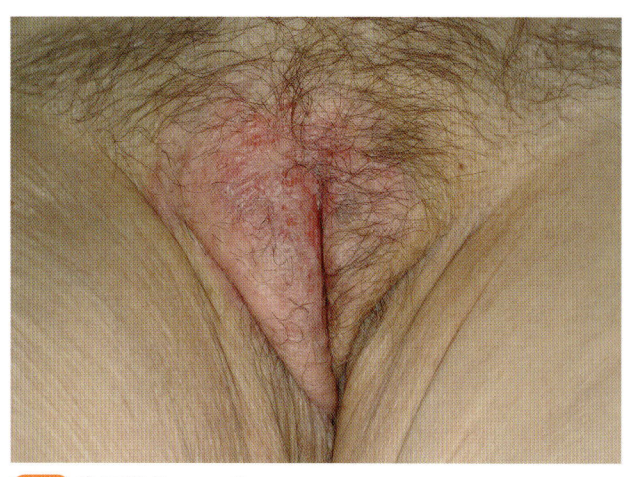

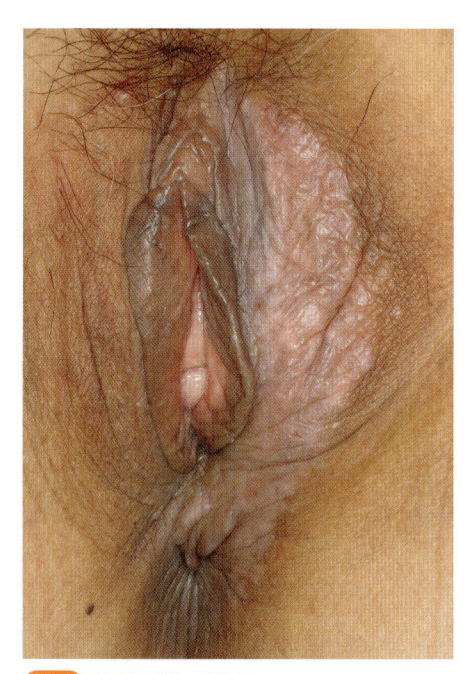

図4 鑑別疾患：湿疹
大陰唇から会陰部にかけて，肥厚した苔癬化局面がある．一部には掻破痕あり．

図5 乳房外Paget病
大陰唇から恥丘部にかけて淡紅色の紅斑局面．一見，図4の湿疹と紛らわしい．

3 治療とその後の経過

◆ 治療

乳房外Paget病の治療法は切除が第一選択である．切除のために，病変の広がりを評価する必要がある．まず，所属リンパ節である鼠径リンパ節は理学的に触知せず，その他の臓器転移も画像検査上否定的であった．同時に，病変の水平方向の広がりを評価した．反対側に白斑（図6）が存在し，ここもPaget病と判明した（こういう目立たない病変を見出すために，剃毛は必須である）．さらに肉眼的境界から1 cm程度離して12カ所のmapping biopsy（病変周囲を複数箇所小さく生検し，腫瘍の広がりを調べる方法：後述）を行い，すべて腫瘍細胞陰性であることを確認した．mapping biopsyを施行した箇所を繋いでsurgical marginとし，全身麻酔下に切除，分層植皮術を行った．

◆ その後の経過

手術標本の病理組織学的検討では，腫瘍細胞の増殖は表皮内に留まっていた．切除断端は陰性であった．術後1年8カ月経過した現在，再発や転移の徴候はない．

4 本症例を振り返って

① 「長期にわたる経過」は腫瘍でも慢性炎症でもありうる．ところが，患者はこれで悪性腫瘍を否定してしまいがちである．「癌ならとっくに死んでいるだろう（だから癌じゃない）」というわけである．表皮内癌の段階を含めれば，悪性腫瘍で10年以上の緩慢な経過は決して稀ではない．このことは診断においても重要だが，一般に啓蒙すべき内容でもある．

② 悪性腫瘍の患者が受診を遅らせるもう1つの理由は「痛くも痒くもないから」である．鑑別診断にあがった湿疹や股部白癬は通常痒いことが多い．「自覚症状なし」はむしろ腫瘍を思わせる．このことも啓蒙すべきことがらであろう．

疾患をもっとよく知ろう！

1 疾患概要 ▶▶▶ 乳房外Paget病

◆ 病態

淡明な胞体をもつPaget細胞の増殖を特徴とする表皮内癌である．癌なので進行すればもちろん表皮を越え，真皮内に浸潤し，転移する〔本邦では，真皮に浸潤したものを区別して乳房外Paget

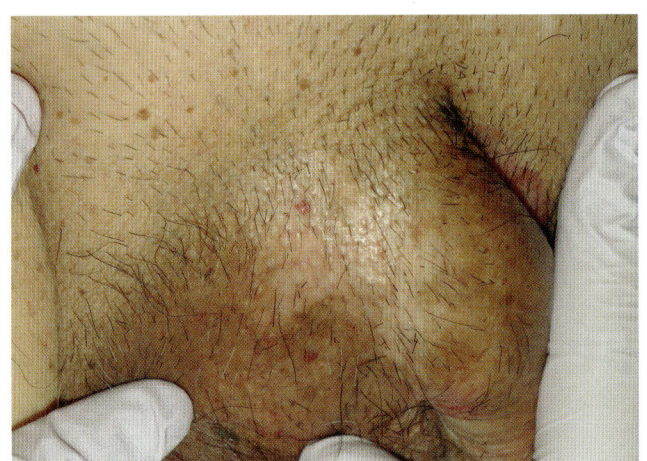

図6 図1の症例（乳房外Paget病）の反対側

剃毛して観察すると，反対側の陰茎基部に白斑が見出された．皮膚生検で，ここもPaget細胞陽性であった．

癌ということがある．欧米での表記はinvasive extramammary Paget's disease（浸潤性乳房外Paget病）であり，最近はこれに倣うべきとされる〕．

◆ 症状

外陰部（図7）から肛囲（図8）〔稀に腋窩（図9）〕に紅斑，浸潤局面を呈する．表面にびらん（図10）を呈することも多い．本例のように，周辺に白斑がみられることもある．腫瘍細胞が真皮に浸潤すれば，隆起して結節・腫瘤を呈する．

◆ 分類

①乳房Paget病（図11）：乳癌の表皮内進展によるもの．
②続発性（二次性）乳房外Paget病：直腸癌など隣接臓器の癌が表皮内に進展したもの．

2 ポイントとなる臨床所見

①70歳以上の高齢者．
②経過が長い．
③湿疹や白癬として治療されていることが多い．

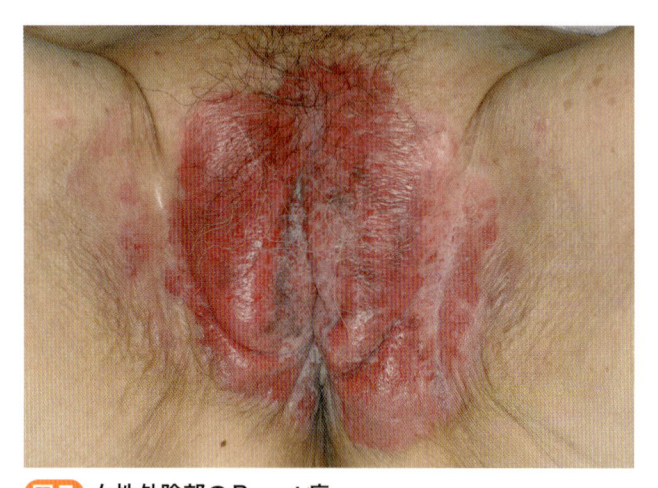

図7 女性外陰部のPaget病
両大陰唇から恥丘，股部にかけて広範囲に病変が広がっている．

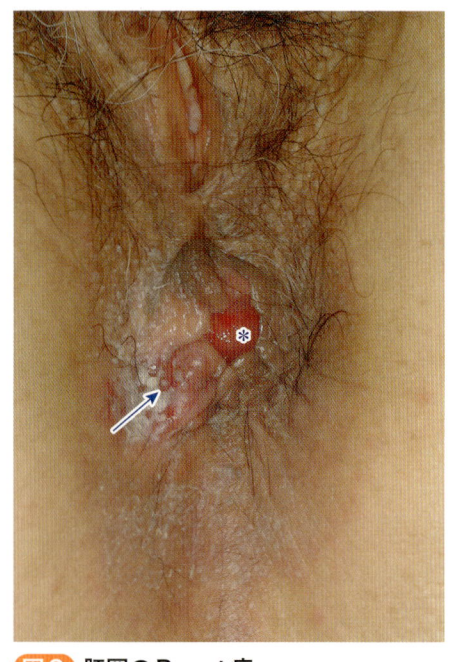

図8 肛囲のPaget病
肛門の右側にびらん（→）を伴う病変がある．なお，外痔核（＊）を伴っているが，Paget病とは関係がない．

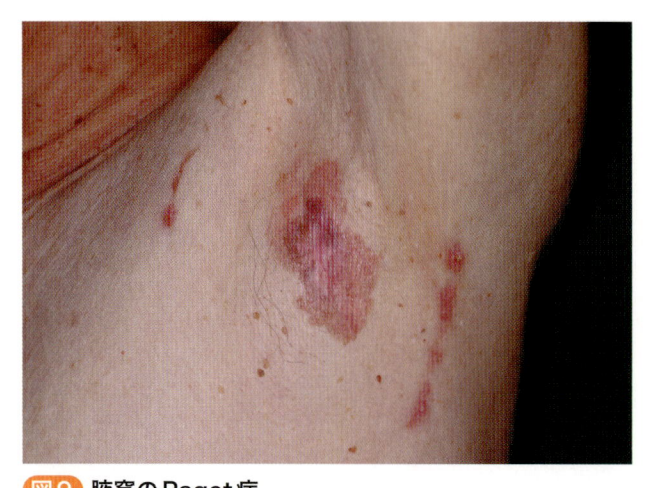

図9 腋窩のPaget病
左腋窩に不整形の紅斑局面をみる．周囲の線状のびらんは，絆創膏による刺激性皮膚炎である．

④外用薬に反応しない．
　⑤自覚症状が乏しい．
　⑥外陰部，肛門周囲，腋窩にみられる．
　⑦初期では紅斑ないし局面である．
　⑧病変の境界は明瞭である．
　⑨一部にびらんや痂皮を伴う．
　⑩鱗屑，膿疱，漿液性丘疹，苔癬化がない．
　⑪周辺に白斑を見ることがある（白斑も乳房外Paget病の病変になりうる．病変を観察するためには，剃毛が必須）．
　⑫進行例では，腫瘤や鼠径リンパ節腫脹を伴う．

3 治療と次の一手

◆ 治療

病理組織学的に乳房外Paget病と確定診断した後のプロセスを以下に記す．
　①皮膚原発であること〔続発性（二次性）乳房外Paget病でないこと〕を，免疫組織化学的検索，画像診断，隣接臓器の専門家へのコンサルテーションにて確認する．
　②転移の有無を確認する．
　③転移がない場合は，病変の広がりを mapping biopsy（図12）にて評価する．

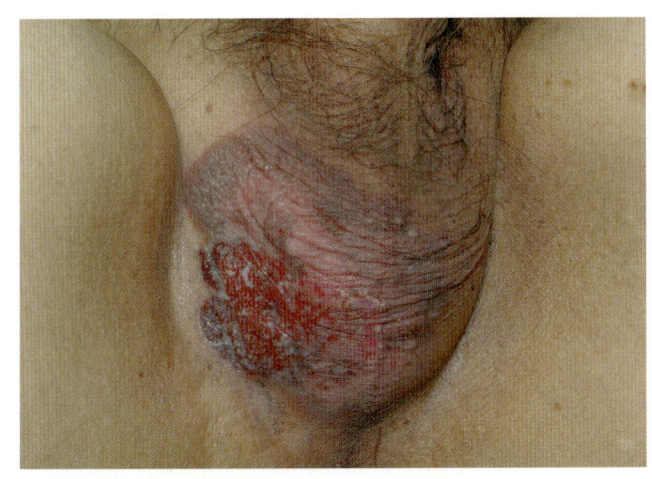

図10　陰嚢のPaget病
陰嚢の右側に紅色〜褐色の局面がある．外側は崩れてびらんになっている．

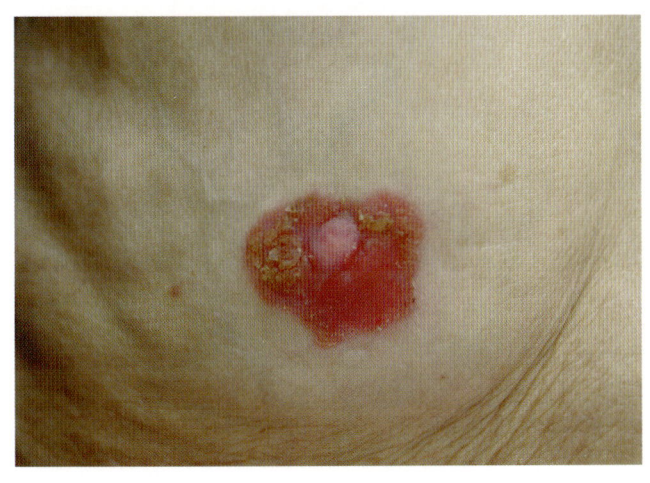

図11　乳房Paget病
右乳頭を中心とした紅斑・鱗屑局面．乳頭は平坦化している．

④組織学的に腫瘍細胞のないラインで切除する．
⑤手術標本で，浸潤性乳房外Paget病でないことを確認する．
⑥表皮内癌であれば，以後経過観察とする．

◆ 次の一手

癌細胞が表皮内に限局していれば，上記の治療プロセスにより根治可能である．ところが，転移を生じてしまうと，とたんに治療が難しくなる．片側の所属リンパ節転移であれば郭清を行うが，両側に及んだ場合根治手術の適応はないとされる[1, 2]．進行例に対しては化学療法も試みられるものの，有効性が確立した標準的なレジメンはない[1, 2]．

進行期に至る前に正しく診断することが，最も重要な所以である．

4 コンサルテーション

標語的にまとめると，「**高齢者の外陰部に生じた治りにくい湿疹様病変は要注意**」ということである．「治りにくい」かどうかは，「ステロイド外用薬2週間」を目安として判断すればよい．「要注意」というのは，具体的には「**乳房外Paget病を疑って生検せよ**」あるいは「生検可能な施設に紹介せよ」ということである．

5 患者説明のポイント

① （根治が望める早期例の場合）「悪性腫瘍（がん）である」と告知した後，「手術すれば，治る可能性が高い」と患者が積極的に治療に参加できるよう，支持的な態度で説明する．
② （根治が望めない進行例の場合）より慎重な説明を行うが，内容は個々の状況による．

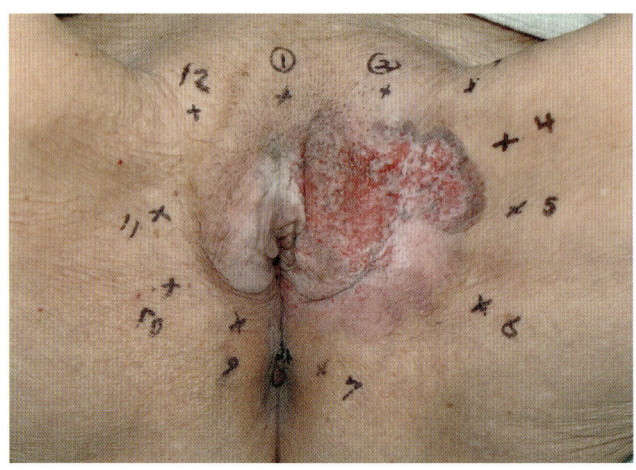

図12 乳房外Paget病でのmapping biopsyの実際
肉眼的境界から1〜2 cm離し，12カ所から生検している．その結果，「1」と「2」はPaget細胞陽性だったので，さらに外側で再生検している．

文献

1）乳房外パジェット病．「科学的根拠に基づく皮膚悪性腫瘍診療ガイドライン」（日本皮膚悪性腫瘍学会 編），pp. 89-106，金原出版，2007
2）乳房外Paget病．「皮膚悪性腫瘍取扱い規約 第2版」（日本皮膚悪性腫瘍学会 編），pp. 57-77，金原出版，2010

Level 3 上級編 これで完璧！緊急性が高い疾患，鑑別が難しい疾患

Case34 露光部の紅斑，痂皮

笹井　収

症例

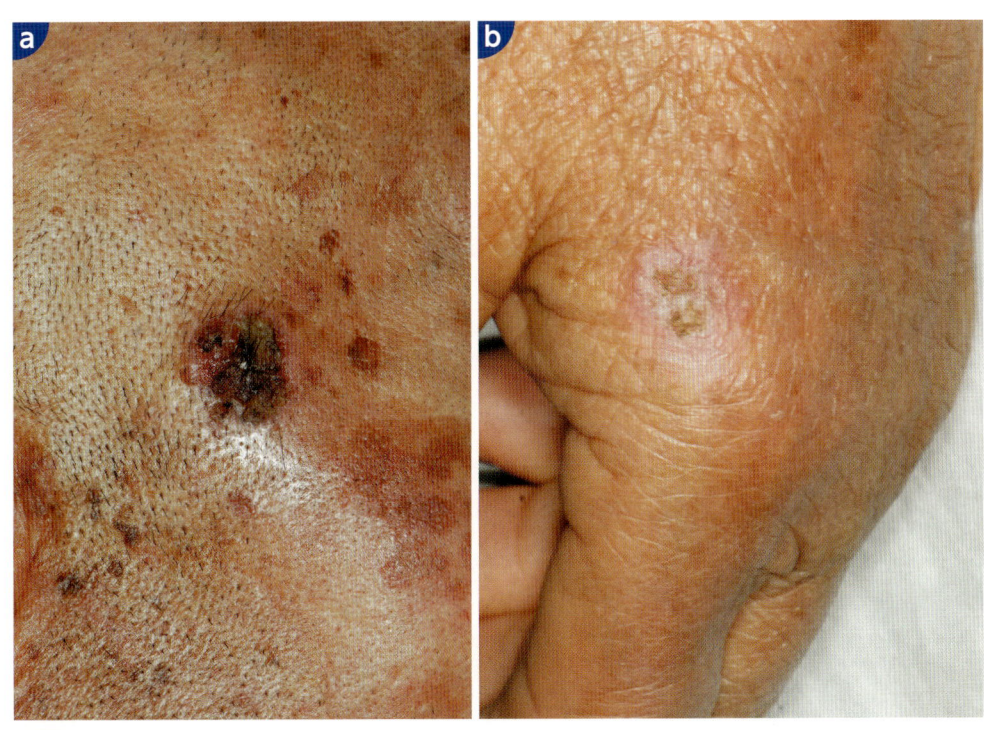

図1 右側頭部（a）と左手背部（b）の皮膚病変
a 厚い痂皮を付着する局面状の結節．　b 鱗屑，痂皮を伴い，表面が萎縮性の紅色斑．

◆**患者情報**　81歳，男性．数年前から右側頭部にかさかさした皮膚病変があったが放置していた．半年ほど前から少しずつ隆起してきたため受診した．
右側頭部に22×22 mm大，暗紅色調を呈し辺縁がわずかに堤防状に隆起した結節がある（図1 a）．中央には厚い痂皮が付着していた．周囲に径2〜10 mm大の茶褐色調の角化性病変が多発していた．さらに左手背には表面に鱗屑，痂皮を付着する径18×15 mm大，わずかに隆起した淡紅色斑がみられた（図1 b）．

スナップ診断は？ ▶▶▶

1 スナップ診断

長年日光に曝露された皮膚に生じた腫瘍である．角化傾向を有するので上皮系腫瘍が疑われた．形状がいびつ（不整）であり，悪性の可能性が大きい．したがって上皮系悪性腫瘍である有棘細胞癌が最も疑われた．また左手背の病変は日光角化症を疑った．

2 スナップ診断からの 確定診断の進め方

確定診断のカギ　患者の顔面は長年の日光曝露により光老化の所見（シミや皺が多い，日焼けしているなど）が目立つ

1. 腫瘍は角化傾向を有するので**上皮系腫瘍**が疑われる．形状がいびつ（不整）であり，悪性の可能性が大きい．
2. また腫瘍は触診上厚みがあるよう（浸潤を）触れ，したがって上皮系悪性腫瘍ですでに表皮内癌より進展した**有棘細胞癌**を最も疑う．
3. 皮膚生検を施行し，**有棘細胞癌**の診断を確定した．

なお，左手背も同様に日光曝露により光老化の変化を伴っており，そこに軽度の角化傾向を有し，浸潤をほとんど触れない紅色斑がみられる．上皮系悪性腫瘍の初期，すなわち日光角化症の可能性が大きい．こちらは病変が比較的小型であったため術前に皮膚生検は行わず，右側頭部の手術時に生検をかねて全摘出することにした．

3 治療とその後の経過

◆ 治療

右側頭部では辺縁より10 mmマージンで，浅筋膜を含めた深さで腫瘍を摘出し，全層植皮法により再建した．左手背は手背筋膜の直上の深さで摘出し，局所皮弁法により再建した．どちらも全摘出標本で側方，深部断端は陰性であり，脈管浸潤のないことを確認した．また術前の全身検索で所属リンパ節転移や他臓器転移はみられなかったことを考慮し，術後化学療法は行わなかった．

◆ その後の経過

術後1年を経過し，現時点では再発，転移の徴候はみられないが，今後も注意深い経過観察が必要である．

4 本症例を振り返って

当科受診時には浸潤癌の状態であったが，浅筋膜を含めた切除で腫瘍は完全に摘出できた．より進行した状態での手術が必要であれば，さらに深部での摘出となり顔面神経側頭枝の完全切断もありえたが，本症例では回避できた．逆に病変が隆起してくる前に治療できていれば，左手の病変のように，より小範囲の手術で完治できた可能性が大きい．皮膚癌に関する啓蒙の重要性を再認識した．

疾患をもっとよく知ろう！

1 疾患概要 ▶▶▶ 有棘細胞癌

　有棘細胞癌は角化傾向を有する上皮系腫瘍であり，単発で結節，腫瘤状に隆起する病変であることが多いものの，潰瘍を形成して陥凹するものもあるなど，臨床像は多彩である（図2〜5）．進行したものでは，浸軟した角質や壊死組織の細菌感染により悪臭を放つことが多い．

　日本人では近年，有棘細胞癌の約60％が顔面，頸部に生じており，多くの症例で老人性角化症（日光角化症）から進行して発症していると考えられる．したがって高齢者での顔面，頭部，手背部などの露光部に好発するが，他にも褥瘡や外傷，熱傷後の皮膚潰瘍や瘢痕，慢性放射線皮膚炎などを母地としていることもある．

　本腫瘍はリンパ節転移をきたしやすいが，表面のびらん，潰瘍への細菌感染により炎症反応性にリンパ節が腫大していることもあり，慎重に評価すべきである．有棘細胞癌との鑑別が必要な腫瘍として以下のものがある．

◆ ケラトアカントーマ（図6）

　頂点に鱗屑を有する硬い丘疹状として出現，2〜8週の間に急速に増大して2cm程度までの噴火口状の結節となる．中央は陥凹し角質物質を入れる．しかしいったん増殖が停止すると半年ほどで縮小し萎縮性瘢痕を残して自然に退縮する，といった良性の経過をたどる腫瘍である．問題は病理組織学的に本腫瘍の細胞が有棘細胞癌の腫瘍細胞に非常に類似していることで，鑑別には全体の構築や経過が重視される．診断が確実であれば腫瘍が消失することが期待できるため手術はせずに経過をみることも可能である．ところがケラトアカントーマと診断して経過観察中に腫瘍の増殖が停止せず，結果的に悪性腫瘍であったと考えられた症例の報告も少なくない．今日でも本腫瘍が良性腫瘍なのか，ウイルス性の腫瘍なのか，有棘細胞癌の亜型（すなわち悪性腫瘍）なのか諸説あり結論は出ていない．

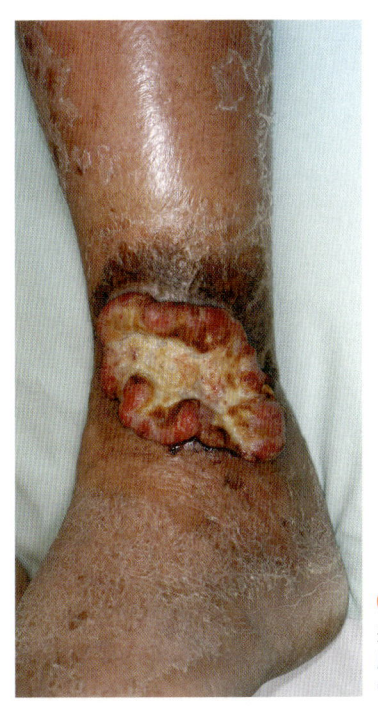

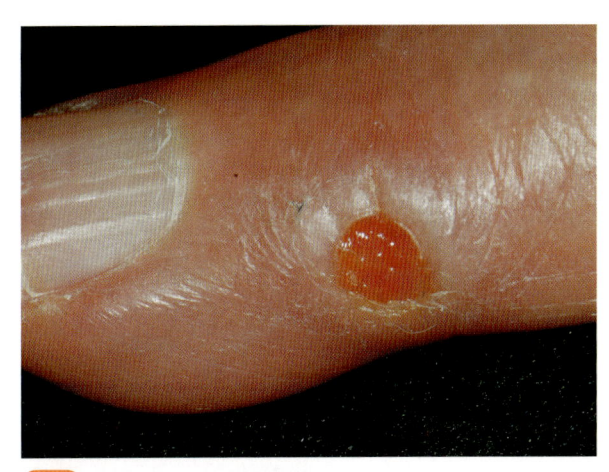

図3　左手環指の有棘細胞癌
難治性の創傷として紹介されたが皮膚生検で診断が確定した．

図2　左下腿部の有棘細胞癌
辺縁が堤防状に隆起し，中央に壊死組織を伴う腫瘤で，悪臭を放っていた．左鼠径リンパ節，骨盤内リンパ節への転移を伴っていた．

◆ Bowen病（図7）

　不整形，境界明瞭な紅色調の局面で，時には褐色調を帯びることもある．表面には鱗屑，痂皮を付着しており，びらんを伴うこともある．緩徐に増大するため経過が長い．有棘細胞癌の表皮内癌であり，この段階で治療が行えれば転移をみることはないが，放置すると進行癌へと進行する可能性がある．臨床的に貨幣状湿疹，尋常性乾癬，扁平苔癬などの慢性炎症性皮膚疾患や，脂漏性角化症などの良性疾患と紛らわしい場合がある．

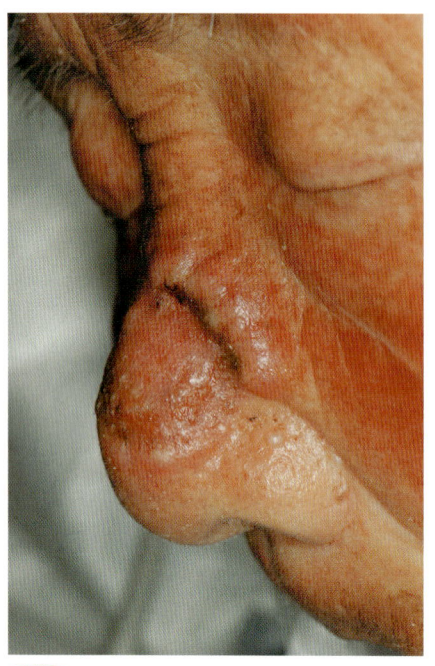

図4　鼻背部の有棘細胞癌
比較的隆起は低く，また潰瘍形成もないが，下床との可動性は不良であった．全摘標本で鼻中隔軟骨への浸潤が確認された．

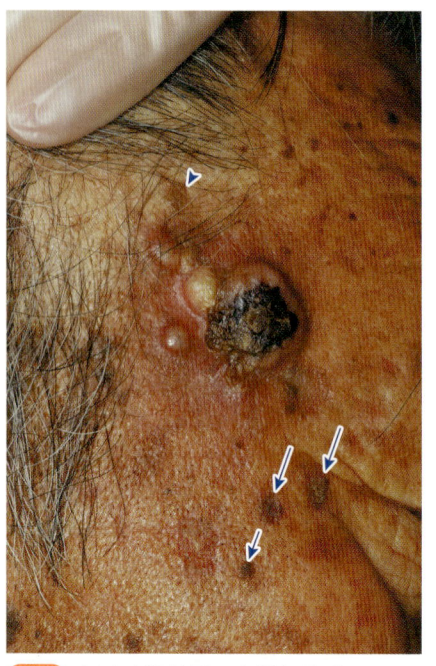

図5　右眉毛部外側の有棘細胞癌
周囲に老人性色素斑（▶），日光角化症（→）が散在しており，日光変性の強い皮膚であることがわかる．

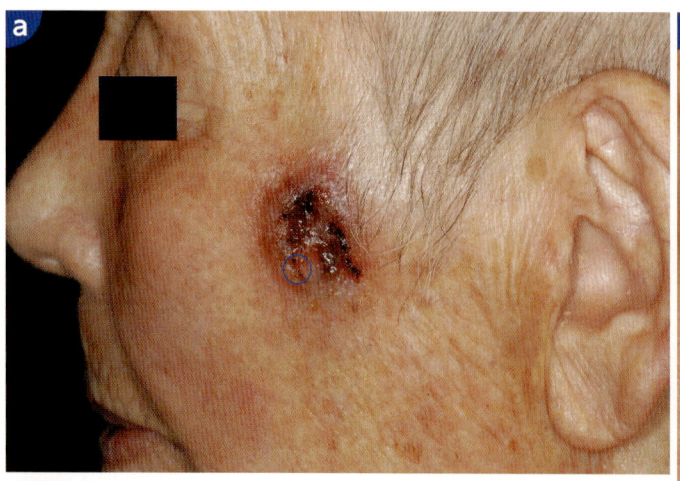

図6　鑑別疾患：ケラトアカントーマ
a 認知症があり施設入所中のため，経過は不明．左頬骨弓部にみられた長径25 mm大の局面で ○ 部を生検したところ，病理診断は有棘細胞癌であった．しかし家族は，患者が高齢であることを理由に，治療を希望しなかった．b 生検の2カ月後に来院した．わずかに瘢痕を残すのみで腫瘤が消退していた．糸は生検時のもの．

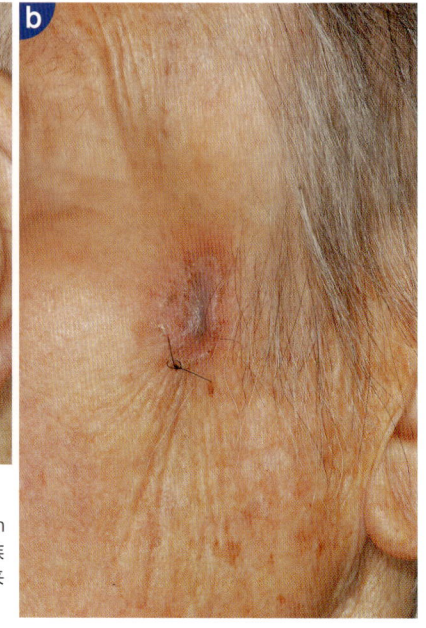

◆ 汗腺癌（図8）
　高齢者の四肢や頭部に好発し，表面にびらんや潰瘍を伴う局面あるいは結節としてみられる．転移，特に所属リンパ節転移や遠隔転移を生じやすい．臨床的に有棘細胞癌と似ることが多いので，病理組織学的，免疫組織学的に鑑別する．また他臓器の腺癌の皮膚転移を鑑別する必要がある．

2 ポイントとなる臨床所見

①角化する傾向があり，乳頭状に増大する，形状が不整である腫瘍が顔面や手背などの露光部にみられる．
②顔面など好発部位に日光角化症がみられるなど，前述の前駆病変の存在が確認される．
③隆起性病変ではないが，**難治性の皮膚潰瘍**がある．

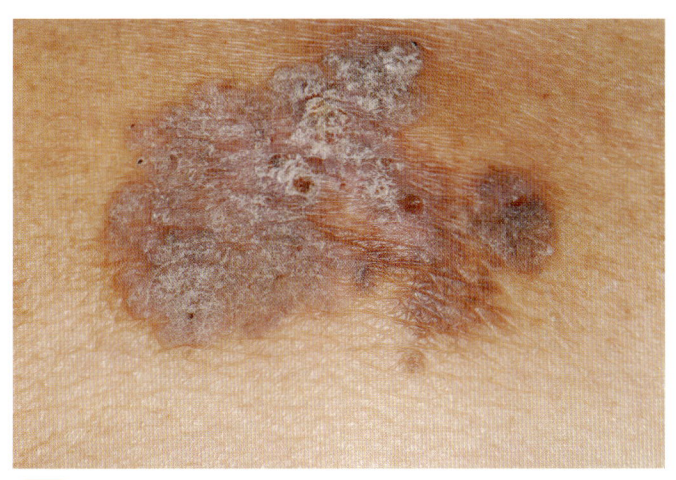

図7　鑑別疾患：Bowen病
左肩甲部にみられた80×55 mm大の局面．他の皮膚病変を主訴に受診した際に診察医が偶然見つけた．本人だけでなく家族も全く気に止めていなかった．

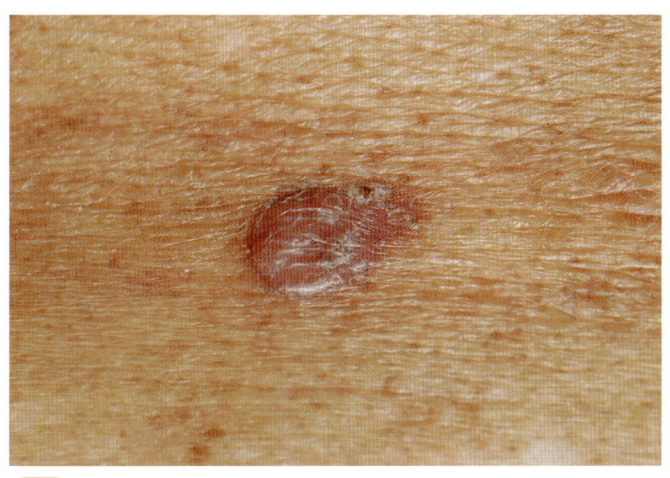

図8　鑑別疾患：汗腺癌
腰部にみられた長径15 mm大の結節であるが，すでに鼠径リンパ節への転移を生じていた．

3 治療と次の一手

　外科的治療が基本である．進行度により原発巣の摘出だけでなく，所属リンパ節郭清術の必要なケースもある．腫瘍の浸潤が浅いように思われても，特に解剖学的に皮膚の薄い鼻部や耳介部では軟骨などの深部組織へ浸潤していることがあるので，手術前にその浸潤度について慎重に評価する必要がある．原発部の画像診断としてCTあるいはMRIにより腫瘍の浸潤度を評価できることもあるが，部位や病変によっては皮膚エコー検査もたいへん有用で推奨されている．また浸潤の程度，転移の可能性を考慮し，術前あるいは術後に化学療法や放射線療法を追加することもある．

4 コンサルテーション

　光老化により障害された皮膚は，有棘細胞癌，基底細胞癌，悪性黒色腫といった皮膚悪性腫瘍の母地となりやすいが，脂漏性角化症や日光黒子（老人性色素斑，いわゆるシミ）などの皮膚良性腫瘍が多発していることも多い．それらに混在するようにみられた腫瘍は，たとえ経過が長いもの（数年かけて徐々に増大するなど）とはいっても良性腫瘍と限らない．したがって臨床像やダーモスコピー像から悪性の可能性を疑わずに，あるいは皮膚生検での診断確認を行わずに放置したり，液体窒素による凍結療法などを行うのは危険である．気になる病変は一度専門医へ紹介して診断を確認しておくのが望ましい．

5 患者説明のポイント

①代表的な皮膚癌の一種で，初期であれば外科的治療により根治を望める．
②骨など深部組織への浸潤がみられたり他臓器への転移がみられれば，化学療法や放射線療法の併用が必要である．
③新たな腫瘍の発生を防ぐためにも，母地となりうる病変の治療も必要である．

文　献

1）師井洋一：有棘細胞癌．「皮膚外科学」（日本皮膚外科学会 監），pp. 448-457, 学研メディカル秀潤社，2010
2）斎田俊明：日光角化症の診断と治療．Skin Cancer, 25：214-231, 2010

Level 3 上級編 これで完璧！緊急性が高い疾患，鑑別が難しい疾患

Case35 顔面の黒色の結節，腫瘤

高橋和宏

症例

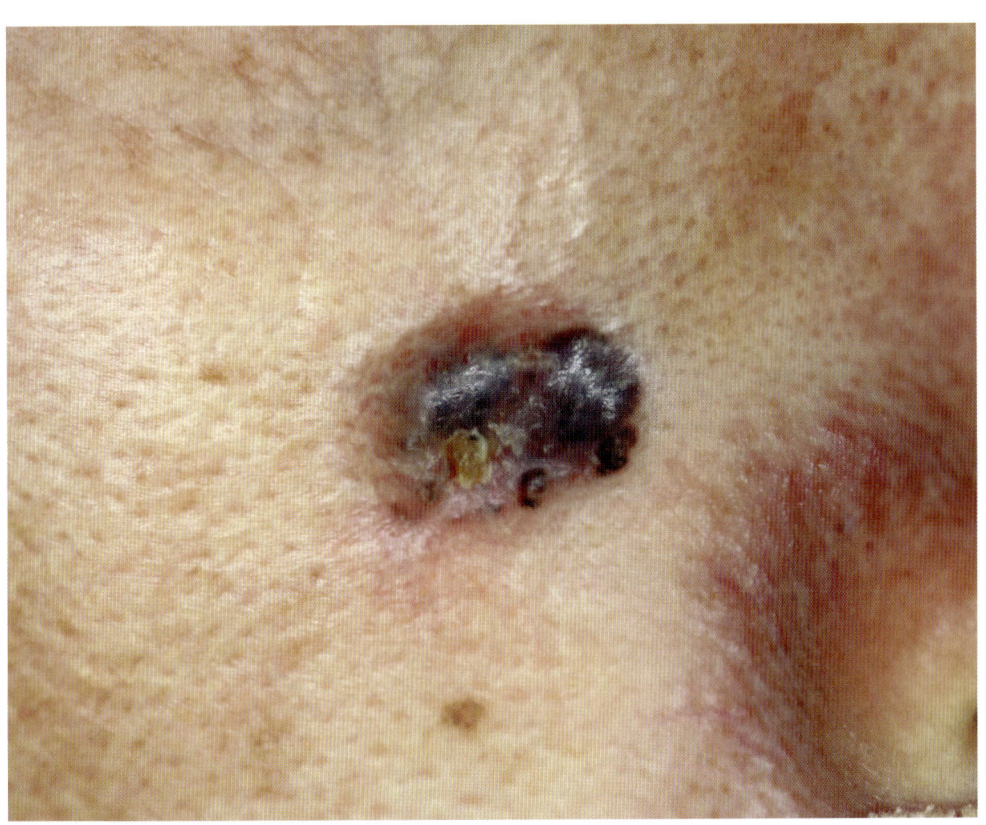

図1 顔面の黒色結節
右頬部の腫瘤．扁平に隆起する結節で，黒色，腫瘤内には小結節が数個みられる．

◆**患者情報** 83歳，女性．右頬部の腫瘤．
約20年前に近医で右頬部の腫瘤の切除術を受けたが，10年前に同部に再度同様の皮疹が出現，徐々に拡大した．

スナップ診断は？▶▶▶

1 スナップ診断

基底細胞癌をまず考えるが，鑑別診断として，悪性黒色腫，色素性母斑などがあげられる．

2 スナップ診断からの確定診断の進め方

確定診断のカギ 高齢者顔面の黒色腫瘤，辺縁に小結節が並ぶ

1. 経過が比較的長いこと，高齢者の顔面に発生した扁平に隆起する結節で，黒色，腫瘤内には小結節が数個みられること（図1）から，まず第一に**基底細胞癌**を考えた．
2. 腫瘍内や腫瘍辺縁に小結節が並ぶ所見は，**悪性黒色腫**（図2）ではあまりみられない．
3. 色素性母斑（図3）は，腫瘍表面の凹凸，毛細血管拡張，痂皮の付着がみられる点より否定的．
4. 脂漏性角化症（図4）にしては，表面の角化の程度が軽度．
5. 腫瘍の一部より皮膚生検を施行した．その結果，表皮基底細胞類似の細胞が，表皮直下から真皮深層にかけて充実性に胞巣を形成し増生しており，腫瘍辺縁には柵状配列を呈していた（図5）．病理組織学的に，**基底細胞癌**と診断した．

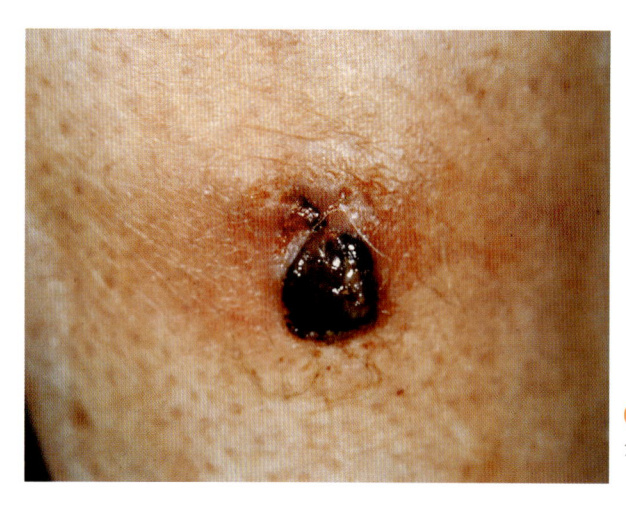

図2 鑑別疾患：悪性黒色腫
大腿部の黒色結節．最も悪性度が高い型である結節型であり，さらに表面が潰瘍化している．

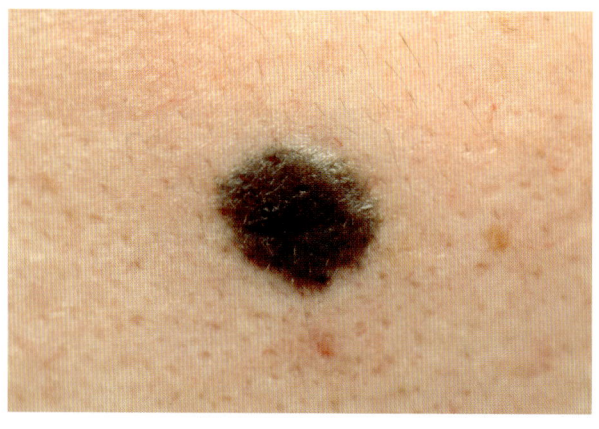

図3 鑑別疾患：色素性母斑
頬部の小結節．褐色の色調が均一であり，境界明瞭，左右対称である．

3 治療とその後の経過

　腫瘤の辺縁より5 mm離し，深部は筋膜上で切除した．腫瘍と健常皮膚との境界が明瞭であり切除後の腫瘍細胞残存の可能性はないものと考え，皮膚欠損部は外側の皮膚を用いた局所皮弁形成術にて再建した．切除した腫瘍標本で，病理組織学的に腫瘍切除断端の腫瘍細胞陰性を確認した．

4 本症例を振り返って

　臨床像は比較的典型例であり，通常の基底細胞癌の治療法に則り治療方針を決定した．腫瘍の一部をメスで生検し診断と腫瘍の組織型，深部への浸潤の程度を確認したうえ，全摘出を行い，病理組織学的に切除断端陰性を確認するという定型的な方法で，問題なくスムーズに治療を行うことができた．

　本症例は臨床的に基底細胞癌と診断したことにより，部分生検（incisional biopsy）を選択したが，臨床診断で悪性黒色腫が強く疑われた場合は，腫瘍内にメスを入れることにより転移を誘発することがあるため，部分生検せず全摘生検（excisional biopsy）を行い，病理診断からさらなる治療を検討する．

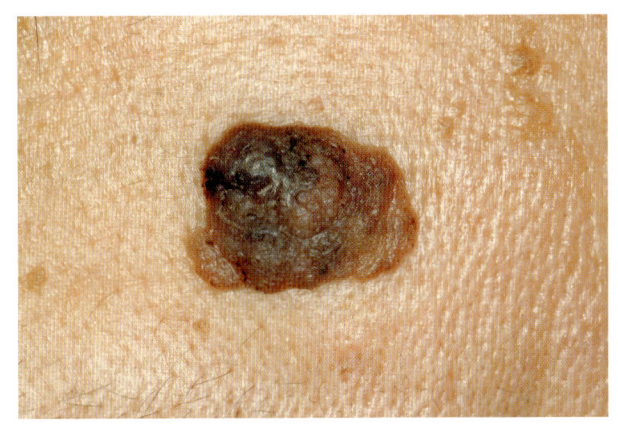

図4 鑑別疾患：脂漏性角化症
頰部の黒褐色結節．表面は顆粒状の角化がみられる．

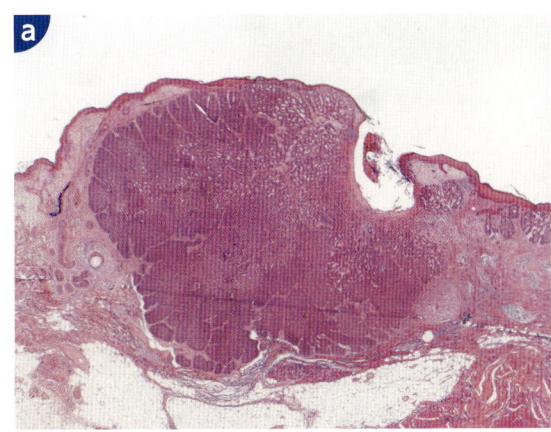

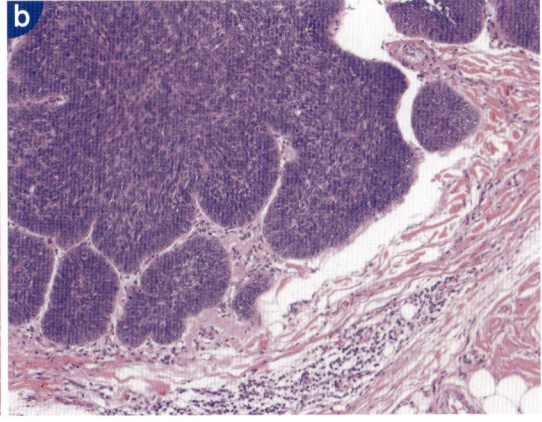

図5 症例（基底細胞癌）の病理組織像
a 弱拡大．表皮から連続性に真皮内に充実性胞巣がみられる．b 強拡大．腫瘍辺縁には腫瘍細胞の棚状配列，腫瘍と健常部境界部には裂隙がみられる．

疾患をもっとよく知ろう！

1 疾患概要 ▶▶▶ 基底細胞癌

皮膚の表皮基底層や毛包上皮に存在する基底細胞様形態の細胞による腫瘍であり，毛包由来であり，メラニンをもつことより外観が黒色を呈することが多いが，色のないものもある（図6）．基底細胞癌は次のように分類され，その特徴は多様多彩である．

臨床病型は，結節潰瘍型（図7），硬化型，微小結節型，斑状強皮症型，浸潤型，表在型（図8），混合型がある．最も多い病型である結節潰瘍型の好発部位は顔面であるが，表在型では約90％が顔面以外に発生する．

2 ポイントとなる臨床所見

腫瘍内辺縁部に黒色小結節が並ぶことが特徴的である．進行すると中央部が潰瘍化する．色素性母斑と比較して表面に光沢が強くみられる．

しかし，基底細胞癌には色のないもの，腫瘤の形成がなく，扁平でほとんど浸潤を触れないもの

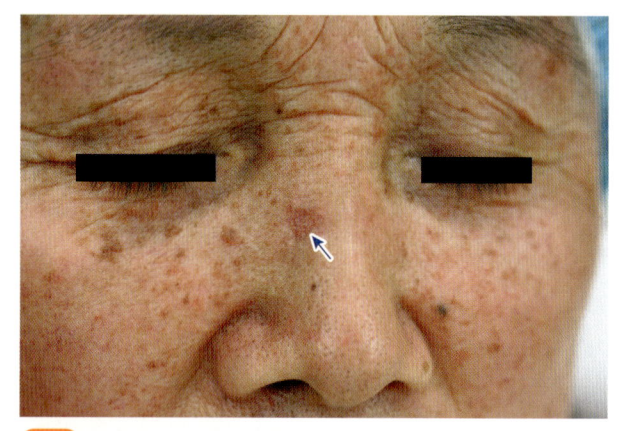

図6 無色素性基底細胞癌

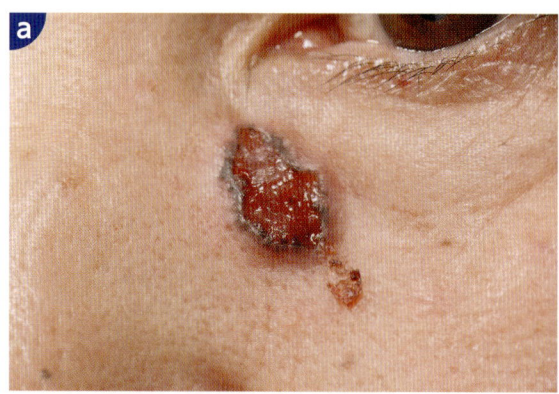

図7 左頬部の結節潰瘍型基底細胞癌
a 臨床所見． b ダーモスコピー所見．辺縁部にmaple leaf-like areas，中央部はarborizing vessels，large blue-gray ovoid nestsの所見があり，本症に典型的である．

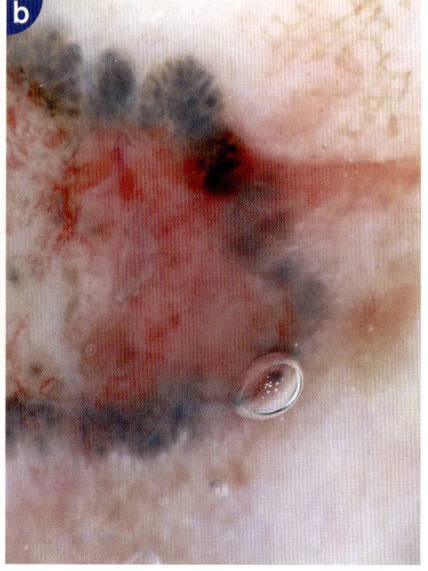

もある．これらのなかには視診や触診で腫瘍部と健常皮膚の境界が不明瞭なものもある．まずは手術用照明灯下での詳細な観察を行い，腫瘍の切除範囲を決定する．さらに切除後の水平方向断端が腫瘍細胞陰性であることを確認する．

3 治療と次の一手

第一選択治療は手術による外科的切除である．腫瘍の取り残しがあり再発をくり返すようになると，筋，骨組織を越えてまで組織を破壊しつつ進展するので，特に浸潤型，斑状強皮症型などの腫瘍細胞が塊を形成せずばらばらに浸潤するタイプは取り残しをしないよう完全なる切除と，切除後の密な経過観察が必要である．そのようなタイプ，また前項で述べたような肉眼で腫瘍の範囲がわかりづらいケースの場合，切除後にいったん開放創，もしくは人工真皮を植皮した状態で，病理組織検査の結果を待ち，断端の腫瘍細胞陰性を確認した後に，植皮術などで再建する．手術不可能症例には5-FU軟膏，冷凍凝固療法，電気凝固術，放射線療法，光線力学療法，ベセルナ（イミキモド）外用治療が行われることもある．

4 コンサルテーション

迷うことなく臨床的に基底細胞癌と診断できた場合は，部分生検→適切な完全切除でよい．良性疾患との鑑別診断に迷った場合も同様の方法による検査，治療で問題ない．しかし，悪性黒色腫との鑑別に迷った場合には，原則部分生検が禁忌であること，臨床所見や腫瘍の状態に応じて初期の切除生検の方法を臨機応変に判断する必要があること，すみやかな病理組織標本の作製，さらに免疫染色追加依頼などを過不足なく進める必要があることなどの理由より，専門医へ紹介した方がよい．部分生検した結果で悪性黒色腫が疑われたなど，悪性黒色腫内へメスを入れてしまった場合は，可及的な拡大切除が必要なことがあり，ただちに専門医への紹介が必要である．

5 患者説明のポイント

皮膚癌の一種である．多種ある皮膚癌のなかでも転移を起こすことは稀な，比較的おとなしい性格の腫瘍である．しかし，進展により筋組織，骨組織に至るまで局所を強く破壊してしまうことがあり，腫瘍細胞を残すことなく切除することが必要である．完全に切除できれば完治するが，切除後数年は再発の有無の確認のための経過観察を要する．

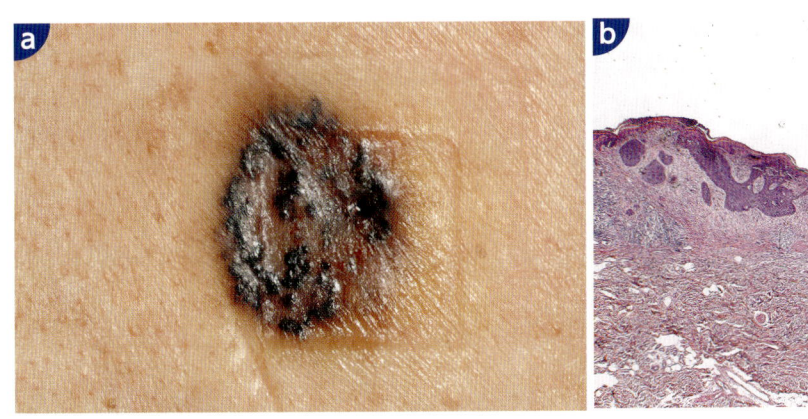

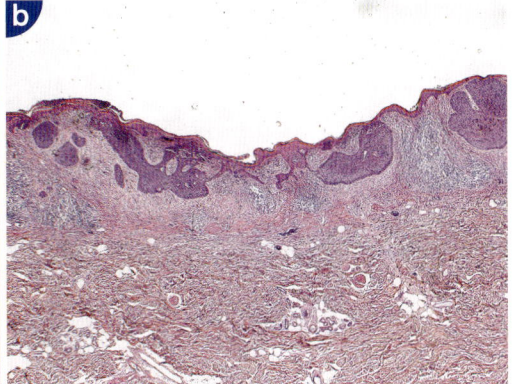

図8 表在型基底細胞癌
a 背部の臨床像．b 病理組織像．腫瘍細胞巣が表皮から垂れ下がるようにみられる．

文献

吉田雄一：基底細胞癌の病理組織学的分類．「皮膚科臨床アセット9 エキスパートに学ぶ皮膚病理診断学」（山本 修編），pp. 356-359，2012

Level 3 上級編 これで完璧！緊急性が高い疾患，鑑別が難しい疾患

Case36　3〜4年前より拡大する黒色斑

安齋眞一

症例

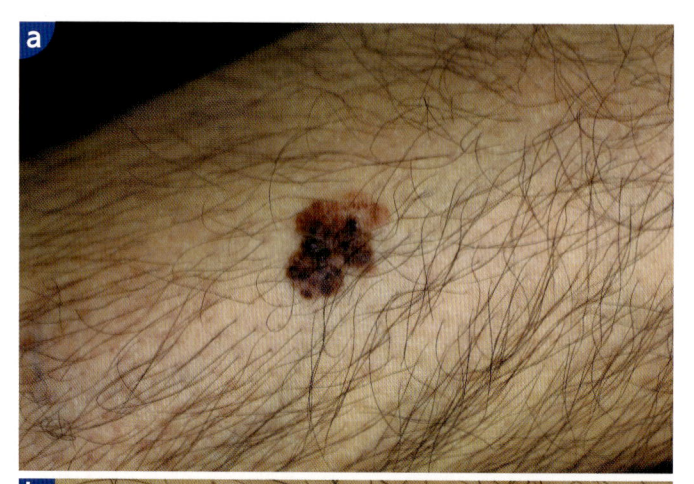

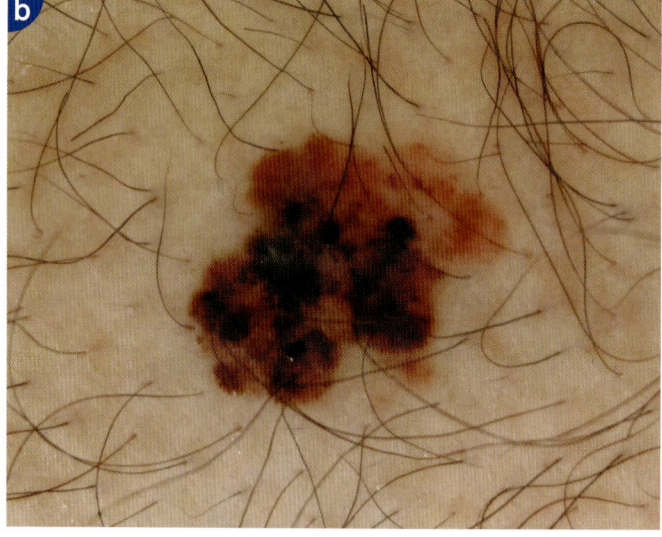

図1　右下腿の色素斑
右下腿に，径2cm程度の不整形，色調にやや濃淡のある色素斑がある．一部はやや隆起性である．

◆**患者情報**　30歳，男性．初診3〜4年前より，右下腿に，黒色局面が出現し，徐々に拡大してきた．初診時は，図1に示すような臨床像であった．

スナップ診断は？

1 スナップ診断

後天性の色素細胞性病変を考える．良性であれば色素細胞母斑（melanocytic nevus），悪性であれば悪性黒色腫（malignant melanoma）である．脂漏性角化症（seborrheic keratosis）などの黒褐色調の病変を形成するほかの疾患との鑑別も必要である．

2 スナップ診断からの確定診断の進め方

確定診断のカギ 大型で，病変の形状は不整であり，青黒色から淡褐色まで，多彩な色調を伴う病変

1. まず，病変表面の角化や面皰様変化などがないため，**脂漏性角化症**の可能性は低いと考える．したがって，色素細胞性病変の可能性が高いと考える．

2. 色素細胞性病変の鑑別では，いわゆる，ABCD ruleに従い，病変の対称性，境界の明瞭さ，色調の単一性，大きさを総合的に判断する（悪性黒色腫は，病変が非対称：Asymmetry，境界が不規則：Border irregular，色調が多彩：Color variegation，大きさが増大する：Diameter enlargement）．

3. 病変の発症部位により，**後天性色素細胞母斑**の臨床病理学的所見はある程度決定されるので，それを参考にすることも重要である．つまり，後天性色素細胞母斑は，臨床病理学的に4型に分類され，Spitz型を除く3型では，それぞれ発生部位が比較的特定されている．①Miescher型は，臨床的に顔面，頭部および頸部に発生するドーム状に隆起する黒褐色結節（図2 a）．②Unna型は，臨床的に頸部，頭部，躯幹，四肢近位部に生じる柔らかな隆起性結節で，時に有茎性となり，表面には凹凸があり，いわゆる桑の実状を呈するもの（図2 b）．③Clark型は，臨床的には，手掌や足底を含む全身のいかなる部位にも出現する扁平な黒褐色斑で，複合型になると，中央が濃く，周辺が薄い色素斑となり，若干隆起する（図2 c）．④Spitz型は，若年者に好発する稀な病変で，全身のいかなる部位にも出現し，紅色あるいは黒褐色結節を形成する（図2 d）．この型のみは，病理組織学的には，特徴的な大型の核を持つ，類上皮型あるいは紡錘形の母斑細胞が特徴である．

4. これらの発生部位や臨床形態に当てはまらないときには，**悪性黒色腫**あるいは**先天性色素細胞母斑**（図2 e，f）の可能性を検討する必要がある．まず，詳細な病歴聴取を行い，先天性病変かどうかの判断をする必要がある．先天性病変の可能性が否定された場合には，悪性黒色腫の可能性を検討する．

これら 1〜4 の考え方に当てはめると，今回の病変は，良性であればClark型ということになるが，大きさが大きいこと，辺縁が不整であり，病変全体の形が不整形であること，色調が一部多様であり，対称性がないことから，**悪性黒色腫**を考える．

3 治療とその後の経過

病変を全切除生検したところ，表在拡大型悪性黒色腫（superficial spreading malignant melanoma），Breslow's thickness 0.4 mm，であり（図3），骨盤部から肺のCTやPET-CTにて，転移病変は確認できなかったため，pT1aN0M0 stage 1と診断し，当初の病変辺縁から1 cm離して脂肪組織中層で拡大切除を行った．その後，転移や再発はない．

4 本症例を振り返って

　当初の臨床所見で，悪性黒色腫の可能性が十分考えられたので，最初から，病変の全切除生検を行った．切除標本の病理検査の結果，悪性黒色腫の診断が確定し，皮膚悪性腫瘍診療ガイドラインに則り，拡大切除を行った．その結果，早期の病変であり，現在は経過観察中である．

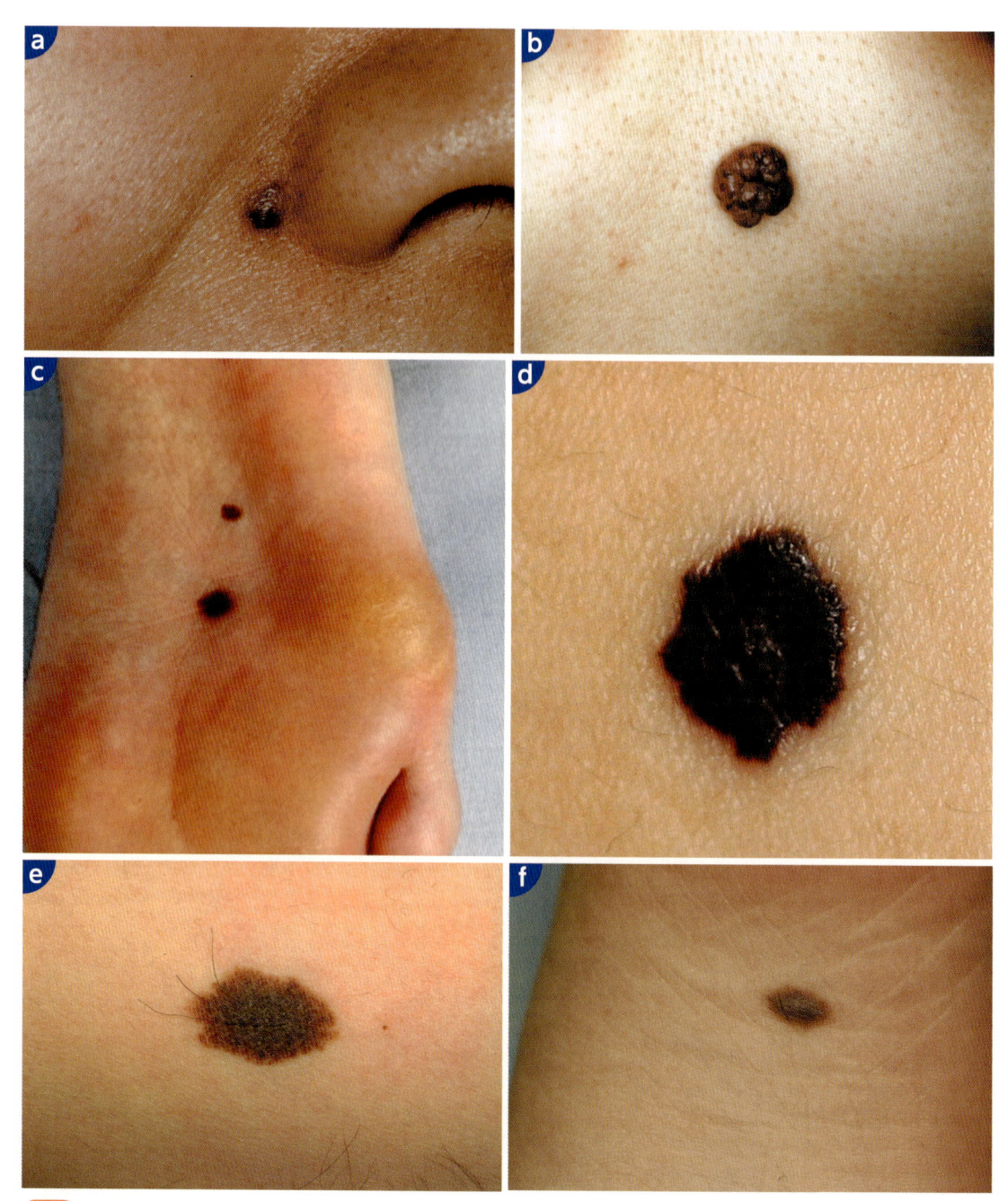

図2 それぞれMiescher型（a），Unna型（b），Clark型（c），Spitz型（d），先天性（e, f）の色素細胞母斑

a Miescher型は，ドーム状に隆起する黒褐色結節．　b Unna型は，柔らかな隆起性結節で，時に有茎性となり，表面には凹凸があり，桑の実状を呈する．　c Clark型は，扁平な黒褐色斑で，複合型になると，中央が濃く，周辺が薄い色素斑となり，若干隆起する．　d Spitz型は，若年者に好発する稀な病変で，紅色あるいは黒褐色結節を形成する．　e, f 先天性色素細胞母斑は，上記に後天性病変とは異なる臨床像を呈する．

疾患をもっとよく知ろう！

1 疾患概要 ▶▶▶ 悪性黒色腫

悪性黒色腫は，色素細胞様細胞分化した細胞で構成される悪性腫瘍である．日本においては，人口10万人あたり年間2ないし3人程度の発症があるとされている．臨床病理学的には，悪性黒子型黒色腫（lentigo maligna melanoma：LMM），表在拡大型黒色腫（superficial spreading melanoma：SSM），結節型黒色腫（nodular melanoma：NM），肢端黒子型黒色腫（acral lentiginous melanoma：ALM）の4型に分類される（図4）．日本人では約50％がALMで，最も多い．白人では，SSMが約70％と最も多いのとは異なる．日本人では発生部位としては，下肢や足底に多い．患者年齢のピークは60ないし70歳代にあるが，20歳代でもピークの1/7程度の患者がいる．10歳以下の患者はきわめて稀である．

患者の予後は，切除時の原発巣の厚さによって規定される．つまり，病変が厚いほど予後は悪い．今のところ，手術的切除以外に確実な治療法はないとされている．進行期患者に対しては，種々の化学療法が試みられているが，奏効率はさほど高くない．

2 ポイントとなる臨床所見

前述の色素細胞母斑（melanocytic nevus）の特徴を把握したうえで，臨床経過，皮疹の形状，発生部位，大きさ，色調などを参考にして，色素細胞母斑（melanocytic nevus）と合致しないものを，悪性黒色腫（malignant melanoma）と考える．

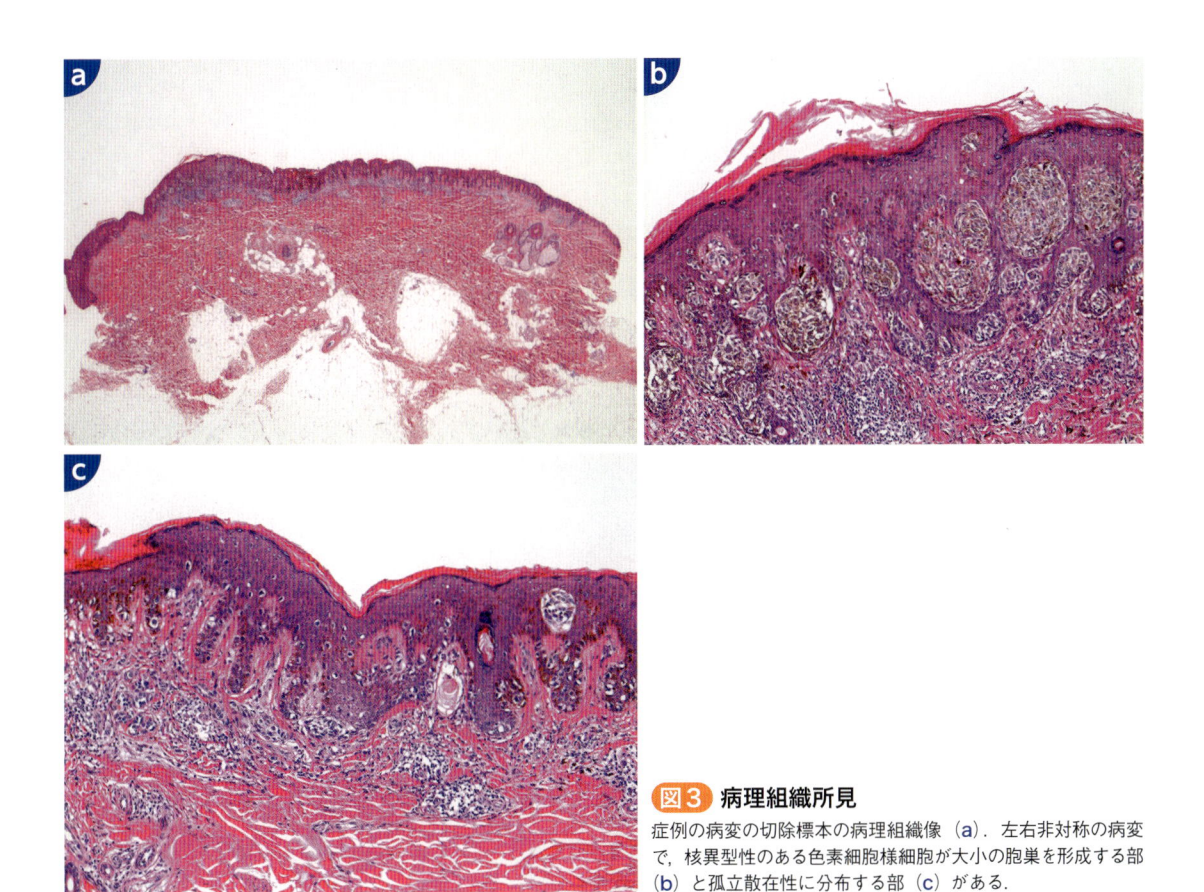

図3 病理組織所見
症例の病変の切除標本の病理組織像（a）．左右非対称の病変で，核異型性のある色素細胞様細胞が大小の胞巣を形成する部（b）と孤立散在性に分布する部（c）がある．

3 治療と次の一手

基本的には，原発病変の確実な切除を行う．さらに，病変の深さに応じて，センチネルリンパ節生検を行ったり，明らかなリンパ節転移がある場合には，リンパ節郭清を行う．さらに化学療法を行う場合もある．

4 コンサルテーション

基本的には，悪性黒色腫の治療は，臨床的・病理組織学的に，悪性黒色腫の診断を自分が責任をもってつけられる医師が行わねばならない．そのため，少しでも悪性黒色腫の疑いをもった時点で，皮膚悪性腫瘍治療の専門家に紹介しなければならない．

5 患者説明のポイント

まず，悪性黒色腫の可能性があることを説明し，診断確定のためには，なるべく病変を全摘出して病理組織検査をすることが必要な旨を説明する．診断確定後は，TNM分類に従って病期を決定し，必要な治療を行うように説明する．

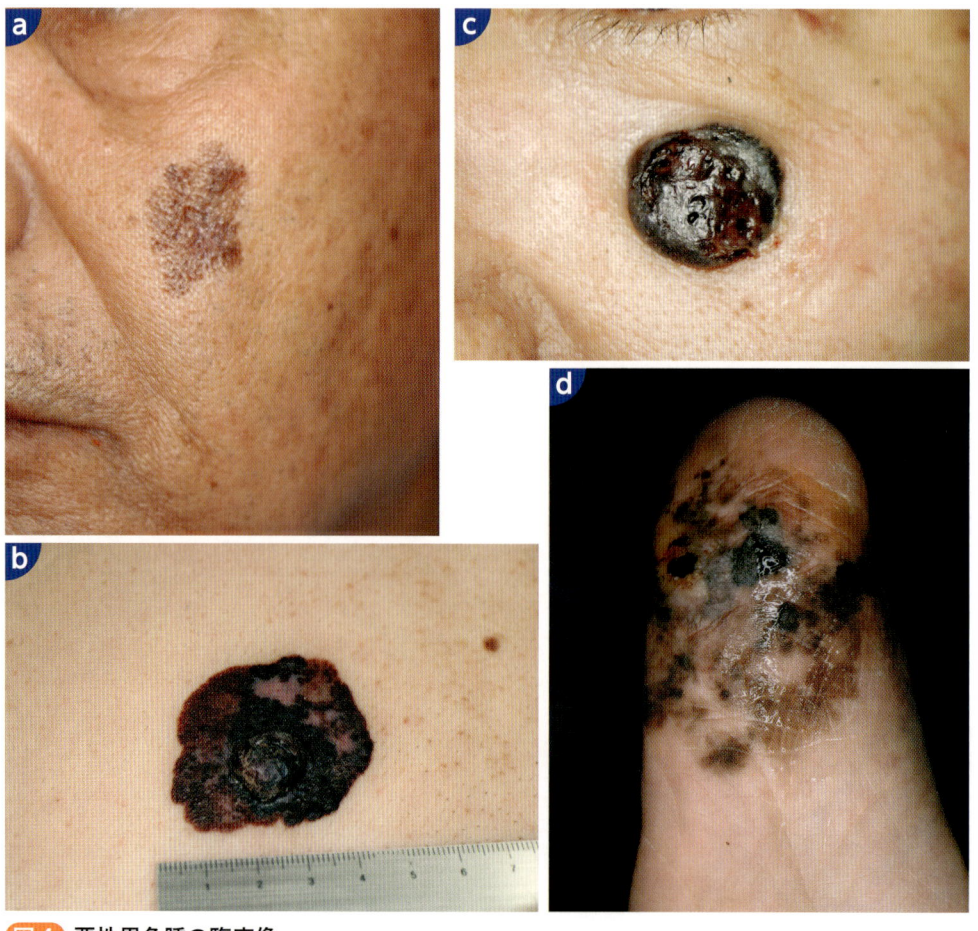

図4 悪性黒色腫の臨床像
a 頬部の悪性黒子：lentigo maligna.　b 背部の表在拡大型黒色腫：superficial spreading melanoma.　c 頬部の結節型黒色腫：nodular melanoma.　d 足底部の肢端黒子型黒色腫：acral lentiginous melanoma.

Level 3 上級編 これで完璧！緊急性が高い疾患，鑑別が難しい疾患

Case37 感冒様症状，発熱，発疹

寺木祐一

症例

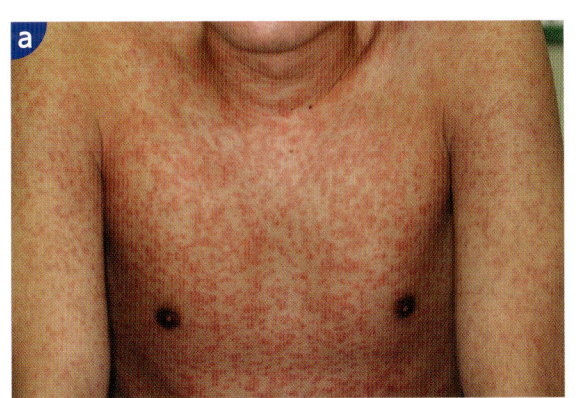

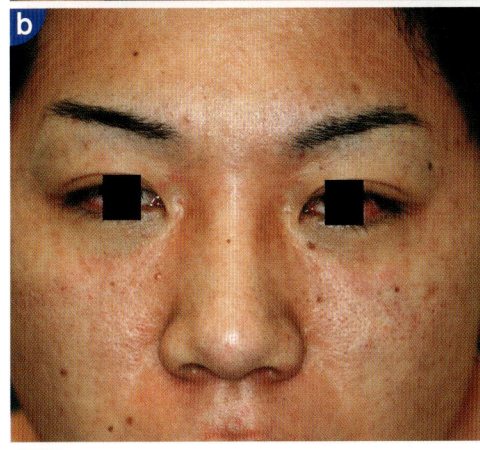

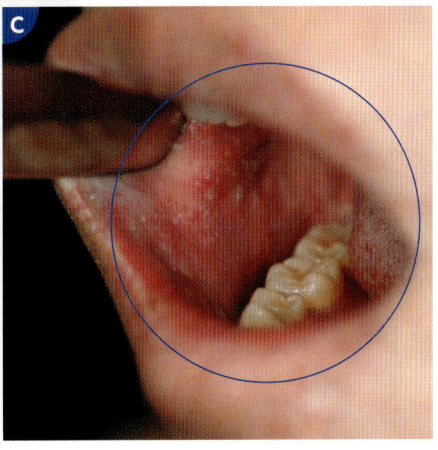

図1 体幹，眼球結膜，頬粘膜の所見
a 体幹に軽度浸潤のある小紅斑が多発・融合．b 眼球結膜の充血．c 頬粘膜に白色小丘疹の集簇（○）．

◆**患者情報** 30歳，男性．数日前より発熱と感冒様症状あり，近医を受診し，消炎鎮痛薬と咳止めなどの内服薬を処方された．いったん解熱傾向がみられたが，昨日より高熱とともに顔面から皮疹が出現し，体幹・四肢へと拡大してきたため，皮膚科を受診．体温40.1℃，全身倦怠感強く，食欲なし．顔面，体幹，四肢には軽度浸潤を触れる，融合傾向のある小紅斑が多発していた．両頸部リンパ節は腫大し，眼球結膜の充血がみられる．両頬粘膜には白色の丘疹の集簇が観察された．咳や鼻汁等の症状があり，軽い下痢もみられた．

スナップ診断は？ ▶▶▶

1 スナップ診断

麻疹などの急性ウイルス性発疹症をまず考えるが，鑑別診断として，薬剤の内服歴があることから播種状紅斑丘疹型の薬疹などを除外する必要がある．

2 スナップ診断からの 確定診断の進め方

> **確定診断のカギ** 二峰性の発熱，カタル症状，全身の多発，融合傾向のある紅斑，頸部リンパ節腫大，眼球結膜充血，Koplik 斑の存在

1. 感冒様症状が先行し，高熱を伴い顔，体幹，四肢に多発・融合する小紅斑が出現したこと（図1 a），頸部リンパ節腫大や眼球結膜の充血（図1 b）の所見もあったことから，**麻疹**などの急性ウイルス性発疹症をまず疑った．

2. 麻疹以外の急性ウイルス性発疹症（風疹や伝染性単核症など）との鑑別が必要である．**風疹**はカタル期と呼ばれる前駆症状はなく，麻疹と比べるとより小さい紅斑が多発し，融合傾向は少ない（図2）．特異的な所見ではないが，風疹では口蓋にしばしば点状出血斑がみられる（Forschheimer 斑）．

3. **伝染性単核症**は発熱，咽頭・扁桃炎，頸部リンパ節腫大などの症状とともに，しばしば発疹が出現する（10％程度）（図3 a, b）．発疹学的には風疹・麻疹様，蕁麻疹様，猩紅熱様などとされており，麻疹との鑑別は難しい．末梢血異型リンパ球の増加や肝酵素の上昇が特徴とされているが，麻疹でもしばしばみられる所見であり，必ずしも鑑別の決め手にはならない．伝染性単核症では膿苔を付す扁桃炎がみられることが多く，参考になる（図3 c）．

4. 前駆する感冒様症状に対する薬剤内服中に発疹が出現したため，薬疹，特に**播種状紅斑丘疹型薬疹**（図4）も鑑別する必要がある．しかしながら，播種状紅斑丘疹型薬疹では眼球結膜の充血や頸部リンパ節腫大などをきたすことは少ない（薬剤性過敏症症候群ではしばしばウイルス感染に似た症状を呈するので注意が必要）．

5. 両頬粘膜部に紅暈を伴う白色調の丘疹の集簇（Koplik 斑）がみられたため（図1 c），麻疹を考えた．

6. 受診時に咳や下痢などの症状がみられたことも診断の参考になった．

7. 麻疹の予防接種歴がなかった．

8. 血清の麻疹IgM（EIA）抗体価の上昇：11.0を認めた．

1 から 8 により，最終的に**麻疹**と診断した．

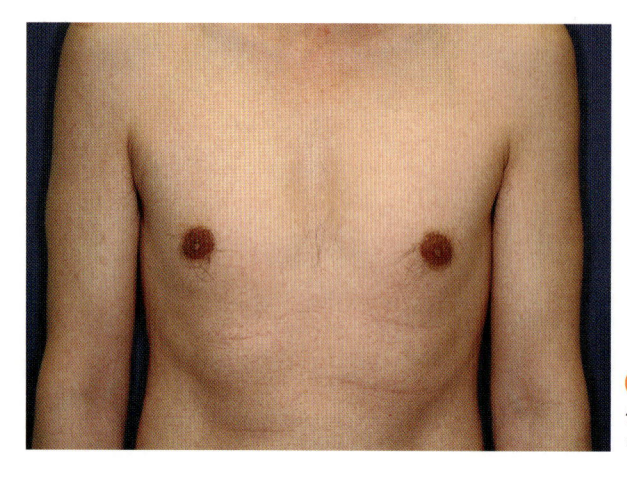

図2 鑑別疾患：風疹
体幹に多発する小紅斑，融合傾向は少ない．

3 治療とその後の経過

　全身倦怠感が強く，食欲も低下しており，入院とした．安静と補液を中心に，対症療法にて数日で解熱傾向がみられ，紅斑も1週間程で淡い色素沈着を残し消退した．

4 本症例を振り返って

　本症は前駆した感冒症状に対し薬剤が処方され，その薬剤内服中に発熱を伴う全身の発疹が出現したため，薬疹も疑われるとのことで当院に紹介された．眼球結膜充血や頸部リンパ節腫大など所見もあり，急性ウイルス性発疹症を疑ったが，発疹の形状からすぐに麻疹の診断を下すことは難しい．診断の参考になるのは，むしろ口腔粘膜所見や皮疹以外の症状であった．本症ではKoplik斑がみられたが，口腔内のKoplik斑は麻疹特異的であった．この所見がみられれば，麻疹と診断できる．Koplik斑は病初期にみられるが，数日経過するとみられなくなるので注意を要する．また，カタル症状，すなわち咳などの上気道症状や下痢などの消化器症状がみられたことも参考になった．

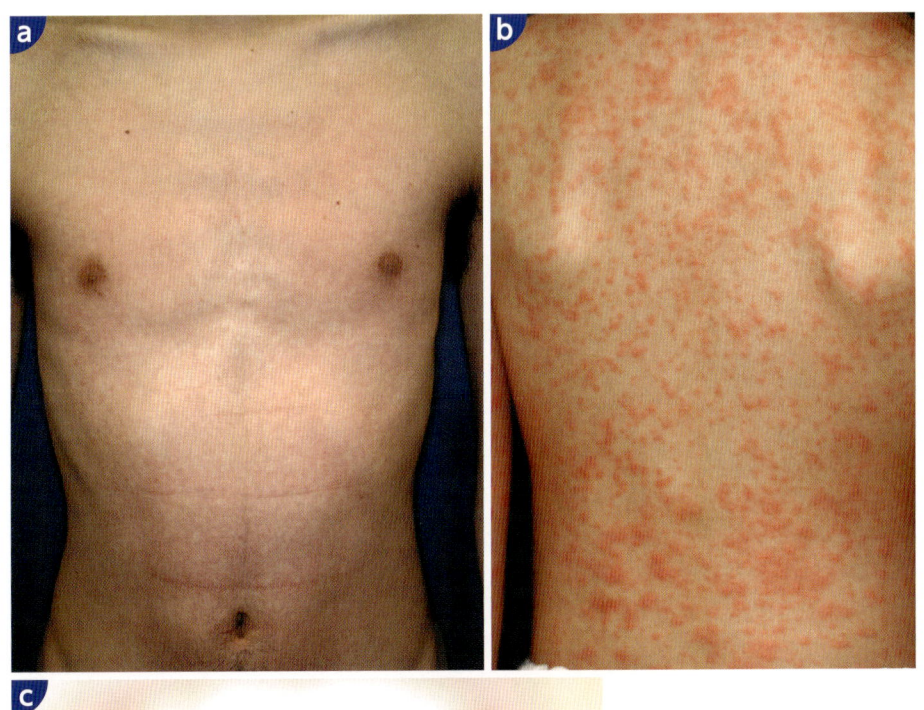

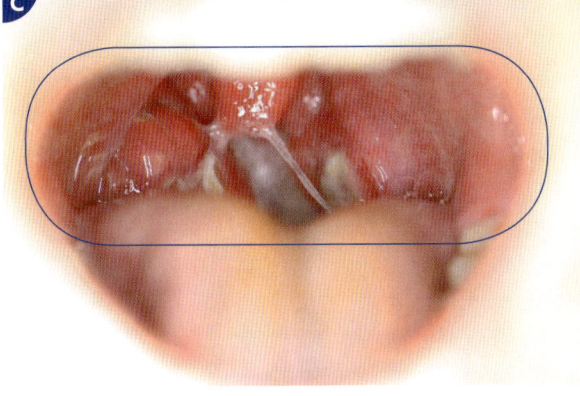

図3　鑑別疾患：伝染性単核症
a 体幹の多発・融合する紅斑．b 背部の多発する浮腫性紅斑．c 膿苔を付す扁桃炎（○）．

疾患をもっとよく知ろう！

1 疾患概要 ▶▶▶ 麻疹

　麻疹ウイルスは感染力が強く，空気，飛沫，接触により経気道的に感染し，所属リンパ節で増殖する．感染から10～12日の潜伏期間の後，発熱，眼球結膜充血，咳や鼻水，咽頭痛などのカタル症状が数日続いた後，いったん解熱傾向となるが，再度発熱し，発疹やKoplik斑が出現する．発疹は顔面から始まり，体幹・四肢へと拡大する．通常，大豆大程までのやや浸潤のある浮腫性紅斑で，融合傾向を示す（図1a，5）．全身倦怠感が強く，頸部などの表在リンパ節は腫大，また鼻水，咳などの上気道症状，下痢などの消化器症状をきたすことが多い．これらの症状は4～5日で回復し，紅斑は約1週間で色素沈着を残して消退する．合併症として中耳炎や肺炎などがしばしばみられ，頻度は低いものの脳炎の合併例もある．臨床検査では異型リンパ球の増加や肝酵素上昇を呈する症例も少なくない．診断は一般に，麻疹ウイルスの抗体価の上昇によりなされる．

　近年，成人麻疹の発症が問題となっているが，患者の2～3割はワクチン接種歴がある．そのような患者の多くは，麻疹ウイルスに対する免疫効果の経時的減弱によるsecondary vaccine failureである．カタル期がなく，Koplik斑が出現しない，発熱などの全身症状や発疹の程度が比較的軽い，修飾麻疹の像をとることが少なくない（図6）．修飾麻疹では発疹出現時には麻疹のIgM抗体価の上昇とともにIgG抗体価もすでに上昇している．麻疹の発症を確実に防ぐためには，2回の予防接種が必要とされる所以である．

　麻疹はKoplik斑などの所見があれば，診断は比較的容易となるが，発疹からは他のウイルス性発疹症や薬疹との鑑別はしばしば難しい．最終的診断は各ウイルス抗体価の測定，また薬疹の場合，パッチテストや誘発テストなどによる確認が必要となる．

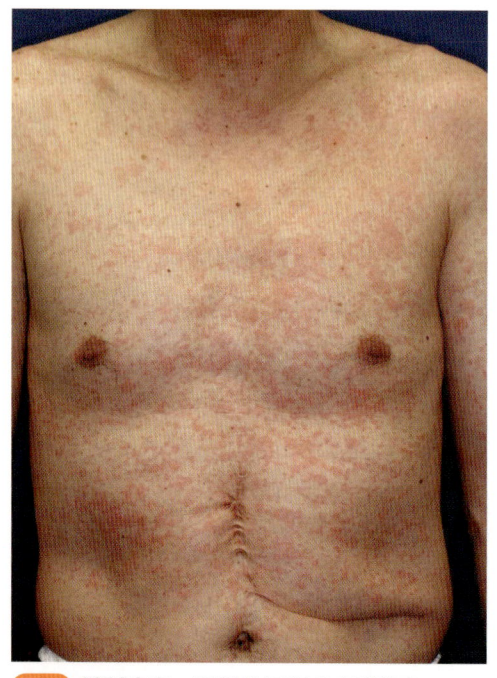

図4 鑑別疾患：播種状紅斑丘疹型薬疹
体幹の瘙痒を伴う多発する紅斑．

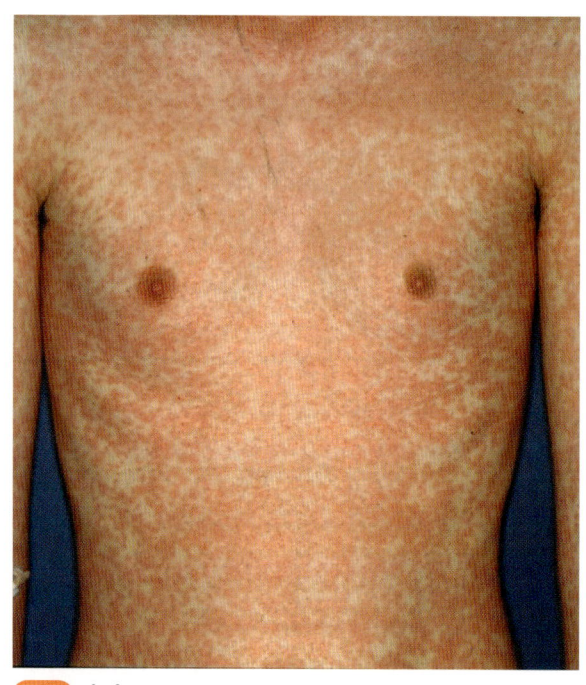

図5 麻疹
体幹の多発・融合する紅斑．

2 ポイントとなる臨床所見

①発熱・カタル症状などの前駆症状．
②高熱を伴い顔，体幹，四肢に多発・融合する小紅斑．
③頸部リンパ節腫大，眼球結膜充血．
④Koplik斑．
⑤咳や下痢などの症状．
⑥予防接種歴の有無．

3 治療と次の一手

◆ 治療

基本的には対症療法である．安静を保ち，高熱や食欲低下があるため，十分な補液に努める．高熱にはアセトアミノフェンなどの解熱薬，発疹に対しては，痒みがあれば抗ヒスタミン薬内服，咳などの上気道症状が強ければ，鎮咳去痰薬などを投与する．

◆ 次の一手

経過中に細菌の二次感染による中耳炎や肺炎を合併すれば，専門診療科と連携をとり，抗菌薬などを投与する．

4 コンサルテーション

高熱や全身倦怠感が強い症例は，入院施設のある皮膚科を受診させることが望ましい．また，薬疹などとの鑑別が難しい症例であれば，皮膚科専門医を紹介する．

5 患者説明のポイント

①安静・水分補給などに努める．
②感染力が強いため解熱後3日までは登校，出勤は控える．
③しばしば細菌の二次感染による中耳炎や肺炎，稀に脳炎などの合併症を併発することがあるので，注意する．

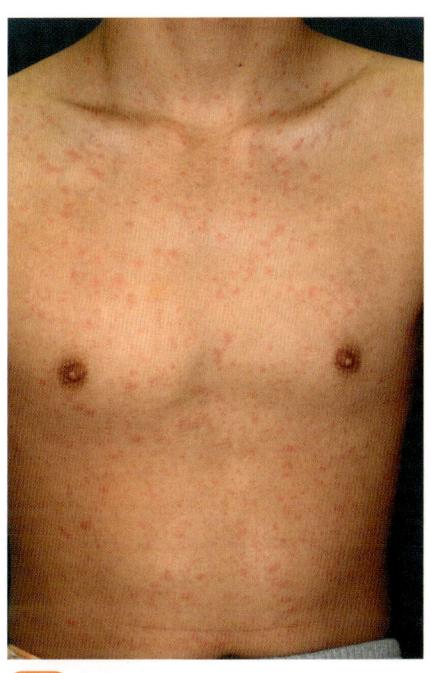

図6　修飾麻疹
予防接種歴あり．通常の麻疹に比べ，皮疹は軽微．

Level 3 上級編 これで完璧！緊急性が高い疾患，鑑別が難しい疾患

Case38 陰部の紅斑，硬結

飯田絵理

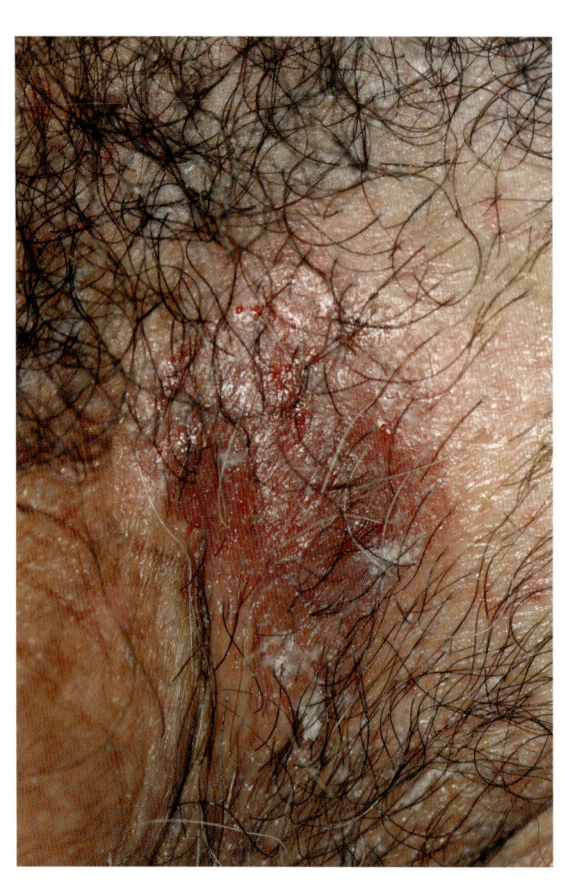

症例

図1 陰部の浸潤性紅斑
陰茎基部から恥丘部にかけて暗赤色調の浸潤性紅斑がみられる．表面に浅い潰瘍と点状のびらん，白色鱗屑を伴う．疼痛などの自覚症状は特になし．

◆**患者情報** 66歳，男性．3週間前より陰茎に紅斑があり，ステロイド外用で改善しないため皮膚科を受診した．
初診時，陰茎基部に母指頭大の紅色局面があり表面に浅い潰瘍を伴っていた（図1）．約2カ月前に風俗店を利用し，性行為を行ったとのことであった．

スナップ診断は？▶▶▶

1 スナップ診断

臨床所見と病歴聴取の結果より，硬性下疳（梅毒）の可能性を考えた．また臨床所見から鑑別として接触皮膚炎，真菌感染，乳房外Paget病などが考えられる．

2 スナップ診断からの 確定診断の進め方

> **確定診断のカギ**　陰部の浅い潰瘍を伴う浸潤性紅斑，風俗店利用歴，血清学的検査

1. 血清学的検査でRPR定性弱陽性，TPHA定性弱陽性であった．その後計測したRPR定量128倍，TPHA定量762倍，FTA-ABS 640倍であり，梅毒に感染していることが明らかになった．
2. 前述の鑑別疾患のうち，**接触皮膚炎**はステロイド外用で改善しないことから否定的である．**真菌感染**はKOH直接鏡検で否定できる．**乳房外Paget病**について否定するために，生検を施行した．
3. 鑑別となる乳房外Paget病は，陰茎，会陰，肛門周囲などに浸潤性紅斑，びらん，白斑などを伴う臨床像を呈す（図2，3）．診断には生検が必須である．
生検組織像では，真皮乳頭層から皮下脂肪組織までびまん性に形質細胞浸潤がみられ，線維化や浮腫を伴っていた．乳房外Paget病の所見はなかった．

以上より，最終的に**梅毒による硬性下疳**（第1期梅毒）と診断した．

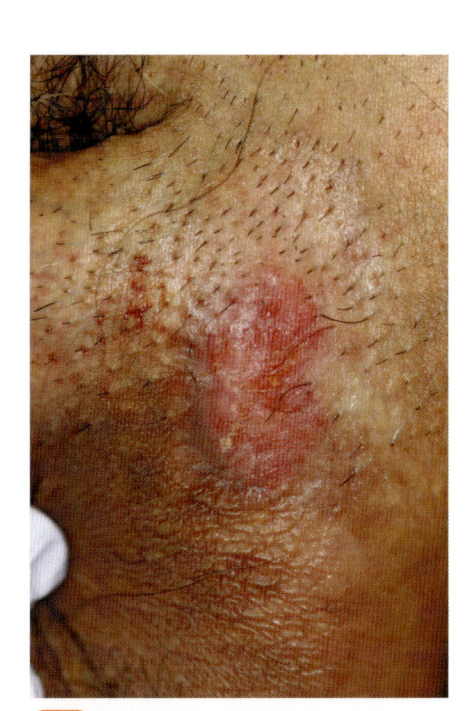

図2 鑑別疾患：乳房外Paget病
図1とほぼ同位置に紅斑がみられる．表面に浅い潰瘍と軽度の鱗屑，周囲に境界のやや不明瞭な白斑を伴っている．この白斑も病変である．

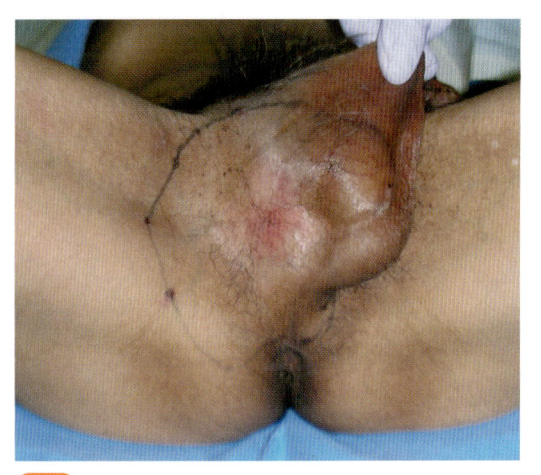

図3 鑑別疾患：乳房外Paget病
図2より広範囲に淡紅色斑と周囲の白斑がみられる．

3 治療とその後の経過

◆ 治療

ユナシン®，375 mg/錠，1回1錠，1日4回内服を処方したところ，内服数時間後に四肢体幹に小紅斑が多発，その後38℃台の発熱が生じた．Jarisch-Herxheimer反応（後述）と判断し，内服を継続するように説明したが，本人より内服変更の強い希望があり，ミノマイシン®，100 mg/錠，1回1錠，1日2回内服に変更した．紅色局面は徐々に軽快し消退した．

◆ その後の経過

本症例では，HBs抗原も陽性であり，内科でB型肝炎の急性感染またはキャリアーと診断された．なお，HIV検査は陰性であった．

4 本症例を振り返って

陰部の浸潤性紅斑と浅い潰瘍より硬性下疳を思い浮かべることが重要であるが，乳房外Paget病も否定できない所見であったため，生検も施行し，最終的に硬性下疳（第1期梅毒）と診断した．なお，硬性下疳は梅毒トレポネーマが侵入した局所に生じるため，亀頭部や包皮に生じることが多いが，本症例のように陰茎基部に生じることもある．

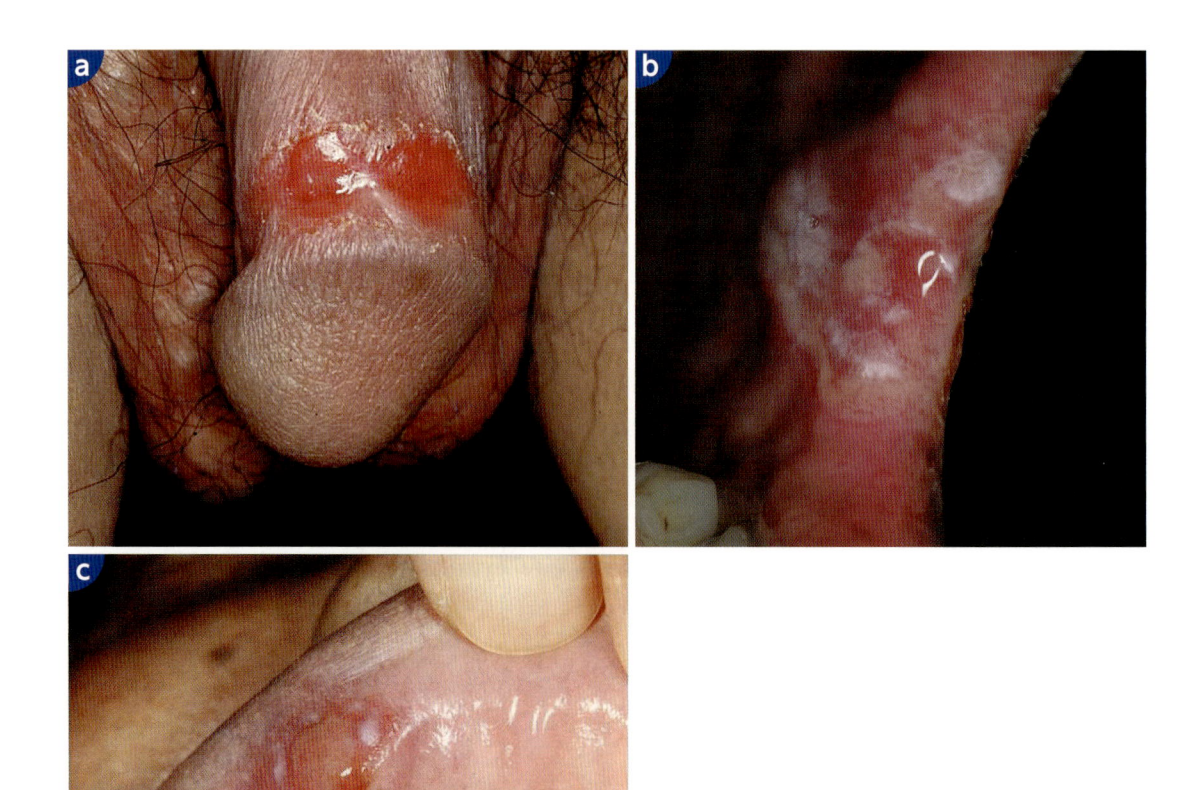

図4 硬性下疳
a 硬性下疳．b 口唇・口腔の硬性下疳．c 口唇粘膜の硬性下疳．
b，cは自治医大口腔外科神部芳則教授症例（文献1より転載）

疾患をもっとよく知ろう！

1 疾患概要 ▶▶▶ 梅毒

梅毒は梅毒トレポネーマ（*Treponema pallidum*）による感染症で，主として性交時に皮膚・粘膜の微細な傷口から侵入，感染する．感染後3週間の潜伏期間を経て，その後感染局所（主に陰部）で特有の限局性病変を形成し，やがて血行性に拡散する．**硬性下疳**とは，感染3週頃に梅毒トレポネーマが局所に侵入して生じた**初期硬結**がその後潰瘍化したものを指す．

2 ポイントとなる臨床所見（表1）

◆ 第1期梅毒

初期硬結は，感染局所（冠状溝，亀頭，包皮，大小陰唇，陰唇交連，子宮膣部）に生じる爪甲大までの硬い丘疹，浸潤性局面で，すみやかに中央が浅い潰瘍となる〔**硬性下疳**（図4）〕．疼痛などの自覚症状はない．多くは所属リンパ節の無痛性の腫脹（**無痛性横痃**）を伴っている．硬性下疳は通常陰部に生ずるが，口唇，舌などに生じることもある．

◆ 第2期梅毒

梅毒性ばら疹は（図5），体幹，上肢などに多発する爪甲大の淡紅色斑である．中毒疹・薬疹とも似るが，梅毒性ばら疹は掌蹠にも生じることが多いのが特徴である．**丘疹性梅毒**は，ばら疹の2～3週後に体幹を中心として多発して生じる丘疹である．掌蹠では，落屑を伴い乾癬に似た小局面を形成する〔**乾癬性梅毒**（図6）〕．**扁平コンジローム**（図7）は，肛囲，外陰部，腋窩，乳房下部などの間擦部でみられる湿潤した扁平隆起性丘疹である．

◆ 第3期梅毒

無治療で経過した場合には，感染後3年～十数年の間に，潰瘍を伴う皮下硬結（ゴム腫）を生じることがある．

表1 梅毒各期でみられる症状

	発症時期	症状
第1期梅毒	感染後3週間	初期硬結 硬性下疳 無痛性横痃
第2期梅毒	感染後3カ月	梅毒性ばら疹 丘疹性梅毒 乾癬性梅毒 扁平コンジローム
第3期梅毒	感染後3年以上	ゴム腫
第4期梅毒	感染後3年以上	脊髄癆 進行麻痺 大動脈炎 大動脈瘤

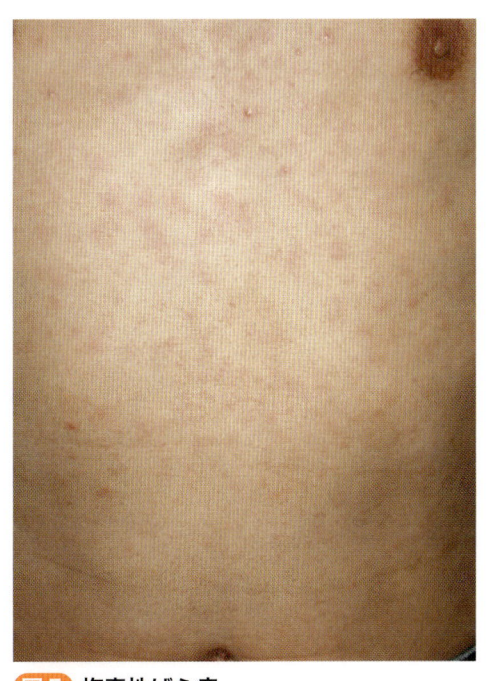

図5 梅毒性ばら疹
体幹前面に淡紅色の紅斑が多発した典型例．
（文献2より転載）

◆ **第4期梅毒**

さらに進行すると心血管梅毒（**大動脈炎，大動脈瘤**）あるいは神経梅毒（**脊髄癆，進行麻痺**）が出現するとされる．

抗菌薬が広く普遍している現在，第3，4期梅毒に遭遇する機会はほとんどない．

◆ **梅毒とHIV**

近年，梅毒とHIVの重複感染例（図8）が増加している．HIV感染者では，梅毒の臨床所見，血清学的所見，治療への反応が典型的ではないこともあり，注意が必要である[3]．

◆ **血清学的検査**

血清反応はカルジオリピンを抗原として用いる方法（serologic test for syphilis：STS）と，梅毒トレポネーマを抗原に用いる方法（*Treponema pallidum* hemagglutination test：TPHAやfluorescent treponemal antibody absorption test：FTA–ABS）がある．STS法にはワッセルマン反応，ガラス板法やRPR法などがある．

なお，RPR法は免疫沈降反応であるため，抗原と抗体の最適比が存在し，抗原抗体の比の解離がはなはだしい場合には抗原抗体反応が抑制されて反応が現れないことがある[4]．

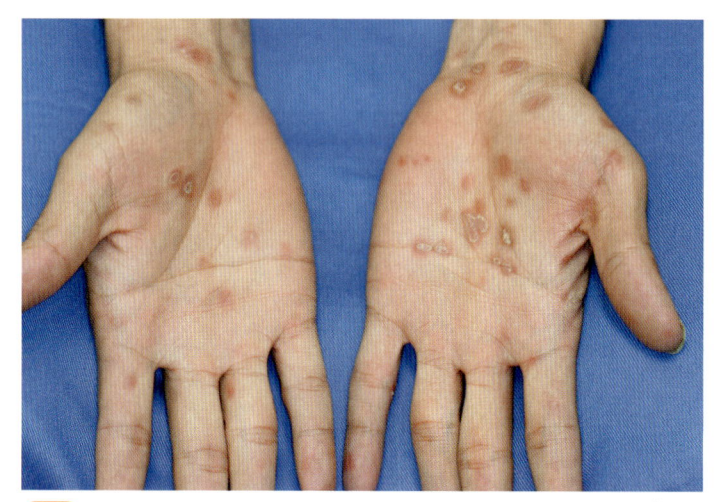

図6 乾癬性梅毒
手掌にやや厚い鱗屑を伴う紅斑が多発している．この手の発疹だけでも梅毒を疑うべきである．
（文献2より転載）

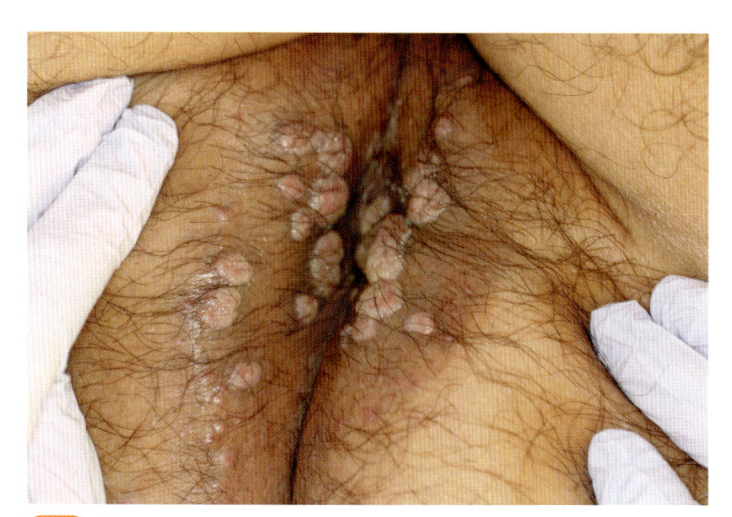

図7 扁平コンジローム
肛門周囲に扁平隆起性の浸潤性局面が多発している．

このように反応が抑制される部分を抑制地帯，抑制地帯が現れることを地帯現象と呼ぶ．なかでも抗体過剰により抑制される部分は前地帯（プロゾーン）現象と称される[5]．

この場合，希釈した血清でRPR法を再検すると陽性となる．

プロゾーン現象が出現する例としてはHIV感染者や免疫抑制薬の長期投与患者，再感染梅毒（ブースター効果による抗体の急増）などが報告されている[6]．

3 治療

ペニシリンを早期梅毒では4週間，晩期梅毒では8週間投与する．

処方例）
アモキシシリン水和物（サワシリン®，パセトシン®），250 mg/錠，1回2錠，1日3回内服

ペニシリンアレルギーの場合の処方例）
ドキシサイクリン塩酸塩（ビブラマイシン®），100 mg/錠，1回1錠，1日2回内服
ミノサイクリン塩酸塩（ミノマイシン®），100 mg/錠，1回1錠，1日2回内服
HIVとの重複感染の場合は3倍量のペニシリンが推奨される．

4 コンサルテーション

梅毒の代表的皮疹は前述のとおりであるが，梅毒の皮疹は多彩であるため，陰部・口腔の皮疹・粘膜疹や無症候性の中毒疹については梅毒の可能性を考えて，血清検査を行い，皮膚科コンサルテーションを行うことが重要である．また，HIV感染症との重複感染を念頭におくことが重要である．

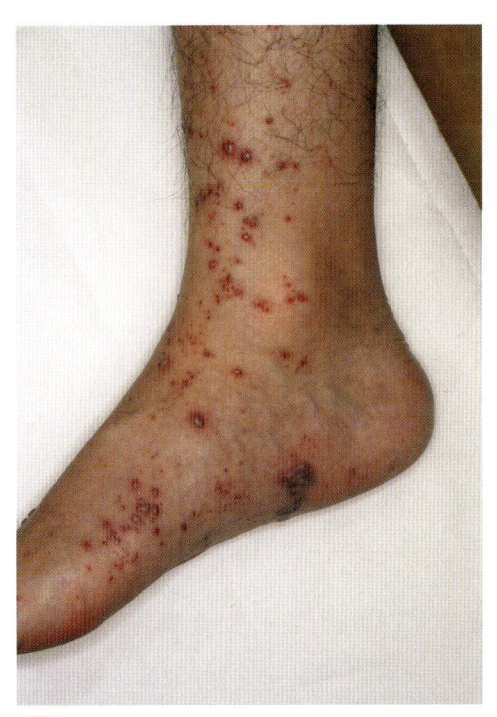

図8 梅毒とHIVの重複感染患者にみられた帯状疱疹
下腿から足底にかけ血疱，膿疱，点状紫斑が多発している．梅毒とHIVの重複感染による免疫不全のため症状が重症化したと考えられる．

5 患者説明のポイント

①感染症であり，他者への感染予防が重要である．パートナーの梅毒検査も必要である．
②梅毒が治癒しても梅毒トレポネーマ抗原系（TPHA, FTA-ABS）の抗体価は残存することを説明しておく．
③**Jarisch-Herxheimer反応**とは，早期梅毒の治療開始時に，一過性の感冒様発熱と皮疹が出現する反応である．急激な梅毒トレポネーマの死滅が原因と考えられており，抗菌薬を中止する必要はない．この反応については，起こりうる反応として投与前に十分な説明をしておくことが必要である．

文 献

1)「日常診療に役立つ全身疾患関連の口腔粘膜病変アトラス」（草間幹夫 監修，神部芳則，出光俊郎 著），医療文化社，2011
2) 出光俊郎：6．梅毒（梅毒性ばら疹）．「内科で出会う 見ためで探す皮膚疾患アトラス」（出光俊郎 編），p.189，羊土社，2012
3) 清水 宏：梅毒．「あたらしい皮膚科学 第2版」（清水 宏 著），中山書店，p. 531，2011
4) 肥後尚孝 ほか：RPRカード法でプロゾーン現象の認められた第2期顕症梅毒の1例．臨皮，55：687-688，2001
5) 志村真希 ほか：Prozone現象がみられ原因不明の視神経炎と診断されていた第2期梅毒の1例．皮膚臨床，52：1334-1335，2010
6) 山上 淳 ほか：再感染時にプロゾーン現象を認めた第2期梅毒の1例．臨皮，58：748-750，2004

Level 3 上級編 これで完璧！緊急性が高い疾患，鑑別が難しい疾患

Case39 発熱，頸部リンパ節腫脹を伴う発疹

出光俊郎

症例

図1 体幹の発疹
体幹に淡紅色の紅斑がみられる．

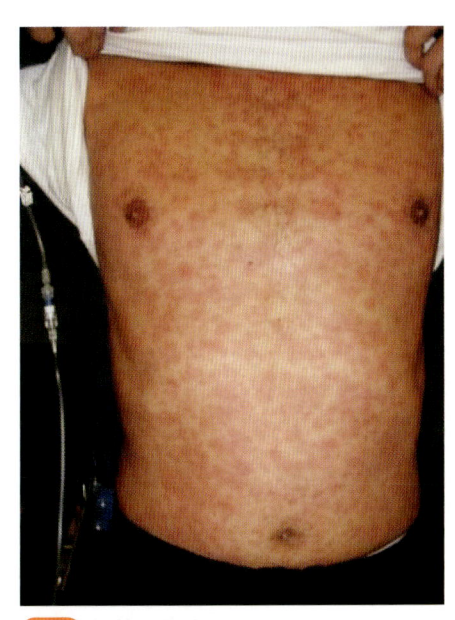

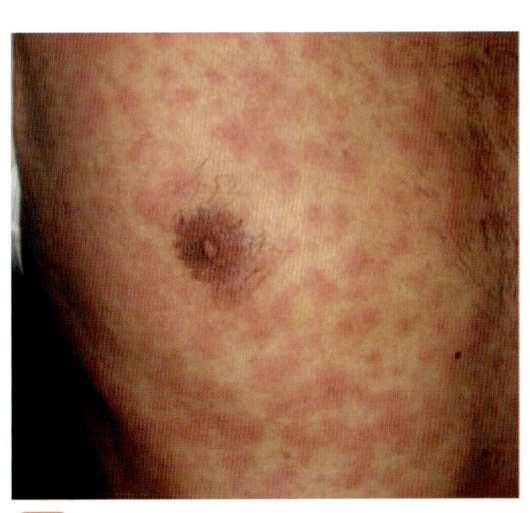

図2 胸部皮疹の接写像
小豆大から拇指頭大までの紅斑が多発融合している．

◆**患者情報** 41歳，男性．主訴：発熱と頸部リンパ節腫脹，発疹．初診の2週間前から全身倦怠感と39℃前後の発熱が持続し，5日前より体幹から四肢に紅色の皮疹が出現したために来院した．前医でセフカペン（フロモックス®），ついでアジスロマイシン（ジスロマック®）を投与したが，解熱せず，薬疹も疑われたために中止した．精査のために紹介された．初診時，体温38.5℃，眼球結膜は充血し，口腔粘膜，舌には発赤と白苔がみられる．頸部リンパ節を触知した．体幹，四肢に暗赤色の紅斑が多発しており，融合傾向もある（図1，2）．

スナップ診断は？▶▶▶

1 スナップ診断

紅斑，丘疹型の中毒疹であり，薬疹，麻疹，伝染性単核球症，その他のウイルス感染症やリケッチア感染症の可能性を考える必要がある．

2 スナップ診断からの 確定診断の進め方

> **確定診断のカギ** 発熱，リンパ節腫大を伴う麻疹様の紅斑をみたら急性ヒト免疫不全ウイルス（human immunodeficiency virus：HIV）感染症を鑑別疾患に入れる必要がある

1 まず2週間以上続く発熱，全身倦怠感，リンパ節腫脹，発疹からウイルス感染〔主な鑑別疾患として，麻疹（図3），伝染性単核球症（図4），風疹（図5）〕や薬疹などを考えた．

2 発疹は麻疹あるいは伝染性単核球症に類似の紅斑（maculo-papular rash）であり，口腔粘膜白苔のKOH直接鏡検でカンジダの仮性菌糸と胞子を確認し，口腔カンジダ症と診断した．抗菌薬よる菌交代現象や免疫不全がバックグラウンドにある可能性を考えた．

3 白血球は8,140/μLで異型リンパ球は3％であった．麻疹，風疹ウイルス，EBウイルス，サイトメガロウイルス抗体価は既感染パターンであった．また，EBウイルスDNA定量の結果は基準値以下であった．インフルエンザ抗原検査はA，Bともに陰性であった．

4 前医で使用したフロモックス®，ジスロマック®の薬剤添加リンパ球刺激試験（DLST）は陰性であった．

5 HIV抗体検査をしたところ，反応がわずかにあり，判定保留の結果であった．感染初期（ウインドウ期）には陽性にならないこともあるので，確認検査としてHIV抗体のウエスタンブロット法と核酸増幅検査（HIV-RNAのPCR）を施行したところウエスタンブロットは陰性，HIV-RNA PCRは$1.1×10^7$コピーであった．

1～**5**から本症例はHIV感染症であり，急性HIV感染症と診断した．さらなる問診で同性愛者であることが判明した．

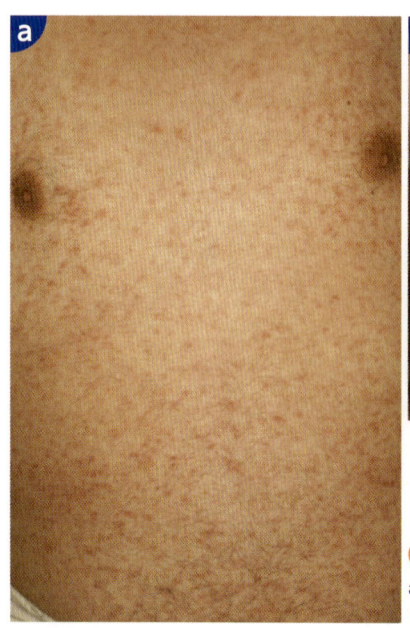

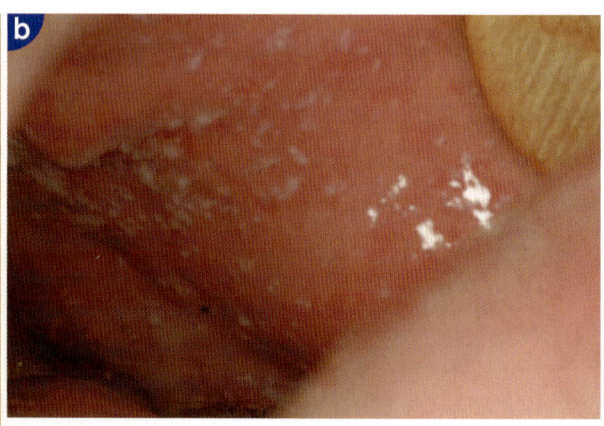

図3 鑑別疾患：麻疹
a 体幹の暗赤色紅斑．b Koplik斑．
（文献1より転載）

3 治療とその後の経過

◆ 治療

口腔カンジダ症にミコナゾールゲル（フロリード®ゲル）を使用したところ，1週間で劇的に改善した．体幹四肢の麻疹様紅斑は2週間以内に自然治癒した．専門施設での多剤併用療法（highly active anti-retroviral therapy：HAART）のために転院した．転院前に施行した胸部CT検査では右下葉S9に小葉中心性すりガラス影を認め，ニューモシスチス肺炎（カリニ肺炎）が疑われた．転院前日のCD4リンパ球は201/μLであった．

◆ その後の経過

HIV専門施設でHAARTを受けている．

4 本症例を振り返って

HIV感染初期ではインフルエンザ様，伝染性単核球症様症状を呈することがある．

① HIV感染初期に発熱，関節痛，麻疹や伝染性単核球症様の中毒疹を呈することがあり，発疹のみからは鑑別はできない．

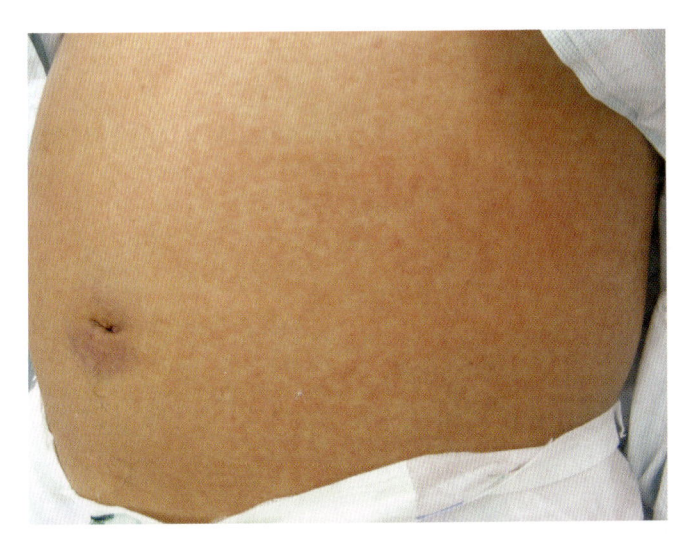

図4 鑑別疾患：伝染性単核球症
皮膚は黄疸のために黄染しており，小豆大から爪甲大までの紅斑，丘疹性紅斑が多発している．
経口飛沫感染　高熱，咽頭痛，リンパ節腫脹，皮疹．40歳，男性．
EBV VCA IgG320
EBV VCA IgM 40
EBV EBNAIgG 10未満
（文献1より転載）

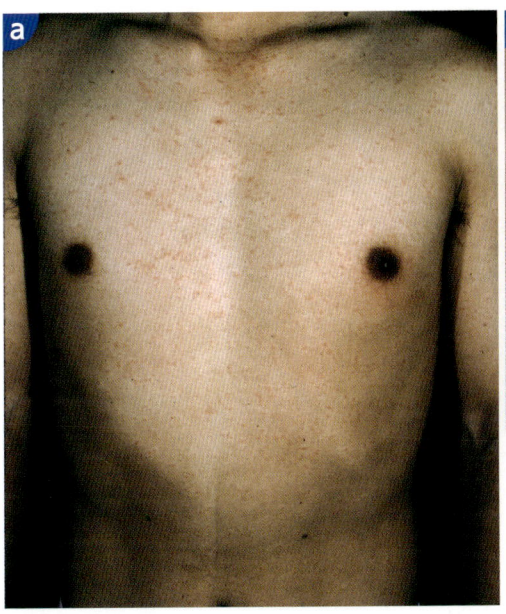

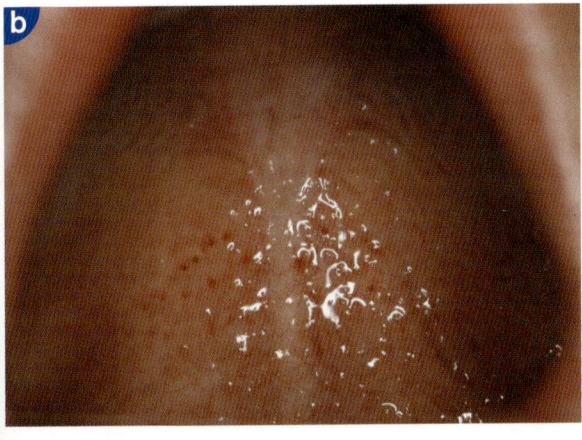

図5 鑑別疾患：風疹
a 体幹の融合傾向の少ない紅斑．　b Forschheimer斑．
（文献1より転載）

②感染後約4週間のウインドウ期ではHIVスクリーニング検査（抗体検査）が陰性となりうる．
③HIVスクリーニング検査陰性でも疑わしいときはHIV確認検査をする．
これらのことを十分認識する必要がある．

疾患をもっとよく知ろう！

1 疾患概要 ▶▶▶ HIV感染症

　HIV感染症はヒト免疫不全ウイルスに感染した状態を指し，感染経路は性行為のほかに，血液感染，母子感染がある．大きく分けて，急性感染期，無症候期（キャリア），エイズ（AIDS）期の3段階に分けることができる．HIVに感染後，2～4週間でインフルエンザ様の急性感染症状が出現する．症状としては発熱，リンパ節腫大，咽頭炎や発疹，筋肉痛，下痢などがみられる[2]．無症候期は平均10年程度続くが，その間にCD4陽性T細胞数は徐々に減少していき，200/μL以下になると免疫力が低下し，後天性免疫不全症候群（acquired immunodeficiency syndrome：AIDS）を発症し，日和見感染や悪性腫瘍を生じるようになる．
　HIV感染の初期にみられる急性HIV感染症を的確に診断することは，早期の治療開始のみならず，他者への感染を防ぐためにも重要である．病勢の進行とともに脂漏性皮膚炎（図6），口腔カンジダ

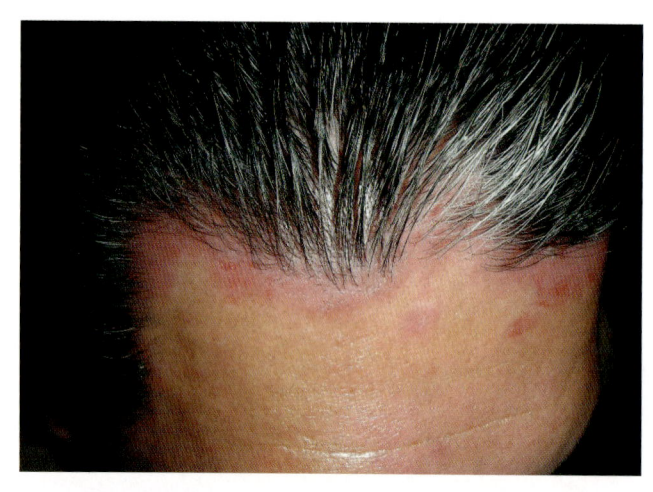

図6 エイズ患者の脂漏性皮膚炎
HIV感染症では脂漏性皮膚炎の合併が多いといわれる（頻度20～40%）．
（文献1より転載）

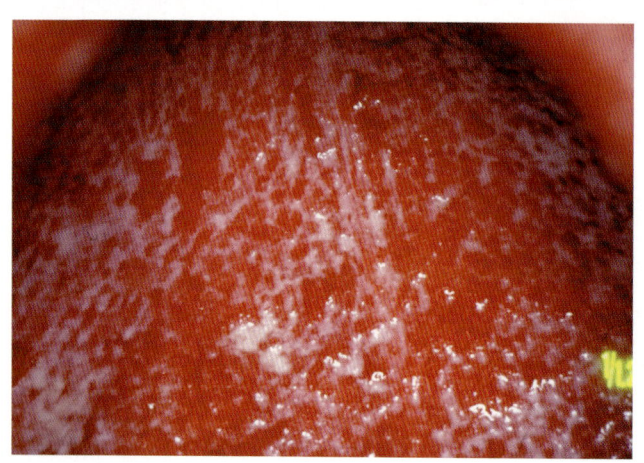

図7 エイズ患者の口腔カンジダ症
口蓋粘膜の発赤と白苔がみられ，真菌検鏡で多量の真菌要素を認めた．
（文献3より転載）

症（図7），帯状疱疹，pruritic papular eruption（図8），好酸球性膿疱性毛包炎（図9），Kaposi肉腫（図10），陰部，肛門周囲の伝染性軟属腫（図11）などが出現し，エイズ診断の契機となることがある．梅毒の合併（図12）もしばしばみられ，再発，再感染も多い．単純疱疹も潰瘍化し，治癒が遷延する（図13）．

2 ポイントとなる臨床所見

①若年で帯状疱疹が重症である，あるいは反復している．
②口腔カンジダ症がある．
③脂漏性皮膚炎が目立つ．
④顔面の痤瘡様皮疹が治らない．
⑤肛門周囲の伝染性軟属腫がみられる．
⑥単純ヘルペスの潰瘍が深く，難治性である．

これらが，本症を疑うポイントであり，この他にも上記するように種々の皮膚症状が出現してくる．

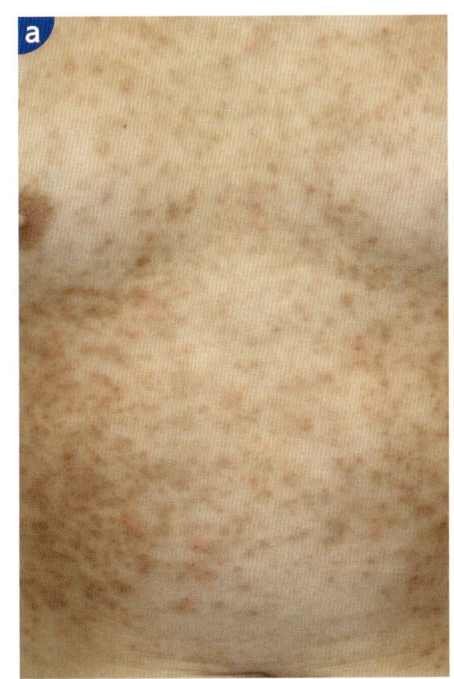

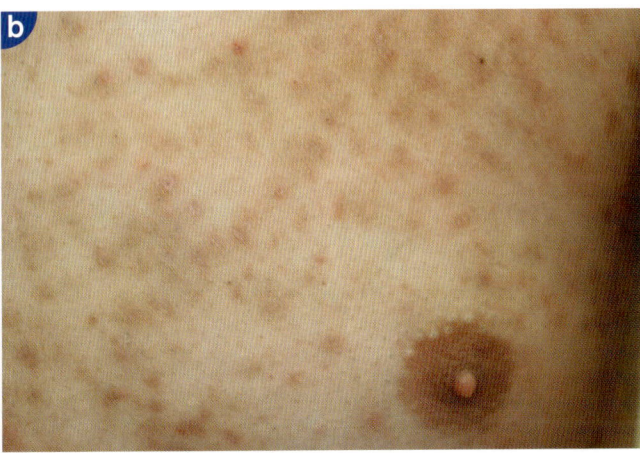

図8 エイズ患者の痒疹性病変 pruritic papular eruption
激しい痒みを呈する痒疹性丘疹が多発している．

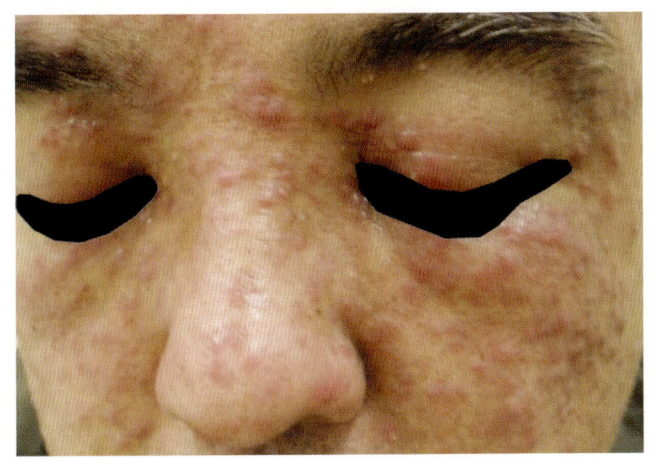

図9 エイズ患者の好酸球性膿疱性毛包炎
瘙痒が激しい．治療抵抗性であるが，免疫能の改善とともによくなっていく．

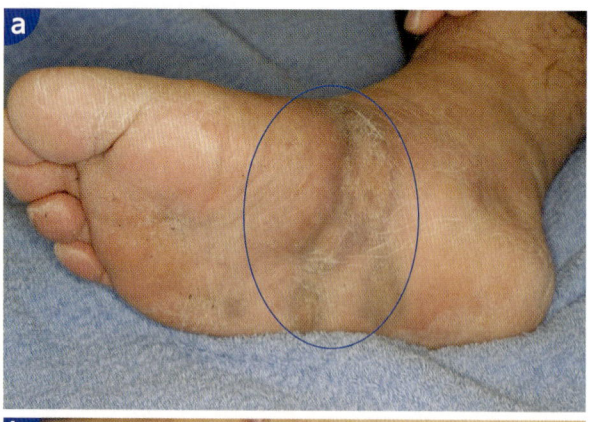

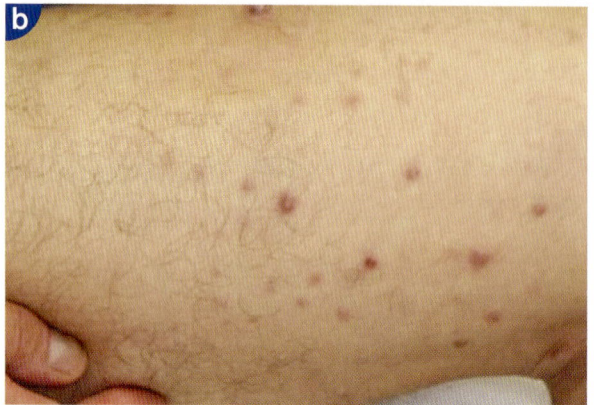

図10 エイズ患者のKaposi肉腫
a 足底の紫紅色局面（○）． b 大腿部に多発して紅色結節．

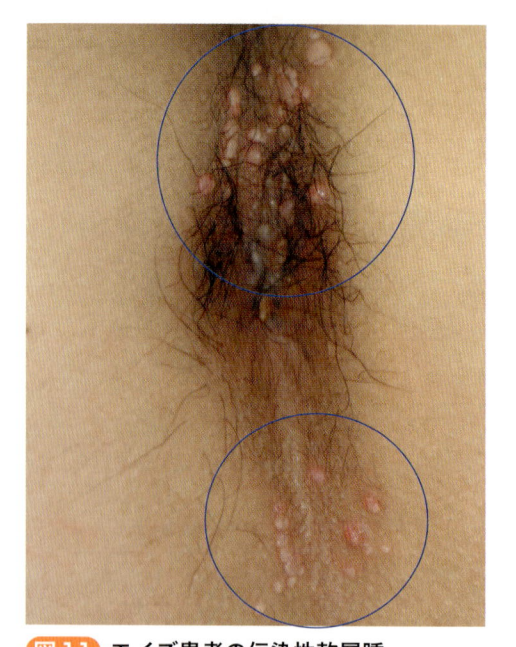

図11 エイズ患者の伝染性軟属腫
肛門周囲に一見，尖圭コンジロームに似た淡紅色の小結節（○）が多発している．

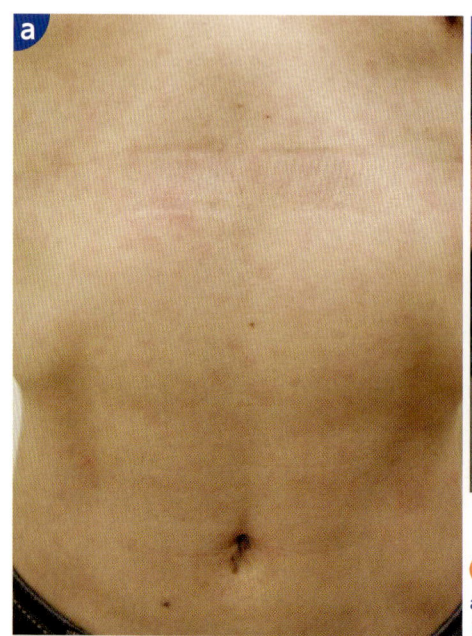

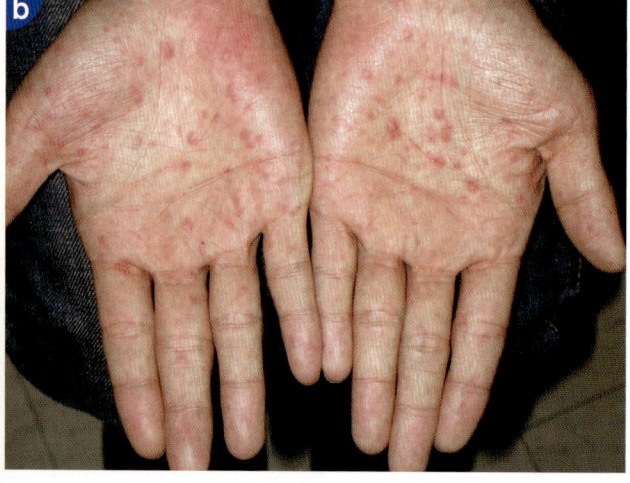

図12 エイズ患者の梅毒
a 梅毒性ばら疹． b 同じ患者の手掌の紅斑，丘疹．
（b は文献1より転載）

3 治療と次の一手

◆ 治療

　　急性HIV感染症の皮疹は，自然軽快する．HIV感染症に対してはプロテアーゼ阻害薬やインテグラーゼ阻害薬および非核酸誘導体逆転写酵素阻害薬による多剤併用療法（HAART）が行われるようになってから，予後は劇的に改善した．具体的な治療薬剤や治験中の薬剤については，厚生労働省・エイズ治療薬研究班のWebサイト[4]を参照されたい．治療の開始時期はエイズ発症時，CD4リンパ球200未満のとき，あるいはCD4リンパ球数200～350においても，妊婦，HIV腎症患者，HBV重複感染患者でHBV感染治療を必要とする場合には治療開始が推奨されている[5]．HIV感染症ではHAARTやニューモシスチス肺炎（カリニ肺炎）で使用するST合剤による薬疹が高率に発生する．有効であればCD4リンパ球が回復してくると同時に皮膚症状の多くも改善，治療への反応性がよくなる．しかしながら，免疫能の回復とともに残存していた病原体に過度の反応が起こることが知られており，帯状疱疹なども**免疫再構築症候群**の1つとして考えられるようになった．

◆ 次の一手 皮膚症状に対する治療

　　免疫不全によって生じる多くの症状に対して治療を行うが，細菌感染，ウイルス感染，真菌感染症については治療抵抗性のこともある．口腔カンジダ症にはミコナゾールゲル（フロリードゲル®）やイトラコナゾール（イトリゾール®）内用液などを使用する[6]．脂漏性皮膚炎には*Malassezia*の異常増殖関与が想定されているのでケトコナゾール外用薬（ニゾラール®クリーム/ニゾラール®ローション）を使用する．帯状疱疹にはバラシクロビル（バルトレックス®）1回2錠1日3回，7日間内服する．梅毒では抗菌薬（ペニシリン，ユナシン®）内服，尖圭コンジロームではイミキモド（ベセルナ®）クリームを外用する．

4 コンサルテーション

　　HIV感染症と診断した時点で専門施設に紹介する．HIVスクリーニング検査（ELISA法，PA法）で陽性，あるいは判定保留の場合には，専門施設での確認検査（ウエスタンブロット法，核酸増幅検査法）が勧められる．また，反復する若年者の帯状疱疹や多発する成人の伝染性軟属腫，梅毒や尖圭コンジロームなどの性感染症患者ではHIV感染症を疑う必要がある．適宜，精神的なサポートも必要である．検査にあたっては下記の2点に注意する．

①スクリーニング検査では偽陽性があること（0.3～1％）
②感染初期では検査が陰性となりうること（**ウインドウ期**）

　　ウインドウ期とは，検査でHIVに対する抗体が検出できない時期のことを指し，現在の抗体検査では，通常4週間とされる．

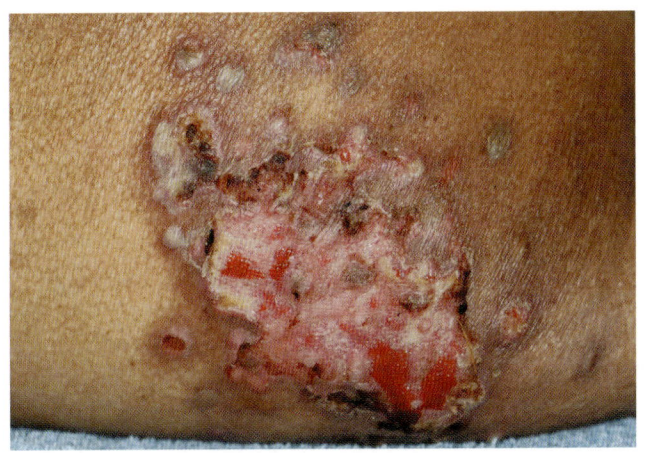

図13 持続する潰瘍を形成したエイズ患者の臀部単純ヘルペス

エイズ患者では治癒までの日数が5～14日（健常者は3～5日）とされる．

5 患者説明のポイント

一般的なことについて述べる．
①死の病ではなく，治療により長期生存が可能な慢性疾患であること．
②性感染症であるので，コンドームを使用するなど感染を広げないこと．
③症状が改善しても治療と検査を継続する必要があること．

文　献

1）「内科で出会う　見ためで探す皮膚疾患アトラス」（出光俊郎 編），p.38, 178-179, 180, 189, 205，羊土社，2012
2）斎藤万寿吉，坪井良治：HIV/AIDS の皮膚症状．visual dermatology，10：118-123, 2011
3）井上多恵，出光俊郎 ほか：口腔カンジダ症および脂漏性皮膚炎を契機に診断された HIV 感染症．臨床皮膚科，55：102-103, 2001
4）厚生労働省・エイズ治療薬研究班：http://labo-med.tokyo-med.ac.jp/aidsdrugmhw/mokuji.htm（2013 年 1 月閲覧）
5）HIV 感染症「治療の手引き（第 15 版）」（HIV 感染症治療研究会）：www.hivjp.org/guidebook/hiv_15.pdf よりダウンロード（2013 年 1 月閲覧）
6）「全身疾患関連の口腔粘膜病変アトラス」（草間幹夫 監修，神部芳則，出光俊郎 著），医療文化社，2012

付録 代表的なステロイド外用薬一覧

一般名	商品名
strongest	
クロベタゾールプロピオン酸エステル	デルモベート®
ジフロラゾン酢酸エステル	ジフラール®，ダイアコート®
very strong	
アムシノニド	ビスダーム®
ジフルコルトロン吉草酸エステル	ネリゾナ®，テクスメテン
ジフルプレドナート	マイザー®
フルオシノニド	トプシム®
ベタメタゾンジプロピオン酸エステル	リンデロン®-DP
ベタメタゾン酪酸エステルプロピオン酸エステル	アンテベート®
モメタゾンフランカルボン酸エステル	フルメタ®
酪酸プロピオン酸ヒドロコルチゾン	パンデル®
strong	
デプロドンプロピオン酸エステル	エクラー®
デキサメタゾンプロピオン酸エステル	メサデルム®
デキサメタゾン吉草酸エステル	ボアラ®，ザルックス®
ベタメタゾン吉草酸エステル	ベトネベート®，リンデロン®-V
ベクロメタゾンプロピオン酸エステル	プロパデルム®
フルオシノロンアセトニド	フルコート®
medium	
アルクロメタゾンプロピオン酸エステル	アルメタ®
クロベタゾン酪酸エステル	キンダベート®
トリアムシノロンアセトニド	レダコート®，ケナコルト-A®
プレドニゾロン吉草酸エステル酢酸エステル	リドメックス
ヒドロコルチゾン酪酸エステル	ロコイド®
weak	
プレドニゾロン	プレドニゾロン®

索 引

数字・欧文

1997年改訂米国リウマチ学会のSLEのための分類基準 …… 218

A〜D

acquired immunodeficiency syndrome …… 282
acquired reactive perforating collagenosis …… 89
adult T-cell leukemia-lymphoma …… 176
AIDS …… 282
Android …… 36
apple tree appearance …… 224
ATLL …… 176
Behçet病 …… 151
Bowen病 …… 156, 157, 254, 255
Bowen様丘疹症 …… 138
CD4陽性T細胞リンパ腫 …… 177
Clark型 …… 264
Clostridium difficile …… 66
CMSTEP …… 15
CMステップ …… 15
Cockcroft-Gaultの式 …… 191
Crohn病 …… 151
diffuse type …… 173
DIHS …… 201, 202
DLST …… 199
drug induced hypersensitivity syndrome …… 201

F〜L

finger tip unit …… 24
fingerprint-like structure …… 165
Forschheimer斑 …… 268
Fournier壊疽 …… 239
Gibertばら色粃糠疹 …… 159
Gottron丘疹 …… 232
Gottron徴候 …… 232
HAART …… 281
Hertoghe（ヘルトゲ）徴候 …… 54
highly active anti-retroviral therapy …… 281
HIV …… 276, 277
HIV感染症 …… 280, 282
iPhone …… 36
Kaposi水痘様発疹症 …… 51, 130
Kaposi肉腫 …… 284
KOH直接鏡検 …… 84, 90
Koplik斑 …… 268
lentigo maligna …… 168
limited type …… 173
LRINECスコア …… 241
Lyme病 …… 225

M〜R

M. furfur …… 62
mapping biopsy …… 247
MCLS …… 206, 208
Miescher型 …… 264
mobile teledermoscopy …… 37
mucocutaneous lymph node syndrome …… 206
nephrogenic systemic fibrosis …… 172
NSAIDs …… 153
Paget細胞 …… 246
Paget病 …… 246
Pityrosporum …… 63
proactive treatment …… 24
pseudocyst of the scalp …… 109
pseudonetwork …… 165
PUVA療法 …… 162
Quincke浮腫 …… 39
Qスイッチレーザー …… 169
Raynaud現象 …… 173, 174

S〜Z

septal panniculitis …… 149, 150
Sjögren症候群 …… 228
Sjögren症候群に伴う凍瘡様紅斑 …… 115, 116
SJS …… 195, 202
SLE …… 108, 115, 217
SLEに伴う凍瘡様紅斑 …… 115, 116
snap diagnosis …… 13
solar elastosis …… 155
Spitz型 …… 264
SSSS …… 198, 206, 207
staphylococcal scalded skin syndrome …… 198, 206
Stevens-Johnson症候群 …… 145, 195
Sweet病 …… 142, 151
systemic lupus erythematosus …… 115, 217
target lesion …… 142
TEN …… 195, 198, 202
toxic epidermal necrolysis …… 195, 198
Treponema pallidum …… 275
Tzanck test …… 73, 79
Unna型 …… 264
varicella-zoster virus …… 79, 191
Vibrio vulnificus …… 239
Vibrio vulnificus敗血症 …… 239
W形成術 …… 126
Z形成術 …… 126

和文

あ〜お

亜鉛欠乏症 …… 65
アカツキ病 …… 62
悪性黒子 …… 165, 168

INDEX

悪性黒色腫 ……… 258, 263, 266
悪性リンパ腫 ………………… 229
アクネ桿菌 …………………… 99
足白癬 ………………………… 83
アダパレン …………………… 100
アトピー性皮膚炎
　……………… 51, 129, 130, 178
アトピー素因 ………………… 51
アナフィラキシー …………… 40
アニサキス …………………… 40
アニサキスアレルギー ……… 41
異型リンパ球 ………………… 268
イトラコナゾール …………… 87
イベルメクチン ……………… 92
ウイルス感染症 ……………… 280
ウインドウ期 ………………… 285
齲歯 …………………………… 227
うっ滞性脂肪織炎 …………… 149
うっ滞性皮膚炎 ……………… 103
絵合わせ診断 ………………… 18
エイズ患者 ……… 282, 283, 284
壊死性筋膜炎 ………… 214, 239
円形脱毛症 …………… 108, 109
円板状エリテマトーデスによる脱毛斑
　……………………………… 109
おむつ皮膚炎 ………………… 65
オロナイン皮膚症 …………… 28

か

外陰部 Paget 病 ……………… 65
疥癬 …………………………… 89
疥癬虫 ………………………… 90
疥癬トンネル ………………… 90
外用抗菌薬 …………………… 23
外用抗真菌薬 ………………… 23
潰瘍性大腸炎 ………………… 151
カキ様鱗屑 …………………… 91
角化型疥癬 …………………… 91
角質増殖型 …………………… 85
角層バリア …………………… 104

ガス壊疽 ……………………… 239
仮説演繹法 …………………… 12
カタル症状 …………………… 268
化膿性連鎖球菌 ……………… 215
痂皮 …………………………… 102
貨幣状湿疹 ……… 103, 159, 160
ガリウムシンチグラフィー … 224
川崎病 ………………………… 206
眼瞼腫脹 ……………………… 76
眼瞼皮膚炎 …………………… 54
カンジダ ……………………… 65
間質性肺炎 …………… 229, 232
眼精疲労 ……………………… 227
関節症性乾癬 ………………… 161
関節痛 ………………………… 227
乾癬 …………………………… 159
乾癬型薬疹 …………………… 159
汗腺癌 ………………………… 255
乾癬性紅皮症 ………………… 161
乾癬性梅毒 …………………… 276
肝斑 …………………………… 167
乾皮症 ………………………… 104
汗疱 …………………………… 83
顔面単純性粃糠疹（はたけ）… 54
顔面播種状粟粒性狼瘡 ……… 98
寒冷蕁麻疹 …………………… 39

き〜け

基底細胞癌 …………… 258, 259
偽囊腫 ………………………… 109
丘疹 …………………………… 102
急性 HIV 感染症 ……………… 280
急性ウイルス性発疹症 ……… 268
急性滴状乾癬 ………………… 161
急性動脈閉塞症 ……… 237, 238
急速進行性間質性肺炎 ……… 235
胸髄神経 ……………………… 120
局面状（斑状）類乾癬 ……… 179
棘融解細胞 …………………… 181

口の渇き ……………………… 223
クリオグロブリン血症
　………………… 115, 116, 117
頸部リンパ節腫大 …………… 268
血管性浮腫 ………… 39, 211, 212
血管肉腫 ……………… 77, 212
結節潰瘍型基底細胞癌 ……… 260
結節性紅斑 …………… 142, 149
結節性痒疹 …………………… 89
血栓性静脈炎 ………… 149, 150
毛虫皮膚炎 …………………… 78
ケラトアカントーマ
　……………… 137, 155, 253, 254
下痢 …………………………… 66
ケロイド ……………… 121, 123, 126
倦怠感 ………………………… 227

こ

抗 155/140 抗体 ……………… 234
抗 CADM140 抗体 …………… 233
抗 MDA5 抗体 ………………… 233
抗 Mi-2 抗体 …………………… 233
抗 p155 抗体 …………………… 234
抗 SS-A 抗体 …………………… 224
抗 SS-B 抗体 …………………… 224
抗 TIF-1 抗体 ………………… 234
抗アミノアシル tRNA 合成酵素（ARS）
　抗体症候群 ………………… 232
口囲皮膚炎 …………………… 60
口腔カンジダ症 …… 186, 280, 282
口腔扁平苔癬 ………………… 185
硬結性紅斑 …………… 149, 150
膠原病 ………………………… 109
好酸球性筋膜炎 ……………… 172
好酸球性膿疱性毛包炎 ……… 283
抗真菌薬 ……………………… 26
抗ストレプトリジン-O（ASO）
　……………………………… 212
硬性下疳 ……………… 273, 274
光線療法 ……………………… 162

抗デスモグレイン1抗体 ……… 184	猩紅熱 ……………………… 206	セビメリン塩酸塩水和物 ……… 229
抗デスモグレイン3抗体 ……… 184	小水疱型 …………………………85	線維増殖性病変 ……………… 123
後天性色素細胞母斑 ………… 263	掌蹠角化症 …………………………83	尖圭コンジローマ …………… 138
後天性真皮メラノーシス …… 167	掌蹠膿疱症 …………………………83	尖圭コンジローム …………… 284
後天性反応性穿孔性膠原線維症	小児尋常性天疱瘡 …………… 195	全身性エリテマトーデス
……………………………………89	上皮系腫瘍 …………………… 252	……… 108, 115, 217, 218, 231
後天性免疫上全症候群 ……… 282	初期硬結 ……………………… 275	全身性エリテマトーデスに伴う凍瘡様
口内炎 ………………………… 180	脂漏性角化症	紅斑 ………………………… 115
紅斑 …………………………… 102	… 137, 155, 167, 167, 258, 259,	全身性強皮症 ………………… 172
抗ヒスタミン薬 …………………26	263	全身性強皮症（limited type）… 172
股部白癬 …………………………86	脂漏性皮膚炎	先天性 ………………………… 264
コレステロール結晶塞栓症	……… 51, 60, 61, 217, 282	先天性色素細胞母斑 ………… 263
……………… 115, 116, 117	真菌感染 ……………………… 273	先天性皮膚欠損症 …………… 108
コンサルテーション …… 28, 30, 32	尋常性乾癬 ……… 159, 161, 176	全頭型円形脱毛症 …………… 110
	尋常性魚鱗癬 ………………… 105	掻破性湿疹 ………………………89
さ・し	尋常性痤瘡 ………………………95	瘙痒 ………………………………51
座瘡の化粧指導 ……………… 101	尋常性天疱瘡 ………………… 181	即時型アレルギー …………39, 40
座瘡のスキンケア …………… 101	尋常性膿瘡 ……………… 130, 132	続発性（二次性）乳房外Paget病
座瘡の成因 ………………………99	腎性全身性線維症 …………… 172	…………………………… 248
座瘡の薬物治療 ……………… 100	深部静脈血栓症 ……………… 237	
座瘡瘢痕 ……………………… 101	蕁麻疹 …………………… 89, 142	**た・ち**
サルコイドーシス …………… 151	蕁麻疹様血管炎 …………………39	ダーモスコピー …………………36
サンスクリーン剤 ………………27		第1期梅毒 ……………… 273, 275
自家感作性皮膚炎 …………… 103	**す〜そ**	第2期梅毒 …………………… 275
趾間型 ……………………………85	水痘 ……………………… 77, 190	第3期梅毒 …………………… 275
色素細胞性病変 ……………… 263	水痘・帯状疱疹ウイルス … 79, 191	第4期梅毒 …………………… 276
色素細胞母斑 …………… 263, 264	水疱 …………………………… 187	帯状疱疹 … 71, 77, 79, 213, 277
色素性母斑 …………………… 258	水疱性膿痂疹 …………… 132, 133	体部白癬 …………………………86
シクロスポリン …………………26	水疱性類天疱瘡 ………… 182, 183	タクロリムス外用薬 ……………23
自己免疫性水疱症 …………… 182	スキンケア ………………………27	多形滲出性紅斑 ……………… 195
四肢の紫斑 …………………… 227	ステロイド ……… 26, 153, 162	多形慢性痒疹 ……………………89
脂腺母斑 ……………………… 108	ステロイド外用薬 ………………23	蛇行型円形脱毛症 …………… 111
重症薬疹 ……………………… 202	ステロイド座瘡 …………………96	多剤併用療法 ………………… 281
修飾麻疹 ……………………… 270	スマートフォン …………………36	タブレット端末 …………………36
重層貼布法 ………………………24	成人T細胞白血病リンパ腫 …… 176	単純性ヘルペス感染症 ……… 190
酒さ ……………… 95, 96, 217, 218	成人水痘 …………… 77, 78, 190	単純塗布 …………………………24
酒さ様皮膚炎 …… 60, 62, 95, 96	青年性扁平疣贅 ……… 97, 98, 138	単純ヘルペス ……………………71
手指関節痛 …………………… 223	生物学的製剤 ………………… 162	単純ヘルペスウイルス ……71, 73
出血性丘疹 ………………………17	接触皮膚炎	丹毒 … 60, 61, 77, 149, 211, 237
漿液性丘疹（小水疱） ……………16	… 45, 51, 60, 62, 77, 83, 211,	単発型円形脱毛症 …………… 110
	273	

中隔性脂肪織炎 … 149	粘膜類天疱瘡 … 186	ヘルペス性角結膜炎 … 77
虫刺症 … 190	膿疱性乾癬 … 161	ヘルペス性歯肉口内炎 … 195, 196
中毒疹 … 159, 201		胼胝 … 137
中毒性表皮壊死症 … 195, 198	**は〜ほ**	扁桃炎 … 268
貼布 … 24	パーソナルコンピューター … 36	扁平コンジローム … 276
	梅毒 … 273, 275	蜂窩織炎 … 149, 213, 237
つ〜と	梅毒性ばら疹 … 275	保湿剤 … 23
爪白癬 … 86	梅毒トレポネーマ … 275	
手足口病 … 190	白癬 … 60, 61, 108	**ま〜も**
手湿疹 … 54	白癬菌 … 85	麻疹 … 268, 280
デスモグレイン … 182	播種状紅斑丘疹型薬疹 … 268	マラセチア毛包炎 … 97
手白癬 … 86	播種性血管内凝固症候群 … 78	慢性甲状腺炎 … 229
テルビナフィン塩酸塩 … 87	パターン認識 … 12	慢性遊走性紅斑 … 224
点状出血 … 135	パッチテスト … 48	ミルメシア … 138
伝染性紅斑 … 217	抜毛症 … 109	無色素性基底細胞癌 … 260
伝染性単核球症 … 280, 281	汎発性帯状疱疹 … 190	虫さされ … 190
伝染性単核症 … 268	皮下血腫 … 238	免疫再構築症候群 … 285
伝染性軟属腫 … 136, 284	肥厚性瘢痕 … 121, 126	面皰（コメド） … 95
伝染性膿痂疹 … 57, 130, 131	皮脂欠乏性湿疹 … 103	毛孔性紅色粃糠疹 … 159, 160
癜風 … 62	皮脂欠乏性皮膚炎 … 178	毛包炎 … 96, 97
凍結療法 … 139	非水疱性膿痂疹 … 133	
凍瘡 … 115, 116, 118, 142	ビタミンD3外用薬 … 162	**や・ゆ・よ**
凍瘡状エリテマトーデス … 115	非典型的DIHS … 201	薬剤過敏症症候群 … 201
凍瘡様 … 223	ヒト乳頭腫ウイルス … 138	薬疹
頭部血管肉腫 … 77	皮膚筋炎 … 108, 211, 217, 218, 231	… 142, 211, 212, 217, 219, 280
頭部白癬 … 109	皮膚線維腫 … 121, 122	有棘細胞癌 … 157, 252, 253, 254
灯油皮膚炎 … 130, 131, 132	皮膚瘙痒症 … 88	痒疹性病変 … 283
トリコチロマニア … 108, 109	皮膚描記症 … 237	ヨードカリ … 153
	表在型基底細胞癌 … 261	
な〜の	表皮内水疱 … 181	**ら〜ろ**
ナローバンドUVB療法 … 162	風疹 … 268, 280, 281	落葉状天疱瘡
ニキビ … 95	浮腫 … 187	… 130, 131, 132, 182, 183
日光角化症 … 136, 155, 156, 165, 168, 252	ブドウ球菌性熱傷様皮膚症候群 … 130, 131, 198, 206	リケッチア感染症 … 280
日光による弾力線維変性 … 155	プリックテスト … 40	隆起性皮膚線維肉腫 … 121, 122
乳房Paget病 … 248	米国リウマチ学会のSLEの分類基準 … 221	冷凍凝固療法 … 156
乳房外Paget病 … 245, 273	閉鎖密封療法 … 24	老人性色素斑 … 165, 167
尿細管性アシドーシス … 227	ヘリオトロープ疹 … 218, 232	ローズベンガル試験 … 227
粘膜皮膚型尋常性天疱瘡 … 181		

執筆者一覧

編　集

出光俊郎　自治医科大学附属さいたま医療センター皮膚科

執　筆（掲載順）

出光俊郎	自治医科大学附属さいたま医療センター皮膚科	梅林芳弘	秋田大学大学院医学系研究科皮膚科学・形成外科学講座
梅本尚可	社会保険大宮総合病院皮膚科	若旅功二	社会保険大宮総合病院皮膚科
成田多恵	さいたま赤十字病院皮膚科	蓮沼直子	秋田大学医学部総合地域医療推進学講座
矢上晶子	藤田保健衛生大学皮膚科学講座	前川武雄	自治医科大学皮膚科
松永佳世子	藤田保健衛生大学皮膚科学講座	横倉英人	済生会宇都宮病院皮膚科
中村晃一郎	埼玉医科大学皮膚科・埼玉医科大学アレルギーセンター	小宮根真弓	自治医科大学皮膚科
宮川　史	奈良県立医科大学皮膚科学教室	秋田浩孝	藤田保健衛生大学皮膚科学講座
那須めい	山形市立病院済生館皮膚科	大塚　勤	国際医療福祉大学皮膚科
角田孝彦	山形市立病院済生館皮膚科	鈴木正之	自治医科大学皮膚科
齋藤　京	さいたま市立病院皮膚科	飯澤　理	仙台医療センター皮膚科
小野文武	久留米大学皮膚科	飯島茂子	水戸済生会総合病院皮膚科
加藤卓朗	埼玉県済生会川口総合病院皮膚科	日野治子	関東中央病院皮膚科
片桐一元	獨協医科大学越谷病院皮膚科	村田　哲	自治医科大学皮膚科
菊地克子	東北大学皮膚科	中村哲史	自治医科大学附属さいたま医療センター皮膚科
米田耕造	香川大学皮膚科	永井弥生	群馬大学皮膚科
山田朋子	自治医科大学附属さいたま医療センター皮膚科	笹井　収	みやぎ県南中核病院皮膚科
加倉井真樹	加倉井皮膚科クリニック，自治医科大学附属さいたま医療センター皮膚科	高橋和宏	岩手医科大学皮膚科
原田和俊	山梨大学皮膚科	安齋眞一	日本医科大学武蔵小杉病院皮膚科
堂本隆志	防衛医科大学校形成外科	寺木祐一	埼玉医科大学総合医療センター皮膚科
野口奈津子	秋田大学大学院医学系研究科皮膚科学・形成外科学講座	飯田絵理	自治医科大学附属さいたま医療センター皮膚科

編者プロフィール

出光俊郎（Toshio Demitsu）

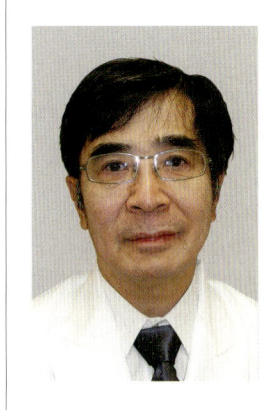

宮城県仙台市出身

1974年4月1日	自治医科大学医学部医学科入学
1980年3月31日	自治医科大学医学部医学科卒業
1980年6月1日	国立仙台病院研修医（スーパーローテート）
1982年4月1日	宮城県登米市立佐沼総合病院皮膚科医長
1991年4月1日	自治医科大学皮膚科学教室助手
1992年9月1日	米国ピッツバーグ大学皮膚科学教室留学
1995年7月1日	自治医科大学皮膚科学教室講師
1997年4月1日	秋田大学医学部助教授
2001年4月1日	自治医科大学総合医学第2講座（皮膚科）助教授，同附属さいたま医療センター皮膚科科長
2008年4月1日	同　教授

メッセージ
　一発診断とはいえ，行き詰まったら原点に戻る謙虚さも必要です．

内科で役立つ
一発診断から迫る皮膚疾患の鑑別診断

2013年4月15日　第1刷発行

編　集　出光俊郎
発行人　一戸裕子
発行所　株式会社 羊　土　社
　　　　〒101-0052
　　　　東京都千代田区神田小川町2-5-1
　　　　TEL　　03（5282）1211
　　　　FAX　　03（5282）1212
　　　　E-mail　eigyo@yodosha.co.jp
　　　　URL　　http://www.yodosha.co.jp/
装　幀　関原直子
印刷所　三報社印刷株式会社

© YODOSHA CO., LTD. 2013
Printed in Japan

ISBN978-4-7581-1737-1

本書に掲載する著作物の複製権，上映権，譲渡権，公衆送信権（送信可能化権を含む）は（株）羊土社が保有します．
本書を無断で複製する行為（コピー，スキャン，デジタルデータ化など）は，著作権法上での限られた例外（「私的使用のための複製」など）を除き禁じられています．研究活動，診療を含み業務上使用する目的で上記の行為を行うことは大学，病院，企業などにおける内部的な利用であっても，私的使用には該当せず，違法です．また私的使用のためであっても，代行業者等の第三者に依頼して上記の行為を行うことは違法となります．

JCOPY ＜（社）出版者著作権管理機構　委託出版物＞
本書の無断複写は著作権法上での例外を除き禁じられています．複写される場合は，そのつど事前に，（社）出版者著作権管理機構（TEL 03-3513-6969，FAX 03-3513-6979，e-mail：info@jcopy.or.jp）の許諾を得てください．

ジェネラル診療シリーズ

臨床現場で活躍する医師のためのシリーズ！

あらゆる診療科でよく出会う
精神疾患を見極め、対応する

適切な診断・治療と患者への説明、専門医との連携のために

堀川直史／編

☐ 定価(本体 4,700円＋税)　☐ B5判　☐ 284頁　☐ ISBN978-4-7581-1503-2

精神疾患を疑うべき症状や精神科への紹介のタイミングなど非専門医の方, 必携！

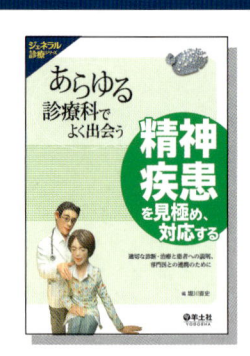

もう困らない！
高齢者診療でよく出合う問題とその対応

検査や治療はどこまで必要？患者・家族に満足してもらうには？
外来・病棟・在宅・施設ですぐに役立つ実践ポイント

木村琢磨／編

☐ 定価(本体 4,500円＋税)　☐ B5判　☐ 276頁　☐ ISBN978-4-7581-1500-1

高齢化が進む今, 知っておくべき内容が満載！

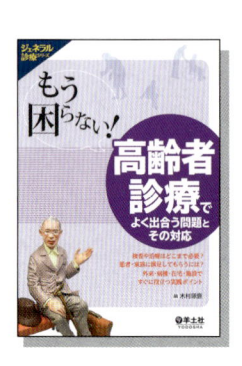

いざというとき必ず役立つ
小児診療のコツ 改訂版

症候・疾患別に、まず考えること、すべきことがわかる！

細谷亮太／編

☐ 定価(本体 4,500円＋税)　☐ B5判　☐ 284頁　☐ ISBN978-4-7581-1501-8

すぐに診療の現場で役立つ知恵と技が一目でわかる！

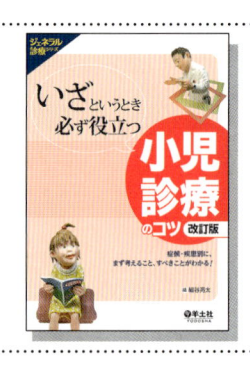

すべての内科医が知っておきたい
神経疾患の診かた、考え方とその対応

症状・疾患へのアプローチの基本から鑑別と治療、コンサルテーションまでわかる

大生定義／編

☐ 定価(本体 5,200円＋税)　☐ B5判　☐ 374頁　☐ ISBN978-4-7581-1502-5

よくある神経症状を迷わず診察するための実践書！

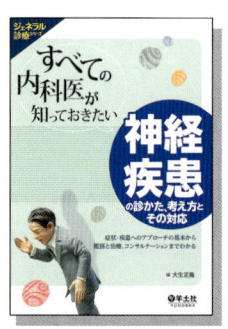

発行　羊土社 YODOSHA
〒101-0052　東京都千代田区神田小川町2-5-1　TEL 03(5282)1211　FAX 03(5282)1212
E-mail：eigyo@yodosha.co.jp
URL：http://www.yodosha.co.jp/

ご注文は最寄りの書店, または小社営業部まで

羊土社のおすすめ書籍

迷いやすい症例から学ぶ ジェネラリストの診断力
Clinical Problem Solving
総合内科はおもしろい！

編著／宮田靖志, 濱口杉大
執筆／江別市立病院総合内科

- 病歴や診察, 検査から何を読み取り, どう診断へと絞り込んでいるのか？ 誰もが知りたいジェネラリストの頭の中が覗ける！
- 本書内の医師と一緒に考えて, 確かな診断力を鍛える！

□ 定価(本体4,000円+税)
□ B5判　□ 198頁
□ ISBN978-4-7581-1714-2

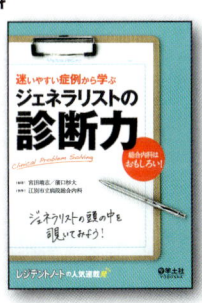

犯人は誰か？ 循環器臨床の推理の極意
〜the great debates from CADET

監修／香坂 俊
編著／香坂 俊, 水野 篤, 永井利幸, 西原崇創

- 人気のCADETセミナーを収録し, そのまま再現したカンファ形式！ 循環器内科医の診療現場での考え方が学べる！
- 診断基準やガイドラインを現場でどう活かすのか？ 教科書にはない「ホントのところ」がわかる！

□ 定価(本体3,800円+税)
□ A5判　□ 215頁
□ ISBN 978-4-7581-0750-1

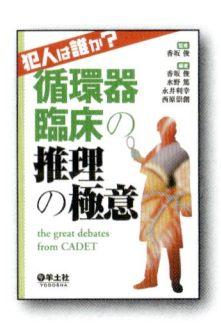

治療が劇的にうまくいく！ 高齢者の栄養はじめの一歩
身体機能を低下させない
疾患ごとの栄養管理のポイント

編集／大村健二, 葛谷雅文

- 高齢者の消化吸収能や代謝, 疾患・状況ごとの特徴と栄養管理を解説. さらに症例提示で具体的な対処法も学べます.
- 高齢者診療にかかわるすべての方にオススメ！

□ 定価(本体3,600円+税)
□ A5判　□ 221頁
□ ISBN 978-4-7581-0896-6

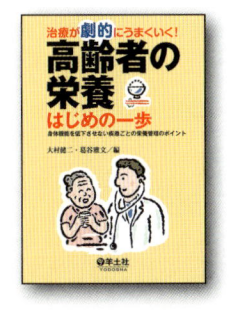

高齢者の薬よろず お助けQ&A100
高齢者はここが違う！症例に合わせた薬の安全処方−使い分けとさじ加減

編集／桑島 巖

- 多剤併用, 肝・腎機能, 基礎疾患, 服薬アドヒアランスなど, 高齢者への処方の悩みにお答えします！
- 処方例も満載で, 研修医, 内科医にオススメ！

□ 定価(本体3,800円+税)
□ A5判　□ 276頁
□ ISBN978-4-7581-1724-1

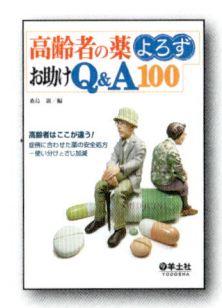

発行　羊土社 YODOSHA
〒101-0052　東京都千代田区神田小川町2-5-1　TEL 03(5282)1211　FAX 03(5282)1212
E-mail：eigyo@yodosha.co.jp
URL：http://www.yodosha.co.jp/

ご注文は最寄りの書店, または小社営業部まで

羊土社のおすすめ書籍

内科で出会う 見ためで探す 皮膚疾患アトラス

編集／出光俊郎

- 症状と見ためから探せる，全科必携の皮膚アトラス！
- 典型例はもちろん，非典型例や鑑別疾患などバリエーション豊富な写真を掲載
- 皮膚の異常をみたら，まずはこの一冊！

□ 定価(本体5,700円＋税)
□ B5判　□ 245頁
□ ISBN978-4-7581-1722-7

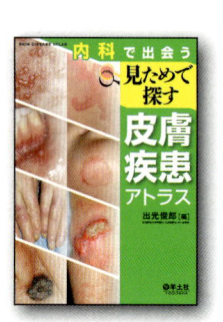

全ての診療科で役立つ 皮膚診療のコツ
これだけは知っておきたい症例60

監修／山崎雄一郎
編集／木村琢磨，松村真司，出来尾格，佐藤友隆

- 日常診療で出会う皮膚疾患の診かたを皮膚科医が伝授！
- 一般臨床医が行った症例へのアプローチに対して，皮膚科医が治療やコンサルテーションのタイミングなどをわかりやすく解説

□ 定価(本体3,800円＋税)
□ A5判　□ 151頁
□ ISBN978-4-7581-0689-4

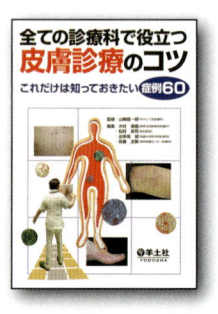

内科医のための 不眠診療 はじめの一歩
誰も教えてくれなかった対応と処方のコツ

編集／小川朝生，谷口充孝

- 非薬物療法の進め方から睡眠薬の使い分け・用量用法まで，考え方だけでなく実際の対処法や処方例を豊富に紹介！
- 章末問題で知識の定着が確認でき，巻末では枕や夢など眠りの豆知識が面白い！

□ 定価(本体3,500円＋税)
□ A5判　□ 221頁
□ ISBN978-4-7581-1730-2

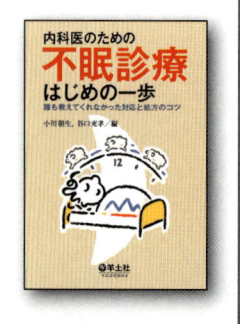

Dr.浅岡の本当にわかる 漢方薬

日常診療にどう活かすか？漢方薬の特徴，理解の仕方から実践まで解説．さまざまな疑問の答えがみつかる！

著者／浅岡俊之

- 漢方の講演会で大人気の著者が，大勢のファンの期待に応えて初の書き下ろしを発行！
- 日常診療での漢方の正しい活用法を明快に伝授．驚くほど良くわかる切れ味抜群の解説は必読！

□ 定価(本体3,700円＋税)
□ A5判　□ 197頁
□ ISBN978-4-7581-1732-6

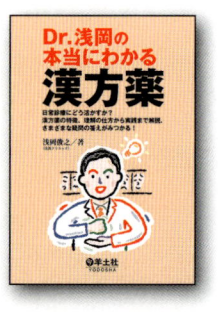

発行　羊土社 YODOSHA　〒101-0052　東京都千代田区神田小川町2-5-1　TEL 03(5282)1211　FAX 03(5282)1212
E-mail：eigyo@yodosha.co.jp
URL：http://www.yodosha.co.jp

ご注文は最寄りの書店，または小社営業部まで